BASTEI
LÜBBE

Paul Martin studierte Biologie an der Universität Cambridge, wo er auch sein Diplom in Naturwissenschaften und seinen Doktor in Verhaltensbiologie erwarb. An der Universität Stanford war er *Harkness Fellow* und Nachwuchswissenschaftler an der Medizinischen Fakultät. Anschließend lehrte und forschte er an der Universität Cambridge und wurde Mitglied im Wolfson College. Zusammen mit Patrick Bateson schrieb der Autor das Buch *Measuring Behaviour* (1986, 2. Auflage 1993). Er ist verheiratet und Familienvater.

Paul Martin

KÖRPER-BEWUSSTSEIN

**Die moderne Medizin und das Zusammenspiel
von Körper, Geist und Seele**

Aus dem Englischen von
Kirsten Langbein

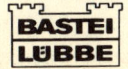

BASTEI-LÜBBE-TASCHENBUCH
Band 60468

Deutsche Erstveröffentlichung
© 1997 by Paul Martin
Der Originaltitel THE SICKENING MIND
ist 1997 bei HarperCollins*Publishers,* London, erschienen.
© 1999 für die deutschsprachige Ausgabe by
Bastei-Verlag Gustav H. Lübbe GmbH & Co.,
Bergisch Gladbach
Printed in Germany, August 1999
Redaktion: Maria Brand
Einbandgestaltung: Gisela Kullowatz
Titelfoto: Bavaria, Düsseldorf
Satz: Textverarbeitung Garbe, Köln
Druck und Bindung: Elsnerdruck, Berlin
ISBN 3-404-60468-7

Sie finden uns im Internet unter
http://www.luebbe.de

INHALT

DANKSAGUNG

Mein besonderer Dank gilt Gillon Aitken, Bryn Caless, Paul Davison, Jonathan Evans, Kate Fallon, Joe Herbert, Philip Gwyn Jones, Alan Judd, Barry Keverne, Sally Kidner, Harriet Martin, James Serpell, John Sants, Michael Sharpe, Cecilia Thompson und Martin Trick für ihre Ermutigung und ihren Rat. Die Fehler habe jedoch ich allein gemacht.

1

GESAMMELTES WISSEN

»Fast immer, wenn man glaubt, man sei krank,
ist es nur Einbildung.«

Thomas Wolfe, *Schau heimwärts, Engel* (1929)

»Es ist an der Zeit zuzugeben, daß unsere Annahme,
Krankheit sei direkte Auswirkung eines geistigen Zustandes, im Volksglauben schon lange verankert ist.«

Editorial, New England Journal of Medicine (1985)

Einführung

Sie, lieber Leser, werden sterben. Zwar noch lange nicht
und wenn, dann – so hoffe ich – schmerzlos, aber sterben
werden Sie ganz bestimmt. Und sofern Sie nicht in unmittelbarer Zukunft oder eines unnatürlichen Todes sterben,
werden Sie vorher krank sein – wahrscheinlich auch mehrmals. Aufgrund einiger bemerkenswerter wissenschaftlicher
Entdeckungen weiß man heute, daß der Geist[1] die Anfälligkeit für Krankheiten beeinflußt und möglicherweise beträchtlichen Anteil an Art und Zeitpunkt des Todes hat.

Dieses Buch handelt von solchen wissenschaftlichen Entdeckungen. Es erkundet, wie die psychische und die emo-

tionale Verfassung die körperliche Gesundheit beeinflussen und wie sich umgekehrt der körperliche Zustand auf den Geist auswirkt. Es will Ihnen einige erstaunliche Dinge erklären, die Wissenschaftler in den letzten Jahren über die Zusammenhänge zwischen Gehirn, Verhalten, Immunität und Gesundheit herausgefunden haben. Durch das Enträtseln zugrundeliegender biologischer Mechanismen gelingt es Fachleuten heute, viele landläufige Auffassungen vom Einfluß des Geistes auf die Gesundheit mit modernen wissenschaftlichen Erkenntnissen in Einklang zu bringen.

Dies ist kein Ratgeber zur Selbsthilfe, und ich liefere auch keine detaillierten Rezepte für Sofort-Gesundheit oder ein Wundermittel gegen Aids. Die rasant wachsenden wissenschaftlichen Erfahrungen von den Wechselwirkungen zwischen Geist und Körper eröffnen der medizinischen Praxis viele nützliche Anwendungsmöglichkeiten, wie ich in diesem Buch zeige. Praktisches Handeln muß auf solidem Wissen und Verständnis aufbauen. Um es mit den berühmten Worten von Sir Francis Bacon zu sagen: »Wissen ist Macht.«

Bacon fügte hinzu, daß Wissen und Neugier (die Voraussetzungen für alle Kenntnis) allein schon eine Quelle des Vergnügens seien. Ich hoffe also, daß Sie die Ausführungen dieses Buches interessant finden und es unabhängig vom praktischen Nutzen mit Gewinn lesen werden. Es ist zu unserem eigenen Schaden, wenn wir die Wunder wissenschaftlicher Erkenntnisse ignorieren. Praktisch verwendbare Entdeckungen sind eine Menge wert, aber sie sind nicht die einzigen Früchte der Wissenschaft.

Beginnen wir mit einem einfachen Gedankenexperiment: Schließen Sie die Augen, nachdem Sie diesen Absatz gelesen haben, und erinnern Sie sich an den peinlichsten Moment in Ihrem Leben, kramen Sie das Schlimmste aus den hintersten Winkeln Ihres Gedächtnisses hervor. Denken Sie gut nach, und wählen Sie das absolut unangenehmste Ereignis, etwas, bei dem Ihnen heute noch ganz mulmig oder übel wird. Seien Sie ehrlich mit sich! Vielleicht sind Sie auf einer Sommerparty ganz furchtbar ins Fettnäpfchen getreten, haben das Falsche am falschen Ort zur falschen Zeit gesagt? Schließen Sie die Augen, und durchleben Sie den Moment noch einmal in seiner ganzen Schrecklichkeit, und konzentrieren Sie sich dabei auf Ihre Beschämung.

Sind Sie rot wie eine Tomate geworden vor lauter Peinlichkeit? Wenn dem so ist, haben Sie gerade ein wohlbekanntes Beispiel für ein wichtiges biologisches Prinzip demonstriert, nämlich daß allein schon Gedanken und Gefühle ganz reale körperliche Reaktionen auslösen können.

Wenn Sie nun diese empirische Wahrheit auf angenehmere Weise belegen wollen, schließen Sie wieder die Augen und denken Sie an Ihre aufregendste, prickelndste Sexphantasie. Sie haben sicher eine. Lehnen Sie sich zurück, und genießen Sie im Geist alle lustvollen Einzelheiten der ausgewählten erotischen Vorstellung. Kontrollieren Sie die feuchten und bebenden Bilder nicht. Die körperlichen Auswirkungen dessen, was sich gerade in Ihrem Kopf abspielt, werden auf alle Fälle erfreulicher sein als das Erröten im Beispiel zuvor.

Normalerweise ist der Einfluß des Geistes auf den Körper jedoch erheblich schwerwiegender als beim Erröten oder bei sexueller Erregung. Sogar der Zeitpunkt des Todes kann davon abhängen. Die folgenden zwei Kapitel geben jeweils ein Beispiel zum Einstieg in die Materie.

Irakische SCUDs und chinesische Großmütter

Während des Golfkrieges 1991 griff der Irak auch Israel einige Male mit Raketen an. Viele israelische Zivilisten starben, jedoch nicht an den direkten körperlichen Einwirkungen, sondern an Herzinfarkten, ausgelöst durch Angst und

Streß während der Angriffe. Sie starben an dem, was im Kopf vor sich geht.

Woher weiß man das? Nach dem Krieg analysierten israelische Wissenschaftler die offiziellen Todesstatistiken und stießen auf etwas sehr Eigenartiges. An einem bestimmten Tag war ein ungewöhnlich hoher Anstieg der Sterberate zu verzeichnen. Der Tag des ersten irakischen Angriffs.

In den frühen Morgenstunden des 18. Januar startete der Irak seinen ersten Angriff mit SCUD-Raketen auf israelische Städte. Gemessen an der Zerstörungskraft dieser Waffen war der Angriff erstaunlich ineffektiv: Es gab keine Todesfälle durch körperliche Verletzungen, und bei weiteren Angriffen in den folgenden 16 Tagen starben nur zwei Menschen unmittelbar durch die Detonation der Raketen. Dennoch stieg die Sterberate in Israel am Tag des ersten Angriffs sprunghaft um 58 Prozent. Insgesamt starben 147 Menschen, 54 mehr, als aufgrund bisheriger Sterberaten für diese Jahreszeit zu erwarten gewesen wären. Statistisch gesehen war das ein enormer Anstieg, und allein schon die erheblichen, scheinbar willkürlichen Verschiebungen machten stutzig. Was war geschehen?

Alles deutete auf die eine Erklärung hin: Viele Sterbefälle des 18. Januar 1991 waren hauptsächlich auf übermäßigen emotionalen Streß durch Angst vor den irakischen Angriffen zurückzuführen. Es war die psychologische, nicht die physikalische Schlagkraft der SCUD-Raketen, die die meisten Opfer gefordert hatte.

Die Gründe für diese Schlußfolgerung lagen auf der Hand. Die unerwarteten zusätzlichen Sterbefälle waren überwiegend das Ergebnis von Herzinfarkten oder anderen plötzlichen kardiovaskulären Krisen. Dagegen fand sich kein Anstieg der Sterbefälle bei langwierigen Krankheiten, wie beispielsweise Krebs. Wie wir später noch sehen werden, kann psychischer Streß zu physischen Veränderungen führen, was bei Menschen, die ohnehin Probleme mit dem

Herzen oder mit verengten Koronararterien haben, unter Umständen zum Tod führt.

Die zusätzlichen Todesfälle fanden sich hauptsächlich in israelischen Gebieten, wo die Ängste am größten waren: Gebiete, die bekanntermaßen durch irakische Raketen bedroht waren. In den Teilen Israels, wo keine Raketen befürchtet wurden, blieb die Sterberate konstant. In dieser Zeit durchgeführte psychologische Studien ergaben, daß der Streß von israelischen Zivilisten in den Tagen unmittelbar vor Kriegsausbruch am 17. Januar am stärksten erlebt wurde und seinen Höhepunkt am Tag des ersten Raketenangriffs fand. Es gab starke, durchaus begründete Ängste, der Irak könnte chemische und biologische Waffen einsetzen. An die gesamte israelische Bevölkerung waren Gasmasken und automatische Atropinspritzen für den Fall eines chemischen Angriffs verteilt worden. Jeder Haushalt war angewiesen worden, einen versiegelten Raum vorzubereiten.[2]

Nach dem ersten irakischen Angriff, der bei weitem nicht so schlimm war wie erwartet, kam es zu einem deutlichen Streßabfall. Wie in anderen Kriegen auch, gewöhnte sich die Bevölkerung erstaunlich schnell an die neue Situation. In dem Maße, wie die Angst wich, sank auch die Sterberate. In den nächsten Wochen ereigneten sich 17 weitere Raketenangriffe, ohne daß die Sterblichkeitsrate im Land erneut anstieg.

Es besteht kein Zweifel, daß viele Israelis in den Anfangstagen des Krieges durch die SCUD-Raketen starben. Es besteht aber genausowenig Zweifel, daß sie auch an dem starben, was in ihrem Kopf vorging, und nicht nur an physischen Verletzungen. Natürlich war ihre geistige Verfassung nicht die einzige Todesursache. Die meisten, wenn nicht sogar alle, hatten bereits zuvor gesundheitliche Probleme, die sie besonders anfällig für körperliche Folgen von psychischem Streß machten. Viele litten bereits zuvor unter koronaren Gefäßkrankheiten, weshalb ihr Herz dem Streß nicht standhalten konnte.

Eines der immer wiederkehrenden Themen dieses Buchs ist der simple Umstand, daß Krankheit und Tod selten *nur eine* Ursache haben. Der menschliche Geist kann Erkrankung oder Tod beschleunigen, was jedoch nicht heißt, daß Bakterien, Viren, Krebszellen, verstopfte Arterien und viele andere, allzu greifbare Krankheitsursachen keine Rolle spielen.

Mortalitätsstatistiken haben aber noch etwas anderes, ebenso Faszinierendes offenbart: Psychologische Einflußfaktoren können den Tod nicht nur beschleunigen – wie beim Golfkrieg geschehen –, sie können ihn auch verzögern. Es ist erfahrungsgemäß unwahrscheinlich, daß jemand am Vorabend eines großen, für ihn symbolischen Ereignisses, wie etwa einem Geburtstag oder einem religiösen Fest, stirbt. Es liegen beeindruckende Zeugnisse vor, daß Menschen ihren Tod hinauszögerten, bis das Ereignis vorbei war.

Eine eindeutige Demonstration dieses Effekts gelang mit einer sehr sorgsam durchgeführten wissenschaftlichen Studie von David Phillips und Daniel Smith an der Universität San Diego, Kalifornien. Sie analysierten die Sterbestatistiken in Kalifornien lebender Chinesen, um festzustellen, ob es in der Zeit des Erntemondfestes – ein Fest mit besonderer Bedeutung nur für Chinesen – zu irgendeiner Veränderung des Sterberisikos käme.

Phillips und Smith entdeckten ein deutliches, statistisch relevantes Absinken der durch natürliche Ursachen bedingten Sterbefälle bei den untersuchten Chinesen kurz vor dem Erntemondfest, was durch ein kurzzeitiges Ansteigen der Zahlen unmittelbar nach dem Fest wieder kompensiert wurde. In der Woche vor dem Fest lag die Sterblichkeitsrate der chinesischen Kalifornier um 35 Prozent unter dem Durchschnitt, in der Woche danach 35 Prozent darüber. Insgesamt betrachtet, kam es also zu keiner Veränderung, aber die Menschen, die statistisch in der Woche vor dem Fest gestorben wären, haben ihren Tod irgendwie bis nach dem Fest »aufgeschoben«.

Es besteht wenig Zweifel daran, daß dieses seltsame Phänomen des hinausgezögerten Todes mit dem symbolisch bedeutsamen Erntemondfest zu tun hat. Der Abfall und spätere Anstieg der Sterblichkeitsrate im genannten Zeitraum war vor allem bei älteren Chinesinnen evident. Sie nehmen eine zentrale Rolle während der Festlichkeiten ein. Das Erntemondfest ist an kein festes Datum gebunden, verschiebt sich also jedes Jahr etwas. Die veränderte Sterblichkeitsrate muß demnach mit dem Ereignis zusammenhängen und nicht mit einem bestimmten Tag im Kalender. Hinzu kommt, daß es keine vergleichbaren Verschiebungen bei der Sterblichkeit der Juden oder anderer nichtchinesischer Kalifornier, für die das Fest keine Bedeutung hat, gab.

Die Analyse umfaßte Sterbefälle aufgrund natürlicher Ursachen. Dieses Phänomen ist also auch nicht durch eine plötzlich ausgebrochene Selbstmordneigung unter den Chinesen erklärlich. Möglicherweise wurden einige Todesfälle hinausgezögert, weil die Kranken während der Vorbereitung des Festes verstärkt auf sich geachtet haben oder von den Ärzten und ihren Familien besser versorgt wurden. Jedoch allein das Ausmaß dieses Phänomens impliziert, daß da noch etwas anderes im Spiel sein mußte. So wurden die größten Schwankungen bei den Herz-Kreislauf-Erkrankungen registriert, vor allem bei Schlaganfällen und Herzinfarkten, also bei Patienten, die erfahrungsgemäß besonders anfällig für psychische und emotionale Einflüsse sind.

Ein fast identisches Absinken und Ansteigen der Sterblichkeitsraten läßt sich bei Juden um das Passahfest beobachten. Wie das Erntemondfest, ist auch das Passah nur für eine bestimmte Bevölkerungsgruppe von Bedeutung und fällt nicht immer auf das gleiche Datum.

Die Statistik belegt, daß die Zahl der Juden, die eines natürlichen Todes sterben, kurz vor dem Fest stark abfällt und danach mit einem kompensatorischen Anstieg wieder durchschnittliche Werte erreicht. Auch hier beziehen sich die Schwankungen hauptsächlich auf Schlaganfälle und Herzinfarkte. Und auch hier weist keine andere Bevölkerungsgruppe, für die das Passah ohne persönliche Bedeutung ist, in dieser Zeit ähnliche Schwankungen auf.

Solche Ergebnisse legen eine Verbindung zwischen geistigem oder emotionalem Zustand und Gesundheit nahe. Das wissenschaftliche Verständnis dieser Geist-Körper-Verbindung und ihrer zahlreichen Ausprägungen ist Thema dieses Buchs.

Rundköpfe und Kavaliere[3]

»Alle Wissenschaftler kennen Kollegen,
deren Geist so hervorragend mit den Mitteln
des Einwandes ausgestattet ist, daß keine neue Idee
die Kühnheit besitzt, um Einlaß zu bitten.
Ihr Beitrag zur Wissenschaft ist demzufolge
sehr gering.«

Peter Medawar, *A Note on »The Scientific Method«* (1949)

»Ich bin zu sehr Skeptiker, als daß ich irgend etwas
für unmöglich hielte.«

T. H. Huxley in einem Brief an Herbert Spencer (1886)

Heutzutage sind die Meinungen zur Verbindung zwischen Geist, Körper und Krankheit seltsam konfus. Einerseits herrscht in den Medien, der Öffentlichkeit und bei den Gurus der New-Age-Medizin die unkritische Auffassung, im Geist finde sich sowohl die Ursache als auch das Heilmittel für alle körperlichen Krankheiten. Neben den Kavalieren, den Anhängern der Geist-Körper-Verbindung, gibt es die skeptischen Rundköpfe, die solche Zusammenhänge entweder als pseudowissenschaftliches Wunschdenken abtun oder sie völlig ignorieren.

Die These, daß psychologische Faktoren eine Rolle bei der Krankheitsentstehung oder -heilung spielen, ist eigentlich uralt – viel älter jedenfalls als die sogenannte moderne Medizin. Zu allen Zeiten haben Menschen fest an die Macht des Geistes und seinen Einfluß auf die körperliche Gesundheit geglaubt, und bis ins 20. Jahrhundert haben Ärzte körperliche und geistige Gesundheit explizit in Zusammenhang gestellt. Es ist deshalb auch nicht erstaunlich, wenn sich Trauer, Depressionen, Scheidung oder Arbeitslosigkeit später einmal körperlich manifestieren. Unsere alltägliche Erfahrung – ganz zu schweigen von den Statistiken aus dem Golfkrieg – scheint diese Ansicht zu stützen.

Doch ist diese uralte Auffassung nun selbstverständliche Wahrheit oder unhaltbare Pseudowissenschaft? Werden wir denn wirklich eher krank, wenn wir unter Streß stehen, besorgt oder deprimiert sind? Sind Menschen mit bestimmtem Persönlichkeitstyp tatsächlich anfälliger für Erkältungen, Allergien, Herzkrankheiten oder gar Krebs? Diese Fragen haben erhebliche medizinische Relevanz und bilden außerdem ein spannendes wissenschaftliches Puzzle.

Früher gingen Heiler ganz pragmatisch von einer Verbindung zwischen Geist und Körper aus. Körperliche Beeinträchtigungen konnten seelische Ursachen haben, und geistige Störungen konnten körperliche Krankheiten widerspiegeln. Dementsprechend wurden Ärzte dazu angehalten, nicht nur den Körper, sondern auch die Seele zu behandeln und beruhigende Worte für den Kranken zu finden.

In der Antike legten griechische Ärzte großen Wert auf die heilende Kraft der *Katharsis* – der Reinigung der Seele des Patienten. Platon und andere große Denker erkannten, daß diese auch die körperlichen Beschwerden der Betroffenen linderte. Sie erkannten aber auch, daß die Wirkung der *Katharsis* nur dann eintrat, wenn sowohl Arzt als auch Patient an deren heilende Wirkung glaubten.

In den Medien wird immer wieder über vermutete schädliche Auswirkungen von Sorgen, Überarbeitung, Angst um den Arbeitsplatz und Einsamkeit auf die Gesundheit berichtet und uns somit eingetrichtert, Streß mache krank. Der implizite Zusammenhang zwischen Geisteshaltung und körperlicher Gesundheit wird zunehmend unkritisch von einer immer gesundheitsbewußter werdenden Öffentlichkeit akzeptiert.

Alternative und komplementäre Formen der Medizin boomen und scheinen diesen Zusammenhang zu bestätigen. Etwa ein Drittel aller Erwachsenen hat schon einmal einen Vertreter alternativer Medizin aufgesucht. Die Regale biegen sich unter der Last der Ratgeberbücher, in denen Gesundheit nur eine Sache der richtigen Einstellung und der Verbannung negativer Gefühle ist.

Die einschlägige Industrie und die New-Age-Gurus verlocken mit »Selbstheilung durch Liebe« oder »Heilung von Krebs durch Gedankenkraft«. Sie verkünden, der Geist könne alle furchtbaren Krankheiten heilen, und die Kraft des positiven Denkens führe uns schließlich in das holistische Nirwana der Gesundheit, des Glücks und der Selbstverwirklichung. Es ist daher leicht nachzuvollziehen, warum die skeptischen Rundköpfe die Geist-Körper-Kavaliere ablehnen.

Eine tiefgreifende Veränderung bei Krankheiten im 20. Jahrhundert könnte diese Tendenz verstärkt haben. Infektionskrankheiten, denen noch bis vor 50 Jahren Tausende zum Opfer fielen, sind aus den reichen Industrieländern – wenn auch nicht aus den ärmeren Teilen der Welt – so gut wie verschwunden. Ihr Spitzenplatz in den Tabellen wurde ihnen von chronischen degenerativen Erkrankungen wie koronaren Herzkrankheiten und Krebs genommen. Drei Viertel aller Todesfälle gehen heute auf das Konto von Herz-Kreislauf-Erkrankungen, Krebs und Unfallverletzungen. Nur noch 0,5 Prozent sind durch parasitäre oder infektiöse Krankheiten bedingt.[4]

Die kausalen Faktoren moderner Todesursachen sind dabei weitaus komplexer als die relativ leicht verständlichen Ursachen der meisten Infektionskrankheiten. Wir sind uns einig, daß Tuberkulose durch bestimmte Bakterien verursacht wird, bei Krebs und Herzkrankheiten hingegen wird es schon schwieriger. So ist es einfacher anzunehmen, der Geist spiele dabei eine gewisse Rolle. Ganz unterschiedliche Faktoren (wie Rauchen, Verzehr von rohem Fleisch, Trägheit, Mangel an Ballaststoffen, Kinderlosigkeit, Salz, Pestizide, Sonnenbrand und Strahlungen) können zu ernsthaften Erkrankungen führen, warum also nicht auch psychischer Streß oder Depressionen?

Gibt es aber eine wissenschaftliche Grundlage dafür? Nur weil Menschen etwas Bestimmtes schon immer für wahr gehalten haben, wird es noch lange nicht Wahrheit. So dachte man lange, die Erde sei eine flache Scheibe, die unbeweglich im Zentrum des Universums ruhe. Diese Überzeugung schien durch die alltägliche Erfahrung gestützt und wurde als selbstverständliche Wahrheit allgemein akzeptiert. Und doch erwies sie sich als völlig falsch. Volksmeinung, Glaube und Dogmen sind nicht immer eine zuverlässige Richtschnur.

Im Gegensatz zur gängigen Auffassung herrscht unter Wissenschaftlern und Ärzten eine tiefsitzende Skepsis, ob Gedanken oder Gefühle tatsächlich Einfluß auf die enormen körperlichen Prozesse bei Virusinfektionen, koronaren Herzkrankheiten oder Krebs haben.

Die wissenschaftliche Forschung auf diesem Gebiet hat häufig – doch meist zu Unrecht – den Ruf des Wunderlichen. Psychosomatische Beeinträchtigungen werden gern als Verweichlichung abgetan und weder ernst genommen noch wissenschaftlich anerkannt. Die Behauptung, psychische und emotionale Faktoren hätten kausalen Einfluß auf Krankheiten, wird oft als Eingeständnis gewertet, daß man die wirkliche (also physische) Ursache noch nicht kennt. Susan Sontag behauptet in ihrem 1978 erschienenen Buch *Krankheit als Metapher*, Theorien, nach denen Geisteshaltungen Krankheiten verursachen können und Willenskraft diese Krankheiten heilen könne, seien immer eine Meßlatte dafür, wieviel man über die physischen Ursachen einer Krankheit noch nicht wisse.

Trotz der hoffnungsvollen Anfänge des Glaubens an eine enge Verbindung zwischen Geisteshaltung und physischer Gesundheit vor mehr als 2000 Jahren bei den Chinesen oder Griechen hat diese Überzeugung in den westlichen Kulturen einen ausgesprochen steinigen Weg hinter sich.

Gegen Ende des 19. Jahrhunderts herrschte in der Medizin eindeutig die Meinung vor, daß Krankheiten identifizierbare physische Ursachen haben, wie z.B. Bakterien. Bakterien waren etwas Greifbares, Gedanken und Gefühle dagegen zu ätherisch. Der geistige Zustand des Patienten wurde mehr und mehr als irrelevanter Störfaktor betrachtet – eher als Spielwiese für Psychologen und andere weniger respektierte Zeitgenossen und nicht als ernstzunehmendes wissenschaftliches Kriterium. In späteren Kapiteln werden wir uns damit beschäftigen, warum Körper und Geist in den westlichen Kulturen getrennt wurden und warum diese Trennung so maßgeblichen Einfluß auf die moderne Wissenschaft und Medizin nahm.

Doch auch schon im 19. Jahrhundert gab es Ausnahmen von der Regel. 1884 gab Daniel Hack Tuke, einer der Pioniere der britischen Psychiatrie, die zweite Ausgabe eines Buches heraus mit dem Titel: *Illustration zum Einfluß des Geistes auf den Körper bei Gesundheit und Krankheit. Zur Aufklärung über die Wirkungsweise unserer Vorstellungen (Illustrations of the*

Influence of the Mind upon the Body in Health and Disease. Designed to Elucidate the Action of the Imagination). Tuke argumentierte, Geist und Körper seien über physiologische Prozesse eng miteinander verbunden und der geistige Zustand beeinflusse zwangsläufig die physische Gesundheit und umgekehrt. Heute, gegen Ende des 20. Jahrhunderts, kommt die neueste Forschung zu demselben Schluß.

Die Geschichte lehrt uns, daß gute Ideen manchmal ignoriert werden, auch wenn vieles für sie spricht. Erinnern wir uns nur daran, daß eindeutige wissenschaftliche Untersuchungen, die einen Zusammenhang zwischen Rauchen, gefürchteten Krankheiten und Tod belegten, bereits lange vorlagen, bevor man anfing, sie ernst zu nehmen. Heute sind diese Erkenntnisse allgemein akzeptiert. Das war nicht immer so. Wissenschaftler hatten schon längst vermutet, Rauchen sei schädlich für die Gesundheit, bevor man 1950 den ersten handfesten Beweis in Verbindung mit Lungenkrebs dafür erbrachte. Während der 50er und 60er Jahre kam eine Reihe von Studien zu dem Ergebnis, Rauchen erhöhe das Risiko für Lungenkrebs, Herzkrankheiten und andere lebensbedrohliche Erkrankungen. Trotzdem blieben Regierung, weite Teile der Öffentlichkeit und sogar Ärzte skeptisch. Zwei weitere Jahrzehnte gingen ins Land, bevor diese Ergebnisse sich in der Praxis auszuwirken begannen.

Heute lehnen viele Ärzte und Wissenschaftler die Vorstellung ab, die Psyche könne tiefgreifenden Einfluß auf die physische Gesundheit haben. Um das Editorial einer international renommierten medizinischen Fachzeitschrift zu zitieren: »Wir haben viel zu eilfertig die überkommene Meinung aufgegriffen, daß unser Seelenzustand ein wichtiger Faktor bei Ursache und Heilung von Krankheiten ist.« Und ein weiterer Skeptiker schreibt in einer anderen führenden medizinischen Fachzeitschrift, daß »mentaler Streß häufig für die Entstehung organischer Krankheiten verantwortlich gemacht wird, vor allem wenn sie von unklarer oder komplexer Ursache sind, auch wenn es dafür keine plausible Erklärung gibt ... Die Krankheitsursache mentaler Streß wird allgemein stark überbewertet.« Und nun der Gegenangriff eines dritten Zweiflers:

»Gegen Ende des 19. Jahrhunderts behaupteten viele Mediziner, daß der Streß des »modernen Lebens« (d.h. all die Herumtreiberei in Einspännern, Raddampfern und Eisenbahnzügen) zur allgemeinen Lähmung des Kranken [das Endstadium der Syphilis] führte. Die meisten unter uns halten dies heute wohl für einen Irrtum. Ich denke, daß die Vorstellung, daß emotionale Faktoren unser Immunsystem oder die Entstehung und das Fortschreiten von Krebserkrankungen beeinflussen, in die gleiche Kategorie gehört.«

In vieler Hinsicht sind die wissenschaftlichen Beweise für eine Verbindung zwischen psychischen Faktoren und Krankheiten stärker als die Beweise für andere gesundheitliche Risikofaktoren, die weniger kontrovers diskutiert werden. Der vermutete Zusammenhang von Salz oder Cholesterin mit Herzkrankheiten wird nicht halb so skeptisch beurteilt wie der mit psychischen Risikofaktoren. Und doch sind die wissenschaftlichen Argumente für ersteres durchaus nicht schlüssig, wohingegen die Argumente dafür, daß psychische Faktoren Herzkrankheiten begünstigen können, sehr viel umfassender und überzeugender ausfallen, wie wir später noch sehen werden. Hier wird seltsamerweise mit zweierlei Maß gemessen.

Den meisten Menschen, Ärzte und Wissenschaftler eingeschlossen, fällt es tatsächlich viel leichter, bei Krankheiten an simple Prinzipien von Ursache und Wirkung (wie mit Cholesterin, Salz, Bakterien oder Viren) zu glauben, als zu akzeptieren, daß bloße Gedanken oder Gefühle die Gesundheit beeinflussen. Zum Teil auch aus diesem Grund wurde die Erforschung der Zusammenhänge zwischen Gehirn, Verhalten, Immunsystem und Krankheiten noch bis vor kurzem marginalisiert und der breiten Öffentlichkeit nie richtig zugänglich gemacht.

Können die gegenläufigen Meinungen der Anhänger und Skeptiker dieser Theorie miteinander in Einklang gebracht werden? Was soll man von dieser Kontroverse halten?

Die wissenschaftliche Erkenntnis gibt keinem der beiden Extremstandpunkte recht. Alles ist weitaus komplizierter und spannender. Es stellte sich nämlich heraus, daß der Volksglaube in einigen Dingen recht hat, während die Skeptiker mit ihrer gänzlich ablehnenden Haltung im Unrecht sind. Denn mittlerweile hat die Forschung eindeutige Beweise dafür erbracht, daß der menschliche Geist an einer ganzen Reihe von Krankheitsprozessen beteiligt ist, angefangen bei harmlosen bakteriellen oder viralen Infektionen über Herzkrankheiten bis hin zu Krebs.

Einige völlig frei erfundene Fallgeschichten

Bevor wir uns mit der Wissenschaft beschäftigen, lassen Sie mich noch ein paar Geschichten erwähnen. Wenn es wahr ist, daß der Geist die körperliche Gesundheit beeinflußt, hätte sich dieser wesentliche Aspekt der menschlichen Natur eigentlich im Lauf der Zeit in der Literatur niederschlagen müssen. Was sehen wir also in dem Spiegel, den die Literatur gemeinhin den Lesern vorhält?

Die Verbindung von Geist, Gefühl, Verhalten, Krankheit und Tod findet sich tatsächlich in der Beschreibung literarischer Charaktere, und zwar durch alle Jahrhunderte. Die Schriftsteller, die solche Geist-Körper-Phänomene beschrieben, hatten von deren biologischen Grundlagen offenkundig keine Ahnung. Das hielt sie jedoch nicht davon ab, entsprechende

Erscheinungsformen zu beobachten und dichterisch zu verarbeiten. Im Verlauf dieses Buchs werde ich immer wieder auf literarische Darstellungen der Verbindung zwischen Geist und Körper eingehen. Lassen Sie mich aber zuerst klarstellen, was ich mit diesen »frei erfundenen Fallgeschichten« bezwecken möchte und – vielleicht noch wichtiger – was nicht.

Ich möchte sie nutzen, um komplizierte wissenschaftliche Auffassungen verständlich zu machen. Gute literarische Beispiele sind viel überzeugender und unterhaltsamer als jede medizinische Falldarstellung, wie authentisch auch immer sie sein mag. Daneben demonstrieren sie, wie uralt und universell viele heutige wissenschaftliche Ansätze sind. Aber auch wenn ich diese Ausflüge in die Literatur benutze, um wissenschaftliche Theorien zu untermauern, sind sie nicht als unumstößliche Beweise dafür zu werten. Geschliffene Worte längst verblichener Autoren sind nicht gleichzusetzen mit wissenschaftlichen Fakten.

Die Vorstellung, gesundheitlicher Verfall rühre direkt von mentalem und emotionalem Niedergang, ist ein beliebtes Thema in der Literatur. Hier sterben die Helden und Heldinnen häufig an unerwiderter Liebe, Kummer, Scham oder Zorn. Emily Brontës *Stürmische Höhen* beispielsweise strotzt nur so von Charakteren, deren Seelenzustände ihre Gesundheit ruinieren. Tod und Krankheit geraten im Verlauf der Handlung völlig außer Kontrolle. Erinnern Sie sich?

In dem Glauben, seine Jugendliebe Catherine habe ihn verraten, verschwindet der wüste Heathcliff. Catherine aber, die Heathcliff in Wahrheit liebt, ist völlig außer sich und voller Schuldgefühle und wird in der Folge psychisch instabil und körperlich krank. Drei Jahre später kehrt Heathcliff zurück. Catherine ist hin und her gerissen zwischen ihrer Liebe zu Heathcliff und der zu Edgar Linton, den sie in der Zwischenzeit geheiratet hat. Sie bricht unter diesem Druck zusammen, schließt sich in ihr Zimmer ein und sinkt in eine Art Delirium. Der rachsüchtige Heathcliff zieht Catherine in einen Gefühlskampf, der ihre Gesundheit weiter schwächt. Während der Geburt ihres Kindes stirbt sie schließlich – ein Opfer dieser psychischen Quälerei.

Der trauernde Heathcliff beschließt, die langersehnte Vereinigung mit Catherine durch seinen eigenen Tod herbeizuführen. Er sperrt sich in einen verdunkelten Raum und stirbt nur durch seine Willenskraft. Vier Tage später dringt ein Bediensteter in das Zimmer ein und findet die Leiche. Heathcliff ist durch seinen Willen gestorben, so sicher, als wäre er erschossen worden:

»Doktor Kenneth war in Verlegenheit, welchen Namen er der Krankheit geben sollte, an der mein Herr gestorben war. Ich verschwieg die Tatsache, daß er vier Tage nichts zu sich genommen hatte, um allen Schwierigkeiten vorzubeugen. Ich bin überzeugt, daß er nicht absichtlich gefastet hatte; es war nur die Folge seiner absonderlichen Krankheit; nicht deren Ursache.«

Tod durch Scham ist das tragische Schicksal der Madame de Tourvel in Choderlos de Laclos' *Gefährliche Liebschaften,* einer Geschichte um sexuelle Intrigen in der Gesellschaft des unglaublich reichen, unglaublich untätigen und unglaublich verderbten Adels im vorrevolutionären Frankreich des 18. Jahrhunderts.

Die junge, fromme und ernste Madame de Tourvel ist eine hingebungsvolle Ehefrau. Trotzdem – oder gerade deswegen? – wird sie beständig von einem satanischen Libertin, dem Vicomte de Valmont, bedrängt. Dieser Mann hat sein Leben »damit zugebracht, Schwierigkeiten zu verursachen und Scham und Schande über unschuldige Familien zu bringen«. Valmont wird noch durch seine ebenso amoralische ehemalige Geliebte, die Marquise de Merteuil, angestachelt. Gemeinsam planen sie ihre Verführungen so kalt und gefühllos, als handele es sich um militärische Operationen.

Als Madame de Tourvel tugendhaft widersteht, bricht Valmont ihren Widerstand schließlich, indem er ihr vorspielt, an gebrochenem Herzen sterben zu müssen, wenn sie sich ihm nicht hingebe. Unfähig, noch länger standzuhalten, erhört Madame de Tourvel sein Drängen, und Valmont spielt sein böses Spiel mit ihr.

Doch die schreckliche Wahrheit kommt ans Licht – Valmont hat Madame de Tourvel schändlich hintergangen und liebt sie überhaupt nicht. Voller Verzweiflung und Scham flieht sie in ein Kloster und verkündet, dort bis zu ihrem Tode bleiben zu wollen. Ihr gesundheitlicher Zustand verschlechtert sich rasch:

> »Ein hitziges Fieber, wilde Delirien und fast unaufhörliches Phantasieren, ein unstillbarer Durst … Die Ärzte behaupten, noch nichts Genaues sagen zu können … Solange sie derart schwer krank ist und ihr alles so tief geht, hege ich nur wenig Hoffnung. Der Leib erholt sich nur schwer, wenn der Geist keine Ruhe findet.«

Die unglückliche Madame de Tourvel stirbt, zerstört durch Schmerz und Scham. Es gibt keine körperlich greifbare Ursache. Es gab nur Valmont.

Doch das Schicksal hält eine gerechte Strafe für den Vicomte de Valmont und Madame de Merteuil bereit. Valmont wird in einem Duell tödlich verwundet. Kurz darauf wird die Korrespondenz zwischen Valmont und Merteuil mit ihren teuflischen Verschwörungen bekannt und zum Gegenstand allgemeinen Klatsches. Madame de Merteuil wird öffentlich gedemütigt. Am folgenden Tag erkrankt sie an Pocken, die sie fürchterlich entstellen und auf einem Auge erblinden lassen.

Ein Todesopfer durch Verführung und Scham wird auch die Heldin in Samuel Richardsons Bestseller *Clarissa* aus dem 18. Jahrhundert (mit über einer Million Wörter der längste englischsprachige Roman). Clarissa, eine empfindsame junge Dame, wird von einem auf den ersten Blick charmanten, aber innerlich skrupellosen Schurken verführt und vergewaltigt. Wie im 18. Jahrhundert nicht anders zu erwarten, wird die entehrte Clarissa aus der Familie und der Gesellschaft ausgestoßen. Im gleichen Maße, wie ihre Seele daran zerbricht, geht es mit ihrer Gesundheit bergab. Clarissa zieht sich aus der Welt zurück und stirbt schließlich an ihrem Schmerz und ihrer Scham. Auch hier ist es vor allem der seelische Zustand einer Person, der zu ihrem Tode führte.

Zahllose weitere Beispiele belegen die Auswirkungen von Seelenzustand und Emotionen auf die Gesundheit.[5] Wir werden später noch auf einige zurückkommen. Ich hoffe, ihre Übereinstimmung mit modernen wissenschaftlichen Erkenntnissen wird dabei deutlich. Auch auf die Gefahr hin, mich zu wiederholen, weise ich noch einmal darauf hin: Die fiktiven Gedankengebilde der Schriftsteller sind nicht dasselbe wie reale wissenschaftliche Fakten, von denen es glücklicherweise auch eine Menge gibt.

Unsichtbare Würmer

»O Rose, du krankst!
Der tückische Wurm,
der fliegt in der Nacht,
im heulenden Sturm,

fand aus dein Bett
voll rosiger Lust,
seine düstere Liebe
zernagt dir die Brust.«

William Blake, *Die kranke Rose*, in:
Lieder der Unschuld und Lieder der Erfahrung (1794)

Der tiefe Graben zwischen jenen, die an seelische Ursachen von Krankheiten glauben, und solchen, die diesen Zusammenhang verneinen, wird an zwei Erkrankungen besonders deutlich: an der Tuberkulose und dem Chronischen Müdigkeitssyndrom.

Der Nobelpreisträger, Immunologe und herausragende Wissenschaftsautor Sir Peter Medawar beschrieb die Tuberkulose einmal als Krankheit, bei der sogar diejenigen, welche psychosomatische Erklärungen sonst strikt ablehnen, einen derartigen Einfluß für möglich halten. Schon seit etlichen hundert Jahren gibt es zahlreiche Beweise dafür, daß sich der seelische Zustand des Patienten auf den Krankheitsverlauf bei Tuberkulose auswirkt: Sein körperlicher Zustand verschlechtert sich bei Streß oder emotionalem Aufruhr.

Wer sich mit dem Tuberkuloseerreger *Mycobacterium tuberculosis* infiziert hat, entwickelt eine Immunabwehr, die die Bakterien an der Vermehrung hindert. Das so entstandene Gleichgewicht zwischen Immunsystem und Bakterien kann den Ausbruch der Krankheit über viele Jahre hinweg verzögern. Doch bringt dann irgend etwas das Immunsystem aus dem Gleichgewicht und schwächt es, gewinnen die Bakterien die Oberhand, und es kommt zum Ausbruch der Krankheit.

Die Bedeutung psychischer Faktoren bei der Entstehung der Tuberkulose war bis weit in unser Jahrhundert hinein anerkannt. Schon 1500 v. Chr. findet sich in hinduistischen Schriften die Beschreibung einer Krankheit – mit Sicherheit Tuberkulose –, zu deren hauptsächlichen Ursachen Kummer zählt; und auch Hippokrates, Galen und andere Kapazitäten der antiken Medizin lehrten, daß Kummer, Zorn und ähnlich starke Emotionen eine große Rolle bei der Tuberkulose spielen.

Während des 16., 17. und 18. Jahrhunderts nannten große europäische Ärzte als Ursachen für die Tuberkulose (oder

Phthisis, wie sie zu dieser Zeit hieß) auch »langanhalten-den Kummer«, »Schwermut«, »unerfüllte Begierden« oder »enttäuschte Liebe«. Im Verlauf des 18. und 19. Jahrhunderts wurde diese Theorie der Zusammenhänge noch weiter vertieft. Man fand schließlich einen Persönlichkeitstyp mit Prädisposition für Tuberkulose oder *Spes phthisica.* Wie wir später noch sehen werden, hat die moderne Wissenschaft die Vorstellung bestimmter Persönlichkeitsmerkmale bei am Herzen und an Krebs Erkrankten wieder aufgenommen.

Im 19. Jahrhundert war man der Auffassung, die Schwindsucht (wie Tuberkulose zu dieser Zeit hieß) werde durch eine künstlerische Veranlagung begünstigt. Schwindsüchtige Künstler und Schriftsteller hielt man vor allem aufgrund ihrer exzessiven künstlerischen und ästhetischen Empfindungen, die sie sozusagen buchstäblich auffraßen, für schwindsüchtig. Schwindsucht wurde so zu einer Art Statussymbol in Künstlerkreisen.

Im 19. Jahrhundert litten tatsächlich viele Schriftsteller, Künstler und Komponisten an Tuberkulose. Emily Brontë ist nur ein prominentes Beispiel. Sie starb als bitter enttäuschte Frau innerhalb eines Jahres nach der Veröffentlichung von *Stürmische Höhen,* das mit vernichtenden Kritiken niedergemacht wurde. Weitere Tuberkuloseopfer unter den Künstlern: John Keats, Frédéric Chopin, Robert Louis Stevenson, Stephen Crane, Katherine Mansfield, Robert Tressel, D. H. Lawrence, George Orwell und Franz Kafka. Es heißt, Kafkas Gesundheit sei durch seine chronische Niedergeschlagenheit, seine überempfindliche Persönlichkeit, seine problematische Beziehung zum Vater und einige unglückliche Liebesgeschichten geschwächt worden. Sein Leben endete 1924 mit nur 41 Jahren in einem österreichischen Sanatorium.

Andererseits starb im 19. Jahrhundert ein Fünftel aller Menschen an Tuberkulose, und auch in der ersten Hälfte dieses Jahrhunderts war sie noch weit verbreitet. Rein statistisch gesehen, ist es daher nicht verwunderlich, daß auch einige bekannte Namen darunter sind.

Die Literatur des 18. und 19. Jahrhunderts spiegelt diese Tatsachen sowie die herrschende Meinung zur Tuberkulose wider, und zwar durch eine reiche Auswahl an Helden und Heldinnen, die nach einer unglücklichen Liebesgeschichte von der Schwindsucht dahingerafft werden. Man denke an die immer noch beliebte und tränentreibende Geschichte der *Kameliendame* von Alexandre Dumas über die leidenschaftliche, doch aussichtslose Liebe zwischen Armand Duval und der bezaubernden Kurtisane Marguerite Gautier.

Als der junge Duval Marguerite begegnet, ist er hingerissen. Beide verlieben sich ineinander und beginnen ein Verhältnis. Marguerite ist bereits schwindsüchtig, doch Armands Liebe hat einen solch heilenden Einfluß auf sie, daß sie ihren ausschweifenden Lebenswandel aufgibt und ihr Gesundheitszustand sich bessert. Armands wohlmeinender Vater überzeugt Marguerite jedoch heimlich davon, daß sie ihre Liebe zu Armand am besten zeigen kann, indem sie ihn freigibt, was Marguerite auch tut.

Der zynische Armand glaubt nun, sie habe ihn aus Langeweile verlassen, um ihr früheres Leben der langen Nächte, der Promiskuität und des Nichtstuns wieder aufzunehmen. Er beschließt, sie zu bestrafen, indem er sie öffentlich bei jeder sich bietenden Gelegenheit demütigt, um das Schauspiel ihres Leidens zu genießen.

»... daß ich in den drei Wochen, seit ich wieder in Paris war, keine Gelegenheit hatte vorübergehen lassen, Marguerite weh zu tun ... Kurzum, Marguerite war unter den vielen Kränkungen, die ich ihr zugefügt hatte, körperlich und seelisch zusammengebrochen und ließ mich ... um Gnade bitten.«

Zutiefst unglücklich über die Trennung und über Armands grausames Treiben, wird Marguerite, der bitteres Unrecht widerfährt, schließlich sterbenskrank. Ihre Krankheit verschlimmert sich, und sie stirbt. Zu spät entdeckt Armand seinen Irrtum.[6] Der Autor zieht einen weisen Schluß: »Ich habe einfach Kenntnis von dem Schicksal dieser einen erhalten, die eines Tages wahre Liebe empfand, schwer dafür büßen mußte und daran zugrunde ging.« Obwohl Marguerite an Tuberkulose starb, haben im Grunde ihre Empfindungen zum Tod geführt. *Die Kameliendame* entstand nach Dumas' eigenen Erlebnissen mit der Kurtisane Marie Duplessis. Auch sie starb an Tuberkulose kurz nach dem Ende der Beziehung.[7]

Bis in die Anfänge des 20. Jahrhunderts hinein stimmten medizinische Ratgeber und literarische Schriften weitgehend darin überein, welch große Bedeutung psychischen und emotionalen Faktoren bei der Tuberkulose zukomme. In einem populärwissenschaftlichen, medizinischen Nachschlagewerk von 1930 heißt es:

> »Lebensfreude ist ein entscheidender Faktor bei der Behandlung der Tuberkulose … Grübelei und der Verlust aller Hoffnung auf Heilung oder Bekämpfung der Tuberkulose stürzen den Patienten in einen tiefen Abgrund, aus dem es nur selten ein Entkommen gibt.«

Was ist geschehen, das die Meinungen so verändert hat?

1882 verkündete der deutsche Wissenschaftler Robert Koch, er habe die wahre Ursache für die Tuberkulose entdeckt: das Tuberkelbakterium *Mycobacterium tuberculosis*. Als erst einmal bekannt war, daß Tuberkulose eine bakterielle Erkrankung ist, schwand das Interesse an psychischen und emotionalen Einflußfaktoren rasch. Das Pendel bewegte sich deutlich in die andere Richtung und schwang von der Psyche zur Physis. Blättern Sie in einem medizinischen Buch dieser Zeit, und Sie werden mit großer Sicherheit wenig über Psyche, Gefühle oder Geist finden.

Viele der herkömmlichen Vorstellungen über Tuberkulose waren in der Tat falsch, da sie davon ausgingen, die Symptome könnten allein durch geistige Kräfte hervorgerufen werden. Tuberkulose ist ohne Zweifel eine bakterielle Erkrankung. Insofern hatte das Auffinden einer bestimmten physischen Ursache den großen Vorteil, die medizinische Forschung endlich in die Lage zu versetzen, ein wirksames Gegenmittel zu finden. Die Verbesserung der sozialen Verhältnisse sowie die Einführung hochwirksamer Antibiotika nach dem Zweiten Weltkrieg bewirkte eine erhebliche Verminderung der Tuberkuloseinzidenz in den Industrienationen.

Und dennoch ist es wahr: Psychische und emotionale Faktoren spielen bei Tuberkulose eine Rolle. Wir werden später noch sehen, welche. Nicht die Tuberkulose hat sich geändert, sondern Einstellung und Interesse in der medizinischen Forschung.

Das Chronische Müdigkeitssyndrom

Die irreführende Unterscheidung zwischen physischen (also »echten«) und psychischen (also »unechten«) Krankheiten wird besonders deutlich, betrachtet man einmal die Aufregung um das Chronische Müdigkeitssyndrom, auch *Encephalomyelits benigna myalgica*, besser bekannt als postvirales Müdigkeitssyndrom oder – sofern Sie die Klatschpresse lesen – als Yuppie-Grippe.

Ich wage mich nur zögernd in die Höhle des Löwen, nämlich der Kontroverse über die Ursachen des Chronischen Müdigkeitssyndroms. Erbittert stehen sich hier beide Seiten mit ihren Argumenten gegenüber, und bis jetzt hat die Schulmedizin noch keinen Konsens gefunden. Mehr als 800 wissenschaftliche Publikationen gibt es bisher zu diesem Thema, weshalb sich die Situation beinahe jede Woche anders darstellt. Viele persönlich Betroffene haben genaue Vorstellungen davon, woher ihre Krankheit kommt, und wer diese Überzeugungen in Frage stellt, handelt sich großen Ärger ein.

Die Diskussion um das Chronische Müdigkeitssyndrom ist an dieser Stelle deshalb relevant, weil sie ein Musterbeispiel für die falsche Dichotomie von physischen und psychischen Krankheitsursachen ist. Durch die Auseinandersetzung zieht sich ein verführerischer, aber irreführender roter Faden: die unausgesprochene Annahme, daß es sich entweder um eine physische oder um eine psychische Erkrankung handelt. Doch klären wir zunächst, was das Chronische Müdigkeitssyndrom überhaupt ist.

Seit 1988 steht diese Bezeichnung für eine mehr als sechsmonatige schwächende Erkrankung unbekannter Herkunft. Wie Sie wahrscheinlich wissen (denn es steht häufig in der Zeitung), ist ein Kennzeichen dieses Syndroms eine fürchterliche, lähmende Müdigkeit, die durch jede körperliche Aktivität verschlimmert wird. Diese Müdigkeit wird von einer Reihe weiterer Symptome begleitet, wie allgemeinem Krankheitsgefühl, Fieberschüben, Gelenkschmerzen, Steifheit, nächtlichem Schwitzen, Halsschmerzen, schlechter Koordinationsfähigkeit, Sehstörungen, Hautläsionen und Schlafstörungen.

Als sei das noch nicht genug, leiden viele Patienten unter psychischen Beeinträchtigungen, wie schweren Depressionen, Vergeßlichkeit, Mangel an Aufmerksamkeit und Konzentrationsschwierigkeiten. Das Syndrom kann jahrelang anhalten und das Leben der Betroffenen ruinieren, die häufig nicht in der Lage sind, ihrer Arbeit weiter nachzugehen. Nur manchmal zeigt sich im Laufe der Zeit eine gewisse Besserung.

Krankheitsfälle wurden aus vielen Industrienationen gemeldet, darunter Großbritannien, USA, Kanada, Frankreich, Spanien, Israel und Australien. Betroffen sind überwiegend junge Erwachsene zwischen 20 und 50 Jahren, seltener auch Kinder. Nach Angaben der amerikanischen Gesundheitsbehörden (*American Centers for Disease Control and Prevention*) sind mehr als 80 Prozent der Patienten Frauen, überwiegend weiße, die das Syndrom mit etwa 30 Jahren entwickeln. Die meisten Kranken berichten übereinstimmend von irgendeiner Viruserkrankung kurz vor der Manifestation des Syndroms.

Bis heute ist noch kein wirklich hilfreiches Mittel gegen diese Krankheit gefunden. Der Beweis für die Wirksamkeit sämtlicher eingesetzter Arzneien steht noch aus, und manche schaden möglicherweise mehr, als daß sie nutzen.

Das Chronische Müdigkeitssyndrom in seiner derzeitigen Definition ist ein relativ neues Phänomen. (Dasselbe gilt auch für Aids, wobei die Tatsache, daß eine Krankheit erst kürzlich als solche erkannt und definiert wurde, nicht gegen ihre langjährige Existenz spricht.) Berichte von ähnlichen Krankheitsbildern mit schwerer Müdigkeit, Muskelschmerzen usw. liegen seit mindestens 200 Jahren vor. Dennoch findet sich in den medizinischen Büchern bis zur Mitte des 19. Jahrhunderts nichts, was eindeutig mit diesem Syndrom vergleichbar wäre. Damals galt *Neurasthenie* als gängige Diagnose. Interessanterweise waren die kulturellen Stereotype der Personen, die für Neurasthenie anfällig waren, genauso ausgeprägt wie heute die für das Chronische Müdigkeitssyndrom. Neurasthenie wurde als Krankheit der gut situierten Mittelschichtsfrauen betrachtet, während das Müdigkeitssyndrom generell als »Yuppie-Grippe« der gut verdienenden Berufstätigen um die 30 gilt.

Erst zu Beginn des 20. Jahrhunderts tauchten Berichte auf, die ein dem Müdigkeitssyndrom entsprechendes Krankheitsbild beschreiben. Der erste gut dokumentierte Fall einer ähnlichen Erkrankung ereignete sich 1930 in den USA und wurde auf einen mysteriösen Virus zurückgeführt. Eine ähnlich rätselhafte Krankheit befiel 1955 das Personal eines Londoner Krankenhauses und wurde dementsprechend als »Royal-Free«-Epidemie bezeichnet. Die Betroffenen klagten über beständige Muskelschmerzen und Müdigkeit. Anfänglich wurde das Syndrom *Encephalomyelits benigna myalgica* genannt. Doch bereits 1956 erkannte man, daß es wohl nicht so gutartig war, und nannte es seither *Encephalomyelits myalgica.*

Seit seinem ersten Erscheinen haben dem Chronischen Müdigkeitssyndrom ähnliche Krankheitsbilder mit einer erstaunlichen Vielfalt an Namen aufgewartet, u.a. Neuromyasthenie, epidemische Neuromyasthenie, Neurasthenie, »Royal-Free«-Krankheit, atypische Poliomyelitis, Fibrositis, Fibromyalgie, postinfektiöse Neuromyasthenie, postvirales Müdigkeitssyndrom und schließlich *Encephalomyelits myalgica.* Es steht keineswegs fest, daß all diese Erkrankungen mit dem heutigen Chronischen Müdigkeitssyndrom identisch sind. Eine Analyse von zwölf gut dokumentierten und dem Chronischen Müdigkeitssyndrom sehr ähnlichen Fällen ergab mehrere Abweichungen, vor allem in neurologischer Hinsicht.

Nun kommen wir zum eigentlichen Kern des Problems. Bis heute weiß niemand so genau, was diese Krankheit verursacht. Die Argumente gehen hin und her, und die Meinungen der Wissenschaftler und Ärzte divergieren erheblich. Kennzeichnend für die gesamte Diskussion – vor allem in den Zeitungen – ist aber die implizite Unterscheidung zwischen physischen und damit ernstzunehmenden Ursachen und psychischen, die nur sehr wenige ernst nehmen.

Abgesehen von wenigen löblichen Ausnahmen, spalten sich die Expertenmeinungen in zwei feindliche Lager. In dem einen sitzen die Verfechter einer physischen Ursache des Syndroms, wie einem Virus oder einer immunologi-

schen Störung. Entsprechend dieser Haltung werden Depressionen und andere psychische Beeinträchtigungen eher
als Begleiterscheinungen erachtet und nicht als mögliche
Ursachen.

Im anderen Lager sitzen diejenigen, die das Syndrom
hauptsächlich als psychische Erkrankung betrachten. Demzufolge sind die physischen Symptome, wie Erschöpfung,
Muskelschmerzen, Fieber und Krankheitsgefühl, nur Manifestationen des zugrundeliegenden psychischen Problems.

Welches Lager hat nun recht? Sicher sind Sie nicht erstaunt, wenn ich Ihnen sage, daß beide recht haben – teilweise zumindest. Viele der Betroffenen zeigen Symptome,
die sowohl die Annahme einer psychischen Problematik als
auch die einer körperlichen Erkrankung rechtfertigen. Der
Sachverhalt ist zweifellos mehrdeutig und komplex, was einen bestimmten Schluß nahelegt: Das Chronische Müdigkeitssyndrom hat *sowohl* physische *als auch* psychische Komponenten.

Betrachten wir den Sachverhalt einmal näher. Vielen Fällen geht irgendeine Viruserkrankung voraus, und es gibt
verschiedene Hinweise, daß es sich bei dem Syndrom selbst
um eine Viruserkrankung handeln könnte. Lange Zeit hielt
sich der Epstein-Barr-Virus an der Spitze der Vermutungs-
hitliste. Er gehört zu den Herpesviren und löst u.a. auch das
Pfeiffersche Drüsenfieber aus. In den 80er Jahren nannte
man das Chronische Müdigkeitssyndrom deshalb auch
»Chronische Epstein-Barr-Virusinfektion«, ganz so, als wäre
der virale Ursprung nun geklärt. Andere »Kandidaten« waren Retroviren (HIV ist ein Beispiel dafür) oder polioähnli-
che Viren, die sogenannten Enteroviren.

Bis heute liegt noch kein schlüssiger Beweis für die Vi-
rustheorie vor, weshalb sie auch etwas an Beliebtheit einge-
büßt hat. Doch auch wenn Viren nicht die eigentliche Ursache sind, scheint es sehr plausibel, daß eine Virusinfektion
den Ausbruch des Syndroms begünstigen oder beschleuni-

gen kann, wenn andere ursächliche Faktoren ebenfalls vorliegen.

Neben Viren wurden auch zahlreiche weitere körperliche Ursachen erwogen. Eine Theorie geht z.B. davon aus, das Syndrom werde durch Hyperventilation (abnorm rasche Atmung) ausgelöst. Der Beweis hierfür ist jedoch eher dürftig, da nur ein geringer Teil der Patienten hyperventiliert. Eine weitere Spur verfolgt die Forschung an der Johns-Hopkins-Universität in Baltimore, wonach einige Fälle (aber eben nicht alle) aus einem ungewöhnlich niedrigen Blutdruck resultieren könnten. Noch ein anderer Ansatz geht davon aus, das Syndrom beruhe auf einer neurobiologischen Disfunktion, denn in einer Studie zeigte sich, daß mehr als ein Viertel aller Betroffenen anormale Sonographien des Gehirns und eine Veränderung der Neurotransmittermengen aufwies.

Gegenwärtig beschäftigen sich die beliebtesten Theorien zur physischen Ursache des Chronischen Müdigkeitssyndroms mit dem Immunsystem. Wachsende Zustimmung findet die Ansicht, das Syndrom habe seinen Ursprung in einer Störung bzw. Anomalie des Immunsystems. Die immunologische Fehlfunktion, so wird argumentiert, könnte die Folge einer Virusinfektion sein, die das Immunsystem irgendwie aus der Bahn werfe.

Für die Theorie einer immunologischen Störung finden sich zunehmend mehr Beweise. In den letzten Jahren wurden verschiedene Anomalien im Immunsystem der Betroffenen entdeckt, u.a. Veränderungen in der Aktivität und in der Oberflächenstruktur von zwei wichtigen Arten weißer Blutkörperchen, den Killerzellen und den T-Lymphozyten. (In späteren Kapiteln beschäftigen wir uns ausführlicher mit diesen beiden.) Immer deutlicher wird, daß das Chronische Müdigkeitssyndrom im Zusammenhang mit einer anhaltend geringen Aktivität des Immunsystems steht, wenn es nicht sogar direkt dadurch ausgelöst wird.

Sollte es sich also tatsächlich um eine immunologische Störung handeln, warum beharren dann einige absolut vernünftige Wissenschaftler und Ärzte auf der Theorie einer im wesentlichen psychischen Erkrankung? Wahrscheinlich deshalb, weil es auch hierfür ausgesprochen überzeugende Argumente gibt.

Einige der Symptome beim Chronischen Müdigkeitssyndrom finden sich auch bei psychiatrischen Krankheitsbildern, vor allem bei Depressionen und Angstneurosen. Ein beträchtlicher Teil der Patienten, die wegen des Chronischen Müdigkeitssyndroms einen Arzt aufsuchen, hat nachweislich auch ein psychisches Problem. Die Gesundheitsbehörden der USA kamen zu dem Ergebnis, daß dies bei etwa 45 Prozent aller Betroffenen der Fall war, *bevor* das Syndrom auftrat. Forscher an der medizinischen Fakultät der Universität von Connecticut fanden heraus, daß drei Viertel aller untersuchten Fälle leicht durch psychische Probleme wie Depressionen zu erklären waren. Und wie um dieses Bild abzurunden, entdeckten australische Wissenschaftler, daß Patienten mit Chronischem Müdigkeitssyndrom erheblich häufiger Anzeichen von Hypochondrie aufwiesen als andere.

Psychologische Theorien um das Syndrom konzentrieren sich meist auf Depressionen. Bei mehr als der Hälfte aller Betroffenen sind hierfür eindeutig klinische Merkmale nachweisbar. Oft scheinen diese Depressionen der Krankheit vorauszugehen, so daß der Eindruck entsteht, es handele sich eher um eine Ursache als um eine Begleiterscheinung. Schwere Depressionen sind jedoch in der Regel mit stark verminderter körperlicher Aktivität über einen längeren Zeitraum verbunden, was zu einer abnehmenden Muskelfunktion führen kann. Wer lange Zeit im Bett liegen muß, wird schließlich körperlich schwach. Die für einige Formen von Depressionen typischen Schlafstörungen könnten zu der enormen Müdigkeit führen. Außerdem ist bekannt, daß schwere Depressionen im Zusammenhang mit Veränderungen des Immunsystems stehen.

Doch ziehen wir keine voreiligen Schlüsse. Viele der Patienten entwickeln Depressionen erst infolge der Erkrankung. Es ist kaum verwunderlich, wenn Patienten, die an einer schwächenden, aber unerklärlichen Erkrankung leiden, depressiv werden und sich auffällig um ihre Gesundheit sorgen. Nur weil mehr Frauen als Männer vom Chronischen Müdigkeitssyndrom betroffen sind, darf dies keineswegs als Beleg für eine im wesentlichen psychische Störung angesehen werden, wie einige Sexisten propagieren. Es gibt etliche organische Krankheiten mit ausgesprochener Vorliebe für das eine oder andere Geschlecht.

Gegenwärtig kann man wohl sagen, daß ein im wesentlichen psychischer Ursprung für das Chronische Müdigkeitssyndrom nicht bewiesen ist. Die Argumente für eine immunologische Störung sind viel zu stichhaltig, um sie einfach abzutun. Andererseits gibt es auch keinen Zweifel daran, daß die psychische Reaktion der Betroffenen auf die Krankheit entscheidenden Einfluß auf ihre Genesung bzw. ihr Wohlbefinden hat. Ob die Depressionen nun Ursache oder Folge der Störung sind, in jedem Fall stellen sie ein eigenes Problem dar, das eine Genesung erheblich erschweren kann.

Die Kontroverse um das Chronische Müdigkeitssyndrom wird durch die Haltung der Betroffenen zusätzlich kompliziert. Patienten, die unter so starken Beeinträchtigungen leiden, möchten begreiflicherweise, daß diesen offiziell ein respektabler medizinischer Grund zuerkannt wird. Unter »respektabel« verstehen die meisten eine physische Ursache, wie z.B. einen Virus oder eine immunologische Störung, und keine psychische. Die Annahme, ihre Symptome könnten die Folge eines psychischen Problems sein, wird daher mit großer Wahrscheinlichkeit Empörung auslösen.

Das ist verständlich. In Gesprächen über psychische Ursachen schwingt häufig der unausgesprochene, ungerechtfertigte Einwand mit, es handele sich gar nicht um eine »echte« Krankheit. Das klingt häufig nach: »Jetzt reißen Sie sich mal zusammen, und stellen Sie sich nicht so an!« Auch jetzt, am Ende des 20. Jahrhunderts, haftet psychischen und Geisteskrankheiten noch völlig grundlos ein Makel an. Der Durchschnittsmensch würde jederzeit lieber zugeben, an einer physischen Störung zu leiden, sei es auch nur ein mysteriöser Virus oder eine obskure Immunkrankheit, als an einer psychischen Störung. Denn das schützt ihn vor dem Vorwurf der Simulation, des neurotischen Verhaltens oder der Charakterschwäche. In einigen Ländern hat dieser Wunsch nach einer physischen Ursache gar dazu geführt, daß Patienten mit Chronischem Müdigkeitssyndrom solange von einem Arzt zum anderen laufen, bis sie die gewünschte Diagnose erhalten.

Ironischerweise haben solche, die sich beharrlich an eine körperliche Ursache klammern, größere Schwierigkeiten, von ihrer Krankheit zu genesen. Das mag an ihrer Unfähigkeit liegen, sich mit den psychischen Problemen, die die Krankheit zwangsläufig beinhaltet, auseinanderzusetzen.

Belege für diese Theorie erbrachte eine Studie von Michael Sharpe und Kollegen in Oxford. Sie fanden heraus, daß eine kognitive Therapie, bei der sich der Patient mit einer Neubewertung der eigenen Haltung zu seiner Krankheit beschäftigt, den größten Erfolg hatte. Mehr als 70 Prozent derjenigen, die eine solche Therapie absolvierten, erlangten ihre normale Funktionsfähigkeit zurück, jedoch nur 27 Prozent derjenigen, die eine herkömmliche medizinische Versorgung erhielten.

Der Druck, physische Ursachen für das Chronische Müdigkeitssyndrom zu finden, hat auch erheblichen Einfluß auf den Umgang der Massenmedien mit dem Thema: Beiträge in Zeitungen und Zeitschriften, Fernsehsendungen sowie Ratgeberbücher betonen meist mögliche physische Ursachen und vernachlässigen die psychischen Aspekte.

Eine wissenschaftliche Untersuchung der Londoner Universität ergab, daß 69 Prozent aller Artikel über das Syndrom in britischen Zeitungen und Frauenzeitschriften seit 1980 von physischen Ursachen ausgingen, dagegen nur 31 Prozent der Publikationen in wissenschaftlichen und medizinischen Fachzeitschriften. Es schien also in den Medien eine Mehrheit zugunsten der physischen Erklärungen gegenüber den psychischen zu geben. Das betraf sogar die Wahl der Krankheitsbezeichnung. Während die wissenschaftlichen Fachzeitschriften überwiegend den neutralen Terminus des Chronischen Müdigkeitssyndroms wählten, entschieden sich die Medien überwiegend für den medizinischer klingenden Namen *Encephalomyelits myalgica*.

Ähnliche Kontroversen finden sich auch bei anderen Krankheiten, die in den psychosomatischen Bereich fallen, wie Asthma und Allergien (als vertraute Beispiele), aber auch entzündliche Prozesse der Eingeweide, wie Morbus Crohn oder *Colitis ulcerosa.* Das Meinungspendel hat dabei im Verlauf der Jahre heftig ausgeschlagen. Noch vor einem halben Jahrhundert galt Asthma als hauptsächlich psychisches Phänomen. Heute dagegen spielt man die psychischen und emotionalen Faktoren allgemein herunter und konzentriert sich statt dessen fast ausschließlich auf immunologische Mechanismen und physikalische Auslöser, angefangen vom Teppichboden bis hin zu Auspuffgasen. In Wahrheit gibt es auch hier guten Grund zur Annahme, daß sowohl immunologische als auch psychische Faktoren von Bedeutung sind. Nichtsdestotrotz überwiegt die Tendenz, die eine Erklärung unter Ausschluß der anderen zu favorisieren.

Wie wir noch sehen werden, führt diese jahrhundertealte Opposition von Geist und Körper, von mental und physisch, von psychosomatisch und organisch auf einen Irrweg.

Sie hat das wissenschaftliche Verständnis und die Akzeptanz wichtiger Phänomene erschwert. Es ist nichts »Alternatives« oder wissenschaftlich Zweifelhaftes an der Tatsache, daß alles, was im Geist vorgeht, die körperliche Gesundheit beeinflußt.

---

1 Das englische Wort »*mind*« hat im Deutschen keine 1:1-Entsprechung. Es umfaßt Verstand, Geist, Seele, Psyche und Gemüt. Ich werde daher im weiteren Verlauf die Begriffe abwechselnd verwenden und denjenigen einsetzen, der dem konkreten Zusammenhang am besten entspricht (Anm. d. Übers.).

2 Schätzungsweise erstickten bis zu 13 Israelis durch fehlerhaften Umgang mit den Gasmasken. Auch Schwierigkeiten mit der Atmung könnten zu den unerwarteten Todesfällen beigetragen haben.

3 Rundköpfe und Kavaliere wurden die Parlamentarier und die Royalisten während der Regierungszeit Charles I. in England genannt (Anm. d. Übers.).

4 Es liegt kein Grund vor, sich wegen dieses Rückgangs an Infektionskrankheiten in den Industrienationen selbstzufrieden zurückzulehnen; er ist möglicherweise nur zeitweilig. Viele Infektionskrankheiten, die früher heilbar waren, sind heute wieder auf dem Vormarsch, weil zahllose Stämme von Viren, Bakterien oder Parasiten gegen die meisten (oder alle) klassischen Arzneimittel und Antibiotika zunehmend resistent werden. In vielen Krankenhäusern kämpft man heute z.B. vergeblich gegen einige Stämme von *Staphylococcus aureus*, die auf keines der bekannten Antibiotika mehr ansprechen.

5 Auch Lucetta Le Sueur in Thomas Hardys *Der Bürgermeister von Casterbridge* wird Opfer ihrer Schande. Als ihre frühere Beziehung zu dem zwischenzeitlich in Ungnade gefallenen Michael Henchard bekannt wird, wird sie von den Bürgern des Ortes öffentlich gedemütigt. Sie gerät dadurch völlig außer sich und stirbt. In Hardys *Die Woodlanders* leidet John South unter der Wahnvorstellung, er werde durch eine Ulme ums Leben kommen – und so geschieht es. Die Ulme wird auf Anraten des herbeigerufenen Arztes gefällt. Doch als John South davon erfährt, stirbt er noch in derselben Nacht.

6   Armand zahlt einen hohen Preis. Aus Trauer über Marguerites Tod läßt er ihr Grab öffnen, um einen letzten Blick auf sie zu werfen. Es ist ein schreckliches Erlebnis, und der Erzähler warnt Armand, seine Gefühle könnten ihn umbringen. Die Warnung war berechtigt, denn der Schock über den Anblick von Marguerites verwesendem Körper erschüttert Armands Gesundheit so, daß er schwer an »Gehirnfieber« erkrankt.

7   In Charlotte Brontës *Jane Eyre* stirbt die bereits seit langem kranke Helen Burns inmitten der bedrückenden Umgebung der Lowood-Anstalt. Stoisch und klaglos sehnt Helen ihren Tod herbei – ein Wunsch, der bald erfüllt wird. Es heißt, die Gestalt der Helen sei nahezu das Ebenbild von Charlottes Schwester Maria, die unter ähnlichen Umständen in einem Internat in Yorkshire an Tuberkulose starb. Weitere tragische Opfer der Tuberkulose aus dieser Zeit sind Mimi aus Puccinis *La Bohème*, die kleine Eva aus *Onkel Toms Hütte* und Paul Dombey aus Charles Dickens' *Dombey und Sohn*.

2

SCHATTEN AUF DER SONNE

>»Er machte sie schwermütig,
trüb und ernst: sie starb daran.
Wär' sie so leicht wie du,
so kecken, muntern, flatterhaften Sinns,
Großmutter konnt' sie werden, eh' sie starb.
Das kannst du auch; denn leichtes Herz lebt lang.«

William Shakespeare, *Verlorene Liebesmüh* (1595)

In Tobias Smolletts Briefroman *Humphry Clinkers Reise*
(1771) macht Matthew Bramble gegenüber Dr. Lewis diese
treffende Bemerkung:

>»Ich beobachte, daß sich meine Gemütsverfassung und
meine Gesundheit gegenseitig beeinflussen, will heißen:
Alles, was mein Gemüt beunruhigt, erzeugt ein entsprechendes Unwohlsein in meinem Körper, wohingegen
meine körperlichen Beschwerden merklich gemildert
werden durch Umstände, welche die Wolkendecke seelischen Verdrusses lichten.«

Ist nun diese jahrhundertealte Vorstellung, daß sich Geist
und Körper gegenseitig beeinflussen, anerkannte Tatsache
oder bloßer Aberglaube? In diesem Kapitel werden wir uns
mit einigen Forschungsergebnissen, dem wissenschaftlichen
Pro und Kontra befassen. *Wie* diese Beeinflussung aussieht,

dazu kommen wir später. Im Vorfeld wollen wir begriffliche Hindernisse beseitigen.

Die zunächst absolut vernünftige Vorstellung, daß sich der menschliche Geist auf die Anfälligkeit für Krankheiten auswirkt, wird häufig in einen Topf geworfen mit der ebenso alten Vorstellung, daß der Geist die Einbildung von Krankheiten bewirkt, die keinerlei physische Grundlage haben. Und damit kommen wir zu einem weitverbreiteten Irrtum über die Psychosomatik.

Nach einer heute allgemein gültigen Definition sind psychosomatische Krankheiten »alle Krankheiten, bei denen *durch das Unterbewußtsein hervorgerufene* körperliche Symptome von den Betroffenen als Beweis für das Vorliegen einer organischen Störung angesehen werden und die sie veranlassen, den Arzt aufzusuchen« (Hervorhebung des Autors). Nach dieser Definition kann man sich also krank fühlen, ohne daß organisch etwas vorliegt. Das heißt, der mentale Zustand ist der einzige Grund für die körperlichen Symptome. So etwas gibt es natürlich. Wir kommen in Kapitel 3 noch darauf zurück. Jedoch ist es nicht das eigentliche Thema dieses Buchs, sondern lenkt vielmehr davon ab.

Psychologische und emotionale Faktoren können bestimmen, ob jemand erkrankt oder nicht. Meist geschieht das durch eine Veränderung der Krankheitsanfälligkeit; alleiniger Krankheitsauslöser sind sie eher selten. Nach einer weniger irreführenden Definition von Psychosomatik tragen psychische Faktoren neben anderen Faktoren wie Bakterien, hohem Blutdruck oder Rauchen zur Entstehung einer Krankheit bei. So gesehen, fallen heute die meisten Krankheiten in den westlichen Kulturen unter »psychosomatisch«.

Die irreführende Vorstellung von Krankheiten als bloßen Phantomen des Unbewußten hat ihre Wurzeln in den psychoanalytischen Theorien Sigmund Freuds. Laut Freud und seinen Schülern haben viele mentale und physische Störungen ihren Ursprung in emotionalen Konflikten, die den Patienten häufig gar nicht bewußt sind. Diese unbewußten emotionalen Konflikte werden in körperliche Symptome wie Schmerz, Lähmung oder Wahrnehmungsstörungen übersetzt und vom Betroffenen – aber nicht zwangsläufig von anderen – als Anzeichen für eine ernsthafte körperliche Erkrankung gewertet. Diese fragwürdige Auffassung von Psychosomatik hält sich noch immer, vor allem in populärwissenschaftlichen Gesundheits- und Ratgeberbüchern.

Freuds Psychoanalyse bildete den Grundstock für das, was später als Psychosomatik bezeichnet wurde und zwischen 1930 und 1940 seinen Eingang in die Medizin fand. Die ersten Mediziner, die sich mit der Psychosomatik beschäftigten, suchten nach Erklärungen für mysteriöse Erkrankungen (wie Asthma, Allergien, Arthritis, hoher Blutdruck und Magengeschwüre) in unterschwelligen Konflikten und Persönlichkeitsmerkmalen. So taucht in den psychosomatischen Theorien zu Asthma beispielsweise immer wieder die Angst vor dem Verlust der elterlichen Liebe auf. Konsequenterweise behandelten viele Ärzte der Psychosomatik die genannten Störungen mit Psychotherapie – und können höchst unterschiedliche Erfolge aufweisen.

Wir werden uns hier mit ganz »realen« und alltäglichen Krankheiten beschäftigen, wie beispielsweise Erkältungen, Herpes, koronaren Herzerkrankungen und Krebs, und nicht mit »nebulösen« Erkrankungen, die sonst häufig mit dem Etikett »psychosomatisch« versehen werden. Die Krankheiten, auf die wir uns hier konzentrieren, werden nachweisbar durch Bakterien, Viren, verstopfte Arterien, Krebszellen etc. verursacht und sind ganz sicher keine bloße Einbildung.

Tod, Unglück und Voudou

Manchmal, tatsächlich sogar recht häufig, stirbt jemand ur-
plötzlich ohne jede Vorwarnung, weil etwas mit seinem Herzen nicht stimmte. Dieses Phänomen heißt »plötzlicher
Herztod« und wird gewöhnlich als unerwartetes Herzversagen definiert, bei dem es (wenn überhaupt) erst in den letzten 24 Stunden zu irgendwelchen Auffälligkeiten kommt.

Der plötzliche Herztod macht etwa 15 Prozent aller natürlichen Todesfälle aus. Obwohl die Betroffenen meist
keine spezifische medizinische Vorgeschichte haben, ergibt
die Autopsie fast immer eine vorausgegangene, aber unentdeckt gebliebene Erkrankung, für die bei mehr als der Hälfte aller Fälle der Tod das erste Anzeichen ist.

Jahrhundertelang glaubte man, daß der plötzliche Herztod durch starken psychischen Streß wie Trauer, Angst, Wut
oder andere starke Gefühle ausgelöst werden könne. Zahllose Anekdoten belegen, daß schreckliche Ereignisse, wie
der Tod eines geliebten Menschen, der Verlust des Arbeitsplatzes oder ein hitziger Streit einen tödlichen Herzanfall
verursachten. In den letzten Jahren haben Wissenschaftler
diesen Beispielen noch einen ansehnlichen Berg von Statistiken hinzugefügt.

Bei der Analyse von Fällen plötzlichen Herztods finden
Wissenschaftler bei den Opfern regelmäßig ungewöhnlich
hohe Streßbelastungen kurz vor deren Tod. Einer Studie
zufolge hatten sich 40 Prozent der Männer, die an plötz-
lichem Herztod starben, in den letzten 24 Stunden enorm
aufgeregt, u.a. wegen eines Autounfalls oder weil ihre Frau
die Scheidung eingereicht hatte. In einigen der Fälle hatte
allein die Anspannung durch aufwühlende Gedanken oder
die Erinnerung an traumatische Erlebnisse zum Tod geführt.

Einer der häufigsten Faktoren beim plötzlichen Herztod
ist extreme Müdigkeit bzw. Erschöpfung, der sogenannte

»Burnout«. Wie die Schwindsucht im 19. Jahrhundert, ist heute der Burnout zu einer Art makabrem Statussymbol für bestimmte Gruppen geworden, zum Nachweis für Herkulesarbeit und schier endlose Bürostunden. (Dies sagt eine Menge über die heutigen kulturellen Werte aus. Im 19. Jahrhundert verlieh die Schwindsucht einen gewissen Status, da man sie mit Kreativität und künstlerischer Hingabe verband. Heute kommt den Workaholics gesellschaftliches Ansehen zu.)

Wie hoch die soziale Akzeptanz auch sein mag, für Menschen mit Burnout-Syndrom steigt das Risiko, am plötzlichen Herztod zu sterben, signifikant. Wer die klassischen Symptome wie Angstanfälle, Reizbarkeit oder geistige Erschöpfung zeigt, fühlt sich möglicherweise aufgrund einer beeinträchtigten Herzfunktion so. In vielen Fällen ist Burnout jedoch ein Anzeichen für langanhaltenden psychischen Streß. In Verbindung mit einer Herzschwäche oder ungenügend funktionierenden Koronargefäßen kann er zum Tode führen. In einer holländischen Studie wurde die Gesundheit einer großen Anzahl von Männern mittleren Alters über mehrere Jahre hinweg beobachtet. Sie ergab, daß Männer, die sich abends geistig und körperlich erschöpft fühlten, mehr als doppelt so häufig einem Herzinfarkt zum Opfer fielen als andere. Das galt auch für solche, die bis dahin noch nie eine Herzerkrankung hatten.

In Kapitel 8 werden wir uns näher mit den biologischen Mechanismen beschäftigen, über die unsere Psyche das Herz und die Herzkranzgefäße schädigt. Hier soll die Feststellung genügen, daß es viele bekannte biologische Mechanismen für streßbedingte Veränderungen im Gehirn gibt, die zum plötzlichen Herztod führen, vor allem wenn bereits eine Erkrankung des Herzens und der Gefäße vorliegt.

Der plötzliche Herztod kann aber auch durch Ereignisse auf überpersonaler Ebene ausgelöst werden, wie wir im Fall der Israelis und der irakischen Raketenangriffe während des Golfkrieges gesehen haben. Die Natur selbst hat einige Experimente zum streßbedingten Tod angestellt, zum Beispiel Erdbeben. Eine Analyse der Statistiken verzeichnet auch hier unmittelbar nach einem stärkeren Erdbeben eine vorübergehend erhöhte Sterblichkeitsrate, die nicht auf direkte Einwirkungen des Erdbebens zurückzuführen ist. 1978 war die griechische Stadt Thessaloniki von zwei Erdbeben betroffen. Offizielle Stellen verlauteten erheblich mehr natürliche Todesfälle, vor allem aufgrund von Herzversagen. An drei die Erdbeben und die Zeit unmittelbar danach umfassenden Tagen zeigt sich eine um 200 Prozent erhöhte Zahl von Herzversagen bei der lokalen Bevölkerung und eine um 60 Prozent erhöhte Zahl von anderen Todesursachen.

Australische Wissenschaftler untersuchten die Auswirkungen eines Erdbebens 1989 in New South Wales und entdeckten, daß die Inzidenz der tödlichen Herzinfarkte bei der lokalen Bevölkerung um 70 Prozent gestiegen war. Diese und ähnlich gelagerte Fälle machen deutlich, daß psychischer Streß zum vorzeitigen Tod von geschwächten Menschen führen kann.

Immer wieder hört man auch seltsame Geschichten von Voudou- oder Hexentod. Das bedauerliche Opfer wird dabei von einem Zauberdoktor, Voudoupriester, *Bokor* oder einer anderen symbolischen Machtgestalt verflucht. Ist die Todesstrafe verkündet, fügt sich das Opfer meist recht schnell in sein Schicksal und stirbt innerhalb weniger Tage. Zuverlässige Quellen berichten bereits seit dem 16. Jahrhundert von solchen Voudouritualen in so weit auseinander liegenden Gebieten wie Afrika, Südamerika, der Karibik oder Asien. Sie können also nicht einfach als Produkt einer überschäumenden Phantasie abgetan werden.

Die religiösen und kulturellen Einzelheiten variieren, doch vertrauenswürdige Berichte beinhalten immer gewisse übereinstimmende Grundelemente. Zunächst ist besonders wichtig, daß das Opfer von leicht beeinflußbarem Geist ist und die Zauberkräfte der es verfluchenden Person in keiner Weise in Frage stellt. Es muß außerdem davon überzeugt sein, daß es selbst nichts tun kann, um sich zu retten. Diese Überzeugung der eigenen Hilflosigkeit ist ganz entscheidend. Wurde der Knochen erst einmal auf das Opfer gerichtet oder der Fluch ausgesprochen, verliert der Betreffende jeglichen Lebenswillen. Zweifler, Wissenschaftler und Touristen sterben nicht an Voudouflüchen. Die dritte äußerst wichtige Zutat ist der soziale Druck. Es fördert den Zauber ungemein, wenn das Umfeld des Opfers dessen Ansicht teilt. Familie und Freunde verstärken den Glauben des Opfers an die Unausweichlichkeit des Todes, verlassen es und verdammen es damit, in vollständiger Isolation zu sterben.[1] Auf die enorme Bedeutung von sozialen Bindungen für die geistige und körperliche Gesundheit werden wir später noch zurückkommen.

Die Literatur ist voll von Charakteren, die an ihren übermächtigen Gefühlen sterben. Shakespeares *König Lear* beispielsweise stirbt an gebrochenem Herzen, als seine Lieblingstochter ermordet wird, kurz nachdem er sich mit ihr versöhnt hat. Als er Cordelias Leiche entdeckt, zerbricht Lear an seiner Trauer:

»»Heult, heult, heult, heult!
O ihr seyd Menschen von Stein;
hätt' ich eure Zungen und Augen,
ich wollte sie so brauchen,
daß des Himmels Gewölbe krachen sollte.
Sie ist auf ewig dahin.‹

Und Lear sinkt tot zu Boden.«

Ärger, Streit und Krankheit

Intensive Gefühle bringen die meisten Menschen nicht gleich um, können aber anfälliger für Krankheiten machen. Auch hier konnte die Wissenschaft den allgemeinen Volksglauben nicht widerlegen. Die Forschung hat Zusammenhänge zwischen psychischen Faktoren wie Angst, Streß, Depressionen, Feindseligkeit etc. und einer ganzen Palette von körperlichen Störungen, darunter harmlose Infektionen, Magen-Darm-Probleme, Herpes, Allergien, Asthma, Arthritis, Herz-Kreislauf-Erkrankungen und Krebs mittlerweile belegt. Laut verständlicherweise kontrovers diskutierten Forschungsarbeiten des Psychologen Hans Eysenck an der Londoner Universität haben bestimmte Persönlichkeitsmerkmale und Verhaltensmuster einen viel größeren Einfluß darauf, ob jemand innerhalb der nächsten 10-15 Jahre an Krebs oder an einer Herzkrankheit stirbt, als die Tatsache, daß er Raucher oder Nichtraucher ist.

Angst und Streß wurden wiederholt mit Krankheitsanfälligkeit in Verbindung gebracht. Zahlreiche Langzeitstudien ergaben, daß Menschen, die unter starker Anspannung oder Angst leiden, wesentlich wahrscheinlicher innerhalb der folgenden Jahre eine Erkrankung der Herzkranzgefäße entwickeln oder sogar daran sterben als andere. Nach einer amerikanischen Studie, die einige 100 Menschen über einen Zeitraum von mehr als zwölf Jahren beobachtete, war die Wahrscheinlichkeit zu sterben für diejenigen, die einen hohen Level an psychischem Streß aufwiesen, fast doppelt so hoch wie für diejenigen mit normalem Streßlevel. Die Verbindung zwischen psychischem Streß und Mortalität blieb auch dann noch augenscheinlich, als man andere medizinische Risikofaktoren wie Alter, Übergewicht, Rauchen, Cholesterinwerte und hohen Blutdruck miteinbezog.

Ähnliche Ergebnisse gingen aus einem Projekt der Universität Harvard hervor. Darin wurde der Gesundheitszustand früherer Harvardstudenten, deren psychologische und biologische Profile 35 Jahre zuvor ermittelt worden waren, als Bestandteil einer Reihe von Streßexperimenten im Labor bewertet. Die Art und Weise, wie die Testpersonen damals auf die Labortests reagiert hatten, galt als Hinweis auf ihren Gesundheitszustand in späteren Jahren. Diejenigen, die Zeichen starker Angst gezeigt hatten, litten später deutlich häufiger an körperlichen Krankheiten, u.a. auch Herzkrankheiten. Die ängstliche Reaktion eines jungen Menschen in einer Streßsituation erwies sich als verläßlicher Indikator für spätere Erkrankungen. Eine weitere wissenschaftliche Untersuchung an der medizinischen Fakultät der Universität Harvard erwies, daß besonders schüchterne Kinder, die sich im Umgang mit anderen sehr ängstlich zeigten, eine erhöhte Neigung zu Allergien wie zum Beispiel Heuschnupfen haben.

Es mag hilfreich sein, sich einmal ein weniger offensichtliches Beispiel für den Zusammenhang zwischen psychischen Faktoren und nachfolgender Krankheit genauer anzuschauen. Ein in den 70er Jahren durchgeführtes amerikanisches Forschungsprojekt untersuchte die psychische Charakteristik in bezug auf das Pfeiffersche Drüsenfieber. Diese äußerst unangenehme und schwächende Erkrankung trifft vor allem Jugendliche und junge Erwachsene. Die Symptome umfassen allgemeines Krankheitsgefühl, Fieber, Halsschmerzen, Appetitverlust, Kopfschmerzen und Schwellungen der Lymphdrüsen am Hals, in der Leiste und den Achselhöhlen. Es kann Wochen dauern, bis der Patient sich erholt hat. Gelegentlich treten auch schwere Komplikationen wie Leber- oder Milzschädigungen auf.

Das Pfeiffersche Drüsenfieber wird durch den zu den Herpesviren zählenden Epstein-Barr-Virus ausgelöst (EBV), der uns im ersten Kapitel bereits als ehemaliger Spitzenreiter unter den möglichen Erregern des Chronischen Müdigkeitssyndroms begegnet ist. Gleich anderen Herpesviren, wie zum Beispiel dem *Herpes simplex* (der u.a. *Herpes labialis* und *genitalis* verursacht), kann der EBV jahrelang inaktiv im Körper überleben und keinerlei Beschwerden verursachen. Denn inaktive Viren können meist durch das Immunsystem des Körpers in Schach gehalten werden. Wird das Immunsystem jedoch geschwächt, so kann sich dieses Gleichgewicht zugunsten der Viren verschieben, und es kommt zu Krankheitssymptomen.

Bei der vorliegenden Studie wurden 1 300 junge Männer, die in die Militärakademie von West Point eintraten, untersucht, um festzustellen, ob sie den EBV bereits bei Eintritt in die Akademie in sich trugen. Bei etwa zwei Dritteln konnte der Virus nachgewiesen werden, was einer in der Bevölkerung üblichen Rate entspricht. Bei dem verbleibenden Drittel wurde kontrolliert, ob und wann sich der einzelne mit dem Virus infizierte. Hier kommt nun eine allgemeine Beobachtung ins Spiel: Längst nicht jeder, der mit einem ansteckenden Krankheitserreger in Berührung kommt, steckt sich auch tatsächlich an. Von den ursprünglich virenfreien Männern war es nur jeder fünfte innerhalb der vier Jahre in West Point. Und wiederum nur ein Fünftel entwickelte klinische Krankheitssymptome. Hier greift eine zweite allgemeine Beobachtung: Nicht jeder, der sich mit Bakterien oder Viren infiziert, wird auch klinisch krank.

Psychologische Untersuchungen zeigten, daß die Männer, bei denen das Drüsenfieber tatsächlich ausbrach, charakteristische Gemeinsamkeiten aufwiesen. Sie alle hatten besonders unter dem in der Akademie herrschenden Druck gelitten. Die Verbindung von starkem Ehrgeiz einerseits und nur durchschnittlichen Leistungen andererseits erwies sich als besonders krankheitsfördernd. Diese Gruppe brauchte auch länger zur Genesung. Die Betroffenen waren also nicht nur anfälliger für die Krankheit, sondern erkrankten auch schwerer.

Selbst traumatische Erlebnisse von geringerem Ausmaß können das Krankheitsrisiko erhöhen. Australische Wissenschaftler fanden 1983 beispielsweise einen starken Anstieg von Fällen mit hohem Blutdruck, Darmstörungen und Diabetes bei Menschen, die eigentlich nur indirekt von einem Buschfeuer in Südaustralien betroffen waren.

Langzeitbeobachtungen haben zudem erwiesen, daß es im Vorfeld von Infektionen eines oder mehrerer Familienmitglieder zu einer Erhöhung des familienbedingten Stresses oder zu gravierenden Veränderungen im familiären Umfeld gekommen war. Eine Reihe von Studien, bei denen Familien in ihrer häuslichen Umgebung beobachtet wurden, hat Zusammenhänge zwischen streßreichen Konflikten und harmlosen Infektionen wie Husten, Erkältungen, Grippe und Halsschmerzen an den Tag gebracht. Solche Konflikte gehen den Infektionen stets voraus, Streß begünstigt demnach die Krankheitsentstehung, und nicht umgekehrt. Es ist also nicht einfach so, daß man sich streitet, weil sich alle krank und elend fühlen.

Forschungen in den USA haben vergleichbare Verbindungen zwischen Streß und Erkrankungen von Kindern im ländlichen Dominica aufgezeigt. In der Woche nach einem größeren Familienkrach steigt das Risiko der Kinder, an einer Infektion der oberen Atemwege zu erkranken, um das Dreifache.

Lebensereignisse

Seit mehr als 30 Jahren wird systematisch erforscht, ob das Krankheitsrisiko steigt, wenn Menschen vielen starken Veränderungen oder einem Gefühlschaos ausgesetzt sind. Einigen aufmerksamen Ärzten war dies bei ihren Patienten aufgefallen, kurz bevor sie krank wurden. Gestützt wurde dieser Eindruck durch eine Untersuchung über Krankheit und Fehlzeiten der Angestellten der Bell-Telephongesellschaft in den 50er Jahren. Sie ergab, daß Angestellte in ungeregelten Lebensverhältnissen häufiger krank wurden und zu Hause bleiben mußten.

Beobachtungen wie diese veranlaßten schließlich Psychologen zur Formulierung einer Hypothese über die Lebensereignisse. Ein solches Ereignis wird definiert als »jede signifikante Veränderung in den Lebensumständen einer Person, die sie zu psychischen und praktischen Anpassungen zwingt«. Das fragliche Ereignis kann erwünscht oder unerwünscht sein, entscheidend ist nur die mit ihm verbundene emotionale Aufregung.

Beispiele sind der Tod des Partners bzw. der Partnerin oder eines anderen Familienmitgliedes, Scheidung, Heirat, beruflicher Neuanfang, Umzug oder finanzielle Probleme. Auch kleinere Vorkommnisse wie Familienurlaub oder Weihnachtsfeiertage werden zu den Lebensereignissen gezählt. Die hier zugrundeliegende Hypothese besagt, daß all diese mit Aufregung einhergehenden Erlebnisse potentiell stressig sind und das Krankheitsrisiko erhöhen können.

In weit über 1 000 Studien wurde das Verhältnis von Lebensereignissen und Gesundheit untersucht. Die meisten haben eine standardisierte Methode gewählt, den Streß zu messen. Sie benutzten dabei die sogenannte Bewertungstabelle zur sozialen Wiederanpassung nach Holmes und Rahe (*Social Readjustment Rating Scale*). Bei der einfachsten Form müssen die Probanden auf einer Liste mit 43 Lebensereignissen angeben, welche davon ihnen im Zeitraum von sechs Monaten bis zu zwei Jahren widerfahren sind.

Jeder Art von Lebensereignis ist eine Punktpauschale von 0 (gering) bis 100 (gravierend) zugeordnet, je nach eingeschätzter Auswirkung. Der Tod des Lebenspartners wird mit 100 Punkten veranschlagt, eine Scheidung mit 73, Heirat mit 50, Berufswechsel mit 36, Umzug mit 20, Weihnachten mit 12 etc. (Ich persönlich würde Weihnachten eher bei 60 Punkten ansiedeln, und jedem, der erst kürzlich die Schrecken eines Umzugs durchleben mußte, sei sein Erstaunen über die geringe Punktzahl nachgesehen.) Schließlich wird für jede Person die Summe gebildet, unter Berücksichtigung von Anzahl und Auswirkung der einzelnen Lebensereignisse. Eine hohe Punktzahl kann also wenige gravierende oder viele kleinere Ereignisse bedeuten.[2]

Wenn es stimmt, daß solche Lebensereignisse das Krankheitsrisiko erhöhen, müßten Personen mit hohen Punktzahlen durchschnittlich häufiger krank werden als andere, die ihr Leben in ungestörter Ruhe verbringen. Im großen und ganzen haben die Forschungen genau das bestätigt.

Eine Studie beschäftigte sich mit den Auswirkungen von Lebensereignissen auf Angehörige der US-Navy während des Vietnamkrieges. Das Ergebnis zeigte, daß Angehörige mit den höchsten Punktwerten in den folgenden Monaten fast doppelt so häufig krank wurden wie Angehörige mit niedrigen Werten. In einer anderen Studie wurden junge Männer einer U-Boot-Schule der Navy gebeten, ihre Lebensereignisse der letzten zwölf Monate aufzulisten. Auch hier korrelierten Häufigkeit bzw. Bedeutung von Lebensereignissen und nachfolgende Krankheiten.

Die allgemeine Schlußfolgerung aus einigen tausend solcher Studien ist, daß Menschen, die starkem Streß durch viele solcher Lebensereignisse ausgesetzt sind, ein leicht erhöhtes Krankheitsrisiko haben. Dies gilt generell für alle Krankheiten, angefangen bei Kopfschmerzen und Erkältungen über Allergien und Zahnfleischentzündungen bis hin zu geistigen Erkrankungen, koronaren Herzkrankheiten, Leukämie, Diabetes, Tuberkulose und multipler Sklerose. Der durch Lebensereignisse bedingte Streß hat sogar Einfluß auf Schwangerschaft und Geburt. Frauen, die im Jahr vor ihrer Schwangerschaft starkem Streß ausgesetzt waren, bekommen häufiger leichtgewichtige Kinder mit schlechterem Allgemeinzustand. Außerdem werden Lebensereignisse mit erhöhter Unfall- und Verletzungsgefahr in Verbindung gebracht.

Abgesehen von ihrem erhöhten Risiko, erkranken Menschen mit hohen Punktwerten bei den Lebensereignissen schwerer und dauerhafter und brauchen auch länger, bis sie wieder gesund sind.

Es ist daher wenig verwunderlich, daß die gesundheitsschädliche Wirkung stärker ist, wenn die Lebensereignisse gravierend und unerwünscht sind und zeitlich dicht aufeinanderfolgen. Als man begann, die Auswirkungen von Lebensereignissen zu untersuchen, ging man allgemein davon aus, daß positive Lebensereignisse, zum Beispiel Heirat oder beruflicher Wechsel, genauso streßreich seien wie negative. Neuere Forschungen kommen jedoch zu dem Ergebnis, daß – wie man gemeinhin annahm – »schlechte« Lebensereignisse erheblich gesundheitsschädlicher sind als »gute«.

Eingeschränkt muß gesagt werden, daß Lebensereignisse und spätere Krankheiten durchaus nicht in einem so simplen und geradlinigen Zusammenhang stehen, wie es vielleicht den Anschein hat. Daher ist die Forschung auf diesem Gebiet auch nicht ganz zu Unrecht häufig stark kritisiert worden, doch hier ist weder Zeit noch Ort, die manchmal abstrusen Techniken und Methoden der Wissenschaft zu diskutieren. Die Problematik dieser Forschungsrichtung ist jedoch allgemein relevant, und so soll sie hier zumindest kurz beleuchtet werden.

Zunächst einmal ist festzuhalten, daß die Korrelation von Lebensereignissen und Erkrankungen einerseits zwar durchgängig zu beobachten, andererseits aber nicht sehr ausgeprägt ist. Lebensereignisse wirken sich tatsächlich auf die Gesundheit aus, allerdings nicht so dramatisch, sie machen etwa 10-15 Prozent der Schwankungsbreite bei Krankheitsfällen aus. Viele Menschen erkranken aufgrund von gravierenden Lebensereignissen, die meisten jedoch nicht. Zudem gibt es mehr als genug Fälle, in denen Menschen schwer erkranken, obwohl sie ihr Leben in ungestörter Ruhe verbrachten. Rein statistisch gesehen ist dieses Phänomen durchaus signifikant, das heißt, die Daten ergeben sich nicht nur zufällig so, wie immer man es auch klinisch oder wissenschaftlich betrachtet.

Ein zweiter wesentlicher Aspekt liegt darin, daß eine Korrelation nicht gleichbedeutend mit einem kausalen Zusammenhang ist. Eine statistisch nachweisbare Verbindung zwischen zwei Dingen besagt also nicht, daß diese Verbindung ursächlich ist. Die Weltbevölkerung und das Alter des derzeitigen Papstes kann man sicher in Bezug zueinander setzen, doch wohl kaum in einen kausalen. Sie stehen – unabhängig voneinander – in Zusammenhang mit einer dritten Variable – der Zeit. So ist auch die Korrelation zwischen Punktwerten bei den Lebensereignissen und Krankheiten an sich kein Beweis dafür, daß Lebensereignisse die tatsächliche Ursache für Krankheiten sind. Möglicherweise trifft der umgekehrte Schluß zu, daß chronische Krankheiten die Lebensereignisse beeinflussen, beispielsweise wenn eine Krankheit bei Heirat oder beruflicher Entwicklung zu Problemen führt. Vielleicht sind auch als Lebensereignisse klassifizierte Beeinträchtigungen wie sexuelle Probleme oder Schlafstörungen in Wirklichkeit Symptome einer unentdeckten Erkrankung.

Um bei dieser Forschung Ursache und Wirkung auseinanderzuhalten, muß unzweifelhaft feststehen, was zuerst da war – Lebensereignis oder Krankheit. Hier gibt es zahllose Belege dafür, daß Lebensereignisse den Krankheiten vorausgehen und damit sehr wahrscheinlich Einfluß auf die Gesundheit nehmen.

Eine weitere Schwachstelle bei der Lebensereignisforschung war, vor allem in ihren Anfängen, ihre retrospektive Natur. Wenn Forscher die Menschen nach Lebensereignissen in den letzten zwölf Monaten befragen, verlassen sie sich dabei auf deren (gutes oder schlechtes) Gedächtnis. Und genau da liegt der Haken. Es ist erstaunlich, wie sehr die meisten von uns ihre Fähigkeit, sich an die Vergangenheit exakt und objektiv zu erinnern, überschätzen. Fragen Sie nur irgendeinen Polizisten, Rechtsanwalt oder Richter nach der Verläßlichkeit von Zeugenaussagen. Psychologen bezeugen, daß man nach etwa zehn Monaten Geschehnisse nur noch mit einer Genauigkeit von ungefähr 25 Prozent wiedergeben kann. So müssen Ergebnisse, die sich darauf verlassen, was Menschen von ein oder zwei Jahre zurückliegenden Ereignissen noch wissen, als zweifelhaft angesehen werden.

Zu der Gedächtnisproblematik kommt häufig die Konzentration Betroffener auf ein bestimmtes Ereignis. Kranke Menschen machen oft ein einzelnes Ereignis in ihrer Vergangenheit für ihre Krankheit verantwortlich. Das ist verständlich, wir alle haben das grundlegende Bedürfnis nach Erklärungen, doch es beeinträchtigt die Objektivität der gesammelten Daten.

Glücklicherweise war nicht die gesamte Forschung auf das menschliche Gedächtnis angewiesen. So haben Forscher Gruppen von zunächst gesunden Personen über einen gewissen Zeitraum beobachtet und dabei die Zeitpunkte ihrer Lebensereignisse und Krankheiten registriert. Diesen Forschungsansatz nennt man prospektiv im Gegensatz zu der zuvor beschriebenen retrospektiven Methode. Viele solcher Untersuchungen bestätigten die Verbindung zwischen Lebensereignissen und nachfolgender Krankheit.

Eine weitere Fehlerquelle liegt in der Diskrepanz der tatsächlichen – nach objektiven und klinischen Kriterien feststellbaren – Gesundheit der Befragten und dem, was sie über ihre Krankheit denken oder sagen. Hier ist nicht die Rede von absichtlichem Lügen. Die meisten der freiwilligen Probanden bemühen sich sehr, wahrheitsgetreu zu antworten. Das eigentliche Problem ist, daß nur sehr wenige in der

Lage sind, die eigene Gesundheit objektiv zu beurteilen. Wir alle empfinden und interpretieren unsere körperlichen Symptome unterschiedlich, was für den einen bereits eine belastende Erkrankung ist, wird von einem anderen möglicherweise kaum wahrgenommen.

Probleme entstehen auch da, wo versucht wird, Gesundheit am Krankheitsverhalten zu messen (Arztbesuch oder Krankmeldung am Arbeitsplatz). Krankheitsverhalten ist eindeutig nicht dasselbe wie Krankheit.

Wie Menschen reagieren, die sich krank fühlen, hängt von weit mehr als ihrem Gesundheitszustand ab, u.a. von so profanen Aspekten wie der Unentgeltlichkeit oder bequemen Erreichbarkeit medizinischer Versorgung. Im Krankheitsverhalten spiegeln sich viel häufiger psychische als physische Faktoren wider.

Und um die Dinge noch weiter zu komplizieren, variiert auch die Wahrnehmung des eigenen Gesundheitszustandes je nach geistiger Verfassung und Gefühlslage der betreffenden Person. Wer ängstlich oder gestreßt ist, neigt eher dazu, sich bereits über geringfügige Symptome Sorgen zu machen, sie als Krankheitsbeweis zu werten und deshalb einen Arzt aufzusuchen. Im Strudel belastender Lebensereignisse fühlt man sich leichter krank, was aber nicht bedeuten muß, daß man tatsächlich krank ist.

Auf diesen Punkt werden wir im nächsten Kapitel noch weiter eingehen. Fürs erste genügt es, festzustellen, daß Welten zwischen dem eigenen Krankheitsgefühl und einer klinisch nachweisbaren Erkrankung liegen können. Daher können auch Forschungsergebnisse, die sich auf die eigene Einschätzung der Gesundheit oder auf das Krankheitsverhalten stützen, irreführend sein. Die zweifelhafte Praxis der Auswertung von Krankheitsverhalten als Ersatzkriterium für die Messung von Gesundheit ist jedoch ein durchgängiges Problem der medizinischen Forschung und keineswegs auf diesen Forschungszweig beschränkt.

Trotz aller Einschränkungen sind die Beweise aus Tausenden von Studien für einen Zusammenhang zwischen Lebensereignissen und Gesundheit erdrückend. Es ist offensichtlich, daß sich selbst die alltäglichsten Vorkommnisse auf die Gesundheit auswirken können. Einige Forscher sind sogar der Meinung, daß gerade diese sich durch ihre Anhäufung im Alltag stärker auswirken als seltene traumatische Erlebnisse.

Die allgemeine Vorstellung, daß psychische Faktoren die physische Gesundheit beeinflussen, gilt auch für andere Lebewesen. Wie in vielen biologischen Bereichen, ist der Mensch in dieser Hinsicht keineswegs einzigartig. Mehrere Jahrzehnte experimenteller Forschung mit anderen Spezies haben bestätigt, daß die verschiedenen Formen psychischen Stresses die Anfälligkeit für ein weites Spektrum von Krankheiten (u.a. bakterielle oder virale Infektionen, Herz-Kreislauf-Krankheiten und Krebs) auch bei Tieren erhöht, in seltenen Fällen dagegen vermindert.

Werden beispielsweise Mäuse oder Ratten Streßsituationen ausgesetzt, wie durch Einschränkung der Bewegungsfreiheit oder Elektroschocks, so lassen ihre Abwehrkräfte gegen Infektionen durch Bakterien, Viren oder Parasiten wie Mycobakterien (der Tuberkuloseerreger), Herpes-, Influenza- und Polioviren oder die Toxoplasmose verursachende Protozoen nach. In einem Experiment wurden Mäuse durch den Anblick einer Katze in Furcht und Schrecken versetzt, was ihre Anfälligkeit für parasitäre Bandwürmer signifikant erhöhte. (Die Katze konnte die Mäuse nicht attackieren, ihr Anblick genügte.) Ähnlich wirkte sich der Streß bei Hühnern aus, die man in eine fremde Schar gesteckt hatte. Der Streß des Transports läßt Kälber leichter an einer Form von viraler Lungenentzündung erkranken, da latent vorhandene Herpesviren dadurch aktiv werden.

Der enorme Umfang der Tierforschung auf diesem Gebiet macht es unmöglich, mehr als eine kleine, vielleicht etwas willkürliche Auswahl an Beispielen zu treffen. Auch waren einige der frühen Experimente zu grausam und ethisch nicht vertretbar, als daß sie es wert sind, erwähnt zu werden. In jedem Fall sind wir Menschen nicht die einzigen Lebewesen, deren Gesundheit durch aufwühlende Erfahrungen geschwächt oder zerstört wird.

Psyche und Erkältung

Wie psychische Faktoren unsere Anfälligkeit für Krankheiten beeinflussen, zeigten Studien über Erkältungen.

Schon seit Jahrhunderten glaubt man, daß Streß anfälliger für Erkältungen und Grippen macht, was jetzt experimentell bestätigt wurde.

Im Rahmen einer Studie füllten verheiratete Paare drei Monate lang täglich einen Fragebogen zu den Themen Streß, alltägliche Vorkommnisse und Gesundheitszustand aus. Die Ergebnisse belegten, daß Infektionen der Atemwege meist Tage mit überdurchschnittlichem Streß vorausgegangen waren, wobei die unangenehmen Lebensereignisse zu- und die angenehmen abnahmen.

Einen noch stichhaltigeren Nachweis erbrachte ein Experiment des Psychologen Richard Totman und Kollegen. Sie infizierten gesunde Freiwillige mit Erkältungsviren, nachdem das psychologische Profil jedes einzelnen ermittelt worden war. Dabei ergab sich, daß Persönlichkeit und vorher durchlebter Streß sich sowohl auf das Infektionsrisiko als auch auf die Schwere der Erkältung erheblich auswirkten. Introvertierte Charaktere entwickelten heftigere Erkältungen als Personen mit streßreichen Lebensereignissen.

In diesem Experiment wurden Freiwillige mit Viren infiziert, um die Eindeutigkeit der Versuchsergebnisse zu untermauern. Kritiker hatten zuvor bemängelt, eine Korrelation von psychischen Faktoren und Erkältungen sei möglicherweise eher darauf zurückzuführen, daß einige Versuchsteilnehmer Erkältungsviren stärker ausgesetzt wären als andere und daher das Ergebnis wenig mit biologischer Widerstandskraft zu tun hätte. So blieben beispielsweise scheue Menschen oder solche, die gerade ein traumatisches Ereignis hinter sich hätten, eher zu Hause und wären dadurch weniger gefährdet, einen Virus aufzuschnappen.

Um diese Möglichkeit auszuschließen, infizierte Totman alle Probanden mit einem Virus. Die Tatsache, daß ein Zusammenhang zwischen Streß und Erkrankung dennoch erhalten blieb, bestätigt seine Wirksamkeit.

Die Technik, Probanden bewußt Bakterien oder Viren auszusetzen, um ihre Anfälligkeit zu testen, wurde auch zuvor schon eingesetzt. In den frühen 70er Jahren fand ein haarsträubendes Experiment mit Bakterien an einer Gruppe von gesunden (und offensichtlich hochmotivierten) Freiwilligen statt. Es handelte sich um Bakterien, die eine Art Pocken, begleitet von langen Fieberschüben, Erbrechen, Kopfschmerzen und geschwollenen Lymphknoten verursachen. Zwei Tage vor der Infektion wurde bei jedem mit standardisierten psychologischen Tests der Streßlevel ermittelt. Die Versuchspersonen mit dem höchsten Streßlevel erkrankten am schwersten.

Ein paar Jahre zuvor war durch ein ähnliches Experiment eine Verbindung zwischen psychischen Faktoren und Erkältungen nachgewiesen worden. Wir wollen dieses Experiment einmal näher beleuchten, da sich an ihm sehr gut allgemeine Gesetzmäßigkeiten demonstrieren lassen.

Sheldon Cohen und seine Kollegen rekrutierten 420 gesunde Frauen und Männer und brachten sie in Wohnungen auf dem Gelände der Erkältungsstation des Britischen Medizinischen Forschungsausschusses in Salesbury (*British Medical Research Council's Common Cold Unit*) unter. Mit standardisierten Tests wurde auch hier der mentale Zustand und der Streßlevel jedes einzelnen ermittelt. Die Wissenschaftler notierten die jeweiligen Lebensereignisse der letzten zwölf Monate, wie sehr bzw. wie wenig sich die Versuchspersonen ihrem Leben gewachsen fühlten sowie ihre momentane Gefühlslage. Dann wurden die Freiwilligen einer durchschnittlichen Dosis von Erkältungsviren, mit der im täglichen Leben vergleichbaren, ausgesetzt. Jeder erhielt einen Nasentropfen mit einem von fünf Erkältungsviren.[3]

In den nächsten Wochen wurden die Versuchspersonen beobachtet, um festzustellen, ob sie sich infiziert hatten, und wenn ja, ob sie die klinischen Symptome einer Erkältung entwickelten. Anhand einer standardisierten Checkliste wurden sie jeden Tag von einem Arzt auf Anzeichen und Symptome untersucht.[4] (Wie Sie wahrscheinlich bemerkt haben, ist dieses Experiment gegen den Vorwurf gefeit, Streß könne das Krankheitsverhalten im Gegensatz zum normalen Verhalten verändert haben.)

Die Ergebnisse von Cohens Experiment waren klar und eindeutig. Je höher der Streßlevel der Versuchsperson in der Vergangenheit, desto höher auch das Infektions- und Krankheitsrisiko. Sowohl das Risiko für eine Infektion als auch das Risiko der Entwicklung von klinischen Symptomen stiegen proportional zum Streßlevel.

Die Korrelation von Streß, Infektion und Erkrankung war beeindruckend. Teilnehmer mit dem höchsten Streßlevel infizierten sich sechsmal so häufig wie Testpersonen mit dem niedrigsten, und es erkälteten sich doppelt so viele. Dieser Zusammenhang blieb auch dann noch bestehen, nachdem man die Daten statistisch so aufbereitet hatte, daß alle Auswirkungen anderer relevanter Einflußgrößen, wie Alter, Geschlecht, Gesundheitszustand vor dem Experiment, Allergien, Rauchen, Alkoholkonsum, Schlaf- oder Bewegungsmangel, Diät, Gewicht und Bildung, ausgeschlossen waren.

Indem man die Versuchspersonen absichtlich den Viren aussetzte, bestand für alle die gleiche Chance der Infektion. Andererseits kann man Viren ausgesetzt sein, ohne sich zu infizieren. Wer z.B. in einem voll besetzten Zug oder Bus unterwegs ist, erhält geradezu eine Dusche von fremden Bakterien und Viren. Glücklicherweise kommt es nicht zwangsläufig zu einer Infektion. Meistens schaffen es die Erreger nicht einmal, durch die Haut zu dringen, oder sie scheitern an ungastlichen Körperöffnungen. Um festzustellen, ob man sich infiziert hat, müssen entweder Viren oder deren Antikörper im Blut bzw. in Körperflüssigkeitsproben nachgewiesen werden.

Der Kontakt mit Viren und die nachfolgende Infektion sind jedoch nicht die einzigen Stationen auf dem Weg in die Krankheit, und nicht jede Infektion mündet in ein klinisches Leiden. Die Anzahl der Erkältungen im Leben eines Menschen macht nur einen Bruchteil der Infektionen mit Erkältungsviren aus.

Eine genaue Analyse des Experimentes erlaubte Cohen und seinen Kollegen, den Einfluß von Streß auf diese beiden Komponenten einer Erkrankung herauszuarbeiten. Ob sich die Testpersonen mit dem Erkältungsvirus infizierten oder nicht, hing im wesentlichen damit zusammen, wie sie sich gerade fühlten, wie sie aktuellen Streß erlebten und welche negativen Gefühle sie plagten. Ob die Erkältung auch zum Ausbruch kam, hing jedoch verstärkt davon ab, welchen stressigen Lebensereignissen die Betreffenden zuvor ausgesetzt gewesen waren und weniger von ihrem momentanen Gefühlszustand.

Diese Ergebnisse liefern eine ganz grundsätzliche Erkenntnis: Der psychische Zustand einer Person kann unterschiedlichen Einfluß auf die verschiedenen Stationen im Krankheitsprozeß nehmen, angefangen beim Kontakt mit Krankheitserregern über die Infektion bis hin zur Entwicklung von Krankheitssymptomen und dem reaktiven Verhalten darauf.

Somit wären einige der zahllosen Belege dafür vorgestellt, daß das, was im Kopf eines Menschen vorgeht, sein Risiko, zu erkranken oder gar zu sterben, tatsächlich beeinflußt. Die nächste Frage lautet nun: Wie geht das vor sich?

---

1 Behauptungen, daß der Voudouzauber in Haiti mehr auf Nervengiften und weniger auf psychologischer Manipulation beruht, sind wahrscheinlich unzutreffend (siehe Booth, W., *Voodoo science*, in: *Science*, 240, 274 (1998).

2 Eine einfache Addition der Punkte legt den Schluß nahe, daß viele kleinere Ereignisse insgesamt die gleichen Auswirkungen haben wie ein einziges wirklich dramatisches Ereignis. Es wird Sie kaum überraschen, daß es so einfach nicht ist.

3 Um genau zu sein: 394 Personen erhielten Nasentropfen mit Viren. Die anderen 26 fungierten als Kontrollgruppe. Sie erhielten eine Kochsalzlösung.

4 Strenggenommen wird zwischen Anzeichen und Symptomen einer Erkrankung unterschieden. Anzeichen sind für den Arzt, nicht aber für den Patienten erkennbar, so beispielsweise die Ergebnisse einer Blutuntersuchung. Ein Symptom ist das, was der Patient selbst wahrnimmt, wie etwa Schmerzen. Ich werde beide Begriffe aber lockerer handhaben und in ihrer allgemeinsprachlichen Bedeutung verwenden.

3

DIE MASCHINERIE DER PSYCHE – VON INNEN GESEHEN

»Ihr reines und verräterisches Blut entfacht
in ihren Wangen eine Glut mit solcher Macht
man konnt' meinen,
es sei ihr ganzer Körper, der hier dacht'.«

John Donne, *Of the Progress of the Soul*, *»Zweiter Jahrestag«*
(1612)

Auf welche Weise beeinflußt nun die Psyche die Anfälligkeit für Krankheiten? Wie können substanzlose Gedanken oder Gefühle eine Erkältung verursachen, von Herzkrankheiten oder Krebs ganz abgesehen? Schließlich werden Erkältungen durch Viren ausgelöst und nicht durch Gedanken. Andererseits wurden Beweise dafür angeführt, daß sich Psyche und Körper gegenseitig beeinflussen. Noch fehlt die Erklärung dafür, wie sie das anstellen. Begeben wir uns also auf die Suche nach einem Mechanismus.

In diesem Kapitel geht es um die psychischen und biologischen Mittel und Wege, über die der menschliche Geist seinen Einfluß ausübt und umgekehrt körperliche Gesundheit (bzw. Krankheit) auf die Psyche wirkt. Hier folgt die Innenansicht von der Interaktion zwischen Seele und Körper. Die Geschichte hat sozusagen drei Erzählstränge.

Erstens kann unser Geist uns vorgaukeln, wir seien krank, ohne daß wir – gemessen an objektiven und klinischen Maßstäben – tatsächlich krank sind. Unser psychischer und emotionaler Zustand wirkt sich nämlich auch darauf aus, wie wir körperliche Symptome wahrnehmen und wie wir darauf reagieren. Das ist die allgemeine (und meist irreführende) Gedankenverbindung bei Begriffen wie »Psychosomatik«.

Kommen wir zum zweiten und dritten Erzählstrang: Die Psyche beeinflußt unsere Gesundheit auf zwei grundlegend verschiedenen Wegen: über unser Verhalten und – direkter – über unsere Körperchemie. Die Psyche bzw. Emotionen können zu gesundheitsschädlichem und selbstzerstörerischem Verhalten veranlassen, was das Risiko zu erkranken, zu verunglücken oder zu sterben beträchtlich erhöht. Ein bekanntes Beispiel ist das Rauchen. Auch unterschwellig kann unser Geist die Krankheitsanfälligkeit erhöhen, indem er die biologische Abwehr, vor allem das Immunsystem, lahmlegt.

Die Wahrnehmung von Krankheit

Es besteht ein fundamentaler Unterschied zwischen subjektivem Krankheitsgefühl und einer medizinisch definierten Erkrankung, die über allgemeingültige Kriterien klinisch nachweisbar ist. Man kann krank sein (beispielsweise im frühen Stadium von Krebs oder einer koronaren Herzkrankheit), ohne sich krank zu fühlen – und umgekehrt.

Viele, die einen Arzt aufsuchen, haben keine nachweisbare organische Störung, offenbar ist bei ihnen alles in Ordnung. Und doch behaupten die Betreffenden (meist fest davon überzeugt), ihnen gehe es gar nicht gut. Solche Menschen werden häufig mit Bezeichnungen wie »eingebildete Kranke« versehen, doch die Mehrheit derjenigen, die an vagen und undiagnostizierbaren Störungen leiden, simuliert nicht. Sie fühlen sich wirklich krank, und ihre Fähigkeit, ein normales Leben zu führen, ist stark eingeschränkt.

Nach einem Bericht des *Royal College* für Ärzte und des *Royal College* für Psychologen leidet gut die Hälfte dieser Patienten in Wirklichkeit unter psychischen Problemen. Denn obwohl sie Symptome wie Schmerzen, Herzrasen oder Luftnot aufweisen, liegt keine feststellbare organische Störung vor. Verständlicherweise konzentrieren sich die meisten Ärzte eher auf die physische als auf die psychische Seite des Problems. Als Folge davon werden jede Menge Zeit und Geld für Diagnostik und Behandlung verschwendet.

Ein großer Teil der Patienten, etwa jeder fünfte, erweist sich für den Arzt als äußerst schwierig im Umgang. Entweder gibt es keine Diagnose für die Störung, oder sie ist für die Betroffenen inakzeptabel. Jede Behandlung bleibt in der Regel unwirksam, so daß diese Patienten zunehmend verärgert wieder und wieder in die Praxis kommen. Um zu verstehen, was da vorgeht, wenden wir uns erneut der Psyche zu.

Krankheit und Gesundheit sind etwas Fließendes, oft nur durch eine willkürliche Linie getrennt, die sowohl unsere Wahrnehmung und Erwartung als auch unseren tatsächlichen Gesundheitszustand reflektiert. Unser psychischer und emotionaler Zustand wirkt sich darauf aus, wie empfindlich wir körperliche Symptome wahrnehmen, wie wir sie interpretieren und schließlich, ob wir deswegen einen Arzt aufsuchen oder nicht – unabhängig davon, ob es sich um »echte« Krankheitssymptome handelt.

Wenn jemand zum Arzt geht, hat er zuvor höchstwahrscheinlich bestimmte Symptome beobachtet, daraus auf eine tatsächlich oder möglicherweise vorliegende Krankheit geschlossen und sich dafür entschieden, fachlichen Rat einzuholen. Jeder dieser Schritte unterliegt psychischem bzw. emotionalem Einfluß. Es gibt enorme Unterschiede bei der Beobachtung der eigenen Gesundheit, bei der Toleranz von Schmerzen und Unwohlsein oder der Besorgnis wie auch bei der Bereitschaft, etwas dagegen zu unternehmen. Der Entscheidungsprozeß, der schließlich zum Arztbesuch führt, hängt von individuellen Faktoren ab, u.a. von sozialen und finanziellen Verhältnissen, Persönlichkeit, Erfahrung, kulturellem und genetischem Hintergrund,nicht zu vergessen dem psychischen und emotionalen Zustand.

Wer gestreßt oder besorgt ist, rückt die eigene Gesundheit in den Vordergrund. Da ist es naheliegend, daß er körperliche Symptome verstärkt wahrnimmt (oder sie sich einbildet), sie als Anzeichen für eine Erkrankung deutet, was ihn so beunruhigt, daß er zum Arzt geht. Vielleicht fehlt es ihm nur an persönlicher Zuwendung, die er auf diese Weise – statt von anderen – vom Fachmann erhält.

Die erhöhte Anspannung, die mit der Besorgnis einhergeht, kann leichte körperliche Symptome verstärken. Die begleitenden physiologischen Veränderungen, wie Kopfschmerzen, Magen-Darm-Probleme oder Herzrasen, werden dann vielleicht als Krankheitssymptome gewertet. So macht die Psyche – für den Betroffenen unbewußt – »aus einer Mücke einen Elefanten«.

Doch nicht nur die eigene Wahrnehmung spielt bei der Einschätzung unserer Gesundheit eine Rolle, auch die Wahrnehmung durch Menschen um uns herum. Sozialer Druck kann ein Krankheitsgefühl verstärken oder gar auslösen.

Stellen Sie sich vor, Sie sind sehr angespannt. (Vielleicht müssen Sie sich das ja nicht erst vorstellen.) Man hat Ihnen gesagt, daß Sie Ihren Arbeitsplatz verlieren, Ihr Partner hat Sie verlassen oder Ihre Finanzen gehen den Bach hinunter. Wenn Sie nicht ungewöhnlich stark von sich eingenommen sind, wird sich Ihr Verhalten deutlich ändern. Möglicherweise freuen Sie sich nicht mehr darauf, mit Freunden auszugehen. Sie sind deprimiert und lehnen Einladungen ab, Sie schlafen schlecht und kommen müde zur Arbeit; Ihre Probleme beschäftigen Sie unaufhörlich, entsprechend sinken Ihre Leistungen; Sie werden reizbar oder brechen dauernd in Tränen aus; Sie haben keinen Appetit mehr und nehmen ab, oder Sie trösten sich mit Essen und setzen Kummerspeck an.

Ihre Freunde und Kollegen registrieren und kommentieren diese Veränderungen. Sie werden Ihnen wahrscheinlich immer wieder sagen, daß Sie gar nicht gut aussehen, daß es vielleicht am Streß liegt, daß Sie einen Arzt aufsuchen sollten etc. Die ständigen Kopfschmerzen und die Schlaflosigkeit müßten doch eine Bedeutung haben, und überhaupt hätten Sie bedenklich abgenommen.

Dann dauert es gar nicht lange, und Sie sind selbst davon überzeugt, krank zu sein. Schließlich haben Sie oft genug in der Zeitung gelesen, Streß sei gesundheitsschädlich. Also ziehen Sie die Bettdecke über den Kopf oder trotten zum Arzt. Um die Sprache der Soziopsychologie zu verwenden: Der soziale Druck hat Sie dazu gebracht, in die »Rolle des Kranken« zu schlüpfen. Vielleicht sind Sie nun tatsächlich krank, denn wie wir gesehen haben, besteht kein Zweifel daran, daß Streß krankheitsanfälliger macht. Der gedankliche Prozeß aber, der Sie nun glauben läßt, Sie seien tatsächlich krank, wurde größtenteils durch Druck von außen eingeleitet. Nicht nur Ihr eigener Geist, auch der der anderen hat hier eine Rolle gespielt.

In diesen Zusammenhang paßt der Fall von Colin Craven, dem Hypochonder in Frances Hodgson Burnetts Kinderklassiker *Der geheime Garten*.

Der unausstehliche, bettlägerige Colin wurde zeit seines zehnjährigen Lebens wie ein Invalide behandelt, dem ein früher Tod gewiß ist. Jeder in seiner Umgebung hat fraglos akzeptiert, daß Colin ein buckliger Krüppel wird, sollte er überhaupt weiterleben. So bestärkt das soziale Umfeld be-

71

ständig Colins Glauben an seine Krankheit, alle erinnern ihn an seine Schwäche und zwingen ihn zur Ruhe. Wie zu erwarten, hat das ständige Liegen im Bett einen verheerenden Einfluß auf Colins Muskulatur, so daß er sich die seltenen Male, die er aufstehen darf, tatsächlich sehr schwach fühlt.

Der garstige Knirps liegt also den ganzen Tag im Bett und drangsaliert seine Familie, indem er sie wegen jeder Kleinigkeit springen läßt. Das Personal lebt in ständiger Furcht vor seinen hysterischen Anfällen und wagt nicht, ihm zu widersprechen. Zwar erkennt die Häushälterin, daß er ein Opfer der eigenen Willensschwäche und der Hypochondrie ist, würde ihm dies jedoch niemals ins Gesicht sagen. Zu allem Übel ist der Arzt der nächste Erbe des Familienbesitzes, falls Colin stirbt, so daß er um die Gesundheit des Kindes nicht allzu besorgt ist. Ein Londoner Arzt, der die Kühnheit besaß, festzustellen, Colin sei durchaus nicht krank, wurde mit seiner Meinung geflissentlich übergangen. Colin geht ganz und gar in seinem hypochondrischen Verhalten auf und ist sich absolut nicht bewußt, wie verwöhnt und unvernünftig er ist. Doch dann erscheint seine Cousine Mary auf der Bildfläche.

Irgendwann wird Mary (selbst nicht gerade das netteste aller Kinder) wütend und erklärt Colins angebliche Krankheit für Unsinn. Sie erklärt dem Jungen offen, daß da nicht die Spur eines Buckels auf seinem Rücken und er nichts als hysterisch sei.

Als es Mary gelingt, Colins Glauben an seine Krankheit zu erschüttern, hat dies einen ungeheuren Effekt. Dem angeblichen Invaliden wird bald klar, daß alles mit ihm in bester Ordnung ist, abgesehen von seiner morbiden Geisteshaltung. Er hat keinen Buckel auf seinem Rücken. Er ist nur deshalb dünn und blaß, weil er sich weigert, vernünftig zu essen, und nur deshalb schwach, weil er den ganzen Tag im Bett liegt.

»Solange Colin nur in seinem Zimmer eingeschlossen bleiben wollte und nur an seine Ängste, seine Schwäche und den Abscheu gegen seine Mitmenschen dachte und stundenlang über den Buckel und den nahen Tod grübelte, war er ein hysterischer, halb verrückter kleiner Hypochonder. Er wußte nichts vom Frühling und vom Sonnenschein und ahnte auch nicht, daß er gesund werden und auf seinen eigenen Füßen stehen könnte, wenn er nur den Versuch machte. Als aber wundervolle neue Gedanken die alten, scheußlichen zu vertreiben begannen, da wurde ihm ein neues Leben geschenkt. Das Blut strömte neubelebt durch seine Adern, und eine Welle frischer Kraft erfüllte ihn.«

Mit Hilfe seiner Cousine Mary, des pausbäckigen Nachbarsjungen Dickon und natürlich des geheimen Gartens wird aus Colin ein fröhliches, gesundes Kind, das der Welt erklärt, es werde »immer und immer und immer weiterleben«.

Ein noch besseres Beispiel dafür, daß Krankheiten durch äußere Umstände entstehen können, findet sich in Tolstois *Anna Karenina*. Die junge Kitty Schtscherbazkij lehnt einen Heiratsantrag des anständigen, aber weltfremden Ljewin ab, da sie darauf wartet, daß sich Graf Wronskij ihr erklärt. Als dessen Antrag ausbleibt, wird Kitty, wie sich das für eine Heldin im 19. Jahrhundert gehörte, für Monate körperlich und seelisch krank. Es steht schlecht um sie, und ihre ganze Umgebung sorgt sich um Kittys Gesundheit. Der Hausarzt der Familie berät sich mit einem Spezialisten, der eigens hinzugezogen wurde.

»›Aber Sie wissen doch, daß hier immer auch seelische und moralische Faktoren eine Rolle spielen‹, erlaubte sich der Hausarzt mit einem feinen Lächeln einzuschalten. ›Gewiß, das versteht sich von selbst‹, antwortete die Berühmtheit.«

Kittys Familie und Freunde sind sich darüber im klaren, daß die angegriffene Gesundheit des Mädchens hauptsächlich psychische Ursachen hat. Man vermutet, sie sei krank vor verschmähter Liebe. Ihr Zustand bessert sich nicht, so daß man sogar um ihr Leben fürchten muß. Die Eltern nehmen Kitty mit auf eine Auslandsreise, wo sie einer anderen jungen Dame begegnet, die ebenfalls aufgrund einer unglücklichen Liebesbeziehung erkrankt ist. Die Zeit vergeht, und die Reise lenkt Kitty ab, so daß sie schließlich wieder gesund wird. Während ihrer Krankheit und Abwesenheit entwickeln sich die Dinge daheim zu ihren Gunsten; sie kehrt nach Rußland zurück, heiratet den treuen Ljewin und lebt (anders als die Anna des Romans) glücklich bis ans Ende ihrer Tage.

Ein anderer Weg, über den mentale Vorgänge Einfluß auf den Körper nehmen, besteht in dem allgemeinen Bedürfnis nach Legitimierung. Wer sich entschlossen hat, krank zu sein, will, daß die anderen, und vor allem der Arzt, ihn auch tatsächlich für krank und nicht etwa für neurotisch halten oder glauben, er simuliere. Ob nun bewußt oder unbewußt, man will, daß die vermeintliche Krankheit für »echt« gehalten und nicht als Einbildung abgetan wird. Menschen haben das Bedürfnis, ihr Gefühl von Kranksein zu legitimieren und präsentieren daher dem Arzt Symptome, die als Beleg für bekannte organische Störungen gelten nach dem Motto: keine Diagnose – keine Behandlung. Wie wir bereits zuvor gesehen haben, kann das für Betroffene, die unter noch wenig verstandenen oder kontrovers diskutierten Störungen wie dem Chronischen Müdigkeitssyndrom leiden, zu einem zentralen Problem werden.

Edward Shorter beschreibt in seiner faszinierenden historischen Studie *Von der Lähmung zur Erschöpfung (From Paralysis to Fatigue),* wie physische Symptome, die zu den sogenannten psychosomatischen Erkrankungen – diesen diffusen, nicht diagnostizierbaren Leiden, deren körperlicher

Ursachen man nicht so recht habhaft wird – gehören, sich im gleichen Maße verändern wie die Vorstellungen von dem, was eine organische Erkrankung ausmacht. So wurden die Menschen des 18. und 19. Jahrhunderts »bei Bedarf« von hysterischer Paralyse, Konvulsionen oder Schwermut befallen. Auch Lähmungen der Beine waren ausgesprochen häufig bei wohlsituierten jungen Damen dieser Zeit. Heute klagen Betroffene eher über Allergien und chronische Müdigkeit.

Shorters Analyse ist insofern besonders interessant, als sie die Macht von sozialem Druck und kulturellen Normen bei der Auswahl der Krankheitssymptome demonstriert. Reale Krankheiten sind davon natürlich ausgenommen, und viele Fälle von Chronischem Müdigkeitssyndrom, Allergien oder anderen heutigen Erkrankungen haben auch nichts Unechtes oder Eingebildetes.

Persönliche Erwartungen spielen bei der Wahrnehmung von Gesundheit ebenfalls eine Rolle. In Industrienationen wie Großbritannien oder den USA steigt der Anspruch an die eigene Gesundheit seit Jahrzehnten rapide. Wie in vielen anderen Bereichen auch, hat sich hier eine regelrechte Konsumhaltung entwickelt. Die Menschen verlangen uneingeschränkte körperliche und geistige Fitneß und sind nicht willens, auch nur die geringste Beeinträchtigung ihrer Lebensqualität und Leistungsfähigkeit hinzunehmen. Diese unerreichbare – und wohl illusorische – eiserne Gesundheit wird von einzelnen zunehmend als ein Recht eingefordert, obwohl »klinisch oder epidemiologisch definierte Abweichungen die Norm sind«, wie es ein Experte formulierte. Die Betonung von völliger Gesundheit, anstelle bloßer Abwesenheit von Krankheit, spiegelt sich auch in dem wachsenden Interesse an komplementärer und alternativer Medizin.

Im Laufe des 20. Jahrhunderts haben enorme Verbesserungen der Lebensbedingungen und fundamentale medizinische Fortschritte die Lebenserwartung in vielen Ländern beträchtlich erhöht. Trotzdem scheinen wir ein Volk von Kranken zu sein, das täglich kränker wird, jedenfalls wenn man Krankheit über Wahrnehmung und Verhalten im Gegensatz zu objektiven Kriterien definiert. Studien aus den USA gegen Ende der 20er Jahre ermittelten durchschnittlich acht Krankheitsfälle auf zehn Personen im Verlauf einiger Monate. Die Zahlen aus einer ähnlichen, in den 80er Jahren durchgeführten Studie lagen bei 21 Krankheitsfällen auf zehn Personen – also ein Anstieg um 160 Prozent. Definiert man Krankheit danach, ob jemand zum Arzt geht, dann ist der Mensch heutzutage mehr als zweimal im Jahr krank, verglichen mit weniger als einmal in den 20er Jahren unseres Jahrhunderts. Krank sein ist normal geworden.

Natürlich hat sich im Laufe der Zeit nicht die Krankheitsrate erhöht, sondern die Empfindlichkeit gegenüber Schmerzen und die Bereitschaft, sie körperlichen Erkrankungen zuzuschreiben. Menschen finden sich weniger damit ab und gehen früher zum Arzt.

Und jeder Gedanke sei natürlich fern von uns, daß einige sich gelegentlich aus taktischen Gründen irgendein Wehwehchen zuziehen, um sich – sagen wir mal – vor unangenehmen gesellschaftlichen Verpflichtungen zu drücken oder – nicht ganz so offensichtlich – schlechte Leistungen im Examen, bei der Arbeit oder im persönlichen Umfeld zu entschuldigen. Dabei ist bewußtes Lügen oft gar nicht notwendig, es braucht nur ein wenig Selbsttäuschung. Wo gesundheitliche Störungen einen Ausweg aus persönlichem Dilemma bieten, ist es allzu leicht, sich selbst von der Echtheit der Symptome zu überzeugen. Die Halsschmerzen, die ein Kind aus Angst vor dem Schulkonzert entwickelt, können sich durchaus wie »echte« Halsschmerzen anfühlen.

Der menschliche Geist kann (wie bei Colin Craven) die Bedeutung und Gefährlichkeit von Symptomen übertreiben. So wird unnötiger Streß geschaffen und die Zeit der

Ärzte verschwendet. Die körperliche Wahrnehmung kann sich aber auch umgekehrt verschieben. Placebos bewirken oft eine erstaunliche Besserung der Symptome, vorausgesetzt, der Patient hält sie für »echte« Medizin und erwartet eine positive Wirkung. (Dem Placeboeffekt werden wir später noch begegnen. Er ist ein weiteres Beispiel dafür, daß Geist und Körper nicht zu trennen sind, selbst wenn es sich um offensichtlich reale körperliche Beschwerden handelt.)

Der Mensch besitzt die Fähigkeit, unangenehme oder belastende Dinge auszublenden. Dieser psychische Schutzmechanismus ist unter dem Begriff »Verdrängung« bekannt. Allerdings ist diese Fähigkeit, Dinge zu beschönigen oder zu ignorieren, von zweifelhaftem Wert. Wer übermäßig stoisch oder ignorant mit seiner Gesundheit umgeht, lebt gefährlich.

Wer auf seine Beschwerden reagiert, indem er sie nicht wahrhaben will, erspart sich zwar zunächst, einer unangenehmen Wahrheit ins Gesicht zu sehen, geht jedoch das Risiko ein, nicht rechtzeitig einen Arzt aufzusuchen. Eine Frau, die den Knoten in ihrer Brust nicht wahrnimmt oder ihn nicht wahrhaben will, bis der Krebs bereits weit fortgeschritten ist, bezahlt diese Verdrängung möglicherweise mit ihrem Leben.

Leider verzichten viele Menschen auf medizinische Hilfe, die schwer bzw. umständlich zu erreichen oder für sie mit Peinlichkeit verbunden ist. Sie haben zuviel zu tun, können die Honorare nicht bezahlen oder haben Angst, den Arzt mit falschem Alarm zu belästigen. Herzinfarkte an Sonn- und Feiertagen enden häufiger tödlich als in der Woche, da es als unangemessen und störend empfunden wird, um diese Zeit ärztliche Hilfe anzufordern. Zahllose Opfer von Herzinfarkten könnten heute noch leben, hätten sie die Schmerzen in der Brust nicht fälschlicherweise auf Verdauungsprobleme geschoben.

Die fatalen Konsequenzen der Verdrängung illustriert Arnold Bennett in seinem düsteren Werk *Riceyman Steps*. Der knausrige Buchhändler Henry Earlforward aus Clerkenwell leidet an Magenkrebs, leugnet jedoch, krank zu sein. Statt dessen beharrt er darauf, eine eiserne Gesundheit zu haben – es handele sich lediglich um eine zeitweilige Beeinträchtigung.

Lange Zeit betrachtet seine Frau das Desinteresse ihres Mannes an jeglicher Speise als Zeichen seines Geizes und nicht als Gesundheitsproblem. Selbst als offenkundig wird, daß der stark abgemagerte Buchhändler ernsthaft krank ist, will er sich nicht von einem Arzt untersuchen lassen, geschweige denn in ein Krankenhaus gehen. Seine Frau macht ihm Vorwürfe, ihr das Ausmaß seiner Beschwerden verheimlicht zu haben, solange noch Zeit war, etwas dagegen zu unternehmen. Sie gibt sich alle Mühe, Henry davon zu überzeugen, sich doch noch vom Arzt helfen zu lassen – vergeblich. Schließlich gibt sie auf mit der Feststellung, niemand könne ewig gegen Windmühlen kämpfen. Angesichts Henrys Sturheit unterlassen seine Frau und sein Arzt alle weiteren Hilfsangebote. Henry wird ein Opfer seines eigenen, unangebrachten psychischen Schutzmechanismus und stirbt.

Ob eine Krankheit psychische Ursachen hat oder nicht, psychische Folgen hat sie in jedem Fall. Wer sich über lange Zeit hinweg krank fühlt, dessen Psyche gerät aus dem Gleichgewicht. Eine der einfachen, aber zentralen Thesen, die ich mit diesem Buch vermitteln möchte, lautet, daß die Verbindung zwischen Geist, Körper und Krankheit in beiden Richtungen funktioniert. Der Geist beeinflußt den Körper und dadurch die Gesundheit. Umgekehrt beeinflußt die körperliche Gesundheit den Geist, das heißt Gedanken, Gefühle und Verhaltensweisen.

Auch die geringfügigste Erkrankung löst irgendeine emotionale Reaktion wie leichte Reizbarkeit, Besorgnis, Zorn,

Verdrängung oder Depressionen aus, eine schwere Erkrankung entsprechend heftigere. Dabei sind die persönlichen Voraussetzungen natürlich unterschiedlich. Für jeden bedeutet Krankheit etwas anderes; nur weil eine Krankheit vielleicht nicht lebensbedrohlich ist, heißt das noch lange nicht, daß der Betroffene sie gleichmütig hinnimmt. Wer nie in seinem Leben starke Schmerzen hatte, wird möglicherweise durch relativ unbedeutende Symptome in große Unruhe versetzt. Wer dagegen schon häufig ernsthaft krank war, wird sich darüber vermutlich kaum aufregen.

Der emotionale Umgang mit einer Krankheit kann sich entscheidend auf die Genesung und zukünftige Gesundheit auswirken. Wer beispielsweise depressiv reagiert, wird wahrscheinlich auch die ärztlichen Ratschläge nachlässig befolgen oder seine Medikamente nicht einnehmen. Das kann dann eine Genesung verhindern. Ob ein Krebspatient sich genau an den vorgegebenen Plan von Bestrahlung und Chemotherapie hält, kann für sein Überleben entscheidend sein. Und doch gibt es immer wieder Patienten, die aufgeben und sich dem Sterben überlassen.

In Extremfällen wird die emotionale Reaktion zu einem größeren Problem als die Krankheit selbst. Schwere Depressionen sind gefährlicher als viele physisch greifbarere Krankheiten. Wie wir im nächsten Kapitel noch sehen werden, haben Depressionen einen ausgesprochen schädlichen Einfluß auf die Funktionen des Immunsystems und damit auf die Gesundheit. Das Ergebnis ist ein Teufelskreis. Sowohl Ärzte als auch Patienten ignorieren die psychischen und emotionalen Folgen von Krankheit zu ihrem eigenen Schaden.

Hier soll keinesfalls der Eindruck entstehen, die Wahrnehmung der eigenen Gesundheit sei völlig belanglos oder irreführend und lediglich Ausdruck unterschiedlich starker Neigung zu Hypochondrie – im Gegenteil. Die Forschung hat auch gezeigt, daß Eigenwahrnehmung in mancherlei

Hinsicht ein guter Führer zur Wahrheit ist. Obwohl die subjektive Einschätzung nicht generell als Maßstab für den eigenen Gesundheitszustand betrachtet werden kann, liefert sie doch langfristig gesehen verhältnismäßig gute Hinweise auf ein Risiko, frühzeitig zu sterben. Für Menschen mit ausgeprägtem Hang zu Hypochondrie mag dies deprimierend sein, doch die Wissenschaft hat eindeutig nachgewiesen, daß die, welche glauben, krank zu sein, im Durchschnitt auch früher sterben. Ohne Zweifel ist die Eigenwahrnehmung der Gesundheit aus praktischen und wirtschaftlichen Gründen bedeutsam: Sie ist es vor allem und weniger objektive Bewertungskriterien, die Menschen veranlaßt, die Einrichtungen unseres Gesundheitssystems zu nutzen.

Schlechtes Benehmen

»Sex, Drogen und Rock 'n' Roll
sind alles, was mein Geist und Körper brauchen.«

Ian Dury, *Sex and Drugs and Rock and Roll* (1977)

»Mein Vetter war mal Unfallchirurg in Manhattan
und hat mir erzählt, seine Kollegen und er hätten einen
zweisilbigen Spitznamen für Motorradfahrer: Spender.
Gruselig, was?«

Stephen Fry, *Paperweight* (1992)

Schon indem die Psyche eines Menschen sein Verhalten ändert, wirkt sie sich stark auf die Gesundheit aus. Psychische und emotionale Faktoren können zu allem möglichen gesundheitsschädlichen oder gar selbstzerstörerischem Handeln veranlassen. Diese Selbstzerstörung kann sofort und abrupt erfolgen, etwa wie bei Selbstmord bzw. einem tödlichen Autounfall, oder aber schleichend, wie beim Rauchen.

Streß und Sorgen können ausreichenden Schlaf verhindern, dagegen übermäßigen Tabak- und Alkoholkonsum fördern. Sie können dazu verleiten, sich falsch zu ernähren, Medikamente zu vergessen, sich zuwenig zu bewegen, Aufputschmittel zu schlucken, riskante sexuelle Vorlieben zu entwickeln, zu schnell (und ohne Gurt) zu fahren, einen Unfall zu bauen oder gar sich umzubringen (wenn auch meistens nicht alles auf einmal).

Anna Karenina entfaltet ein beeindruckendes Repertoire selbstzerstörerischen Verhaltens, ausgelöst durch ein psychisches und emotionales Trauma. Die Heldin verläßt ihren Mann, einen farblosen Bürokraten, zugunsten des dynamischen Grafen Wronskij. Doch ihre Liebe steht unter keinem guten Stern. Der emotionale Druck auf Anna nimmt mehr und mehr zu und endet schließlich tödlich.

Als Vorspiel zu ihrer endgültigen Selbstzerstörung stirbt Anna beinahe bei der Geburt der gemeinsamen illegitimen Tochter. Sie fühlt sich dem Tode nahe und scheint sich mit ihrem Ehemann auszusöhnen. Wronskij jedoch ist über die Wendung der Ereignisse so aufgebracht, daß er fortstürzt, um sich zu erschießen. Obwohl er als Offizier der Armee sein Ziel eigentlich auch in rasender Wut treffen sollte, verfehlt die Kugel das Herz. Er stirbt nicht, ist aber schwer verwundet, zumindest so schwer, daß ihm jeder den beabsichtigten Selbstmord abnimmt. Anna, Wronskij und die Tochter beginnen ein gemeinsames Leben. Annas Ehemann verweigert jedoch die Scheidung. Gesellschaftliche Ausgrenzung ist die Folge. Annas Situation wird zunehmend unerträglich. Sie entwickelt schließlich regelrechte Wahnvorstellungen über Wronskijs angebliche Untreue. Dafür will sie ihn bestrafen und zugleich ihrem Leid ein Ende machen. In einer berühmten Schlußszene nimmt sich Anna das Leben, indem sie sich vor einen Zug wirft.

»»Dorthin!‹ sagte sie sich und starrte in den Schatten des Waggons auf den mit Kohlenstaub vermischten Kies, der die Schwellen bedeckte. ›Dorthin, gerade in die Mitte; und ich bestrafe ihn und befreie mich von allem und von mir selbst.‹«

Doch die Geschichte geht noch weiter. Fast wahnsinnig vor Trauer sucht Wronskij den Kampf und den beinah sicheren Tod im Krieg zwischen Serben und Türken. Er will nicht länger leben und wünscht seinen Tod herbei. »Ich bin glücklich, daß es noch etwas gibt, wofür ich mein Leben lassen kann, das für mich sinnlos, ja verabscheuungswürdig geworden ist. So kann es noch irgend jemand von Nutzen sein.«

Das Melodram von Annas Selbstmord und Wronskijs Todessehnsucht ist aber noch gar nichts, verglichen mit dem höchst theatralischen Gebaren Werthers, dem selbstmörderischen Helden in Goethes *Die Leiden des jungen Werther*. Dieses Werk entfesselter germanischer Sentimentalität erzählt die tragische Geschichte eines unausgeglichenen jungen Mannes, der sich nach einer Überdosis unerwiderter Liebe eine Kugel in den Kopf schießt.

Es ist die alte, ewig gleiche Geschichte: Werther liebt Lotte – und wie er sie liebt! Doch leider, leider kann er sie nicht haben. Lotte ist bereits dem guten Albert versprochen, den sie auch kurz darauf heiratet. Das stürzt Werther in ein schreckliches Gefühlschaos. In einem Moment »vergießt er wohl tausend Tränen«, während er im nächsten Augenblick »vor Zorn rast«. Über all das berichtet er haarklein in Briefen an seinen langjährigen Intimus Wilhelm. Wen wundert es also, daß er nach der Entsagung von seiner einzigen großen Liebe beschließt, Schluß zu machen. Typisch für

Werther, vollzieht sich dieser Prozeß mit endlosem Haare-raufen, verzweifeltem Händeringen, reichlichem Tränenfluß und unsagbarer Schwermut, so daß einem weniger geduldigen Leser nachgesehen werden mag, wenn er sich wünscht, der Junge möge endlich zur Sache kommen. Doch auch nachdem Werther sich endlich durchgerungen hat, den Abzug zu drücken, dauert die Inszenierung seines Todes wiederum viele Stunden.

Interessanterweise hatte die tragische Geschichte des jungen Werther bei einer ganzen Reihe von Lesern einen ausgesprochen ungesunden Effekt. Goethes Roman fand so starken Widerhall in den romantischen Seelen des 19. Jahrhunderts, daß er geradezu eine Nachahmungswelle auslöste und schließlich an vielen Orten verboten wurde.[1]

In den westlichen Industrieländern hängen die meisten Krankheiten mit Todesfolge, einschließlich Herz-Kreislauf-Erkrankungen, Krebs, Unfallverletzungen und Aids, in gewissem Maße vom menschlichen Verhalten ab: Rauchen, Fehlernährung, Alkoholkonsum, fehlende körperliche Aktivität, Schlafmangel, sexuelle Ausschweifungen, die Entscheidung, sich im Auto nicht anzuschnallen (um nur ein paar zu nennen), all dies hat Konsequenzen für Gesundheit und Wohlbefinden.

Fast jeder zweite Todesfall bei jungen Männern geht heute auf das Konto eines Verkehrsunglückes oder einer Gewalttat, ein Sachverhalt, der sich unschwer mit dem typischen Verhalten vieler in Verbindung bringen läßt. In Extremfällen nehmen sich Menschen, die stark unter Depressionen leiden oder sehr emotionsgeladen sind, das Leben oder verhalten sich so, daß sie in Lebensgefahr geraten bzw. schwer verletzt werden können. Schwere Depressionen können zur Selbstzerstörung führen, zumindest aber dazu, gesundheitsfördernde Aktivitäten wie körperliche Bewegung und soziale Kontakte zu vernachlässigen oder aufzugeben.

In Fällen wie Selbstmord oder einem Verkehrsunglück ist der ursächliche Zusammenhang zwischen Verhalten und nachfolgendem Schaden ziemlich offensichtlich, und zum Verständnis braucht es keine genauen medizinischen Kenntnisse. Dank allgemeiner Bildung und beständiger Verbreitung durch die Medien sind mittlerweile auch weniger offensichtliche Zusammenhänge zwischen Verhalten einerseits und Gesundheit andererseits weitgehend bekannt. Den meisten ist bewußt, daß es eine Verbindung zwischen Rauchen und diversen tödlichen Krankheiten gibt. Gleiches gilt für Überarbeitung und Herzinfarkt, für Alkoholmißbrauch und Zirrhose und für ungeschützten Sex und Aids.

Vor allem Aids ist ein bezeichnendes Beispiel. Es gibt nämlich enorme geographische Unterschiede bei der Inzidenz von HIV-Infektionen und Aids: So ist die Aids-Inzidenz in Honduras 14mal höher als im benachbarten Guatemala. Und sogar innerhalb derselben Stadt finden sich je nach sozialer Schicht gravierende Unterschiede.

1983 entdeckte man, daß ein Retrovirus für Aids verantwortlich ist. Seither ist bekannt, daß im wesentlichen das Verhalten der Menschen, vor allem das sexuelle, bei einer Ansteckung entscheidend ist, da der Virus nach wie vor hauptsächlich auf diesem Weg übertragen wird. Einen wirksamen Impfstoff oder ein entsprechendes Gegenmittel wird es wohl frühestens in einem Jahrzehnt geben.[2] Solange liegt die einzige Chance der Verhütung bzw. Eindämmung der Infektion im menschlichen Verhalten.

Es existieren viele weitverbreitete Verhaltensmuster, die zahllosen Menschen allmählich den Tod bringen. Rauchen ist ein Paradebeispiel. Schon 1604 hielt sich König James I. in seiner *Abhandlung Wider das Rauchen (A Counterblast to Tobacco)* nicht gerade zurück, als er die neue Mode des Rauchens geißelte:

»Eine üble Angewohnheit – beleidigend für das Auge, abscheulich für die Nase, schädlich für das Hirn und gefährlich für die Lungen. Und der schwarze, stinkende Qualm erinnert an den stygischen Rauch aus dem bodenlosen Schlund.«

Rauchen ist wohl das Riskanteste, was Menschen in ihrem Leben tun können. Gegenwärtig machen Krankheiten im Zusammenhang mit Rauchen etwa 15-20 Prozent aller Todesfälle aus, und allein in Großbritannien ist es die Ursache von jährlich 100 000fachem vorzeitigen Exitus. Rauchen erhöht das Risiko für Lungenkrebs, derzeit die am weitesten verbreitete tödliche Krebserkrankung in Großbritannien, beträchtlich. Raucher sterben zehnmal häufiger an Lungenkrebs als Nichtraucher, und circa 90 Prozent aller Lungenkrebsfälle sind auf das Rauchen zurückzuführen.

Rauchen steigert aber auch das Risiko für eine Reihe anderer tödlicher bwz. schwerwiegender Krankheiten, u.a. Herz-Kreislauf-Erkrankungen (mit Abstand die häufigste Todesursache in den Industrieländern, chronische Bronchitis, Emphyseme, Krebserkrankungen der Speiseröhre, der Blase und der Bauchspeicheldrüse. Ein Viertel aller Sterbefälle aufgrund von Herz-Kreislauf-Erkrankungen steht im Zusammenhang mit Rauchen. Und als ob das noch nicht genug wäre, führt Rauchen auch bei Gesunden zu Komplikationen während der Geburt und verdoppelt das Risiko einer Fehlgeburt.

Aus einer Statistik der British Medical Association: Das durchschnittliche Risiko, innerhalb des nächsten Jahres an Leukämie zu sterben, liegt bei 1 zu 12 500; das durchschnittliche Risiko, bei einem Verkehrsunfall ums Leben zu kommen, bei 1 zu 8 000. Wenn Sie um die 40 Jahre alt sind, liegt Ihr Risiko, innerhalb des nächsten Jahres eines natürlichen Todes zu sterben, bei 1 zu 850. Rauchen Sie dagegen 10 Zigaretten am Tag, liegt diese Wahrscheinlichkeit im selben Zeitraum bei 1 zu 200. Anders ausgedrückt: Stellen Sie sich eine beliebige Gruppe von 1 000 rauchenden jungen Männern vor. Anhand versicherungsstatistischer Daten kann relativ zuverlässig vorausgesagt werden, daß etwa einer ermordet wird, sechs bei Unfällen ums Leben kommen und 250 an den Folgen des Rauchens vorzeitig sterben werden.

Rauchen selbst hängt wiederum mit dem zusammen, was im Kopf eines Menschen vorgeht. Warum jemand damit anfängt und warum er dann nicht mehr aufhören kann, ist weder einfach zu verstehen noch bisher gut erklärt worden. Psychologische Studien über Raucher haben indes ein paar gängige Vorstellungen bestätigt.

Tatsächlich greifen deprimierte oder stark gestreßte Personen eher zur Zigarette (und sterben folglich auch eher an Lungenkrebs). Mit zunehmendem Streß steigt das Verlangen nach einer Zigarette. Und starker Streß erhöht die Wahrscheinlichkeit, daß ein Versuch, mit dem Rauchen aufzuhören, fehlschlägt. Eine Langzeitstudie kam zu dem Ergebnis, daß wer bis zu neun Jahre zuvor unter Depressionen litt, eine um 40 Prozent verringerte Chance hat, das Rauchen aufzugeben.

Und die Dinge liegen weit schlimmer. Die selben psychischen und emotionalen Faktoren, die zum Rauchen führen, bewirken häufig auch anderweitig gesundheitsschädliches Verhalten. Forschungen ergaben, daß mäßige bis starke Raucher im Durchschnitt sehr viel weniger gesundheitsbewußt sind, eine weniger positive Einstellung zu gesundheitsbewußtem Verhalten haben und folglich generell ungesünder leben als Nichtraucher bzw. Gelegenheitsraucher. (Umgekehrt umfaßt gesundheitsbewußtes Verhalten ebenfalls zugleich mehrere Aspekte. An der Medizinischen Fakultät von Harvard fand man heraus, daß Menschen, die nur entkoffeinierten Kaffee trinken, meistens auch viel Gemüse essen, regelmäßig Sport treiben und im Auto den Sicherheitsgurt anlegen.)

Streß veranlaßt Menschen – zumindest einen gewissen Typus – jedoch nicht nur zum Rauchen, sondern auch zum Trinken. Die gesundheitlichen Auswirkungen von übermäßigem Alkoholkonsum sind gewaltig. Etwa 20 Prozent aller stationären männlichen Patienten in britischen Krankenhäusern leiden unter alkoholbedingten Problemen. Alkohol kann Leben zerstören, indem er beispielsweise Menschen auf der Straße betrunken in den Tod rasen läßt. (Alkohol ist jedoch nicht die einzige gesundheitsschädliche Droge. Es steht ziemlich sicher fest, daß Marihuana das Immunsystem lahmlegt und so entsprechende Langzeitschäden verursacht.)

Die Gefahren, die von der gegorenen Traube ausgehen, werden in *Othello* sehr amüsant beschrieben. Der intrigante Jago verleitet den unwissenden Cassio zum übermäßigen Trinken, bis dieser sternhagelvoll ist. Cassio gerät daraufhin in ernsthafte Schwierigkeiten und verliert seine Arbeit. Wieder nüchtern, jammert er um seinen verlorenen Ruf und verflucht das Trinken:

> »Besoffen! Und plappern wie ein Papagei! Und Händel anfangen! Prahlen! Fluchen! Und dummes Zeug mit seinem eigenen Schatten reden! O du unbändiger Geist des Weins, wenn du noch keinen Namen hast, bei dem man dich nennt, so laß dich Teufel heißen! ... O daß ein Mann einen Feind zu seinem Mund einlassen soll, ihm seine Vernunft zu rauben! O daß wir uns unter lauter Freude, Lust, Scherz und Wohlleben in Bestien verwandeln!«

In der Literatur wimmelt es geradezu von Gestalten, die sich aufgrund emotionaler Krisen zu Tode trinken. Da finden sich wilde Krachschläger, die trinken, um ihrer Langeweile oder Armut zu entkommen, beispielsweise J. P. Donleavys *Ginger Man* Sebastian Dangerfield. Dann gibt es welche, die entschlossen sind, durch Trinken ihrem Schmerz zu entfliehen. In *Sturmhöhe* wird nach dem Tod seiner Frau (durch Schwindsucht – was sonst!) aus dem unglücklichen Hindley Earnshaw ein hoffnungsloser Alkoholiker, der sich mit 27 Jahren ins Grab trinkt. Und dann sind da noch die ziellosen Säufer, die trinken, um ihre eigene Bedeutungslosigkeit zu vergessen. In F. Scott Fitzgeralds *Die Schönen und Verdammten* zum Beispiel gibt es die Figur des Anthony Patchs: ein unabhängiger, wohlhabender und gebildeter, aber auch träger, gelangweilter und melancholischer junger Mann. Eine turbulente Ehe und selbstauferlegter Müßiggang treiben ihn in zerstörerische Trunksucht, die aus ihm einen geistig armen, schwächlichen und gebrochenen Mann mit blutunterlaufenen Augen macht.

Wo es um Selbstzerstörung durch Alkohol geht, liegen Ärzte nahezu unangefochten an der Spitze. Dieser Berufszweig folgt mit alkoholbedingten Leberschäden und anschließendem Exitus unmittelbar den Kneipenwirten und Barmixern. Ärzte sterben 3,4mal häufiger an Leberzirrhose als jeder andere Berufstätige. Nach einer Schätzung aus dem Jahr 1995 ist jeder zwölfte Arzt in Großbritannien alkohol- oder drogenabhängig (oder beides!), vermutlich verursacht durch den konstanten enormen Streß. (Doch möchte ich mich nicht zu sehr auf diese Statistik versteifen. Immerhin liegt auch bei Schriftstellern und Künstlern die Todesrate durch Leberzirrhose doppelt so hoch wie in der Durchschnittsbevölkerung.)

Andererseits ist mäßiger Alkoholgenuß ein wirksames Mittel gegen Streß. Hier hat die Forschung erst kürzlich eine Erfahrung bestätigt, die Menschen schon vor Tausenden von Jahren gemacht haben. Psychologische Studien beweisen, was Millionen auch heute längst für sich entdeckt haben, daß man nämlich unter Streß mit ein wenig Alkohol viel entspannter ist. (Mäßiger Alkoholkonsum scheint sogar das Risiko für koronare Herzkrankheiten zu senken. Doch das ist eine andere Geschichte.) Sir Winston Churchills Meinung zum Trinken war eindeutig: »Ich habe dem Alkohol mehr abgewonnen als er mir.«

Es ist nicht erstaunlich, daß Alkohol auch seine guten Seiten hat. Immerhin ist er seit den Anfängen der Zivilisation ein treuer Begleiter des Menschen. Bereits vor über 4 000 Jahren wurde er für medizinische Zwecke eingesetzt (dies nicht im beschönigenden Sinn) und zur Entspannung wahrscheinlich noch viel früher.

Die Meinungen gehen auseinander, wann die Menschen seine rauschhafte Wirkung erstmals entdeckten. Es gibt Hinweise, daß bereits vor 8 000 Jahren im Kaukasus Wein getrunken wurde – lange bevor man das Rad erfand. Manche behaupten sogar, schon vor 10 000 Jahren habe der Steinzeitmensch Wein angebaut. Vor 4 000 Jahren war der Weinanbau im Mittleren Osten fast überall bekannt, und er war integraler Bestandteil des täglichen Lebens in Ägypten und Mesopotamien. Es ist bezeichnend, daß Wein im alten Testament circa 150mal erwähnt wird.

Neben den rein pharmakologischen Vorteilen des Alkohols hat er auch einen sozialen Effekt der Gemeinschaftsbildung. Samuel Johnson sprach für viele, wenn er erklärte: »Der Mensch hat bisher noch nichts erfunden, was soviel Freude bereitet wie eine gute Taverne oder ein gutes Gasthaus.«

Doch meistens ist das, was Spaß macht, zugleich nicht ungefährlich, was Menschen leider nur selten erkennen. Während die Risiken durch eher unwahrscheinliche oder exotische Gefahren wie Flugzeugabstürze, Gewaltverbrechen, nukleare Katastrophen oder Haiattacken beständig überschätzt werden, besteht die Neigung, die Gefahren durch gewöhnliche Bedrohungen wie Herzkrankheiten oder Verkehrsunfälle zu unterschätzen; vor allem, wenn es sich um Risiken handelt, für die der einzelne die Verantwortung trägt, wie Rauchen, Autofahren, Trinken oder ungeschützten Sex.

Laut psychologischer Studien sind sich Raucher eines gewissen Risikos mittlerweile bewußt, unterschätzen jedoch immer noch deutlich das Ausmaß der Gefahr. Es findet eine Art »Verzerrung ins Positive« bei der Wahrnehmung von Gesundheitsrisiken durch Raucher statt. Sie wissen sehr wohl, daß Rauchen schädlich für sie ist, aber ihnen ist nicht klar, *wie* schädlich. Wie häufig Statistiken auch veröffentlicht werden, sie scheinen in den Köpfen nichts zu bewirken. Einer der Gründe, warum die gesundheitlichen Konsequenzen des Rauchens so wenig abschreckend wirken, liegt vermutlich in den langen Zeiträumen, meist Jahrzehnten, zwischen Rauchen und Krankheitsbeginn.

Sollten Sie zufällig ein übergewichtiger Stubenhocker mit Glimmstengel in der einen und Weinglas in der anderen Hand sein, der eine Vorliebe für Gebratenes hat, dann tröstet Sie vielleicht die Tatsache ein wenig, daß der Versuch anderer, gesund zu leben, sich ab und zu sogar ins Gegenteil verkehrt. Diäten beispielsweise führen nur selten dauerhaft zum erwünschten Gewichtsverlust. Das Empfinden, versagt zu haben, wenn die Zahl auf der Waage langsam wieder steigt, kann das Selbstwertgefühl schrumpfen lassen und den Eindruck erwecken, man verliere die Kontrolle. Die Frustration verleitet dazu, die Diät aufzugeben und noch molliger als vorher zu werden. Mutter Natur hat sich aber auch für den ernsthaften Diätkünstler etwas Tückisches ausgedacht. Ist das Körpergewicht aufgrund von Diäten ständigen Schwankungen unterworfen, erhöht sich das Risiko, verfrüht zum Beispiel durch Herz-Kreislauf-Erkrankungen zu sterben. Erfolgloses Hungern schadet der Gesundheit – und die meisten Diäten *sind* auf lange Sicht erfolglos.

Wie steht es mit der Literatur zum Thema selbstzerstörerisches Verhalten? Man stößt auf zahllose Protagonisten, die sich ohne Rücksicht auf Verluste Gefahren aussetzen, ihre Gesundheit vernachlässigen oder sich durch persönliches Elend und emotionalen Aufruhr vorzeitig ins Grab bringen.

Eine frühe Fallgeschichte findet sich in *Der Tod Artus*. Es ist die Version Sir Thomas Malorys aus dem 15. Jahrhundert über König Artus und seine Ritter der Tafelrunde. Es ist aber auch die traurige Geschichte der schönen Jungfrau von Astolat und ihrer unglücklichen Liebe zu Sir Lanzelot.

Der mutige, edle und unwiderstehlich attraktive Sir Lanzelot kommt auf seinem Weg zu einem Turnier über Astolat. Er verbringt die Nacht im Hause des betagten Barons Sir Bernard von Astolat. Dieser hat eine schöne und jungfräuliche Tochter, die von Sir Lanzelot auf der Stelle hingerissen ist. Sie ist, wie Sir Malory überaus treffend bemerkt, in heißer Liebe zu dem edlen Ritter entbrannt und erklärt, daß sie nie einen anderen als Sir Lanzelot geliebt habe noch jemals lieben werde. (Astolat ist, nebenbei bemerkt, Guildford, und der Name des Mädchens lautet Elaine. »Die Jungfrau von Astolat« hat jedoch mehr von der Artussage als »Elaine von Guilford«.)

Sir Lanzelot wird schwer verwundet und Elaine eilt herbei, um ihn zu pflegen. Tag und Nacht wacht sie bei ihm, bis seine Wunden verheilt sind und Sir Lanzelot wieder abmarschbereit ist. Die Jungfrau fleht ihn an, sie zu heiraten, und wenn das schon nicht, dann wenigstens mit ihr ins Bett zu gehen. Der edle Recke aber will weder die Heirat, noch will er das Mädchen entehren. Sie beschwört ihn erneut, doch vergebens. »Ach«, sagt sie, »dann muß ich wohl aus Liebe sterben.« Der stolze Ritter bricht schließlich auf, um sich wieder ernsthafter Männerarbeit (also Kämpfen) zuzuwenden und verläßt das am Boden zerstörte Mädchen. Ihr geistiger Zustand und ihr selbstzerstörerisches Verhalten ruinieren in Bälde ihre Gesundheit:

»Währenddessen war die schöne Jungfrau von Astolat Tag und Nacht so voller Trauer, daß sie keinen Schlaf

mehr fand und weder aß noch trank … Nach zehn Tagen
war sie völlig entkräftet und dem Tode nahe. Sie beichte-
te und empfing den Leib des Herrn … ›Da es Gott zuläßt,
daß ich aus Liebe zu einem so edlen Ritter sterben soll,
flehe ich zum Hohen Vater im Himmel um Gnade für
meine Seele … Diesen edlen Ritter, Sir Lanzelot, habe
ich über alle Maßen geliebt. Dieser brennenden Liebe
vermochte ich nicht zu widerstehen, und deshalb muß
ich sterben!‹«

Wahre Worte, die das Mädchen da spricht, denn kurz darauf stirbt sie tatsächlich. In ihrer Hand hält sie einen Brief,
der ihre Liebe zu Sir Lanzelot offenbart. Diese Liebe hat
ihr den Tod gebracht, den Tod durch ihre Art, damit umzugehen.

Daß sorgloses Verhalten, gepaart mit einem Aufruhr der
Gefühle, die Gesundheit eines Menschen zerstören kann, illustriert Thomas Hardy in seinem Roman *Im Dunkeln* mit
der Beschreibung eines mörderischen Kampfes zwischen
Körper und Seele.

Juda Fowley, ein Autodidakt aus einfachen Verhältnissen,
will seinem Heimatdorf den Rücken kehren, um in die heh-
ren Hallen der Universität Christminster (Oxford) einzuzie-
hen. Doch die Grenzen, die ihm seine Herkunft und seine
Armut setzen, beschränken ihn auf die bescheidene Lauf-
bahn eines Steinmetzen. Judas Liebesleben verläuft ähnlich
frustrierend und erfolglos wie sein akademisches Streben.
Er stolpert in eine unglückliche Ehe mit der Tochter eines
Schweinezüchters. Dann verliebt er sich in seine Cousine
Sue. Doch obwohl beide magisch voneinander angezogen
werden, heiratet Sue einen wesentlich älteren Mann. Die
Liebenden finden aber wieder zueinander und leben unver-
heiratet zusammen, unglücklich, arm und von der Gesellschaft verachtet. Am Ende kehrt Sue wieder zu ihrem Ehemann zurück.

Da Juda weder seine beruflichen und gesellschaftlichen noch seine romantischen Ziele verwirklichen konnte, beginnt er körperlich und geistig zu verfallen. Wie so viele tragische Helden im 19. Jahrhundert, wird er das Opfer einer zehrenden Krankheit, an der er schließlich stirbt. Sein Verhalten ruiniert seine Gesundheit. Ohne jegliche Rücksicht auf seinen angegriffenen Zustand unternimmt er einen langen Fußmarsch durch strömenden Regen, um Sue ein letztes Mal zu sehen. Da sie seinen Bitten nicht nachgibt, kehrt er schließlich nach Christminster zurück – ein physisches und emotionales Wrack. Doch wie Juda seiner früheren Frau erklärt, war er sich des gesundheitlichen Risikos bei dieser Unternehmung durchaus bewußt:

»Ich bin darauf gekommen, daß ein Mann, der wegen Lungenentzündung das Zimmer hüten muß, ein Mensch, der nur noch zwei Wünsche auf der Welt hat: eine bestimmte Frau zu sehen und dann zu sterben – daß dieser jemand sich beide Wünsche sehr geschickt mit einem Schlag erfüllen kann, wenn er im Regen eine solche Reise unternimmt. Das habe ich getan. Ich habe sie zum letzten Mal gesehen, und ich habe mir selber den Rest gegeben – habe Schluß gemacht mit einem fieberhaften Leben, das niemals hätte begonnen werden dürfen!«

So stirbt Juda völlig allein und keine dreißig Jahre alt. Hardy zeichnet ein multikausales Bild von Judas Erkrankung, wobei sowohl die Umwelt, Judas Konstitution als auch psychischer Streß eine Rolle spielen.[3] Zwar ist der direkte Auslöser der Verlust von Sue und der Tod der Kinder, doch seine Krankheit wird auch durch Judas schwache Konstitution und die harten Lebensbedingungen während der Zeit als Steinmetz verstärkt.

»Eigentlich war ich für das Steinmetzhandwerk nie kräftig genug, vor allem nicht für das Versetzen. Die Blöcke fortzubewegen, hat mich immer sehr angestrengt, und von dem scheußlichen Zug in den Gebäuden, ehe die Fenster eingesetzt sind, habe ich stets Erkältungen bekommen; ich glaube, damit hat das Übel in meiner Brust angefangen.«

Die meisten Menschen sterben früher, als sie eigentlich müßten, weil sie sich ungünstig verhalten und falsche Entscheidungen treffen. Persönlich sympathisiere ich jedoch mit Publilius Syrus, der vor 2 000 Jahren sagte, es lebe schlecht, wer glaubt, für immer zu leben.

Geist über immunologische Materie

»Für ihn begann die Nacht im Kampf, und Rieux wußte, daß dieses harte Ringen mit dem Pestengel bis zum Morgengrauen dauern würde. Nicht die kräftigen Schultern und die breite Brust waren Tarrous beste Waffen, sondern vielmehr das Blut, das Rieux am Mittag unter seiner Nadel hatte hervorspritzen lassen, und in diesem Blut das, was noch tiefer lag als die Seele und das keine Wissenschaft ans Licht bringen konnte.«

Albert Camus, *Die Pest* (1947)

Wenden wir uns jetzt einem weniger sichtbaren, deshalb aber nicht minder bedeutsamen Mechanismus zu, über den die menschliche Psyche den Körper beeinflußt: dem Immunsystem. Zu den bedeutendsten Fortschritten der letzten Jahre gehört die Entdeckung zahlreicher biologischer Pfade, die das Gehirn mit der Körperabwehr und anderen Kontrollmechanismen verbinden. Über diese Pfade kann das biologische System, das Gedanken, Gefühle und Verhaltensweisen umfaßt – also das menschliche Gehirn –, das andere biologische System, das den Körper gegen Krankheiten verteidigt – also das Immunsystem –, steuern.

Körperliche Gesundheit hängt entscheidend davon ab, wie gut dieses Immunsystem funktioniert. Gestreßte Personen sind anfälliger für Erkältungen und andere Infektionen, weil das Immunsystem hier nicht mehr so gut in der Lage ist, sich gegen virale oder bakterielle Krankheitserreger zu wehren. Im folgenden wollen wir uns mit den mannigfaltigen Möglichkeiten der gegenseitigen Beeinflussung von Psyche und Immunsystem befassen. Lassen Sie uns zunächst einige grundsätzliche Dinge klären.

Bisher habe ich pauschal vom Einfluß des Geistes auf das Immunsystem gesprochen, ganz so, als sei letzteres eine homogene Einheit, deren Aktivität sich so einfach wie Fieber oder Blutdruck messen ließe. In Wirklichkeit ist das Immunsystem ein unglaublich kompliziertes Geflecht, dessen Funktionsweisen noch längst nicht alle verstanden sind. Zwar gehört die Immunologie zu den Wissenschaften, deren Erkenntnisse in den letzten 30 Jahren am stärksten gewachsen sind, aber es liegt noch viel unentdecktes Land vor ihr. Um die Wechselwirkung zwischen Geist und Körper enträtseln zu können, müssen wir zunächst feststellen, was das Immunsystem ist und wie es arbeitet.

Immunität verstehen

Das Immunsystem ist wohl eines der größten Naturwunder, vergleichbar nur noch dem Gehirn und seiner Komplexität und Effektivität. Es handelt sich um ein vielschichtiges biologisches Abwehrsystem, dessen Hauptaufgabe in der Verteidigung des Körpers gegen Bakterien, Viren, Pilze, Parasiten, Gifte, Krebszellen und andere Krankheitserreger besteht. Das Immunsystem ist im engeren Sinne tatsächlich ein System: eine höchst komplizierte und koordinierte Anordnung ineinandergreifender Strukturen.

Wie die Wirtschaft eines Landes, ist auch das Immunsystem nicht auf einen Platz im Körper beschränkt. Im Gegenteil, seine Zellen sind überall verteilt. Ein Großteil befindet sich in den Organen, deren Funktionen dem Laien oft schleierhaft sind: der Thymusdrüse (unterhalb des Halses), der Milz (unter und hinter dem Magen), den Lymphknoten (Gewebeklümpchen in den Achselhöhlen, den Leisten, hinter den Ohren und anderswo), dem Knochenmark, den Mandeln und bestimmten Eingeweiden (Peyersche Gruppen oder Blinddarm).

Immunzellen finden sich aber auch im Blut, es sind die weißen Blutkörperchen (Leukozyten genannt). Sie wandern mit dem Blutstrom zu ihren Einsatzorten, zum Beispiel Wunden oder Infektionsherden. Wenn Gewebe verletzt bzw. infiziert wird, entsteht eine Entzündung. Die Blutgefäße weiten sich und erhöhen ihre Durchlässigkeit. Damit verbessern sie die Versorgung des betreffenden Gebietes mit Blut und Immunzellen.

Bei den weißen Blutkörperchen gibt es zahlreiche Unterarten. Wir werden uns vorrangig mit den Lymphozyten befassen, die beim Menschen etwa ein Viertel aller weißen Blutkörperchen ausmachen. Lymphozyten werden in drei Hauptgruppen unterteilt: B-Lymphozyten, T-Lymphozyten und die natürlichen Killerzellen.[4] Letztere können spontan bestimmte virusinfizierte Zellen oder Krebszellen vernichten.

Der Körper wird durch verschiedene Ebenen der Abwehr geschützt, vergleichbar mit den Schichten einer Zwiebel. Vereinfachte Darstellungen des Immunsystems (und dies *ist* eine stark vereinfachte Darstellung) unterteilen seine Aktivitäten meist in zwei Kategorien: in die schier unglaub-

liche und die einfache oder, um es sachgerecht auszu-
drücken, in die unspezifische und die spezifische Immunreaktion.

Unspezifische Immunreaktionen bilden sozusagen die
erste Verteidigungslinie des Körpers gegen Bakterien, Parasiten und andere Fremdkörper. Es ist ihre Hauptaufgabe,
das Eindringen solcher – möglicherweise gefährlichen –
Fremdkörper zu verhindern oder sie zu zerstören, wenn sie
doch in den Körper gelangt sind. Die Immunzellen werden
aktiv, ohne dabei genau zu erkennen, was sie eigentlich
bekämpfen.

Eine der einfachsten unspezifischen Verteidigungsformen
ist die menschliche Haut. Sie bildet eine physische Barriere.
Die feinen Härchen (Zilien) in den Atmungsorganen beför-
dern Fremdpartikel aus dem Körper. Wir verfügen aber
auch über chemische Waffen wie die Magensäure oder die
antibakteriellen Enzyme in der Tränenflüssigkeit und im
Speichel. Eine schon etwas komplexere Ebene der unspezifischen Immunabwehr bilden die verschiedenen Gruppen
der weißen Blutkörperchen, vor allem die Monozyten und
Neutrophile. Sie zerstören die Eindringlinge, indem sie sie
»auffressen«. Dieser Vorgang heißt Phagozytose (wörtlich
etwa »Zellfressen«). Außerdem unterstützen sie andere
weiße Blutkörperchen bei der Vernichtung von Mikroorganismen und produzieren wichtige chemische Botenstoff-
moleküle, die die verschiedenen Aspekte der Immunabwehr koordinieren.

Kommen wir nun zum genialen Teil der Immunreaktion, bei dem jeglicher Fremdkörper erkannt und speziell
auf ihn reagiert werden kann – die der spezifischen bzw.
erworbenen Immunabwehr. Sie ermöglicht das Erkennen
der geringsten Unterschiede zwischen körpereigenen und
fremden Zellen. Das Immunsystem besitzt sozusagen ein
genaues Abbild des Körpers. Alles, was nicht zu diesem
Bild paßt (das können auch Krebszellen sein), stuft es als

fremd ein und greift es an. Eine fremde Substanz, die im Körper zu einer spezifischen Immunabwehr führt, bezeichnet man als Antigen (kurz für *Anti*körper *Gen*erator).

Seine Fähigkeit, zuverlässig zwischen »körpereigen« und »fremd« zu unterscheiden, gestattet dem Organismus, fremde Zellen anzugreifen, ohne den eigenen gesunden Zellen zu schaden. Ihr Immunsystem, lieber Leser, würde den Unterschied zwischen einer Zelle Ihres Körpers und der einer anscheinend identischen Zelle meines Körpers bemerken. Das macht Transplantationen so schwierig und erfordert den Einsatz von Immunsuppressiva. Um das Immunsystem auszutricksen, haben einige Bakterien die überaus lästige Angewohnheit entwickelt, sich zu tarnen und als körpereigen auszugeben.

Die spezifische Immunabwehr hat zwei Seiten: die humorale Immunität (nach dem lateinischen Wort *humor* für Körperflüssigkeit, auch Antikörperimmunität genannt) und die zellvermittelte Immunität. Erstere kümmert sich um Fremdkörper, die in den die Zellen umgebenden Körperflüssigkeiten treiben, im Gegensatz zu den Antigenen, die sich in den Zellen selbst befinden. Zur humoralen Immunität gehört vor allem die Bildung von Antikörpern durch die B-Lymphozyten.

Antikörper sind Eiweißmoleküle, Immunoglobuline genannt.[5] Sie sind die wichtigste Waffe des Körpers bei der Abwehr bakterieller Infektionen. Jeder Antikörper paßt nur zu einem Antigen, das heißt, es gibt so viele Antikörper wie Antigene. Wenn ein B-Lymphozyt auf ein passendes Antigen trifft, durchläuft es biochemische Veränderungen und beginnt, sich rasch zu vermehren (die sogenannte Proliferation). Die neu entstandenen Zellen (Plasmazellen) schütten Antikörper ins Blut aus. Diese Antikörper heften sich dann an die Antigene und bilden Klumpen, die von vorbeidriftenden Phagozyten verspeist werden.

Die zellvermittelte Immunität versucht, die Antigene, beispielsweise Viren, in den Zellen zu erwischen. Sie ist auch für die Immunreaktionen bei Transplantationen und Tumoren verantwortlich. Ihre wichtigsten Helfer sind T-Lymphozyten, die bestimmte Zielzellen, also solche, die mit Viren infiziert oder körperfremd sind, erkennen und vernichten können. Anders als die Antikörper, können die T-Lymphozyten frei im Körper schwimmende Antigene jedoch nicht angreifen. Sie sind auf die Mithilfe von anderen Immunzellen angewiesen, die ihnen die Antigene »vorlegen« und sie mittels chemischer Stoffe (Zytokine) zum Angriff anregen. So stimuliert, beginnen die T-Lymphozyten, sich zu vermehren und in verschiedene Untergruppen mit unterschiedlichen Aufgaben zu teilen. Zytotoxische T-Zellen attackieren die Antigene, während Suppressor-T-Zellen und Helfer-T-Zellen den gesamten Prozeß regulieren, indem sie Zytokine bilden und damit das Verhalten anderer Immunzellen verändern. So regen Helfer-T-Zellen die B-Lymphozyten zur Produktion von Antikörpern an. Die biologischen Mechanismen zur Steuerung all dieser Prozesse sind außerordentlich kompliziert.

Das Immunsystem lernt und entwickelt, sobald es auf ein neues Antigen stößt, ein Muster, nach dem es vorgehen kann, sollte es das gleiche Antigen erneut treffen. Dieses Lernverhalten macht es möglich, Menschen gegen einige Krankheiten zu impfen: Kinderlähmung, Typhus, Tetanus, Tollwut, Diphterie und Windpocken. Darum bekommt man manche Krankheiten nur einmal im Leben. In dieser Hinsicht arbeitet das Immunsystem wie das Gehirn: Es nimmt bestimmte Reize der Außenwelt wahr, reagiert darauf und speichert eine Erinnerung an diese Reize über lange Zeit.

Impfungen nutzen diesen immunologischen Erinnerungsprozeß. Mit dem Impfstoff werden durch Hitze abgetötete Bakterien oder Viren bzw. harmlose Bruchteile davon ins Blut injiziert. Die Antigene in dieser Stubstanz regen zwar die Produktion von Antikörpern an, lösen die eigentliche Krankheit aber nicht aus. Auf diese Weise ist das Immunsystem vorbereitet, wenn es auf den »echten« Gegner trifft. Einige Mikroorganismen sind jedoch in der Lage, ihre biochemische Erscheinungsform wiederholt zu ändern, weshalb sich das Immunsystem ihnen immer neu anpassen muß. Erkältungs- und Influenzaviren beherrschen diese Umwandlung besonders gut, so daß man keinen permanenten Schutz gegen Erkältungen entwickeln kann.

Genetische Defekte, Drogen, Krankheiten und vieles mehr können die Effektivität des Immunsystems stark einschränken. Mit zunehmendem Alter wird es außerdem schwächer. Auch Schlafentzug oder ungesunde Ernährung schädigen das Immunsystem nachweisbar. Experimente mit Freiwilligen haben gezeigt, daß bereits zwei oder drei Tage Schlafentzug ausreichen, bestimmte Funktionen des Immunsystems zu beeinträchtigen. Selbst eine geringfügige Störung der Schlafgewohnheiten kann zu meßbaren Veränderungen führen. Eine Studie an gesunden Männern zeigte, daß ein Schlafentzug von wenigen Stunden zwischen 3.00 und 7.00 Uhr genügte, die immunologische Aktivität ihrer natürlichen Killerzellen um mehr als ein Viertel zu senken. Einmalige ungestörte Nachtruhe stellte den Normalzustand wieder her.

Was passiert, wenn das Immunsystem nicht richtig funktioniert? Obwohl es für jeden einzelnen lebenswichtig ist, haben die meisten Menschen nur eine sehr vage Vorstellung von seinen Aufgaben und denken nicht darüber nach, solange es funktioniert. Wenn das Immunsystem potentiell gefährliche Krankheitserreger nicht erkennt und daher nicht zerstört, kann es zu schweren Erkrankungen kommen. Wer beispielsweise unter einer angeborenen Schwäche der humoralen Immunreaktion (Antikörperimmunität) leidet, hat häufig mit schweren Infektionen zu kämpfen.

Aids ist ein aktuelles Beispiel für das, was aufgrund eines geschädigten Immunsystems passieren kann. Der HIV (*human immunodeficiency virus*) wirkt so zerstörerisch, weil er die menschlichen Helfer-T-Zellen vernichtet. Das Ergebnis ist fast immer eine tödliche Erkrankung: Aids (*Acquired Immune Deficiency Syndrome*). Charakteristisch für Aids ist ein dramatischer Verlust der Anzahl und der Aktivität der Helfer-(CD4)-T-Lymphozyten. Der Virus schädigt das Immunsystem aber auch noch auf andere Weise. Die durch HIV in ihrer Immunabwehr geschwächte Person wird zur leichten Beute für eine ganze Reihe von sogenannten opportunistischen Infektionen und Tumoren, u.a. Lungenentzündung, Tuberkulose, Kaposi-Sarkom oder Non-Hodgkin-Lymphom. Meist ist es eine von diesen Erkrankungen, an denen der Aids-Patient schließlich stirbt.

Autoimmunität

Um potentiell gefährliche Fremdkörper beseitigen zu können, muß das Immunsystem in der Lage sein, eigene Körperzellen zu erkennen und dementsprechend zu verschonen. Die Grundlage für seine Funktionsfähigkeit ist also, wie bereits erwähnt, zwischen »körpereigen« und »fremd« unterscheiden zu können. Manchmal ist diese Fähigkeit jedoch beeinträchtigt, so daß der Körper sich gegen sich selbst wendet. B-Lymphozyten produzieren dann Antikörper gegen andere Körperzellen, was zu einem Angriff auf gesundes Gewebe führt. Das Ergebnis ist ein Autoimmundefekt. Diejenigen, die das Immunsystem gern mit einer Armee vergleichen, die feindliche Invasoren zurückdrängt, bezeichnen diesen Effekt als »Feuer aus den eigenen Reihen«.

Man nimmt an, daß Autoimmundefekte bei mindestens 20 Krankheiten eine Rolle spielen (möglicherweise bei über 40, Tendenz steigend). Zu diesen Autoaggressionserkrankungen gehören: rheumatische Arthritis, verschiedene Schilddrüsenerkrankungen wie Basedow-Syndrom oder *Hashimoto-Thyreoiditis*, primäre biliäre Leberzirrhose, entzündliche Hauterkrankungen, *Guillain-Barré-Syndrom*, multiple Sklerose, Diabetes mellitus, Entzündungen des Auges, perniziöse Anämie, Muskelschwäche bzw. -lähmungen, entzündliche Darmprozesse wie Dickdarmentzündung (*Colitis ulcerosa*), chronische Erkrankungen des Darmtrakts (*Zöliakie*) und Morbus Crohn.

Die Mechanismen der Autoaggression sind bis heute nicht vollständig erkannt. Einige Autoimmundefekte scheinen durch Zellveränderungen aufzutreten, die möglicherweise infolge von Virusinfektionen oder Mutation entstehen, da das Immunsystem diese Zellen nicht länger als »eigen« identifiziert. Andere lassen sich durch eine Störung der komplexen Steuerungsmechanismen des Immunsystems erklären.

Bei manchen Autoimmundefekten spielen aber auch genetische Faktoren eine wesentliche Rolle. Ein bekanntes Beispiel ist der insulinpflichtige Diabetes mellitus (auch als jugendlicher Diabetes bekannt). Er entsteht aus einer autoimmunen Zerstörung bestimmter Zellen in der Bauchspeicheldrüse, die das für die Kohlehydratverbrennung notwendige Hormon Insulin produzieren. Diabetiker haben zwar eine genetische Prädisposition für diese Erkrankung, doch sind auch andere Faktoren wie Umwelt oder Streß dafür verantwortlich, wenn die Krankheit tatsächlich ausbricht. Selbst wenn einer von zwei eineiigen Zwillingen mit identischen Erbanlagen einen Diabetes entwickelt, hat der andere eine Chance von 50-70 Prozent, davon verschont zu bleiben. Chronischer psychischer Streß erhöht jedoch das Risiko für genetisch prädisponierte Personen beträchtlich.

Für eine ganze Reihe von Autoimmundefekten sind Frauen anfälliger als Männer, und das ist nicht nur beim

Menschen so. Frauen erkranken dreimal häufiger an rheumatischer Arthritis als Männer, sechsmal häufiger an autoimmuner Entzündung der Schilddrüse und mindestens zehnmal häufiger an entzündlichen Hauterkrankungen. Diese Unterschiede nach Geschlecht sind zumindest teilweise hormonell bedingt. Testosteron, Progesteron und Östrogen beeinflussen das Immunsystem auf vielfältige Weise.

Autoimmundefekte werden entweder durch eine übermäßig gesteigerte oder fehlgerichtete Immunabwehr verursacht. Dementsprechend können sie durch Immunsuppressiva (Medikamente zur Abschwächung bzw. Unterdrückung einer Immunreaktion) gedämpft werden. Diese Behandlung ist das Gegenteil dessen, was üblicherweise bei Infektionen eingesetzt wird.

Immunität messen

Voraussetzung für jegliche Forschung über einen Zusammenhang zwischen Geist, Immunität und Gesundheit ist die Möglichkeit zu messen, wie gut (oder wie schlecht) das Immunsystem seine Aufgaben erfüllt. Wie wir wissen, ist dieses System keine einfache Angelegenheit, dessen Aktivität man mit einem einzigen Meßkriterium erfassen kann, genausowenig wie man die Leistungen des menschlichen Gehirns nur mit dem IQ messen kann. Wie also messen Wissenschaftler die Immunabwehr?

Die Wirkungsweise eines hochkomplizierten Apparates, wie ihn unser Wirtschaftssystem darstellt, kann – wenn auch nur grob – in meßbaren Größen aufgezeigt werden, indem man verschiedene Kriterien für verschiedene Aspekte des Ganzen anlegt. Ökonomen haben eine Reihe von Anzeichen zur Quantifizierung wirtschaftlicher Aktivität entwickelt. Dazu gehören beispielsweise das Bruttoinlands- und das Bruttosozialprodukt, offizielle und versteckte Inflation, verschiedene Zinssätze, die Handelsbilanz zwischen Im- und Export, Devisenwechselkurse, diverse Modelle zur Bestimmung der Arbeitslosenquote (die meisten davon umstritten), Auslandsschulden, Staatsverschuldung, Gold- und Währungsreserven, Inlandsnachfrage etc. Jedes Kriterium besagt dabei etwas über einen ganz bestimmten Aspekt der Wirtschaft, und keines allein ist geeignet, die gesamtwirtschaftliche Situation darzustellen.

Unser Immunsystem ist noch weit komplizierter als jedes Wirtschaftssystem. Wenn es also schon stark vereinfachend ist, zu sagen, mit einer Wirtschaft gehe es bergauf oder bergab, um wieviel mehr gilt dies für das Immunsystem. Glücklicherweise verfügen Wissenschaftler über ein geeignetes Instrumentarium, um wenigstens grundlegende Aspekte einzuschätzen.

Die Erforschung der Auswirkungen von psychischen und emotionalen Faktoren auf die Immunfunktionen konzentrierte sich hauptsächlich auf die weißen Blutkörperchen, vor allem, weil man an sie am leichtesten herankommt. Die Erforschung der Vorgänge innerhalb der Thymusdrüse oder der Milz ist schwierig und aufwendig, die Entnahme einer Blutprobe dagegen einfach und schmerzlos. Dank moderner Techniken können Wissenschaftler heute Antikörper auch im Speichel feststellen, eine der am leichtesten zugänglichen Körperflüssigkeiten.

Wissenschaftler messen die Immunfunktion im wesentlichen auf zwei Wegen: Sie bestimmen die Anzahl ausgewählter im Blut schwimmender Zelltypen oder aber deren immunologische Funktionstüchtigkeit.

Die einfachste Methode besteht darin, die Zahl der weißen Blutkörperchen in einer bestimmten Blutmenge zu ermitteln. Allerdings ergibt dies nur einen groben Wert von begrenztem Nutzen. Besser ist, eine spezifische Sorte von weißen Blutkörperchen, zum Beispiel T-Lymphozyten oder natürliche Killerzellen, oder auch bestimmte Antikörper zu zählen. Die biologische und medizinische Bedeutung der Ergebnisse ist jedoch nicht immer klar. Ein zahlenmäßiger Abfall der zirkulierenden Lymphozyten kann unter Umständen nur bedeuten, daß sich die Lymphozyten gehäuft an anderer Stelle des Körpers befinden, wahrscheinlich in der Milz. Es gibt Zeiten, da zirkulieren nur zehn Prozent der Lymphozyten im Blutstrom, während der Rest sich in den Lymphorganen Milz und Lymphknoten konzentriert. Aussagekräftiger ist es, die Anzahl verschiedener gemessener Zelltypen in Relation zu setzen, zum Beispiel Helfer-T-Zellen zu Suppressor-T-Zellen, da unser Immunsystem für einen reibungslosen Ablauf annähernd ausgeglichene Mengenverhältnisse braucht.

Dieser zweite, aufschlußreichere Ansatz beruht auf sogenannten funktionalen Meßkriterien. Anhand dieser läßt sich ablesen, wie gut die verschiedenen Zellen ihre immunologischen Aufgaben erfüllen. Die Erforschung der Auswirkungen von psychischen Faktoren auf unser Immunsystem stützt sich vorwiegend auf zwei dieser funktionalen Meßkriterien, darauf, wie aktiv zum einen Lymphozyten und zum anderen natürliche Killerzellen auf für sie spezifische Reize reagieren. Da beide Meßkriterien von zentraler Bedeutung für diesen Forschungszweig sind, verdienen sie eine nähere Betrachtung.

Wie wir bereits gesehen haben, reagieren Lymphozyten auf Antigene mit Zellvermehrung (Proliferation). Diese Reaktion kann aber auch auf unspezifischem Wege ausgelöst werden (das heißt, ohne daß ein spezifisches Antigen vorhanden ist), und zwar durch chemische, genauer gesagt mitogene Stoffe. Die Funktion der Lymphozyten kann also einfach in einem Reagenzglas überprüft werden, indem man mitogene Stoffe zugibt.[6] Entsprechend stimuliert, werden sich reaktive Lymphozyten eifrig teilen (das ist gut), während nichtreaktive Lymphozyten sich eher lustlos verhalten (das ist gar nicht gut). Sie wissen jetzt, was ich meine, wenn ich im folgenden von der Reaktivität der Lymphozyten spreche.

Die Hauptaufgabe natürlicher Killerzellen besteht in der Beseitigung von mit Viren infizierten Zellen sowie von Krebszellen. Hier liegt die beste Meßmethode darin, zu ermitteln, wie effektiv sie in der Beseitigung geeigneter Zielzellen im Reagenzglas sind. Das Ergebnis gibt Aufschluß über die Aktivität der natürlichen Killerzellen. Dies ist ein häufig angewandtes Meßkriterium, das Ihnen in den nächsten Kapiteln noch wiederholt begegnen wird.[7]

Allerdings sind Lymphozytenreaktivität, Aktivität der natürlichen Killerzellen und die meisten anderen Meßkriterien nicht fehlerfrei, sie gewähren auch nur einen sehr begrenzten Einblick in das komplexe Immunsystem. Wissenschaftler können den Zustand eines individuellen Immunsystems also genausowenig in ein paar Zahlen pressen wie das Verhalten oder den Gemütszustand der betreffenden Person.

Es ist ein ebenso merkwürdiger wie bedauerlicher Umstand, daß sie den Messungen von physikalischen Vorgängen wie Lymphozytenreaktivität oder Aktivität der natürlichen Killerzellen meist mehr Glauben schenken als denen von eher abstrakten Vorgängen wie Denken, Fühlen und Verhalten. Dieses Vorurteil entbehrt jeder rationalen Grundlage, zeigt jedoch die allgemeine Auffassung von Geist und Körper als zwei getrennte Dinge.

Trotz ihres objektiven und präzisen Anscheins sind immunologische Meßkriterien nicht 100prozentig zuverlässig und hängen – zumindest in gewissem Maße – von subjektiver Einschätzung ab. Umgekehrt ist auch das weit verbreitete Vorurteil, psychologische Meßkriterien seien grundsätzlich subjektiv, nicht haltbar. Tatsache ist: Einige sind es, andere nicht. In der experimentellen Psychologie und der Verhaltensforschung sind in den letzten 50 Jahren aussagefähige und zuverlässige Methoden zur Messung von Verhalten, Geisteszuständen und Gefühlen entwickelt worden.[8] Psychologische Meßverfahren sind nicht immer perfekt, aber hinsichtlich der genannten Kriterien sind sie auch nicht besser oder schlechter als immunologische Verfahren. (Und damit schließe ich die Stunde.)

Die Verbindungen zwischen Psyche und Immunität

Wissenschaftler und Ärzte haben das Immunsystem über lange Zeit als eigenständiges System angesehen, das weitgehend unabhängig von Geist und Verhalten arbeitet; ein biologisches Meisterwerk zum Schutz des Körpers gegen alle feindlichen Elemente der Außenwelt. Heute weiß man, daß diese Betrachtungsweise grundlegend falsch ist.

Die drei wesentlichen Steuerungsmechanismen des Körpers, das zentrale Nervensystem (zu dem das Gehirn zählt), das endokrine System (das die Hormone produziert) und das Immunsystem arbeiten nicht isoliert voneinander. Im Gegenteil, sie sind aufs engste miteinander verbunden. Vorgänge im Gehirn können auf vielfältige Weise, u.a. über spezialisierte Nervenbahnen oder chemische Botenstoffe, zu Veränderungen im endokrinen und immunologischen System führen. Die Immunfunktionen können dabei sowohl reduziert als auch gesteigert werden und sich somit auf die Gesundheit auswirken. Das zentrale Nervensystem, das endokrine System und das Immunsystem sind Teile eines integralen Regelmechanismus, der dazu beiträgt, das Überleben und gesunde Funktionieren eines ganzen Organismus sicherzustellen. Der Mensch ist eben mehr als die Summe seiner Teile.

Eine andere Fehlvorstellung geht davon aus, daß die Körperfunktionen hierarchisch funktionieren, also Befehle nur von oben, dem Gehirn, nach unten, zum Körper, gehen. In Wirklichkeit fließen Informationen über die verschiedensten biologischen Wege, die die drei Systeme miteinander verbinden. Vorgänge im Immunsystem können demnach das Gehirn, den Geisteszustand und das Verhalten beeinflussen.

Einige Wissenschaftler haben das Immunsystem mit einem Sinnesorgan verglichen, das über den gesamten Körper verteilt ist und das Gehirn und das endokrine System mit Informationen über internes und externes Geschehen versorgt. Diese Analogie ist biologisch betrachtet durchaus einleuchtend. Das Immunsystem registriert das Vorhandensein von Antigenen und von veränderten körpereigenen Zellen. Es leitet diese Informationen zusammen mit der über seine immunologische Reaktion an das zentrale Nervensystem weiter.

Ein neuer Forschungszweig, der sich mit den komplexen Zusammenhängen zwischen psychischen und emotionalen Faktoren, dem Gehirn, den Hormonen, dem Immunsystem und Krankheiten auseinandersetzt, wird mit dem Zungenbrecher Psychoneuroimmunologie bezeichnet. Im nächsten Kapitel werden wir uns mit einigen Beispielen für die Interaktion von Gehirn und Immunsystem beschäftigen. Doch zuvor sollten wir noch einen Blick auf die Mechanismen dieser Interaktion werfen.

Seit den 80er Jahren haben Psychoneuroimmunologen große Fortschritte beim Verständnis der biologischen Pfade zur gegenseitigen Beeinflussung von Gehirn und Immunsystem erzielt. Es gibt im wesentlichen zwei Arten von Pfaden: die Nervenbahnen, über die elektrische Impulse laufen, und der chemische Weg über Hormone, Neuropeptide und andere Botenstoffe. Die spezifische Natur dieser Mechanismen läßt darauf schließen, daß sie einem bestimmten Zweck dienen, nämlich der Kommunikation zwischen Gehirn und Immunsystem.

Oder anders gesagt, spricht vieles dafür, daß Gehirn und Immunsystem kommunizieren, da sie durch Nervenbahnen fest miteinander verbunden sind. Diese Nervenbahnen tragen u.a. zur Regulierung der Entwicklung, Aktivität und Bewegung der Lymphozyten und anderer Zellen mit immunologischer Funktion bei.

Die Zellen in der Milz, im Knochenmark, in der Thymusdrüse, in den Lymphknoten, den Mandeln und den Därmen sind reichlich mit Nervenenden versehen. Das Knochenmark ist beispielsweise mit dem zentralen Nervensystem über Nerven verbunden, die von den Spinalnerven (zur Wirbelsäule bzw. zum Rückenmark gehörenden) abzweigen und bestimmte Körperpartien versorgen. Weitere mit dem Immunsystem in Verbindung stehende Nervenbahnen erfüllen einen anderen Zweck, beispielsweise indem sie dazu beitragen, die lokale Durchblutung zu regulieren. Einige Nerven sind aber zweifellos dazu da, Informationen zwischen Gehirn und Immunsystem weiterzuleiten. Die Milz ist von einem dichten Nervennetz durchzogen, und mindestens die Hälfte davon überträgt Informationen zwischen Gehirn und Immunsystem.

Der zweite Weg, miteinander zu kommunizieren, führt über chemische Botenstoffe. Das zentrale Nervensystem und das Immunsystem – die beiden großen Steuer- und Informationsspeichersysteme – benutzen über weite Strecken die gleiche umfangreiche chemische Hardware (oder sollte ich lieber sagen: Wetware?). Die enorm große Anzahl bisher entdeckter Botenstoffe läßt die Bedeutung dieses Kommunikationsmittels für den Körper erahnen.

Früher dachte man, Neurotransmitter, Hormone und andere chemische Botenstoffe gebe es nur im Gehirn. Heute weiß man, daß auch das Immunsystem damit arbeitet. Entsprechendes gilt für bestimmte Immunotransmitter, die bisher ausschließlich dem Immunsystem zugeordnet wurden. Man hat entdeckt, daß sie auch im endokrinen und im zentralen Nervensystem wirken. Gehirn und Immunsystem sprechen offensichtlich die gleiche Sprache.

Die Zellen des Immunsystems tragen auf ihrer Oberfläche spezifische biochemische Rezeptoren für Botenstoffe aus dem Gehirn. Lymphozyten beispielsweise reagieren auf eine ganze Reihe von Neuropeptiden, Neurotransmittern und Hormonen, die entweder direkt im zentralen Nervensystem produziert werden oder deren Produktion von dort gesteuert wird. Dazu gehören u.a. Noradrenalin, Kortikoide, Endorphine, Enkephaline, Wachstumshormone, adrenokortikotrope Hormone (ACTH), Prolaktin, die Substanzen P und K, vasoaktive intestinale Peptide (VIP), Angiotensin und Somatostatin. Viele dieser Stoffe gelangen über den Blutstrom zu ihrem Bestimmungsort. Neuropeptide werden von den Nervenenden abgegeben.

Diese chemischen Botenstoffe sind in der Lage, Aspekte der humoralen und zellvermittelten Immunität zu verändern. Ein Beispiel: Das Hormon Noradrenalin, das aus den Nebennieren (durch Stimulation vom Gehirn) und den Nervenenden freigesetzt wird, hat vielfältige Auswirkungen auf das Immunsystem. Noradrenalin kann die Produktion von Antikörpern anregen oder die Teilung der Lymphozyten bremsen und die Zerstörung von infizierten Zellen und Krebszellen verhindern. Die Substanz P, ein anderer Botenstoff, erhöht die Reaktivität von Lymphozyten, steigert die Produktion bestimmter Antikörper und fördert den Transport von Lymphozyten zu Infektionsherden.

In Kapitel 5 werden wir sehen, wie Streß die Freisetzung von Hormonen beeinflußt, u.a. von Kortisol, einem Steroid, das verschiedene Funktionen des Immunsystems unterdrückt. Die streßbedingte Ausschüttung von Kortisol wird vom Hypothalamus, einem Teil des Gehirns, gesteuert. Das Hormon Prolaktin wird ebenfalls im Zusammenhang mit Streß freigesetzt, anders als Kortisol wirkt es jedoch überwiegend stimulierend auf das Immunsystem.

Die chemische Kommunikation zwischen dem zentralen Nervensystem und dem Immunsystem funktioniert ebenfalls in beide Richtungen. Die Zellen des Immunsystems produzieren Neuropeptide, Hormone, ACTH, Endorphine, Enkephaline, VIP, Wachstumshormone etc., die sowohl auf das endokrine System als auch auf das Nervensystem wirken.

Zu den wichtigsten Botenstoffen dieser Kommunikation gehören die Zytokine. Bisher glaubte man, ihre Funktion sei nur auf das Immunsystem beschränkt. Heute weiß man jedoch, daß sie auch innerhalb der beiden anderen Systeme wirksam sind. Wissenschaftler haben entdeckt, daß Zellen in einigen Bereichen des Gehirns und des Nervensystems entweder Zytokine enthalten oder Zytokinrezeptoren auf ihrer Oberfläche aufweisen. Wenn aktivierte Zellen des Immunsystems Zytokine ausschütten, hat das weitreichende Folgen für Nerven, Hormonspiegel und geistigen Zustand des betreffenden Organismus. Zum Beispiel: Bei einer Infektion löst das Zytokin Interleukin-1 (IL-1) über das Gehirn einen langwelligen Schlaf und Appetitverlust aus. In Verbindung mit Interleukin-6 (IL-6) bewirkt es über die Temperaturkontrollzentren im Gehirn Fieber, es reguliert sozusagen den Körperthermostat nach oben. IL-1 und IL-6 führen bei Krankheit dazu, daß man sich heiß und müde fühlt und keinen Hunger verspürt. Zytokine haben aber auch im endokrinen System ihre Aufgaben. Die Zytokine IL-1, IL-2 und IL-6, Interferon-Gamma (IFN-γ) und der Tumornekrosefaktor (TNF) können die Ausschüttung von Hormonen über die Hypophyse und die Nebennieren beeinflussen.

Schon geringe Veränderungen der Hirnstrukturen führen zu entsprechenden Veränderungen im Immunsystem. Dies ist ein weiterer Beweis für die Kommunikation zwischen beiden Systemen. Eine örtlich eng begrenzte Schädigung (Läsion) in einem Teilbereich des Gehirns, wie dem limbischen System, dem Hypothalamus (Teil des Zwischenhirns, das unter dem Hauptteil des Zwischenhirns liegt), dem Hirnstamm oder der Hirnrinde, kann zu ganz bestimmten immunologischen Funktionsstörungen führen. Eine kleine Läsion im vorderen Hypothalamus bewirkt eine verringerte Reaktivität der Lymphozyten, eine verringerte Aktivität der natürlichen Killerzellen und eine verringerte Produktion von Antikörpern, während eine Läsion in den Strukturen des limbischen Systems (*Hippocampus* oder *Corpus amygdaloideum*) die Reaktivität der T-Lymphozyten erhöhen kann. Gehirnläsionen können sogar Einfluß auf Immundefekte haben. Winzige Läsionen im vorderen Hypothalamus beispielsweise verändern das Wachstum von Tumoren sowie allergische Reaktionen. Es steht fest, daß Tiere mit erblich bedingten Defekten in ihrem zentralen Nervensystem anfälliger sind für Immundefekte, wie zum Beispiel Arthritis.

Zum Abschluß noch einmal der wichtigste Punkt, den wir in den folgenden Kapiteln wieder aufgreifen werden: Sowohl die elektrische wie auch die chemische Kommunikation zwischen zentralem Nervensystem und Immunsystem funktionieren in beiden Richtungen. Informationen über den Status des Immunsystems werden an das Gehirn weitergeleitet und beeinflussen damit die Psyche.

Es gibt zahlreiche experimentelle Beweise, daß Veränderungen in der immunologischen Aktivität mit Veränderungen des Hormonspiegels, der Nervenaktivität und der Psyche einhergehen. Experimente haben auch gezeigt, daß elektrische und chemische Aktivitätsmuster im Hypothalamus, im limbischen System und anderen Gehirnregionen an eine veränderte immunologische Aktivität, wie sie im Verlauf einer immunologischen Reaktion auftritt, geknüpft sind. Wenn also die Produktion von Antikörpern als Reaktion auf eine immunologische Herausforderung (Impfung) auf Hochtouren läuft, geschieht dies parallel zu einer veränderten elektrischen Aktivität der Nervenzellen im Hypothalamus und anderen Bereichen des Gehirns. Das menschliche Gehirn scheint, zumindest in einem gewissen Umfang, über die Vorgänge innerhalb des Immunsystems Bescheid zu wissen.

Zusammenfassend läßt sich sagen, daß Psyche und Emotionen die Wahrnehmung der eigenen Gesundheit und damit das Krankheitsverhalten prägen. Im Extremfall fühlt sich der Betroffene vielleicht wie Colin Craven krank und verlangt medizinische Betreuung, obwohl er nicht wirklich krank ist. Ein anderer leugnet wie Henry Earlforward seine Symptome und öffnet so der Krankheit Tür und Tor.

Doch der menschliche Geist verändert nicht nur die Wahrnehmung der Realität: Er verändert die Realität selbst. Er kann die Anfälligkeit für reale physische Erkrankungen erhöhen, indem er Verhaltensänderungen bewirkt oder direkten Einfluß auf die Immunabwehr nimmt, mit der er über elektrische und chemische Kommunikationswege verbunden ist.

Mittels dieser psychischen und biologischen Mechanismen kann der Geist den Körper tatsächlich krank machen.

---

1 *Die Leiden des jungen Werther* ist ein halbautobiographisches Werk, das auf der ebenfalls unerwiderten Liebe von Goethe zu Charlotte Buff basiert. Goethes vielimitierter (und häufig parodierter) Roman wurde in ganz Europa in kürzester Zeit zu einem Bestseller. Sein Inhalt ist künstlerisch immer wieder aufgegriffen worden – in Opern, Gedichten, Theaterstücken, Romanen, Wachsfiguren, Liedern, Porzellanfiguren, Schmuck und Bildern. Es gab sogar ein Parfum *Eau de Werther*.

2 Ein Impfstoff gegen HIV muß mehrere Kriterien erfüllen, wenn er weltweit einsetzbar sein soll. Neben einem lebenslangen Immunschutz gegen den Virus mit einer einzigen Impfung muß das Serum preiswert, gut verabreichbar (vorzugsweise oral), sicher, klimabeständig und wirksam gegen alle HIV-Stämme sein. Das alles ist ziemlich viel verlangt.

[3] *Im Dunkeln* enthält noch eine Reihe weiterer sehr bezeichnender Episoden, wie auch ein gutes Beispiel für eine emotional bedingte Erkrankung. Obwohl Sue Juda liebt, heiratet sie einen wesentlich älteren Mann, den Schulmeister Phillotson. Sie weigert sich jedoch, mit ihm zu schlafen, so daß der unglückliche Mann sie schließlich ziehen läßt, um ihr ein gemeinsames Leben mit Juda zu ermöglichen. Es kommt zu einem großen Skandal. Eine aufgebrachte Menschenmenge versammelt sich und verurteilt Phillotsons Entscheidung:

> »Als er das blutüberströmte Gesicht des Pfarrers sah, beklagte Phillotson beinahe stöhnend die widrigen, entwürdigenden Umstände und bereute bitter, daß er nicht zurückgetreten war, als man ihn dazu aufgefordert hatte. Er kam so krank nach Hause, daß er tags darauf das Bett nicht verlassen konnte.«

Im weiteren Verlauf der Geschichte erleben Juda und Sue eine wahre Katastrophe. Der »kleine Gnom«, Judas schwermütiger Sohn aus erster Ehe, tötet die beiden gemeinsamen Kinder von Sue und Juda und erhängt sich anschließend. Zu dieser Zeit ist Sue hochschwanger. Der Schock über diese Tat läßt ihre Wehen vorzeitig einsetzen, und Sue erleidet eine Fehlgeburt. Auch mit der Figur des Giles Winterborne erschafft Hardy in *Die Woodlanders* eine Gestalt, die sich selbst vorzeitig ins Grab bringt. Giles liegt krank in seiner Hütte im Wald, als Grace, seine frühere Liebe, dort vor dem Wetter Schutz sucht. Sie ist nun die Frau eines anderen und Giles Stoizismus und extremer Anstand lassen ihn darauf bestehen, daß sie in der Hütte bleibt, während er draußen jämmerlich ungeschützt schläft. Ein Sturm wütet, und Giles bekommt Fieber. Obwohl Grace ihn mehrfach bittet, doch die Hütte mir ihr zu teilen, lehnt er ab. Giles fällt schließlich ins Delirium und stirbt – ein Opfer seiner passiven und resignativen Persönlichkeit und seiner rigiden Moralvorstellungen.

[4] *B*-Lymphozyten (auch B-Zellen genannt) heißen so, weil sie vom Knochenmark (englisch: *b*one marrow) gebildet werden und sich dort entwickeln. (Bei Vögeln reifen sie in einem anderen Organ heran, das durch einen etymologischen Glücksfall *B*ursa heißt.) *T*-Lymphozyten entstehen in einem drüsenartigen Gebilde hinter dem Brustbein (*T*hymus) und sammeln sich vorwiegend in der Milz und in den Lymphknoten. Etwa 80 Prozent der zirkulierenden Lymphozyten sind T-Lymphozyten und nur etwa 10-15 Prozent B-Lymphozyten. Der Rest wird u.a. von natürlichen Killerzellen gebildet. T-Lymphozyten wiederum werden in zwei Gruppen unterteilt: zum einen in CD4-Zellen (auch bekannt als T4- oder

Helferzellen), zu denen auch Helfer-Induktor-T-Zellen und Suppressor-T-Zellen gehören, und zum anderen in CD8-Zellen (manchmal auch als T8-Zellen, Suppressorzellen oder zytotoxische Zellen bezeichnet), zu denen auch zytotoxische T-Zellen und Suppressor-T-Zellen gehören. Sind Sie jetzt etwa verwirrt?

5 Immunoglobuline (Ig) sind überwiegend in fünf Untergruppen aufgeteilt, die (nicht sehr hilfreich) IgG, IgA, IgM, IgD und IgE genannt werden. Sie haben unterschiedliche Aufgaben. IgG, das wichtigste Immunoglobulin im Blut, ist eine der entscheidenden Waffen des Körpers im Kampf gegen bakterielle Infektionen. IgA kommt in den Schleimhautsekreten wie Speichel und Tränenflüssigkeit vor. IgM hilft bei der Infektabwehr, indem es die Bakterien entweder zerstört oder aneinander heftet. IgE spielt bei allergischen Reaktionen eine Rolle. Die Bedeutung von IgD ist noch nicht restlos geklärt, man nimmt aber an, daß es eine Rezeptorfunktion auf der Oberfläche von Lymphozyten hat.

6 Die zur Feststellung der Reaktivität von Lymphozyten am häufigsten eingesetzten mitogenen Substanzen sind Phytagglutinin (PHA), Concanavalin A (ConA) und Kermesbeere (PWM von englisch: pokeweed mitogen). PHA und ConA stimulieren die T-Lymphozyten. PWM stimuliert sowohl B- als auch T-Lymphozyten.

7 Ein Großteil der Forschung in der Psychoneuroimmunologie konzentriert sich auf Lymphozyten und natürliche Killerzellen. Mittlerweile ist aber bekannt, daß auch Monozyten/Makrophagen eine Rolle bei den psychischen Auswirkungen auf das Immunsystem spielen.

8 Eine Einführung in das Messen von Verhaltensweisen geben P. Martin und P. Bateson in *Measuring Behaviour*, 2. Auflage, Cambridge University Press, 1993.

4

GEIST UND IMMUNITÄT

»Voll Schroffen ist der Geist, Abstürzen,
jachen nackt, nie-erklaftert, graß! Mag sie verlachen,
wer nie dort hing.«

Gerard Manley Hopkins, *Abgründe* (1885)

Der menschliche Körper ist mit psychischen und biologischen Mechanismen ausgerüstet, die es dem Gehirn und
dem Immunsystem ermöglichen, untereinander zu kommunizieren. Wie funktionieren nun diese Mechanismen in der
Praxis? In diesem Kapitel werden wir sehen, wie sich Gehirn und Immunsystem gegenseitig beeinflussen und daß
sich Veränderungen in dem einen System auf das andere
auswirken. Wir werden uns auch mit dem erstaunlichen
Phänomen der immunologischen Konditionierung befassen, die das Immunsystem veranlaßt, auf rein psychische
Reize zu reagieren. Wir werden die eigenartigen Verbindungen zwischen Linkshändigkeit, Lernstörungen während
der Entwicklung und Immundefekten kennenlernen. Und
schließlich werden wir am Beispiel einer Infektion durch
den Herpesvirus das Zusammenwirken von Geist, Körper
und Gesundheit genauer untersuchen.

Wie wirkt der Geist auf das Immunsystem?

Beginnen wir mit der grundlegendsten aller psychoneuro-immunologischen Fragen: Welche Auswirkungen haben psychische Faktoren tatsächlich auf das Immunsystem?

Der wahrscheinlich allererste Bericht über ein psycho-neuroimmunologisches Phänomen erschien 1919, als ein japanischer Wissenschaftler mit Namen Ishigami die Ergebnisse seiner Studie über Tuberkulose bei Schulkindern veröffentlichte. Ishigami hatte beobachtet, daß ein Anstieg der Tuberkulose mit Zeiten »großer seelischer Aufregung« bei Lehrern und Schülern zusammenfiel. Er benutzte ein grobes immunologisches Meßkriterium (nämlich die Fähigkeit der weißen Blutkörperchen, Bakterien zu zerstören) und stellte eine Verbindung zwischen vermehrten Krankheitsfällen und dem Rückgang immunologischer Funktionen fest. Der Wissenschaftler schloß daraus, daß emotionaler Streß für diesen Rückgang und damit auch für den Anstieg der Tuberkulosefälle verantwortlich war.

Seit jener Zeit und verstärkt seit den 80er Jahren haben andere Wissenschaftler zahllose Beweise dafür gefunden, daß psychische und emotionale Faktoren das menschliche und tierische Immunsystem und damit die Gesundheit beeinflussen.[1] Lassen Sie uns im folgenden ein paar Beispiele betrachten.

Trauer und nukleare Katastrophen

Der Verlust des Ehe- oder Lebenspartners zählt zu den schlimmsten Ereignissen im Leben eines Menschen. Leider geschieht das recht häufig. Allein in den USA trifft es jedes Jahr 800 000 Menschen. Im Alter von 65 Jahren sind mehr als 50 Prozent aller amerikanischen Frauen mindestens einmal verwitwet.

Trauer erhöht das Sterbe- und Krankheitsrisiko für den überlebenden Partner beträchtlich, vor allem, wenn es sich um einen Mann handelt: Männer zwischen 20 und 30 Jahren, die ihre Partnerin verlieren, haben eine 17mal höhere Mortalität als verheiratete Männer gleichen Alters. Und dies nicht nur unmittelbar nach dem Tod der Partnerin, sondern noch über einige Jahre später.

Eine Erklärung dafür könnte in der Veränderung ihres Immunsystems liegen, dessen Funktionen sich meßbar reduzieren, wie eine ganze Reihe von Untersuchungen ergeben hat.

In einer der ersten Studien zu diesem Phänomen nahmen Wissenschaftler 1970 an der Universität von New South Wales in Australien Blutproben von Personen, die kurz zuvor ihren Partner bzw. ihre Partnerin verloren hatten, und maßen die Reaktivität der Lymphozyten auf mitogene Substanzen. Die Ergebnisse wurden mit den Werten nichttrauernder Personen verglichen, die im Hinblick auf Alter, Geschlecht und weitere relevante Faktoren mit der ersten Gruppe vergleichbar waren. Noch mehrere Wochen nach dem Verlust waren die T-Lymphozyten der Trauernden deutlich weniger reaktiv.

Ähnliche Resultate ergab eine prospektive Studie zur Untersuchung der Immunfunktion von Männern, deren Frauen an Brustkrebs im Endstadium litten. In den Wochen unmittelbar nach dem Tod der Ehefrau waren die Lymphozyten vergleichsweise weniger reaktiv. In der Mehrheit der Fälle kehrte die normale Funktion schließlich wieder zurück, doch einige Männer wiesen noch ein Jahr später eine reduzierte Immunfunktion auf. Die veränderte Lymphozytenreaktivität kann jedoch nicht einfach als Nebeneffekt eines veränderten Verhaltens abgetan werden, das möglicherweise ebenfalls Folge des Verlustes war und sich in verstärktem Rauchen, Schlafstörungen oder falscher Ernährung zeigte.

Verlust und Trauer führten auch bei Frauen, die ihren Mann innerhalb der vorangegangenen Monate durch Lungenkrebs verloren hatten oder deren Mann sich im Endstadium von Lungenkrebs befand, nachweislich zu einer verminderten Aktivität der natürlichen Killerzellen.

Der Tod des Partners bzw. der Partnerin ist bekanntlich nicht der einzige Weg, auf dem Ehen oder langjährige Beziehungen enden. Scheidung oder Trennung kann ebenfalls zu gesundheitlichen Beeinträchtigungen auf beiden Seiten führen. Die Gesundheitsrisiken sind hier sogar noch gravierender als bei Tod des Partners.

Streß im Zusammenhang mit dem Verlust des Partners bzw. der Partnerin ist so alt wie die Menschheit. Das 20. Jahrhundert aber hat neue Ängste geschaffen, zum Beispiel die ständige Furcht vor Verstrahlung nach einem atomaren Unfall. Bedauerlicherweise gab es inzwischen genügend Gelegenheiten, dieses Phänomen gut zu dokumentieren. In einer der detailliertesten wissenschaftlichen Studien über chronischen Streß wurden Menschen untersucht, die in der Nähe des beschädigten Atomkraftwerkes auf Three Mile Island in Pennsylvania lebten.

Am 28. März 1979 ereignete sich im dortigen Reaktor ein schwerer Störfall. Zum Glück konnte der Schaden unter Kontrolle gebracht werden, so daß keine nennenswerte Strahlung austrat. Dennoch löste der Unfall große Ängste und Unruhe bei den Menschen der Umgebung aus. Unmittelbar danach herrschten Panik und Verwirrung; eine Flut von Berichten in den Medien schürte die Angst, daß der Reaktorkern schmelzen und es zu massiver Strahlung kommen könne. Selbst nachdem die akute Krise überwunden war, wurden die Anwohner Zeugen langfristiger Aufräumarbeiten und waren sich der Gefahr bewußt, die nach wie vor von dem Reaktor ausging. Angst und Streß begleiteten sie noch jahrelang.

Sechs Jahre nach dem Unfall maßen amerikanische Forscher die Immunfunktionen der Menschen, die innerhalb eines Radius von rund acht Kilometern um den beschädigten Reaktor wohnten. Verglichen mit einer Kontrollgruppe von weiter entfernt lebenden, wiesen alle Personen der ersten Gruppe ein erheblich in seiner Funktion beeinträchtigtes Immunsystem auf. Um genau zu sein: Sie hatten weniger B-Lymphozyten, weniger natürliche Killerzellen und weniger Suppressorzellen/zytotoxische T-Lymphozyten im Blut sowie eine reduzierte Immunabwehr gegen latent vorhandene Herpesviren. Und um das Ganze abzurunden: Bei allen konnten mehr Angst und Streß, höherer Blutdruck, eine höhere durchschnittliche Herzfrequenz und höhere Blutspiegel der Streßhormone Adrenalin, Noradrenalin und Kortisol nachgewiesen werden.

Der Störfall auf Three Mile Island zeigte sehr deutlich, daß – unabhängig von einer gefährlichen Strahlung – der mit einem solchen Ereignis einhergehende psychische Streß sich sehr wohl gravierend auf die geistige und körperliche Gesundheit auswirkt. Eine weitere allgemeine Schlußfolgerung aus dieser und ähnlichen Studien ist, daß sich das Immunsystem nicht immer langanhaltendem Streß anpaßt. Langanhaltender Streß kann zu langanhaltenden Störungen des Immunsystems führen und sich daher auf die Krankheitsinzidenz auswirken.

So entdeckte drei Jahre nach dem Störfall eine Gruppe von Forschern an der Universität von Columbia ungewöhnlich viele Krebsfälle bei der örtlichen Bevölkerung. 1982 lag hier die Inzidenz aller Krebserkrankungen rund 50 Prozent über dem sonst üblichen Durchschnitt. Anschließend sank die Krebsrate wieder, bis sie 1985 sogar unter dem Durchschnitt lag. Währenddessen war die Krebsinzidenz bei den entfernter wohnenden Menschen der Kontrollgruppe gleich geblieben. Was war passiert?

Eine Runde großer Geister sollte diese Frage klären. Man vermutete unterschwellige psychische Prozesse hinter dem Geschehen. Alles wies darauf hin, daß die Häufung der Krebsfälle wahrscheinlich keine Folge der aus dem Reaktor entwichenen Strahlung war. Diese war nachweislich zu gering, um hier einen meßbaren Anstieg verursacht haben zu können. Es gab auch keine Überschneidungen von Gebieten mit ausgetretener Strahlung und solchen mit gehäuften Erkrankungen. Die Wissenschaftler waren sich einig, daß die erhöhte Krebsrate um Three Mile Island nicht unmittelbar auf die Strahlung zurückgeführt werden konnte.

Es hatte viel eher den Anschein, als hänge sie mit dem hohen psychischen Streß der Anwohner zusammen. Psychologische Studien bestätigten, daß Streß und Angst der Bewohner um so größer waren, je näher sie am Reaktor wohnten.

Psychischer Streß hätte den Anstieg der Krebserkrankungen auf zwei unterschiedliche Arten bewirken können. Zum einen waren die Bewohner von den Medien mit Beiträgen über die möglicherweise schwerwiegenden Gesundheitsschäden bombardiert worden. Folglich wurden sie immer besorgter, einerseits ganz allgemein und andererseits besonders im Zusammenhang mit der Gefahr durch strahleninduzierte Krebsarten. Wahrscheinlich achteten sie deshalb verstärkt auf sich, vor allem auf etwaige Anzeichen von Krebs. Und wenn sie welche entdeckt zu haben glaubten, suchten sie früher einen Arzt auf als weniger um ihre Gesundheit besorgte Menschen. Das würde auch erklären, warum die Inzidenz zunächst anstieg und dann unter den historischen Durchschnitt fiel. Über einen sehr langen Zeitraum war die Krebsinzidenz konstant geblieben. In den Jahren nach dem Störfall wurden Krebserkrankungen jedoch in einem früheren Stadium diagnostiziert – daher der Anstieg.

Wenn diese Hypothese stimmt, hätte der Unfall auf Three Mile Island sogar dazu beigetragen, einigen das Leben zu retten, deren Krebsleiden sonst möglicherweise lange unentdeckt fortgeschritten wäre.

Ein zweiter und direkterer Weg, auf dem den der Störfall die Krebsinzidenz beeinflußt haben könnte, führt über streßbedingte Veränderungen der Immunfunktion. Der anhaltende Streß aufgrund der vom beschädigten Reaktor ausgehenden Gefahren könnte die Immunfunktion beeinträchtigt und zu einer höheren Anfälligkeit für Krebserkrankungen bei den Anwohnern geführt haben oder – was plausibler ist – das Wachstum bereits vorhandener Tumoren im Frühstadium beschleunigt haben.

Der Störfall auf Three Mile Island erwies sich jedoch noch als harmlos im Vergleich zu dem, der sich sieben Jahre später in der Ukraine ereignete. Die atomare Katastrophe im April 1986 in Tschernobyl führte zum Austritt großer Mengen radioaktiver Strahlung. Viele tausend Quadratkilometer wurden verseucht und zahllose Menschen hohen Dosen gefährlicher Strahlung ausgesetzt. Hunderte kostete es das Leben. Streß verschlimmerte die ohnehin dramatische Situation noch. Der offizielle wissenschaftliche Bericht, der für die Internationale Atomenergiebehörde der Vereinten Nationen erstellt wurde, beschreibt extrem hohen Streß auch außerhalb der verseuchten Gebiete.

Zu einem weiteren atomaren Unfall von allerdings geringeren psychischen und physischen Auswirkungen als in Tschernobyl kam es im darauffolgenden Jahr in Brasilien. Im September 1987 stahl ein ahnungsloser Dieb 20 Gramm des hoch radioaktiven Isotops Cäsium-137 aus einem stillgelegten Krankenhaus in Goiana, einer Stadt im Zentrum des Landes. Bevor der Dieb erwischt wurde, war das seltsame, im Dunkeln leuchtende Material bereits in seiner Nachbarschaft herumgereicht worden. Die tragische Folge: 118 Menschen wurden mit dem Cäsium verstrahlt, von denen vier unmittelbar an den Strahlenfolgen starben. Ähnlich wie im Fall Tschernobyl, fürchtete nun die gesamte Anwohnerschaft, ebenfalls der Strahlung ausgesetzt gewesen zu sein.

Als die brasilianischen Behörden schließlich herausgefunden hatten, was geschehen war, veranlaßten sie die Entseuchung des Gebietes. Ganze Häuser und Bäume wurden weggeschafft und die obersten Erdschichten in Lastwagen abtransportiert. Da mehr als 40 Tonnen schwach verstrahlten Abfalls nun irgendwo gelagert werden mußten, schaffte man sie schließlich in die Nähe der Stadt Abadia und ließ den Platz von bewaffneten Kräften sichern. Die Deponie lag nur etwa eineinhalb Kilometer von der nächsten Wohnsiedlung entfernt.

In Abadia wie zuvor in Three Mile Island litt die Bevölkerung zwar nicht unter einer direkten Strahlenbelastung, lebte jedoch beständig in der Furcht davor, falls etwas schiefgehen sollte. Die Menschen in Goiana dagegen *waren* der Strahlung ausgesetzt gewesen und hatten Angst vor möglichen Folgen. Außerdem gab es so gut wie gar nichts, was man hätte tun können, um die Situation zu verbessern.

Dreieinhalb Jahre später untersuchten Wissenschaftler die Auswirkungen des Vorfalls auf die Bevölkerung in Goiana und Abadia. Ihre Ergebnisse offenbarten erhebliche und langfristige Effekte.

Bewohner von Goiana, die bei dem Vorfall unmittelbar der Strahlung ausgesetzt gewesen waren, litten noch immer unter den physischen und psychischen Folgen des Traumas. Ihr Blutdruck war erhöht, sie wiesen hohe Hormonspiegel an Adrenalin und Noradrenalin (beides Streßindikatoren) auf, litten unter Herzrasen und überdurchschnittlich häufig an Magen-Darm-Problemen und anderen körperlichen Beschwerden. Auch ihre geistige Gesundheit war beeinträchtigt, sie klagten über permanente Angstgefühle und Schwierigkeiten, sich zu konzentrieren oder Entscheidungen zu treffen.

Nicht all diese Symptome ließen sich durch die unmittelbare Strahlenbelastung erklären, vielmehr schien der psychologische Aspekt des Unfalls dabei eine Rolle zu spielen.

Diese Sicht der Dinge erwuchs aus den Erkenntnissen der Forscher über die Anwohner nahe des Lagers mit radioaktiv verseuchtem Abfall in Abadia. Obwohl diese keiner direkten Strahlung ausgesetzt gewesen waren, zeigten sie ähnliche Symptome wie die Einwohner von Goiana. Zum Teil ging es ihnen sogar noch schlechter. Viele der Beschwerden schienen also eher psychisch als physisch beeinflußt zu sein.

Raumfahrt, Prüfungen und andere Unannehmlichkeiten

Gefahr und Ungewißheit können sogar die Immunfunktionen durchtrainierter und hochmotivierter Menschen beeinträchtigen, die Streß freiwillig auf sich nehmen. Seit den Anfangstagen der bemannten Raumfahrt ist bekannt, daß unter Umständen schon ein sehr kurzer Flug die Immunfunktionen dämpft und das Infektionsrisiko erhöht. Astronauten weisen bestimmte streßbedingte Veränderungen in ihren weißen Blutkörperchen auf, wie zum Beispiel eine stark reduzierte Anzahl und Reaktivität der Lymphozyten.

Die immunologischen Konsequenzen einer anderen, auch eher ungewöhnlichen Streßsituation haben norwegische Wissenschaftler an der Universität Bergen untersucht. Sie maßen Veränderungen im Immunsystem von Männern, die lernen mußten, eine Bohrinsel zu räumen. Teil des Trainings war es, einen 20 Meter hohen Turm zu erklettern und sich in ein Rettungsboot einzuschließen, das um 35 Grad gekippt wurde, bevor man es im freien Fall von über 20 Metern zu Wasser ließ. Diese Übung wurde an vier aufeinanderfolgenden Tagen wiederholt. Keiner der Teilnehmer hatte zuvor etwas Ähnliches gemacht, und alle empfanden es sowohl unangenehm als auch stressig.

In einem verschlossenen Rettungsboot aus großer Höhe ins Meer zu stürzen führte bei den Männern zu einer Reihe von Veränderungen in den Hormonspiegeln und im Immunsystem. Die Wissenschaftler maßen eine Zunahme der Streßhormone (Kortisol und Prolaktin) und einen Anstieg von zwei immunologischen Indizes (die Konzentration des Immunoglobulins IgM und die komplementäre Komponente C3 im Blut). Am vierten Tag hatten sich die Männer allmählich an die Übung gewöhnt, so daß ihre biologische Reaktion nicht mehr so ausgeprägt war.

An diesem Beispiel fällt auf, daß die kurze Streßsituation eine Erhöhung und nicht eine Reduzierung der Immunfunktionen auslöste. Meist wird jedoch die immunsuppressive Wirkung von Streß hervorgehoben. Hier hingegen zeigt sich, daß kurzfristiger Streß die Immunfunktion sogar verstärken kann. Streß ist also nicht nur schädlich. Aber dazu mehr im nächsten Kapitel.

Psychischer Streß braucht keineswegs von so gravierenden Situationen wie Trauer um den Verlust des Partners oder den körperlichen Gefahren des Raumfluges auszugehen, um sich auf das Immunsystem auszuwirken. Selbst eine alltägliche Erfahrung wie das Ablegen eines Examens kann dafür ausreichen.

Wir alle wissen, daß Prüfungen äußerst unangenehm sind, und fast jeder kennt Geschichten von Betroffenen, die deshalb krank geworden sind. Wissenschaftler finden in Examen eine vorhersagbare, ethisch unproblematische und auf natürliche Weise immer wiederkehrende Quelle von psychischem Streß und in Studenten willige Probanden. So ist es nicht erstaunlich, daß viele Studien über Examensstreß mit Medizinstudenten durchgeführt wurden. Die Informationen, die man aus ihren Blutproben bezog, ergaben jeweils einen Einbruch der humoralen und zellvermittelten Immunität um die Zeit des Examens herum.

In einer Reihe aufeinanderfolgender psychoneuroimmunologischer Studien maßen Janice Kiecolt-Glaser, Ronald Glaser und ihre Kollegen an der Universität von Ohio die Immunfunktionen von Medizinstudenten vor, während und nach deren Abschlußexamen. Ihre Meßergebnisse belegten, daß der Examensstreß eine Reihe von Veränderungen der immunologischen Funktionen bewirkt.

Sowohl die Zahl als auch die immunologische Aktivität der natürlichen Killerzellen sank während des Examens signifikant, verglichen mit einen Monat vor den Prüfungen ermittelten Werten. Die Reaktivität der Lymphozyten gegenüber mitogenen Substanzen und Viren war deutlich vermindert, auch die Fähigkeit der T-Lymphozyten, mit Viren infizierte Zellen zu zerstören, ebenso wie die immunologische Kontrolle über drei Arten von Herpesviren und die primäre Antikörperbildung nach einer Impfung. Die Produktion des Zytokins Interferon-Gamma (IFN-γ) fiel während des Examens um einen Faktor von 25. Die Menge und das zahlenmäßige Verhältnis verschiedener T-Lymphozyten sowie die Schutzreaktion der weißen Blutkörperchen nach Bestrahlung mit Gammastrahlen änderten sich. Es kam sogar zu Veränderungen auf genetischer Ebene: Verschiedene Gene in den weißen Blutkörperchen der Studenten waren in der Examenszeit weniger aktiv, darunter auch das für das Zytokin IL-2 (einem wichtigen immunologischen Botenstoff) verantwortliche Gen. Es gab keinerlei Hinweis darauf, daß all diese Abweichungen lediglich auf veränderte Eß- und Schlafgewohnheiten zurückzuführen waren.

Parallel zu den Immunfunktionen änderte sich auch die Einschätzung der eigenen Gesundheit bei den Studenten. Wie erwartet, klagten sie in der Examensphase mehr über Streß und verschiedene Beschwerden (vor allem geringfügige Infektionen der Atemwege) als zu anderen Zeiten.

Wenn Sie an eigene Examen zurückdenken, wird Ihnen mit Sicherheit auffallen, daß Streß und Angst nicht erst zu Prüfungsbeginn plötzlich auftauchten. Sie waren mindestens schon ein paar Tage zuvor aufgeregt. Dieser Erfahrung entsprechen die Ergebnisse einer anderen Studie, die den Rückgang der Immunfunktionen schon in den Tagen kurz vor dem Examen feststellte und sie mit zunehmender Prüfungsangst in Verbindung brachte. Die Reaktivität der Lymphozyten und ihre Antikörperproduktion ließen bei Psychiatriestudenten etwa zwei Wochen vor einer entscheidenden Prüfung signifikant nach, waren aber ein paar Wochen später wieder völlig normal.

Vermutete Reaktionen des Körpers wie diese verdeutlichen ein allgemeines Prinzip: Allein das Denken an oder das Nachdenken über etwas Unangenehmes kann für den Körper Streß bedeuten. Dabei ist es unerheblich, ob das Ereignis in der Vergangenheit oder der Zukunft liegt, man sich also an ein früheres Trauma erinnert oder eine bevorstehende Katastrophe gespannt erwartet. Experimente im Labor, bei denen die Probanden gebeten wurden, sich einen schrecklichen Vorfall ins Gedächtnis zu rufen, bestätigten, daß allein die Erinnerung für ein kurzzeitiges Absinken der Immunfunktionen ausreichte.

Das menschliche Gedächtnis und bewußtes Denken haben die zweideutige Eigenschaft, den Zeitrahmen für mögliche Auswirkungen psychischer und emotionaler Faktoren auf das Immunsystem enorm auszudehnen. Diese Fähigkeit hat großen Nutzen für unser Überleben, ebenso die Fähigkeit, vorauszuplanen, aus Fehlern zu lernen und Schaden abzuwenden, aber sie hat auch ihre Schattenseiten. Anders als bei Lebewesen, die sich ihrer Vergangenheit und Zukunft nicht bewußt sind, wird das Immunsystem des Menschen auf diese Weise anfälliger für emotionale und psychische Einflüsse.

Während der Examensstreß nur von kurzer Dauer ist, ziehen sich andere Formen von Streß, wie Arbeitslosigkeit oder eine unglückliche Ehe, möglicherweise über Jahre hin. Kurzfristiger (akuter) Streß und langfristiger (chronischer) Streß unterscheiden sich in ihren gesundheitlichen Auswirkungen. Um die Wirkung von chronischem Streß und die menschliche Anpassungsfähigkeit daran zu erforschen, untersuchten Janice Kiecolt-Glaser und ihre Kollegen Personen, die ihre an Alzheimer leidenden Partner oder Angehörigen pflegten. Alzheimer ist eine langsam fortschreitende zerstörerische Krankheit, die sich bis über 20 Jahre hinziehen kann. Im Verlauf dieser Zeit wird der Kranke immer abhängiger, und seine Pflege stellt wachsende physische und emotionale Anforderungen. Es ist allgemein bekannt, daß davon Betroffene ein höheres Risiko tragen, selbst körperlich und geistig zu erkranken. Wie wirkt solcher Streß auf das Immunsystem?

Die Gruppe um Kiecolt-Glaser fand ganz erhebliche Beeinträchtigungen bei Personen, die rund um die Uhr für ihre Angehörigen sorgten. Sie hatten weniger T-Lymphozyten im Blut, eine schlechtere immunologische Kontrolle über latent vorhandene Herpesviren, und ihre natürlichen Killerzellen reagierten schwächer auf eine Zytokinstimulation. Alle neigten vermehrt zu körperlichen Erkrankungen (hauptsächlich der Atemwege), zu Ängsten und Depressionen. Die Pflegepersonen mit der geringsten Unterstützung in ihrem Umfeld und solche, die durch den geistigen Verfall des Partners emotional am stärksten beansprucht wurden, zeigten auch die stärkste Beeinträchtigung in ihren Immunfunktionen.

Derartige Verbindungen zwischen psychischem Streß und veränderten Immunfunktionen finden sich aber nicht nur beim Menschen, sondern auch bei zahlreichen anderen Spezies. Eine Reihe von Streßformen, wie zu viele Körper auf engem Raum, Manipulationen durch Menschen, Lärm oder Einschränkung der Bewegungsfreiheit, führt auch bei Tieren zu verminderter humoraler und zellvermittelter Immunität. Werden Mäuse oder Ratten wiederholt in ihrer Bewegungsfreiheit eingeschränkt, so zeigt sich ein deutlicher Rückgang ihrer Entzündungsreaktionen und der zellvermittelten Immunität bei Virusinfektionen sowie eine verzögerte Antikörperbildung. Unter Streß konnten bei ihnen eine verminderte Reaktivität der Lymphozyten, eine geringere Aktivität der natürlichen Killerzellen, eine schlechtere Antikörperbildung bei neuen Antigenen und geringere Spiegel von Zytokinen (IL-2 und IFN-γ) nachgewiesen werden.

Doch zurück zum Menschen. Erstaunlich an den Forschungsergebnissen ist, daß selbst alltägliche Situationen, nicht vergleichbar mit dem Verlust eines Partners, sich bereits meßbar auf das Immunsystem auswirken. Laborexperimente mit Freiwilligen haben ergeben, daß sogar etwas so Banales wie das Lösen einer schwierigen Aufgabe, was nicht mehr als eine halbe Stunde in Anspruch nimmt, bereits zum Absinken der Lymphozytenreaktivität und der Anzahl der zirkulierenden weißen Blutkörperchen führen kann. Die Verbindung zwischen Geist und Immunsystem wird damit sogar im Kleinen deutlich.

Mittlerweile häufen sich die Hinweise aus der psychoneuroimmunologischen Forschung, daß schon geringfügigere Streßereignisse und Ärgernisse in unserem Alltag zu einer ganzen Reihe von immunologischen Veränderungen bei ansonsten gesunden Menschen führen. Eine Studie entdeckte beispielsweise einen Zusammenhang zwischen der täglich wechselnden Anzahl des Immunoglobulins IgA im Speichel der Probanden und ihren ebenfalls wechselnden Stimmungen. Der IgA-Spiegel war an den Tagen höher, wo die einzelnen in guter Stimmung waren, bzw. umgekehrt. Forschungen an der Universität von Pennsylvania bestätigten, daß die Immunfunktionen gesunder Menschen ohne geistige oder körperliche Beeinträchtigungen bereits durch die täglichen Sorgen beeinflußt wurden. In einer Gruppe gesunder, durchschnittlich zufriedener und allem Anschein nach recht ausgeglichener Studenten erreichten diejenigen mit einer eher ängstlichen Natur geringere Werte bei zwei Indizes der immunologischen Funktionen (Lymphozytenreaktivität und Blutspiegel von IL-1). Das Ganze klingt allmählich beunruhigend, finden Sie nicht?

Die Bedeutung dieser Erkenntnisse

Die Beweise für einen Zusammenhang zwischen psychischen Faktoren und Immunsystem scheinen überwältigend, zumal die obigen Beispiele sozusagen nur die Spitze des Eisbergs darstellen. Doch bevor wir uns zu weit vorwagen, sollten wir einer Frage nachgehen, die häufig von Skeptikern gestellt wird. Psychisch bedingte Veränderungen mögen durchaus existieren, aber haben sie einen nachweisbaren Einfluß auf die Gesundheit? Oder in der Sprache der Mediziner: Sind die Auswirkungen psychischer Faktoren auf die Immunfunktionen *klinisch* signifikant (im Gegensatz zu statistisch signifikant)?

Ohne Zweifel führt ein beträchtlich gestörtes Immunsystem unweigerlich zu Erkrankungen. Aids ist ein aktuelles Beispiel. Doch verminderte Immunfunktionen im Zusammenhang mit psychischen und emotionalen Faktoren sind oft von geringer Größenordnung, und so bleibt unklar, ob sie sich wesentlich auf die Gesundheit auswirken. Schwächere Indizes der Immunfunktionen sind kein untrügliches Zeichen für eine bevorstehende Krankheit.

Einen Virus als einzigen Grund für eine Erkrankung anzunehmen, wäre ebenso stark vereinfachend, wie dies von immunologischen Veränderungen zu denken. Erkrankungen haben viele Ursachen. Zwei Menschen können identische Veränderungen in ihrem Immunsystem aufweisen; doch was bei dem einen schließlich zur Krankheit führt, hat auf den anderen vielleicht keinerlei Wirkung. Veränderungen im Immunsystem durch psychische Faktoren entfalten bei älteren oder bereits kranken Personen häufig größere Wirkung als bei widerstandsfähigen jungen Menschen.

Dieser Einschränkung müssen wir uns stets bewußt sein, damit wir nicht Gefahr laufen, vorschnell der einen oder der anderen Theorie anzuhängen. Doch die Schlußfolgerung, daß Psyche, Immunsystem und Gesundheit aufeinander wirken, wird durch die große Zahl von Beweisen untermauert. Viele der immunologischen Indizes, die sich bei psychischem Streß ändern, spielen auch bei Krankheiten eine Rolle. So wird beispielsweise die reduzierte Aktivität der natürlichen Killerzellen mit Verschlechterungen bei bestimmten Krankheitsprozessen in Verbindung gebracht, u.a. bei Virusinfektionen, Autoimmunkrankheiten und einigen Krebsarten. Anhaltend niedrige Werte bei der Aktivität der natürlichen Killerzellen bedeuten häufige Infektionen. Und auch die reduzierte Reaktivität der Lymphozyten steht offenbar in Zusammenhang mit Gesundheitsproblemen und Mortalität.

Weit überzeugendere Beweise liefern die zunehmend komplexen psychoneuroimmunologischen Studien, die alle drei Elemente in Beziehung zueinander setzen und belegen, daß psychische Faktoren Auswirkungen auf das Immunsystem und dadurch auf die Gesundheit haben. Wir werden uns später noch eingehend damit beschäftigen.

Wie wirkt das Immunsystem auf den Geist ?

>O was für ein edles Gemüth
ist hier zugrunde gerichtet!<

William Shakespeare, *Hamlet* (1601)

Im vorigen Kapitel haben wir gesehen, daß die elektrischen und die chemischen Kommunikationswege, die das zentrale Nervensystem mit dem Immunsystem verbinden, einen Informationsfluß in beide Richtungen ermöglichen, also keinesfalls Einbahnstraßen sind.

Dies müßte bedeuten, daß Veränderungen im Immunsystem eines Menschen auch zu Veränderungen seiner geistigen Gesundheit und vielleicht seines Verhaltens führen. Gibt es hierfür irgendwelche Anhaltspunkte? Hat das Immunsystem einen nachweisbaren Effekt auf die Psyche? Die Forschung hat bisher kaum an der Oberfläche dieser Frage gekratzt, und so sind die Daten eher spärlich. Statt dessen konzentrierte sich das Interesse der Wissenschaft vor allem auf mögliche Auswirkungen der Psyche auf das Immunsystem. Etwas Licht konnte aber doch in die Angelegenheit gebracht werden.

Allein durch Kranksein ändern sich der psychische Zustand und das Verhalten. Kleinere Infektionen wie Erkältungen und Grippen führen zu einer meßbar nachlassenden Leistung des Gedächtnisses und anderer geistiger Funktionen. Schwere Infektionen gehen meist mit Lethargie, Depressionen, Abgeschlagenheit, vermehrtem langwelligen Schlaf, Appetitverlust und allgemeinem Krankheitsgefühl einher – und dies aus gutem Grund. Gewöhnlich unterstützen derartige Veränderungen den Genesungsprozeß, indem sie den Kranken für eine Weile aus dem Verkehr ziehen. Sie sind beileibe keine zufälligen Krankheitsbegleiter, sondern werden durch spezifische biologische Mechanismen hervorgerufen. Die immunologische Reaktion auf Infektionen löst die Freisetzung von chemischen Botenstoffen (Zytokinen) aus, die auf das zentrale Nervensystem wirken und so zu den oben genannten Symptomen führen.

Eine ganze Reihe von Erkrankungen durch immunologische Störungen hat spezifische geistige und körperliche Folgen. Mehr als 50 Prozent der von der Autoimmunkrankheit *Lupus erythematodes* (*LE,* einer entzündlichen Hauterkrankung) Betroffenen entwickeln für die Krankheit typische psychische Beeinträchtigungen, u.a. Gedächtnisverlust, Nachlassen der geistigen Leistung und emotionale Störungen. Untersuchungen an Mäusen mit LE lassen den Schluß zu, daß die immunologischen Veränderungen bei der Erkrankung auch für die psychischen Veränderungen verantwortlich sind.

Virusinfektionen können sich unter Umständen direkter auf das Verhalten auswirken, vor allem, wenn die Viren in das zentrale Nervensystem gelangen. Ein Beispiel: Eine milde Infektion mit Herpesviren in den ersten Lebenstagen einer Maus kann eine Langzeitwirkung auf das Verhalten und die Lernfähigkeit des Tieres haben. Als Grund für diese Veränderungen vermutet man einen Einfluß der Virusinfektion auf die Entwicklung des Gehirns.

Aids ist ein noch bekannteres Beispiel. Obwohl Aids im allgemeinen als Erkrankung des Immunsystems gilt, kann der HIV-Retrovirus auch ins Gehirn gelangen und dort ebenfalls Schaden anrichten. Das Ergebnis, mittlerweile als eines der typischen Symptome von Aids bekannt, ist eine Form der Demenz, die das Opfer in seinen gedanklichen Prozessen und in der muskulären Kontrolle behindert und die in Extremfällen schwere psychiatrische Symptome wie paranoide Psychosen auslösen kann.

Abgesehen von physischem Schaden im Gehirn, hat der HIV-Virus noch andere – weniger brutale – Möglichkeiten, die Psyche zu verändern. Das Wissen oder der bloße Verdacht, HIV-positiv zu sein, kann die Betroffenen in tiefe Verzweiflung stürzen. Ein hohes Maß an Angst und Depressionen ist bei HIV-Positiven und anderen Risikogruppen weit verbreitet.

Im Laufe der Jahre tauchte immer wieder die Hypothese auf, auch Geisteskrankheiten wie Schizophrenie könnten möglicherweise durch einen Virus verursacht werden. Eine solche Hypothese hat zweifellos etwas Verlockendes, da sie impliziert, man brauche dann nur noch das geeig-

nete Gegenmittel zu finden, um eine komplexe Geisteskrankheit zu heilen. Bisher vorliegende Beweise für diese
Theorie sind jedoch zumindest in sich nicht schlüssig. Andererseits stieß man auf Zusammenhänge zwischen Psychosen und eigentümlichen Veränderungen im Immunsystem.

Untersuchungen an Schizophreniepatienten und an
Menschen, bei denen Schizophrenie in der Familie liegt,
enthüllten eine abnorme humorale und zellvermittelte Immunität. Besonders interessant ist dabei die Entdeckung,
daß einige Schizophreniekranke Antikörper produzieren,
die ihr eigenes Hirngewebe angreifen (Autoantikörper).
Diese Entdeckung mündete in die Theorie – allerdings
bis jetzt unbestätigt –, Schizophrenie sei möglicherweise ein Autoimmundefekt. In jüngster Zeit hat man die
Vorstellung wieder aufgegriffen, Autoimmundefekte könnten für multiple Sklerose und die Alzheimersche Krankheit verantwortlich sein. Doch die Beweise stehen noch
aus.

Kausale Beziehungen zwischen Geisteskrankheit und immunologischen Anomalien bleiben also zweifelhaft. Unter
Umständen sind sie sehr viel weniger spektakulär als häufig
vermutet. Eine Infektion mit dem Herpes-simplex-Virus
(HSV) zum Beispiel findet sich bei stationären Geisteskran-
ken sehr viel häufiger als in der Durchschnittsbevölkerung,
was nicht beweist, daß HSV auch ursächlich für die geistigen Störungen ist. Eine simplere Erklärung könnte das ungewöhnliche Verhalten der Patienten und das Anstaltsleben
sein, Faktoren, die eine Infektion mit HSV oder anderen Viren begünstigen. Noch komplizierter wird es durch die Tatsache, daß Patienten mit schweren Psychosen meist starke
Medikamente erhalten, die ihrerseits zu immunologischen
Anomalien führen könnten.

Nach wie vor unklar sind auch die Zusammenhänge zwischen Depression, Immunfunktion und körperlicher Gesundheit.

Kranke Menschen sind häufig depressiv. Das ist weiter nicht erstaunlich, wenn man an Krankheiten denkt, die zu allmählichem Verfall oder zum Tod führen. Depressive Menschen haben eine höhere Sterblichkeit als andere. Aber auch das hat nicht unbedingt viel zu bedeuten. Rein statistisch gesehen, erleiden depressive Menschen häufiger Unfälle und begehen öfter Selbstmord. Vielleicht gibt es hier aber doch einen interessanten Punkt. Könnte es sein, daß Depressionen krankheitsanfälliger machen? Kranke Menschen werden depressiv, aber werden auch depressive Menschen krank?

Unabhängig von möglichen immunologischen Folgen, sind Depressionen eine weitverbreitete gesundheitliche Einschränkung. Durchschnittlich leiden etwa zwei bis drei Prozent der Bevölkerung unter schweren Depressionen. Wenn sie nun die Anfälligkeit für Infektionen und andere Erkrankungen erhöhen, sind Depressionen ein größeres Problem als bisher angenommen.

Es gibt plausible Hinweise, daß schwere Depressionen (also mehr als bloße Niedergeschlagenheit) krankheitsanfälliger machen oder zum verfrühten Tod führen. Eine Studie an 2 000 amerikanischen Männern mittleren Alters, die sich über 20 Jahre erstreckte, zeigte, daß die Männer mit Anzeichen von Depressionen unabhängig von anderen Risikofaktoren (Rauchen, Krebs in der Familie) in fortgeschrittenem Alter doppelt so häufig eine tödliche Krebserkrankung entwickelten wie die anderen.[2]

Eine Möglichkeit, wie Depressionen die Krankheitsanfälligkeit erhöhen könnten, bestünde in der Schwächung der körperlichen Immunabwehr. Wenn Streß das vermag, warum nicht auch Depressionen? Die bisher vorliegenden Informationen scheinen dafür zu sprechen, obwohl die Zusammenhänge offenbar etwas komplexer sind.[3]

Forscher stießen auf eine ganze Palette immunologischer Veränderungen bei depressiven Menschen. Am häufigsten fand man eine reduzierte Aktivität der natürlichen Killerzellen, eine reduzierte Lymphozytenreaktivität und eine verminderte Immunabwehr gegen latente Herpesviren. Schwere Depressionen werden auch von Veränderungen in der Menge der weißen Blutkörperchen und ihrem zahlenmäßigen Verhältnis zueinander begleitet. Es kommt zu einer vermehrten Bildung der Zytokine IL-1 und IL-6, einer Erhöhung der Helfer- und Suppressorzellen/zytotoxischen T-Lymphozyten und anderen Monozyten und dafür zu einer Verringerung der T- und B-Lymphozyten.

Es kommt auch zu Veränderungen des Hormonspiegels, die den Veränderungen bei Streß sehr ähneln (dazu mehr in Kapitel 5). Depressive Menschen haben erhöhte Kortisol-, Adrenalin- und Noradrenalinwerte, wobei sich all diese Streßhormone auf das Immunsystem auswirken. Diese hormonellen Abweichungen spielen mit Sicherheit eine Rolle im Verhältnis zwischen Depression und Immunfunktion.

Die Situation stellt sich kompliziert dar. Viele der Abweichungen charakterisieren eine verminderte Immunfunktion, in anderen Bereichen dagegen sind die Immunfunktionen sogar erhöht. Depressionen sind deshalb auch schon mit einem entzündlichen Prozeß verglichen worden.

Eine andere Möglichkeit für Depressionen, das Immunsystem zu beeinflussen, besteht darin, das Verhalten zu ändern. Depressive Menschen schlafen im Durchschnitt weniger, bewegen sich weniger, ernähren sich ungesünder, rauchen mehr, trinken mehr Alkohol, nehmen mehr Medikamente und Aufputschmittel. Wie bereits im Kapitel 3 dargestellt, wirkt sich ein solches Verhalten allein schon auf das Immunsystem und die Gesundheit aus. Einige Studien weisen denn auch darauf hin, daß sich die reduzierte Aktivität der natürlichen Killerzellen, die man häufig bei Depressionen findet, von Schlafstörungen und mangelnder Bewegung ableiten lasse. Doch herauszufinden, über welchen Mechanismus das vor sich geht, ist enorm schwierig.

Was sagt die Literatur zu diesem Problem? Das anscheinend undurchdringliche Netz der gegenseitigen Beeinflussung von geistiger und körperlicher Gesundheit wird in Fjodor Dostojewskijs *Schuld und Sühne* deutlich, einer Geschichte um Elend, Verbrechen und Krankheit im St. Petersburg des 19. Jahrhunderts.

Der verarmte ehemalige Student Raskolnikow ermordet eine alte Geldleiherin und deren Schwester. Aber warum? Mordet Raskolnikow aufgrund seiner nihilistischen Überzeugung, um sich die eigene Überlegenheit zu bestätigen? Tut er es nur deshalb, weil er in bitterer Not ist und unbedingt Geld braucht? Oder ist es die irrationale Handlung eines Mannes, dessen Geist durch körperliche Krankheit getrübt ist? *Schuld und Sühne* hat die verschiedensten Interpretationen nach sich gezogen. Warum also keine psychoneuroimmunologische wagen?

Vor dem Mord überdenkt und plant Raskolnikow die Tat. Völlig isoliert von der Außenwelt, verarmt und krank, hat er Wochen in seinem klaustrophobisch kleinen, gemieteten Zimmer verbracht. Er ißt oder trinkt kaum etwas, schläft nur hin und wieder ein paar Stunden und lebt in einem Zustand fast permanenter Angst:

»... aber seit einiger Zeit war er derart reizbar und lebte in solcher Spannung, daß sein Zustand fast einer Art Hypochondrie glich ... Es wäre wohl kaum möglich gewesen, sich noch mehr zu vernachlässigen.«

Raskolnikow bekommt Fieber, seine Hände zittern und seine Verfassung schwankt zwischen Unruhe und körperlicher Erschöpfung.

137

»Er war blaß. Seine Augen brannten; in allen Gliedern spürte er Erschöpfung ... Ein ungewöhnlicher, fieberhafter Eifer überkam ihn plötzlich an Stelle des Schlafes und der Stumpfheit von vorher.«

Raskolnikow ist also offensichtlich krank, bevor er das Verbrechen verübt. Ob körperlich oder geistig, bleibt dabei unklar, doch die Beschreibung entspricht dem klinischen Bild eines durch körperliche Krankheit geistig labil gewordenen Menschen.

Dann verübt er den Mord. Nachdem Raskolnikow die alte Frau (und, ohne daß es geplant war, auch die Schwester) getötet hat, verschlechtert sich sein Zustand weiter. Das Nachdenken über die schreckliche Tat verschlimmert seine Krankheit und führt schließlich zum Delirium:

»Ein furchtbarer Kälteschauer überlief ihn, aber diese Kälte rührte nur von dem Fieber her, das ihn schon befallen hatte, während er schlief. Ein solcher Schüttelfrost hatte ihn gepackt, daß ihm die Zähne klapperten und sich ihm alles nur so drehte ... ›Bist du am Ende wirklich krank?‹, fragte Nastasja, die ihn nicht aus den Augen ließ.«

Als Raskolnikow fiebernd, matt und unter heftigen Stimmungsschwankungen im Bett liegt, sammeln sich seine besorgten Freunde um ihn. Einer von ihnen, ein Arzt, vermutet tiefere Ursachen für die Erkrankung als die schlechten Lebensbedingungen der letzten Monate:

»Es liegt hier sozusagen ein Produkt vieler komplizierter moralischer und materieller Einflüsse, von Sorgen, Befürchtungen, Beunruhigungen, bestimmter Ideen und so weiter vor.«

Raskolnikow wird bald von der Polizei verdächtigt, nicht zuletzt deshalb, weil er selbst in der Öffentlichkeit andeutete, er könne der Mörder sein. So gerät er in ein psychologisches Katz-und-Maus-Spiel mit dem Inspektor Porfirij Petrowitsch. Lang und breit diskutieren sie Raskolnikows geistigen und körperlichen Zustand. Obwohl dieser darauf beharrt, immer aufgrund bewußter, rationaler Entscheidungen gehandelt zu haben, ist Petrowitsch nicht überzeugt:

>Das ist eben eine Krankheit, Rodion Romanowitsch, eine Krankheit! Sie achten nachgerade zu wenig auf Ihre Krankheit. Sie sollten einen erfahrenen Arzt konsultieren, … Sie phantasieren! Das alles passiert Ihnen einfach nur im Delirium!«

Als Raskolnikow später über seine drohende Verhaftung nachdenkt, beginnt er, diese Möglichkeit in Betracht zu ziehen:

>Und angesichts solcher höchst dummer, rein physischer Beschwerden, die beispielsweise von Sonnenuntergängen abhängen, soll man sich auch noch so davor hüten, Dummheiten zu machen.«

Am Rande des physischen und psychischen Zusammenbruchs stellt sich Raskolnikow schließlich der Polizei und gesteht den Mord. Bei der Verhandlung weigert sich das Gericht, zu glauben, er habe das Verbrechen nur aus Habgier oder aufgrund irgendeiner abstrakten philosophischen Theorie verübt, obwohl Raskolnikow immer wieder beteuert, es nur des Geldes wegen getan zu haben. Das Gericht erfährt von dem Delirium, der tief verwurzelten Hypochondrie des Angeklagten und von seiner Krankheit und Armut vor dem Verbrechen. Alle sind davon überzeugt, Raskolnikow habe die Frau in vorübergehender geistiger Umnachtung ermordet. Er wird also nicht zum Tode verurteilt, sondern zu der relativ milden Strafe der Zwangsarbeit in Sibirien.[4]

Immunologische Konditionierung

Die immunologische Konditionierung liefert weitere Beweise für ein Zusammenspiel von Psyche und Immunsystem. Hier zeigt sich, daß das Immunsystem in der Lage ist, mittels Assoziationen zu lernen, auf psychische Reize wie einen neuen Geruch oder Geschmack zu reagieren. Es kann also beispielsweise auf die Süße von Saccharin, den Geruch von Kampfer oder auf die vielfältigen Stimuli eines Labors in ähnlicher Weise reagieren wie auf ein starkes immunsuppressives Medikament.

Im wesentlichen funktioniert immunologische Konditionierung nach den gleichen Prinzipien wie die Konditionierung von Verhalten. So lernten die berühmten Pawlowschen Hunde, Speichel zu produzieren, wenn eine Glocke läutete, die mit Futter assoziiert wurde – ein Beispiel, das diese Analogie wahrscheinlich am besten erklärt.

In Pawlows grundlegendem Experiment wurden Hunde wiederholt zwei verschiedenen Reizen ausgesetzt: Der erste (Futter) löste automatisch eine physiologische und verhaltensmäßige Reaktion aus (Speichelfluß und aufgeregte Erwartung), der zweite Reiz (Glocke) ist neutral und löste zunächst keinerlei biologische Reaktion aus. Indem immer dann die Glocke geläutet wurde, wenn es Futter gab, konditionierte Pawlow die hungrigen Hunde, die Glocke mit Futter in Verbindung zu bringen. Bald genügte das Läuten der Glocke, um die gleiche physiologische Reaktion wie auf das Futter selbst auszulösen.[5]

Analogisch genau hieße das, einen biologisch neutralen Reiz ohne Wirkung auf das Immunsystem (ungewöhnlicher Geschmack oder Geruch) mit einem immunologisch relevanten Reiz (immunsuppressives Medikament) zu koppeln. Ist die Konditionierung erst einmal entstanden, führt allein der Geschmack oder der Geruch auch ohne Medikament zur immunologischen Reaktion. So als ob das Immunsystem gelernt hätte, daß dieser besondere Geruch oder Geschmack eine Veränderung der Immunfunktion anzeigt, und es entsprechend reagiert.

Das Phänomen der immunologischen Konditionierung wurde von russischen Wissenschaftlern in den 20er Jahren aufgegriffen, als Pawlows Einfluß am größten war. Man injizierte Meerschweinchen ein Antigen, das einen entzündlichen Prozeß in Gang setzte. Dieser immunologische Reiz wurde wiederholt mit dem biologisch neutralen Reiz des Kraulens oder der Erwärmung eines Hautbereichs gekoppelt. Ein so konditioniertes Meerschweinchen zeigte schließlich bei bloßer Berührung oder Erwärmung die immunologische Reaktion.

Diese Pionierarbeiten immunologischer Konditionierung gerieten später in Vergessenheit. Lediglich in den 50er Jahren kam man in der Sowjetunion noch einmal darauf zurück, bis es anschließend erneut aus dem Bewußtsein verschwand, wie das manchmal in der Wissenschaft geschieht, wenn eine empirische Entdeckung nicht zu den etablierten Theorien paßt. In dieser Zeit gab es keine zufriedenstellende Erklärung für derartige Vorgänge, so daß viele Wissenschaftler die vorhandenen Ergebnisse verwarfen.

Ein halbes Jahrhundert später entdeckten zwei Amerikaner, der Psychologe Robert Ader und der Immunologe Nicholas Cohen, die immunologische Konditionierung durch Zufall aufs neue. Die Wiederbelebung dieses Phänomens war ein Meilenstein in einem neuen Forschungszweig – der Psychoneuroimmunologie.

Ader und Cohen untersuchten eine spezielle Form der Verhaltenskonditionierung, die erworbene Geschmacksaversion.[6] In ihrer Studie bekamen Ratten eine neuartig schmeckende Flüssigkeit zu trinken (mit Saccharin gesüßtes Wasser) und danach Zyklophosphamid gespritzt, damit ihnen übel wurde. Durch die Pawlowsche Konditionierung lernten die Ratten sehr schnell, das süß schmeckende Wasser zu meiden. Völlig unerwartet starben plötzlich viele der Ratten, und je mehr süßes Wasser sie getrunken hatten, um so eher schienen sie zu sterben.

Das war erstaunlich. Wie konnte ein biologisch neutraler Reiz (Süße) eine Ratte umbringen? Ader und Cohen wußten, daß Zyklophosphamid nicht nur Übelkeit verursacht, sondern auch die Immunfunktionen unterdrückt. Es wird eigens nach Organtransplantationen eingesetzt, um Immunreaktionen zu verhindern. Die Wissenschaftler vermuteten daher, daß eine Art Konditionierungsprozeß eingetreten war, bei dem der süße Geschmack des Wassers ausreichte, um die gleiche biologische Reaktion wie das Medikament selbst auszulösen, nämlich eine Immunsuppression.

Ader und Cohen überprüften ihre Hypothese daraufhin. Sie konditionierten ein paar Ratten auf die gleiche Weise. Drei Tage später gaben sie den Ratten süßes Wasser ohne Zyklophosphamidspritze. Um die Immunreaktion zu testen, spritzten sie den Tieren rote Blutkörperchen von einem Schaf. Fremde Blutzellen sind starke Antigene, die die Bildung von Antikörpern provozieren.

Die Ergebnisse waren eindeutig. Die konditionierten Ratten bildeten wesentlich weniger Antikörper. Der süße Geschmack allein hatte ausgereicht, um die Antikörperbildung um ein Viertel zu senken.[7] Seit diesem bahnbrechenden Experiment in den 70er Jahren ist die Erkenntnis, daß immunologische Veränderungen konditioniert und anschließend durch psychische Reize abgerufen werden können, experimentell immer wieder bestätigt worden.

Psychoneuroimmunologen haben nachgewiesen, daß immunologische Konditionierung zahlreiche Aspekte der humoralen und der zellvermittelten Immunität verändern kann, u.a. die Lymphozytenreaktivität, die Aktivität der natürlichen Killerzellen, die Produktion von Zytokin, Antikörpern, weißen Blutkörperchen und Histamin (ein Gewebshormon) sowie die Immunreaktion auf fremdes Zellgewebe. Neben gesüßtem Wasser wurde eine ganze Palette von Stimuli eingesetzt: Kampfergeruch, Vanillegeschmack und sogar die komplexen Reize, die von einem ganzen Labor ausgehen. Die Immunfunktion wurde dabei durch Antigene, beliebigen Streß und jede Menge Medikamente manipuliert. Man nutzte auch akustische und visuelle Reize, die zuvor mit streßauslösenden immunsuppressiven Elektroschocks gekoppelt worden waren. Es gelang sogar, eine Verbindung zwischen einem neuartig schmeckenden Getränk und der allergischen Immunreaktion auf Hausstaubmilben und Pollen zu konditionieren.

Eine Reihe banaler und alternativer Erklärungen für die beobachteten Ergebnisse wurde experimentell überprüft und ausgeschlossen. Immunologische Konditionierung ist nicht lediglich ein Erfolgserlebnis für Statistiker: Sie ist ein greifbares und reproduzierbares Phänomen, das unter vielen Bedingungen und bei vielen Lebewesen funktioniert.

Bei den meisten Experimenten wurde das Immunsystem nicht gestärkt, sondern geschwächt, nicht zuletzt deshalb, weil es relativ einfach ist, die Immunfunktionen mit Medikamenten zu dämpfen. Einen Anstieg der Immunfunktionen zu konditionieren ist weitaus schwieriger. Bei bestimmten Experimenten gelang es dennoch und führte zu einer verbesserten Lymphozytenreaktivität und einer erhöhten Aktivität der natürlichen Killerzellen. Wissenschaftler experimentierten mit der Substanz Poly 1:C. Sie verstärkt die Aktivität der natürlichen Killerzellen durch Interferonproduktion. Aufgrund der Assoziation von Poly 1:C mit einem

Geruch wurde eine konditionierte Zunahme bei der Aktivität der natürlichen Killerzellen nur auf diesen Auslöser hin beobachtet.

Vor kurzem hat man die konditionierte Immunstärkung am Menschen demonstriert. Deutsche Forscher injizierten gesunden Probanden in einem Experiment Adrenalin, das zu einer vorübergehend verstärkten Aktivität der natürlichen Killerzellen führte. Diese Adrenalininjektionen wurden an eine Art helles Rauschen und einen süßen Geschmack (Brausepulver) gekoppelt. Wie vorauszusehen, waren allein das Rauschen und der süße Geschmack später in der Lage, die Aktivität der Killerzellen zu erhöhen.

Immunologische Konditionierung und Krankheit

Die immunologische Konditionierung bewirkt aber mehr als nur eine Modifikation der Immunfunktionen. Sie kann meßbare gesundheitliche Veränderungen auslösen. Es wurde experimentell nachgewiesen, daß sie das Fortschreiten von Arthritis, Lupus (eine tuberkulöse Erkrankung der Haut), Krebs und vielen anderen Krankheiten beeinflußt.

Zu Beginn der 80er Jahre untersuchten Cohen und Ader diesen Einfluß auf *Lupus erythematodes*. Lupus erythematodes ist ein schwerer Autoimmundefekt, der die Haut, das Bindegewebe und innere Organe befällt. Vielleicht erinnern Sie sich aus Kapitel 3 noch daran, daß Immundefekte – grob vereinfacht gesagt – entstehen, wenn das Immunsystem außer Kontrolle gerät und körpereigene Zellen angreift. Dementsprechend werden sie häufig mit Immunsuppressiva behandelt.

Ader und Cohen untersuchten nun, ob eine konditionierte Immunsuppression das Fortschreiten des Lupus bei Mäusen bremste. Sie konditionierten die Mäuse durch Koppelung von süßem Wasser als biologisch neutralem Reiz mit wöchentlichen Injektionen eines immunsuppressiven Medikaments (Zyklophosphamid). Später wurde die Injektion nur jedes zweite Mal zusammen mit dem Wasser verabreicht. Es zeigte sich, daß das süße Wasser allein den gleichen Effekt hatte und die Krankheit aufhielt.

In nachfolgenden Experimenten konnten Wissenschaftler belegen, daß eine konditionierte Immunsuppression auch das Fortschreiten von Arthritis und Abstoßungsprozesse nach Transplantationen einschränkte. Logischerweise wirkt sie sich daher nachteilig auf Erkrankungen aus, bei denen das Immunsystem eher eine unterstützende Rolle spielt; beispielsweise kann sie das Wachstum bestimmter bösartiger Tumore beschleunigen.

Die Wirkung der immunologischen Konditionierung hätte enormen Wert, wenn sie klinisch nutzbar wäre. So könnte die Dosis toxischer Immunsuppressiva gesenkt werden, die man bei Patienten mit Autoimmunkrankheiten oder Transplantaten braucht. Es gibt bis heute lediglich eine Fallgeschichte, wo diese Technik erfolgreich angewandt wurde, und zwar bei einem Kind mit *Lupus erythematodes.* Spannender wird es – wohl erst in ferner Zukunft –, wenn es gelingt, immunologische Konditionierung zur Stärkung des Immunsystems einzusetzen.

Zu einer immunologischen Konditionierung kann es auch außerhalb des Labors und ganz unabsichtlich bei Patienten kommen, die mit Immunsuppressiva behandelt werden. Das schafft ein zusätzliches Problem für Patienten mit Chemotherapie. Die starken Zellgifte, die zur Krebsbehandlung verabreicht werden, verursachen als Nebenwirkung meist große Übelkeit. Patienten mit wiederholten Infusionen und dementsprechend wiederholter Übelkeit wird es daher schon in Erwartung der nächsten Behandlung schlechtgehen. Allein schon psychische Reize, die mit der Chemotherapie einhergehen, wie der Anblick und Geruch, Geräusche oder der bloße Gedanke an das Krankenhaus, lassen bei ihnen Übelkeit aufsteigen. Über diese antizipative Übelkeit klagen zwischen einem und drei Viertel aller Betroffenen. Wie ein Arzt trocken bemerkte: »Ich selbst hatte mehrere Patienten, die sich bei meinem bloßen Anblick erbrachen, aber die Freundlichkeit besaßen, das auf die Chemotherapie zurückzuführen.«

Die Chemotherapie kann außerdem konditionierte Veränderungen der Immunfunktionen mit sich bringen. Krebspatienten, die Immunsuppressiva erhalten, können unfreiwillig lernen, die Krankenhausumgebung mit der immunsuppressiven Chemotherapie zu assoziieren. Danach reicht diese Umgebung aus, um einige immunologische Veränderungen der Chemotherapie auch ohne die Behandlung selbst zu bewirken.

In einer Studie an Frauen, deren Ovarialkarzinome (Eierstockkrebs) mit Chemotherapie behandelt wurden, stieß man auf eine deutliche Abnahme der Lymphozytenreaktivität, unmittelbar bevor die Infusion angehängt wurde. Hier gab es plausible Hinweise auf eine konditionierte Immunsuppression. Eine schwedische Studie kam zu ähnlichen Ergebnissen bei Frauen (und besonders bei den ängstlicheren), die eine Chemotherapie wegen Brustkrebs erhielten. Bei ihnen zeigten sich eine reduzierte Killerzellenaktivität und weniger Monozyten und Helferzellen im Blut.

Auch diese Beobachtungen stützen die Hypothese, daß das Immunsystem von Patienten unter Umständen allein durch den Anblick, Geruch oder die Geräusche des Krankenhauses bzw. den bloßen Gedanken daran geschwächt werden kann.

Ein Rückblick auf einige Allergiegeschichten

Bevor wir das Thema immunologische Konditionierung verlassen, wollen wir uns – jetzt mit dem Wissen der modernen Forschung – noch mit einigen Kuriositäten befassen. Die Entdeckung dieser Form der Konditionierung wirft ein ganz neues Licht auf merkwürdige medizinische Berichte, bei denen willkürliche psychische Reize offenbar immunologische Reaktionen auslösen konnten.

Vielleicht das bekannteste Beispiel sind die sogenannten Rose-Cold-Geschichten, zum Teil mehrere hundert Jahre alt. Im 16. Jahrhundert, so hieß es, sei ein Dominikanermönch stets in Ohnmacht gefallen, sobald er eine Rose sah, egal wie weit diese entfernt war. Im 19. Jahrhundert beschrieb ein Arzt, wie eine künstliche Rose bei einem gegen Rosen allergischen Patienten Asthmaanfälle auslöste. Damit versuchte er, die angeblich rein psychische Bedingtheit der allergischen Reaktion zu belegen.

Wenn man davon ausgeht, daß diese und ähnliche Berichte auf Tatsachenbeobachtung beruhen, handelt es sich mit großer Wahrscheinlichkeit um konditionierte immunologische Reaktionen. Rein psychische Reize wie der Anblick einer Rose, selbst wenn sie künstlich ist, könnten eine konditionierte immunologische Reaktion bei Allergikern provozieren.

Ähnliche Geschichten finden sich zuhauf in der medizinischen Literatur. 1930 schilderte ein Arzt beispielsweise den Fall eines Patienten mit Heuschnupfen. Dieser Patient mußte lediglich das Bild einer Wiese sehen – und er bekam einen Anfall. Eine ähnliche Fallgeschichte von 1950 beschreibt einen Patienten mit allergischen Symptomen, wenn er das Bild eines Goldfischglases sah. Laborexperimente in den 50er Jahren bestätigten, daß rein symbolische (also nichtallergene) Reize wie Bilder asthmatische oder allergische Reaktionen bei solchen Personen auslösten, die den Reiz mit dem echten Allergen assoziierten. Entsprechendes konnte auch an Tieren demonstriert werden, was bewies, daß dieses Phänomen weder mit bewußter Täuschung noch mit einer blühenden Phantasie erklärt werden könnte. Un-

ser heutiges Wissen läßt uns mit einiger Sicherheit annehmen, daß es sich in den genannten Fällen um immunologische Konditionierung handelt.

Sogar ein Hauttest zur Tuberkulindiagnose (nach Men-
del-Mantoux) kann durch Konditionierung verändert werden. Dieser Test dient dem Nachweis, ob eine Person irgendwann einmal Tuberkulose hatte oder mit dem Virus in
Berührung gekommen ist. Eine geringe Menge Tuberkulin –
ein Eiweißextrakt aus Tuberkelbazillen – wird meist im Bereich des Unterarms unter die Haut gespritzt. Hatte der Betreffende schon einmal Kontakt mit dem Bazillus, wird sich
die Injektionsstelle innerhalb von zwei bis drei Tagen ent-
zünden und damit den Grad der Immunität gegenüber dem
Bazillus anzeigen.[8]

In einem Konditionierungsexperiment wurde Freiwilligen sechsmal in monatlichen Abständen Tuberkulin gespritzt. Die ersten fünf Male entnahm man das Tuberkulin
einem grünen Glasfläschchen und spritzte es in den Unter-
arm. Einem roten Fläschchen entnahm man Kochsalzlösung
und spritzte sie in den anderen Arm. Im Laufe der fünf Monate lernten die Probanden also unbewußt, mit dem grünen
Fläschchen eine Entzündungsreaktion und mit dem roten
keinerlei Reaktion zu verbinden.

Dann wurde, ohne daß es die Probanden oder die Kran-
kenschwester wußten, der Inhalt der beiden Fläschchen von
den Forschern ausgetauscht. Diesmal war die Reaktion auf
die Tuberkulininjektion bei weitem schwächer und impli-
zierte damit eine Konditionierung. Die unbewußte Erwartung, daß eine Injektion aus dem roten Fläschchen zu keiner
Reaktion führen würde, genügte, um die Entzündungsreaktion auf das Tuberkulin signifikant zu reduzieren. Vergleichbare Experimente an Mäusen haben gezeigt, daß bewußtes
Denken dabei für die Reaktion keine Rolle spielt.

Die seltsame Geschichte vom linkshändigen Gehirn

Kommen wir zum dritten Teil in der Beweisführung der zahllosen Verbindungen zwischen Psyche und Immunsystem, nämlich zu der Entdeckung, daß Linkshänder laut Statistik häufiger unter psychischen und immunologischen Störungen leiden.

Die beiden Neurologen Norman Geschwind von der Universität Harvard und Peter Behan von der Universität Glasgow veröffentlichten zu Beginn der 80er Jahre einige interessante Forschungsergebnisse. Sie hatten eine ungewöhnlich hohe Inzidenz von immunologischen Störungen und Lernstörungen in der Entwicklung – etwa Dyslexie (Lesestörung) – bei ausgeprägten Linkshändern und deren unmittelbaren Verwandten gefunden.

Geschwind und Behan verglichen daraufhin eine Gruppe von ausgeprägten Linkshändern mit einer von ausgeprägten Rechtshändern. Bei den Linkshändern stießen die Forscher auf eine mehr als doppelt so hohe Inzidenz von Immunstörungen, vor allem des Magen-Darm-Traktes und der Schilddrüse, und zehnmal so häufig auf Lernstörungen wie Dyslexie oder Stottern. Verwandte ersten und zweiten Grades der Linkshänder wiesen ebenfalls eine erhöhte Inzidenz auf. Außerdem fanden Geschwind und Behan im Krankenhaus mehr Linkshänder unter den Fällen von Immunstörungen und schwerer Migräne.

Diese Ergebnisse erschienen zunächst recht eigenartig, paßten jedoch zu früheren Beobachtungen. Man hatte nämlich zuvor schon festgestellt, daß Autisten oder Stotterer anfälliger für Allergien und Magen-Darm-Störungen und daß Jungen und Linkshänder ungewöhnlich häufig von Lernstörungen betroffen sind (Dyslexie, Stottern, Autismus, Hyperaktivität, Tourette-Syndrom).

Was hat all das mit den Verbindungen zwischen Psyche, Immunität und Krankheit zu tun? Die Antwort findet sich in der von Behan und Geschwind entwickelten Theorie. Beide nahmen an, Korrelationen zwischen Linkshändigkeit, Immun- und Lernstörungen seien auf frühe Interaktionen des Gehirns mit dem Immunsystem und verschiedenen Hormonen im Mutterleib zurückzuführen.

Um diese Theorie zu verstehen, muß man folgendes über das Gehirn wissen: Die beiden Hemisphären des Gehirns divergieren in ihren Fähigkeiten, zu lernen und bestimmte Funktionen zu erfüllen. Bei dieser Asymmetrie gibt es eine dominante und eine untergeordnete Hälfte. Bei den meisten Menschen überwiegt die linke Gehirnhälfte bei allem, was mit Sprache zu tun hat, und die rechte Hälfte bei allem, was mit Räumlichkeit zu tun hat. Da sich die Nervenverbindungen zwischen Gehirn und restlichem Körper kreuzen, liegt die motorische Kontrolle bei Rechtshändern in der linken Hälfte bzw. umgekehrt. Also: Rechtshänder – linke Hälfte, Linkshänder – rechte Hälfte. Ein Schaden während der frühen Entwicklung der linken Hälfte kann die zerebrale Dominanz nach rechts verlagern: Der Mensch wird Linkshänder.

Der Theorie zufolge verzögert sich bei Föten, die im Uterus einem Übermaß an dem männlichen Sexualhormon Testosteron ausgesetzt sind, die Entwicklung der linken Gehirnhälfte. Das Ergebnis ist ein Linkshänder mit sprachlichen Lernstörungen wie Dyslexie oder Stottern. Testosteron beeinträchtigt aber auch die Entwicklung des Thymus und anderer für das Immunsystem wichtiger Organe und erhöht damit das Risiko für Immunstörungen im späteren Leben. Die Hoden eines männlichen Fötus produzieren zusätzlich Testosteron, was möglicherweise die Häufung von Linkshändigkeit sowie Lern- und Immunstörungen bei Jungen und Männern erklärt.

Diese Theorie wurde zwar im Laufe der Jahre beträchtlich verfeinert, verursachte aber auch einige Kontroversen und ist durchaus nicht generell akzeptiert.[9] Nicht alle nachfolgenden Studien konnten die Ergebnisse reproduzieren. Doch seit Behans und Geschwinds Veröffentlichung hat man vieles gefunden, was die allgemeine Theorie von einem Zusammenhang zwischen Linkshändigkeit und Immunstörungen (Heuschnupfen, Ekzeme, Asthma und Nesselausschlag) sowie Lernstörungen untermauert. So auch eine norwegische Studie an Kindern, bei der ebenfalls Verbindungen zwischen Linkshändigkeit, Dyslexie und Immunstörungen nachgewiesen werden konnten. In einem anderen Experiment zeigten sich Linkshänder anfälliger für gewöhnliche Allergene wie Staub oder Tierhaare. Bei linkshändigen Schizophrenen findet man sogar sechsmal so häufig abnorme Autoantikörper wie bei rechtshändigen.

Eine statistische Analyse von Daten aus mehr als 50 000 Fällen und Kontrollen bestätigte, daß Linkshänder signifikant häufiger an Allergien und Asthma und doppelt so häufig unter entzündlichen Erkrankungen der Eingeweide (z.B. Morbus Crohn) leiden. Insgesamt zeigen sie eine leicht erhöhte Inzidenz bei Autoimmundefekten gegenüber Rechtshändern.

Noch kontroverser wurden Ergebnisse diskutiert, nach denen Linkshänder sogar früher sterben. An der Universität von British Columbia in Vancouver hat Stanley Coren statistische Daten zusammengetragen, wonach Linkshänder im Durchschnitt eine geringere Lebenserwartung haben sowie ein erhöhtes Risiko für schwere Unfälle, Immundefekte, Alkoholismus, Rauchen, Geisteskrankheiten und Geburtskomplikationen.

Beruhigenderweise (zumindest für mich als Linkshänder) widersprechen Corens Aussagen zur Linkshändigkeit den Ergebnissen anderer Forscher. Psychologen der Universität Durham überprüften mögliche Verbindungen zwischen

Links- bzw. Rechtshändigkeit und Lebenserwartung, indem sie die Lebensdauer von 6 000 hervorragenden britischen Kricketspielern analysierten, die zwischen 1840 und 1960 geboren wurden. Aus den entsprechenden Archiven, in denen genau vermerkt wird, ob ein Spieler Rechts- oder Linkshänder ist, geht hervor, daß beide im Durchschnitt gleich lange leben. Allerdings bestätigten die Daten einen anderen Aspekt von Corens Theorie, nämlich daß Linkshänder offenbar mehr Unfälle erleiden. Wenn ihre Lebenserwartung auch nicht kürzer war, starben sie doch weitaus häufiger eines unnatürlichen Todes, viele von ihnen vor allem im Krieg.

Es kamen aber noch merkwürdigere Zusammenhänge ans Licht. Im Frühling oder Frühsommer geborene Männer waren eher linkshändig als die im Herbst oder Winter geborenen. Auch unter Zwillingen gibt es viele Linkshänder, und wenn die Geburt eines Babys dramatisch verläuft, ist die Wahrscheinlichkeit recht groß, daß das Kind ein Linkshänder wird. An der medizinischen Fakultät in Harvard fand man heraus, daß es auch unter Homosexuellen mehr Linkshänder gibt. Dasselbe gilt für Alkoholiker und Menschen, die bei Problemen zur Flasche greifen. Man stieß sogar auf einen Zusammenhang zwischen Linkshändigkeit, Dyslexie, Immunstörungen und musikalischer Begabung.

Wie bei allen ordentlichen biologischen Phänomenen, ist auch ein Zusammenhang zwischen Linkshändigkeit, Verhalten und Immunstörungen nicht auf den Menschen beschränkt. Mäuse, die man wegen ihrer »Linkspfotigkeit« gezüchtet hat (die also dazu neigen, eher die eine Pfote als die andere zu benutzen), weisen ebenfalls Defizite in ihren Immunfunktionen auf, u.a. eine verringerte Reaktivität der T-Lymphozyten und eine verringerte Aktivität der natürlichen Killerzellen.

Die verschiedenen Hypothesen und Theorien in diesem Kapitel ließen sich mit zahllosen Krankheitsverläufen, die durch die Psyche über das Immunsystem beeinflußt werden, untermauern. Das folgende Beispiel habe ich hauptsächlich deshalb gewählt, weil es so viele betrifft – vielleicht auch Sie und mich.

Die »wunderbare« Welt des Herpes

»Anders als eine Ehe hält Herpes ewig.«

unbekannt

Es ist Sonntag. Morgen haben Sie diesen furchtbar wichtigen Termin. Sie wollen unbedingt gut aussehen. Doch während Sie aus trüben Augen in den Spiegel blicken, bemerken Sie ein unangenehmes Ziehen an der Unterlippe. Ihnen ist schlagartig klar, daß morgen früh, wenn Sie eigentlich Selbstbewußtsein ausstrahlen sollten, die Lippen mit Bläschen geziert sein werden und Sie sich etwa so attraktiv fühlen werden wie ein Bandwurm. Aus Erfahrung wissen Sie, daß diese unansehnlichen Bläschen auf Ihrer Lippe sich innerhalb einer Woche in ebenso unansehnlichen Schorf verwandeln und daß mindestens eine Woche vergeht, eher zwei, bis Ihr Mund wieder makellos ist. Aber warum *Sie*? Und warum ausgerechnet jetzt?

Eine Theorie besagt, Bläschenausschlag entstehe durch Streß. Ist das richtig? Sie haben den unbestimmten Verdacht, daß die blöden Bläschen immer gerade dann auftauchen, wenn Sie bei der Arbeit oder zu Hause besonders unter Druck stehen. Wenn nun der Streß tatsächlich schuld ist, wie produziert er diese schnellwachsende Bläschensorte?

Bläschen (der medizinische Ausdruck dafür lautet *Herpes labialis*), kannten schon die alten Griechen. Sie wurden von dem griechischen Arzt Hippokrates bereits vor zweieinhalbtausend Jahren beschrieben. Die griechische und römische Etikette verlangte übrigens von Menschen mit Herpes, auf das Küssen zu verzichten.

Meist werden die Bläschen durch den Herpes-simplex-Virus Typ 1 (HSV-1) verursacht. Und ein Virus, so heißt es in Peter Medawars denkwürdiger Beschreibung, ist »nichts anderes als eine proteinverpackte böse Überraschung«. In der Eiweißhülle dieses Virus lauern etwa 70 Gene in Form von DNS-Strängen, die keine andere Lebensaufgabe haben, als sich selbst so oft wie möglich zu kopieren.

HSV-1 hat einen nahen Verwandten, HSV-2, der normalerweise unterhalb der Gürtellinie angreift und für *Herpes genitalis* verantwortlich ist. (Was ist übrigens aus *Herpes genitalis*, dem Medienereignis zu Beginn der 80er, geworden? Die Inzidenz ist weiter gestiegen, doch scheint das Thema von der viel schlimmeren Geißel Aids verdrängt worden zu sein.) HSV-1 und HSV-2 sind einander so sehr verwandt, daß ihre Einsatzgebiete nicht gänzlich voneinander getrennt sind und es zu Überkreuzinfektionen nach Oralsex mit jemandem, der Herpes hat, kommen kann. HSV-1 verursacht daneben noch eine eher exotische Hautkrankheit, die hauptsächlich Ringkämpfer betrifft: *Herpes gladiatorum*.

Bläschenausschlag ist natürlich nicht lebensbedrohlich und rangiert daher im Pantheon der Krankheiten eher unten. Herpesviren können jedoch für Aidskranke oder Menschen mit angegriffenem Immunsystem gefährlich werden. Die durch HSV-1 entstandenen Läsionen und Geschwüre sind in diesen Fällen größer, schmerzhafter und langfristiger. Daneben besteht die Gefahr, daß sie auf Zunge, Gaumen und andere für sie eher ungewöhnliche Stellen übergehen. Bei Neugeborenen und Menschen mit beeinträchtigtem Immunsystem kann der Virus sogar auf das zentrale Nervensystem übergreifen und dort zu viraler Enzephalitis oder Meningitis führen.

Herpes genitalis (HSV-2) ist sehr viel unangenehmer als der Bläschenausschlag im Gesicht und kann erhebliche Komplikationen verursachen, wenn er in den letzten Wochen einer Schwangerschaft auftritt. Infektionen mit *Herpes genitalis* erhöhen auch das Risiko für eine HIV-Infektion, da die Bläschen dem Retrovirus Tür und Tor öffnen.

Das Ganze hat außerdem psychische Folgen. Wiederholtes Auftreten von *Herpes genitalis* kann Angst auslösen, das Selbstwertgefühl untergraben, zum Abbruch von sexuellen und sozialen Beziehungen und in schweren Fällen zu Depressionen führen. Die psychischen Folgen sind manchmal schwerwiegender als die körperlichen und müssen mit Beratungen, Entspannungstherapie oder Streßmanagement gesondert behandelt werden. Hier haben wir ein Beispiel für ein immunologisches Problem (das Versagen der immunologischen Kontrolle über latente Viren), das zu einem psychischen Problem wird – und nicht umgekehrt. Wie gesagt, die Straße wird in beiden Richtungen befahren.

HSV-1 und HSV-2 gehören zu einer Gruppe von Herpesviren, die für eine Reihe mehr oder weniger unangenehmer, aber harmloser Erkrankungen beim Menschen verantwortlich ist. Zu dieser Gruppe zählen auch der Varicella-zoster-Virus, der Windpocken und Gürtelrose verursacht, der Epstein-Barr-Virus (EBV), der das Pfeiffersche Drüsenfieber (*Mononucleosis infectiosa*) hervorruft sowie der Zytomegalie-Virus, Herpesvirus *Hominis 6* (HHV-6) und Herpesvirus *Hominis 7* (HHV-7). Die meisten Erwachsenen tragen den Zytomegalie-Virus in sich. Außer bei Aidskranken und Immungeschwächten löst er lediglich erkältungsähnliche Symptome aus. HHV-6 ist ebenfalls weit verbreitet und führt bei Kindern zu Röteln, also einer fieberhaften Erkrankung. Der HHV-7-Virus wurde 1990 erstmals isoliert. Man nimmt an, daß 85 Prozent der amerikanischen Bevölkerung mit ihm infiziert sind. Offenbar führt er aber nicht zu erkennbaren Symptomen.

Falls es Ihnen ein Trost ist: Sie sind mit Ihrem gelegentlichen Bläschenausschlag nicht allein. Die meisten Erwachsenen tragen den HSV-1-Virus in sich. Schätzungen über seine Verbreitung gehen allerdings weit auseinander, je nach untersuchter Population und Meßmethode. Vorsichtige Zahlen besagen, daß die Hälfte aller Menschen den Virus in sich hat. In einigen Studien heißt es, 90 Prozent der über Dreißigjährigen seien mit HSV-1 infiziert, wenn auch 70-80 Prozent für die Industrienationen wahrscheinlicher sind. Das Risiko einer HSV-2-Infektion hängt zum Teil vom Sexualleben ab. Je promiskuitiver jemand ist, desto größer sein Risiko (allerdings kann wie bei Aids ein einziges Mal genügen). Man vermutet, daß etwa 80 Prozent aller Prostituierten mit HSV-2 infiziert sind, aber weniger als 3 Prozent bei Nonnen. Die Zahl der Fälle von *Herpes genitalis* ist rasant gestiegen, in Amerika beispielsweise um das Neunfache zwischen 1966 und 1981.

Obwohl die meisten Erwachsenen mit HSV-1 oder HSV-2 (oder beidem) infiziert sind, leiden relativ wenige unter wiederholtem Bläschenausschlag oder Läsionen im Genitalbereich. Und weniger als die Hälfte der mit HSV-1 Infizierten hat überhaupt einmal im Leben einen Bläschenausschlag. Von den mit HSV-2 Infizierten ist es sogar nur ein Viertel, das irgendwann Läsionen im Genitalbereich feststellt. Die Infektion mit Herpes-simplex-Viren ist ein hervorragendes Beispiel dafür, daß ein Erreger im Menschen vorhanden sein kann, ohne zum Ausbruch der Krankheit zu führen. So wird auch deutlich, wieso es sich bei dem simplifizierenden Gedanken »Wo ein Virus ist, ist auch eine Krankheit« um einen Fehlschluß handelt.

Wie ist es möglich, daß man zwar infiziert, aber nicht krank ist? Hierzu muß man die Biologie der Herpesviren verstehen. Mit HSV-1 infizieren sich die meisten als Kind oder junger Erwachsener. Der Virus wird durch den direkten Kontakt mit Körperflüssigkeiten übertragen und gelangt in der Regel über die Schleimhäute in den Körper. Die ursprüngliche Infektion kann mit harmlosen erkältungsähnlichen Symptomen sowie Entzündungen des Gaumens und der Mundschleimhäute einhergehen, verläuft jedoch häufig völlig unbemerkt.

Die Herpesviren leben in den sensorischen Bahnen des Entzündungsherds und wandern die langen feinen Nervenfasern entlang bis zu einem Ganglion (sensorisches Nervenknäuel), wo sie sich auf Dauer niederlassen. In inaktivem Zustand bleiben sie innerhalb der Nervenzellen. HSV-1 lebt üblicherweise im Trigeminusganglion hinter dem Ohr, während HSV-2 den Sakralganglion an der Basis der Wirbelsäule vorzieht.

Manchmal, vielleicht nach vielen Jahren, vielleicht aber auch nie, werden die Viren reaktiviert. Wie Lachse in der Laichzeit wandern sie die langen feinen Nervenfasern wieder zurück und beginnen, sich in den Zellen nahe der Hautoberfläche zu vermehren. Das Ergebnis ist ein Bläschenausschlag oder der Ausbruch von *Herpes genitalis.*

Das erste Anzeichen eines bevorstehenden Ausschlags ist ein ziehendes, pulsierendes, brennendes oder juckendes Gefühl an der Infektionsstelle. Innerhalb von 12-24 Stunden erscheint ein kleiner erhabener Punkt. Dieser entwickelt sich relativ rasch zu einer Ansammlung von flüssigkeitsgefüllten Bläschen, die sowohl jede Menge Viren als auch weiße Blutkörperchen und Reste abgestorbener Zellen enthalten. Nach weiteren sechs bis zwölf Stunden platzen die Bläschen und nässen. Dann bildet sich Schorf, und schließlich heilt die Stelle wieder ab. Üblicherweise dauert dieser Prozeß etwa zehn Tage. Der Bläschenausschlag kann an jeder Haut- oder Schleimhautstelle des Körpers entstehen, bildet sich aber meist auf den Lippen oder in deren Nähe.

Aciclovir ist zur Zeit das einzig wirksame Gegenmittel bei Virusinfektionen mit *Herpes simplex.* Diese Hautsalbe blockiert die biochemischen Vermehrungsprozesse des Virus in den Zellen und verhindert die Synthese der viralen DNA. Wird Aciclovir bei den ersten typischen Anzeichen aufgetragen, stoppt sie in der Regel den vollständigen Ausbruch. Doch weder Aciclovir noch irgendein anderes gegenwärtig auf dem Markt befindliches Medikament vermag den Virus aus dem Körper zu vertreiben.

Vieles kann einen wiederholten Bläschenausschlag auslösen: ultraviolette Strahlen bei grellem Sonnenlicht, Krankheit, Menstruation, eine kleinere Verletzung des Nervs, in dem der Virus lebt oder auch eine Periduralanästhesie. Oft gibt es aber keinen körperlichen Auslöser, sondern psychische Katalysatoren, z.B. Streß. Studien haben ergeben, daß Betroffene häufig eine Verbindung zwischen Streßempfinden, Müdigkeit, Erschöpfung und erneutem Bläschenausschlag feststellen. Gibt es dafür auch wissenschaftliche Belege?

Drei amerikanische Studien untersuchten 1970 den Zusammenhang zwischen Streß und Bläschenausschlag bei Krankenschwestern in der Ausbildung. Den erhobenen Daten zufolge litten diejenigen, welche chronisch unzufrieden waren oder öfter in ein Stimmungstief gerieten, im folgenden Jahr häufiger unter wiederkehrenden Bläschen als Schwestern mit ausgeglichenem Privatleben und wenig Schwierigkeiten im Umgang mit anderen. Chronische Unzufriedenheit und mangelnde Unterstützung im sozialen Umfeld scheinen die Reaktivierung latenter Herpesviren zu fördern.

Psychologische Faktoren wirken sich auch auf wiederholtes Auftreten von *Herpes genitalis* aus. Seit den 20er Jahren haben mehr als 50 Studien konstante Beziehungen zwischen Streß oder Angst und erneutem Auftreten von Herpes nachgewiesen. Davon Betroffene zeigen häufig ein Persönlichkeitsprofil, das sie für Streß und Angst besonders anfällig macht. Wiederholte Ausbrüche werden aber auch mit Einsamkeit assoziiert (obwohl man hier natürlich spekulieren könnte, was Ursache und was Wirkung ist).

Der genaue biologische Mechanismus, der es dem Virus erlaubt, über lange Zeit inaktiv zu bleiben, um plötzlich wieder aktiv zu werden, ist bis heute nicht ganz geklärt. Selbst wenn HSV-1 sich im ruhenden Zustand befindet, ist immer mindestens ein Gen in der Zelle aktiv. Man weiß aber, daß das Immunsystem (besonders die T-Lymphozyten und die Makrophagen) einen entscheidenden Anteil daran hat, daß der Virus in diesem Zustand bleibt. Alles, was das Immunsystem schwächt, könnte also zur Aktivierung des Virus beitragen.

Heute gibt es genügend Beweise, daß Streß die Fähigkeit des Immunsystems, Viren in Schach zu halten, herabsetzt. So ergab eine Studie, daß etwa eine Woche vor dem erneuten Ausbruch von *Herpes genitalis* der Spiegel an Suppressorzellen/zytotoxischen T-Lymphozyten sank, meistens als Folge einer Streßsituation oder gedrückter Stimmung.

Die Reaktivierung und erneute Vermehrung des Herpesvirus provoziert eine immunologische Gegenreaktion: Es kommt zur Produktion von Antikörpern. Eine Zunahme der Herpesvirus-Antikörper bedeutet also, daß das Immunsystem noch mit dem Virus zu kämpfen hat. Personen, deren Immunsystem durch Chemotherapie geschwächt ist, weisen typischerweise hohe Mengen Antikörper gegen Herpesviren auf. Psychoneuroimmunologen benutzen den Antikörperspiegel deshalb auch als Meßkriterium für die Funktionstüchtigkeit des Immunsystems (je mehr Antikörper, desto schlechter die Immunfunktionen).

Aus zahllosen psychoneuroimmunologischen Studien weiß man, daß diverse Formen von Streß mit erhöhten Antikörperspiegeln gegen Herpesviren einhergehen und so eine verminderte immunologische Kontrolle über den Virus anzeigen. Zu solchen Streßsituationen gehören Examina, Einsamkeit, Betreuung eines schwer chronisch Kranken, Wohnen in der Nähe eines Reaktors und Trennung oder

Scheidung vom Lebenspartner. Erhöhte Antikörperspiegel gegen Herpesviren finden sich auch häufig im Zusammenhang mit klinischen Depressionen. Bei manchen Menschen genügt allein die Angst vor einem erneuten Auftreten von *Herpes genitalis,* um ihn auszulösen.

1940 gelang es in einem Experiment sogar, Bläschenausschlag durch Hypnose zu demonstrieren. Einer psychiatrischen Patientin wurde in tiefer Hypnose gesagt, sie sei völlig erschöpft. Und voilà – 24 Stunden später zierten zahlreiche Herpesbläschen die arme Frau. Welch ein Gag!

In einem anderen Experiment bewies eine in Meditation sehr erfahrene Frau, daß sie ihre immunologische Reaktion auf den Varicella-zoster-Virus willentlich verändern konnte. Eine weitere Studie (allerdings mit nur einem Probanden) belegte den Zusammenhang zwischen den Krankheitssymptomen einer HSV-1-Infektion, den zugrundeliegenden Immunveränderungen und Streß. Während einiger Monate ließ sich hier beobachten, daß Streßsituationen zunächst zu einer Schwächung des Immunsystems und dann zu Bläschenausschlag führten. Während des Streßmaximums sank die Anzahl der Helfer-T-Zellen, und prompt entstellten Bläschen das Gesicht der unglücklichen Testperson. Naturgemäß kann Streß Herpesviren nicht nur beim Menschen reaktivieren.

Es wird heute kaum noch bezweifelt, daß die Psyche das Immunsystem beeinflussen kann – und dies auch tut. Psychische und emotionale Faktoren unterschiedlichster Art können sowohl die humorale als auch die zellvermittelte Immunität verändern. Die Verbindung zwischen Psyche und Immunsystem ist von der Forschung so oft belegt worden, daß sie heute eigentlich nicht mehr in Frage gestellt werden kann.

[1] Eine statistische Methode, die Metaanalyse, integriert alle verfügbaren Daten zu einem Phänomen, um eine möglichst solide Grundlage für Schlußfolgerungen zu schaffen. Bei einer solchen Metaanalyse werden sämtliche wissenschaftlichen Publikationen, die gewisse Kriterien der Objektivität und der Experimentdurchführung erfüllen, berücksichtigt. Tracy Bennett Herbert und Sheldon Cohen (1993, siehe Bibliographie) führten eine Metaanalyse über die Beziehung zwischen psychischem Streß und Immunsystem beim Menschen durch, wobei sie 38 Veröffentlichungen nutzten. Ihre Studie bestätigte, daß es eindeutige und konsistente Beziehungen zwischen verschiedenen Formen von Streß und verschiedenen Meßergebnissen bei den Immunfunktionen gibt.

[2] Wenn bei einem depressiven Menschen später eine schwere Erkrankung diagnostiziert wird, ist es denkbar, daß die Depressionen nur ein frühes Anzeichen dieser Erkrankung waren. In dieser Studie machen jedoch die großen Zeitabstände zwischen depressiven Anzeichen und späterer Krebsentwicklung diese Erklärung eher unwahrscheinlich.

[3] Ein Grund dafür, daß die Forschungsergebnisse über Depressionen und Immunsystem nicht immer übereinstimmen, sind die unterschiedlichen Definitionen der Forscher für Depressionen. Sie reichen von eher harmlosen Stimmungstiefs bis zu schweren geistigen Erkrankungen, die eine stationäre Behandlung erfordern. Daher diagnostizieren Psychiater Depressionen auch unterschiedlich. Zudem haben verschiedene Formen der Depression wahrscheinlich auch verschiedene biologische Ursachen.

[4] Dostojewski selbst war Sohn eines Arztes. Wie seine Figur Raskolnikow, lebte er in Armut, als er *Schuld und Sühne* schrieb. Das Buch enthält mehrere Beispiele für streßbedingte Beeinträchtigungen. So ist beispielsweise Raskolnikows Mutter zu Beginn der Verhandlung in fiebrigem Delirium. »Pulcheria Alexandrownas Krankheit war ein seltsames Nervenleiden und ging Hand in Hand mit einer Art Geistesschwäche.« Zwei Wochen später stirbt sie. Sonjas schwindsüchtige und verarmte Mutter läuft verwirrt durch die Straßen, nachdem ihr trunksüchtiger Mann gestorben ist und sie mit ihren kleinen Kindern die Wohnung räumen mußte. Diese Situation verschlimmert ihre Tuberkulose, und sie stirbt. Gegen Ende des Romans sitzt Raskolnikow im Gefängnis und hat sich von allen Mithäftlingen entfremdet. Er wird schließlich krank – wie es scheint, aufgrund eines emotionalen Zusammenbruchs. »Er war

schon sehr lange krank gewesen; aber nicht die Schrecken seines Daseins als Sträfling ... hatten ihn gebrochen: Sein Stolz war es, den man tief verletzt hatte; er erkrankte aus verwundetem Stolz.«

5   Die klassische Konditionierung nach Pawlow ist eine Form des assoziativen Lernens. Eine zweite Variante ist die operante (oder instrumentelle) Konditionierung, bei der das Tier lernt, daß ein bestimmtes Verhalten (wie das Betätigen eines Hebels) ein lohnendes Ergebnis (Futter) oder ein unangenehmes (elektrischer Schlag) zur Folge hat. Konditionierte Reaktionen sind reversibel. Wenn der Experimentator wiederholt die Glocke läutet, ohne den Hunden Futter zu geben, läßt sich der Speichelfluß bald nicht mehr durch die Glocke auslösen. Diese Löschung der Reaktion nennt man Extinktion. Auch die immunologische Reaktion kann gelöscht werden, indem der biologisch neutrale Reiz wiederholt ohne immunologischen Reiz erfolgt.

6   Erworbene Geschmacksaversion ist einer der vielen Tricks der Natur, mit dem Tiere in freier Wildbahn überleben. Probiert ein Tier ein neuartiges Futter und wird davon krank, entwickelt es eine lebenslange Aversion dagegen und wird es fortan nicht mehr fressen. Interessant dabei ist, daß das Tier lernt, zwei Reize zu verknüpfen (den bestimmten Geschmack des Futters mit anschließender Übelkeit), obwohl mehrere Stunden dazwischen liegen. In der Natur folgt die Wirkung meist unmittelbar auf die Ursache: Der Laut eines Raubtieres bedeutet, daß das Tier jeden Moment auftaucht – und nicht erst morgen. Die Konditionierung betrifft also vor allem das Erlernen von Zusammenhängen zwischen zeitlich nah beieinanderliegenden Ereignissen. Betätigt eine Ratte einen Hebel und es dauert eine Weile, bis das Futter kommt, wird sie nicht lernen, beide Vorgänge miteinander zu assoziieren. In der Natur gibt es jedoch auch Ursachen, deren Wirkung sich erheblich verzögert. Frißt eine Ratte etwas Giftiges, so vergehen meist Stunden, bis der Effekt eintritt. Erworbene Geschmacksaversion verbindet hauptsächlich Geschmack und Übelkeit bzw. Unwohlsein. Man kann einer Ratte beispielsweise nicht beibringen, einen bestimmten visuellen Reiz oder Ton zu meiden, auf den erst Stunden später die Übelkeit folgt.

7   Sie können sicher sein, daß das Experiment genau durchdacht und geplant war und einige Kontrollgruppen beinhaltete. Viele der nachfolgenden Experimente waren noch ausgeklügelter, um sicherzugehen, daß alle das Ergebnis möglicherweise verwischenden Faktoren mit berücksichtigt waren.

8 Die Immunreaktion auf Tuberkulin ist ein Beispiel für eine verzögerte Überempfindlichkeitsreaktion.

9 Ein Grund für die mangelnde Übereinstimmung der Daten liegt darin, daß Forscher Links- bzw. Rechtshändigkeit unterschiedlich definieren, angefangen von »komplett rechtshändig« bis zu »komplett linkshändig«. Es macht einen großen Unterschied, ob es sich um eine zu 100 Prozent linkshändige Person handelt oder um jemanden, der gelegentlich auch die rechte Hand benutzt.

5

DER DÄMON STRESS

»Das Gemüthe wohnet in ihm selbst,
und kann in ihm selbst einen Himmel aus der Hölle
und eine Hölle aus dem Himmel machen.«

John Milton, *Epische Gedichte von dem verlohr'nen Paradiese.*
(1667)

»Das habe ich mit euch geredet, damit ihr
in mir Frieden habt. In der Welt habt ihr Angst;
aber seid getrost, ich habe die Welt überwunden.«

Johannesevangelium 16, 33

Streß ist ein Zustand, den wir eigentlich immer mit ange-
griffener Gesundheit assoziieren. Wenn man den zahlreichen Beiträgen in den Medien glaubt, ist er zur Geißel des
modernen Menschen geworden. Streß ist ein unerschöpfli-
ches Thema bei jeder Unterhaltung und eine Art Statussymbol der geschäftlich Erfolgreichen. Auch die meisten
medizinischen Bücher gehen heute kurz darauf ein, wobei
sie jedoch nur selten einen Bezug zur Psychoneuroimmunologie herstellen. Die Medien und die Ratgeberindustrie bieten unzählige (wenn auch manchmal widersprüchliche) Methoden, wie wir mit Streß fertig werden können, ohne daß
er uns fertigmacht. Doch bevor wir uns mit den Auswirkungen von Streß beschäftigen, müssen wir zunächst verstehen,

was Streß ist. In diesem Kapitel werden wir uns also damit befassen, was Streß ist, wie er funktioniert und wie er auf uns wirkt.

Was ist Streß?

»Es ist nichts so gut oder so schlimm,
das nicht durch unsre Meynung dazu gemacht wird.«

William Shakespeare, *Hamlet* (1601)

Beginnen wir ganz vorn: Was ist mit »Streß« gemeint? Das ist keine trockene semantische Wortklauberei. Der Begriff Streß ist sehr verschwommen und beinahe bis zur Bedeutungslosigkeit überstrapaziert worden.

In der Alltagssprache umfaßt Streß zweierlei Aspekte. Zum einen beschreibt er eine unangenehme, möglicherweise gefährliche äußere Kraft, die Druck auf den einzelnen ausübt. In Medienberichten findet sich die Tendenz, alles, was irgendwie unangenehm ist, als »stressig« und damit auch als potentiell schädlich zu klassifizieren. Sie liefern damit willkommene Ausreden für alles mögliche, wenn sie nicht sogar ausdrücklich dazu auffordern, dem Streß aus dem Wege zu gehen. So erklären sich wohl auch die allgemein üblichen Klagen über Streß.

Zum anderen beschreibt Streß auch unsere Reaktion auf unangenehme Ereignisse, das heißt, einen körperlichen Vorgang. Man ist nervös oder deprimiert – also gestreßt. Die Wissenschaftler Walter Cannon und Hans Selyé, die in der ersten Hälfte unseres Jahrhunderts viel Pionierarbeit bei der Erforschung der Streßbiologie leisteten, betrachteten die Streßreaktion als Hilfsmittel des Körpers, um sein inneres Gleichgewicht angesichts äußerer Störungen aufrechtzuerhalten.

Lassen Sie uns etwas Klarheit in dieses Durcheinander bringen. Wenn Wissenschaftler heute von Streß sprechen, meinen sie meist beides: externe Störungen und die innere Reaktion darauf. In diesem Sinne bedeutet Streß also das Ergebnis der Interaktion zwischen Organismus und externen Störungen.

Nach einer formaleren Definition ist Streß das Gefühl der (drohenden) Überforderung durch äußere Ansprüche und einer sich daraus ergebenden Beeinträchtigung des Wohlbefindens. Obwohl das Gehirn bei diesem Vorgang von entscheidender Bedeutung ist, müssen keine bewußten Gedanken im Spiel sein. Das menschliche Gehirn erkennt Streß, auch ohne daß man daran denkt. Das Gehirn einer Ratte oder eines Affen kann das auch.

Um diese Unterscheidung klarzumachen, heißen die unangenehmen oder schädlichen äußeren Einflüsse Stressoren, während die psychischen und biologischen Antwortmuster Streßreaktionen genannt werden.[1] Stressoren können sowohl psychischer als auch physischer Natur sein: Verletzung, Krankheit, Operation, Unterernährung oder extreme Temperaturen, um nur einige zu erwähnen. Personen, die einen kleineren operativen Eingriff erleben, sonst aber gesund sind, zeigen beispielsweise schon ein meßbares Absinken ihrer Immunfunktionen. Wir werden uns hier jedoch hauptsächlich auf psychischen Streß konzentrieren, da er die meisten Menschen des modernen Industriezeitalters betrifft.

Unsere Definition von Streß beinhaltet eine ganz entscheidende Vorstellung. Streß hängt davon ab, wie wir die äußeren Anforderungen und unsere Fähigkeit, damit fertig zu werden, einschätzen. Streß hängt sowohl davon ab, wie wir die Welt sehen, als auch davon, wie sie wirklich ist. Die Wahrnehmung ist alles entscheidend, eine Auffassung, die hervorragend in einem Gespräch zwischen Hamlet und Rosenkranz deutlich wird:

»Dännemark ist ein Kerker.«

»So ist die ganze Welt einer.«

»Ein recht stattlicher, worin viele Thürme,
Gefängnisse und Löcher sind,
unter denen Dännemark eines der ärgsten ist.«

»Wir denken nicht so, gnädiger Herr.«

»Nicht? Nun, so ist es auch nicht so für euch:
Es ist nichts so gut oder so schlimm,
das nicht durch unsre Meynung dazu gemacht wird:
Für mich ist es ein Gefängniß.«

Streß als Produkt der Interaktion zwischen Umwelt und Organismus, ist also weder eine Eigenschaft des Organismus noch eine der Umwelt. Menschen reagieren höchst unterschiedlich auf die gleichen Stressoren, je nach Erfahrung, Überzeugungen, Ausbildung, Persönlichkeit, körperlicher Gesundheit, Erbanlagen und sozialem Umfeld. Wie wir im nächsten Kapitel noch sehen werden, sind Menschen mit ausgeprägter Unterstützung durch ihr soziales Umfeld viel weniger anfällig für Streß als einsame oder gesellschaftlich isoliert lebende Menschen.

Eine Situation, die der eine als höchst »stressig« empfindet, hat auf einen anderen geringe oder gar keine Auswirkungen, und wieder ein anderer empfindet diese Situation vielleicht sogar als anregend. Streß – wie Schönheit – liegt zum Teil im Auge des Betrachters.

Wer kurz vor seinem ersten Fallschirmabsprung steht, wird mehr Streß empfinden als ein erfahrener Fallschirmspringer (vorausgesetzt, er hat es bisher geschafft, zu landen, ohne sich beide Beine zu brechen). Eine frühere Erfahrung in einer gefährlichen Lage wird die körperliche und geistige Reaktion enorm beeinflussen, wenn sich der Mensch erneut in der entsprechenden Situation befindet.

Welche Macht die Erfahrung hat, unsere Wahrnehmung zu verändern, illustriert Stephen Cranes *Das rote Tapferkeitsabzeichen.* Die Geschichte ist im amerikanischen Bürgerkrieg angesiedelt und erzählt von einem jungen Rekruten und seiner Bewährungsprobe.

Henry Fleming will Ruhm erwerben und schließt sich trotz der Warnungen seiner Mutter den Unionstruppen an. Kurz vor seiner ersten Schlacht fragt er sich, ob er nicht zu feige zum Kämpfen sein wird, verdrängt den Gedanken aber wieder. Schließlich hat er sein ganzes bisheriges Leben von Schlachten geträumt, und nun bietet sich ihm endlich die ersehnte Gelegenheit. Nach einer Reihe von Fehlalarmen erlebt er dann, was es heißt, wirklichen, lebenden feindlichen Truppen zu begegnen. Um ihn herum werden Männer getötet oder verwundet – so hatte er sich das nicht vorgestellt. Gerade als er glaubt, die Schlacht glücklich überstanden zu haben, greift der Feind erneut an. Henry Fleming aber ist am Ende. Er wirft sein Gewehr fort und läuft wie ein Hase.

»Auf seinen Zügen malte sich das Entsetzen vor all den Dingen, die er sich vorstellte … Seit er dem Gefecht den Rücken gekehrt hatte, waren seine Angstgefühle ins Unermeßliche gestiegen.«

In seiner Panik und Verwirrung irrt Henry durch den Wald am Rande des Schlachtfeldes. Er begegnet einem anderen Unionsdeserteur und wird von dem verängstigten Mann mit dem Gewehr niedergeschlagen. Als er wieder zu sich kommt, kehrt er zu seinem Regiment an der Front zurück. Die Kameraden nehmen irrtümlich an, daß seine Kopfverletzung, »das rote Tapferkeitsabzeichen«, von einer feindlichen Gewehrkugel stammt. Der Irrtum der anderen aber richtet Henry wieder auf.

Es dauert nicht lange, und Henry befindet sich erneut mitten im Kampfgetümmel. Doch nun ist er wie verwandelt. Er ist dem Schrecken des Krieges begegnet und hat überlebt. Diese Erfahrung hat ihn verändert. Anstatt in wilder Panik zu fliehen, kämpft er wie ein Löwe.

Als der Fahnenträger fällt, ergreift Henry die Regimentsfahne und zieht voran. Für seinen Mut wird er gelobt. Als er das Schlachtfeld zum zweiten Mal verläßt, denkt Henry über die große Veränderung nach, die sich in ihm vollzogen hat:

»Er war gegangen und hatte den großen Tod angerührt und festgestellt, daß es schließlich nichts als der große Tod war. ... Innerlich ging auf diesem Marsch, hinweg von Blut und Wut, eine Veränderung in ihm vor. Er kam von heißen Pflugscharen zu einem Ausblick auf sattgrüne Weiden, und es war, als gäbe es heiße Pflugscharen überhaupt nicht. Narben vergingen wie Blumen ... Er war seine Anfechtungen losgeworden. Der schwüle Alptraum lag hinter ihm.«

Die wissenschaftliche Literatur enthält zahlreiche Darstellungen, wie der gleiche Stressor sich auf unterschiedliche Menschen unterschiedlich auswirken kann. Eine amerikanische Studie beschäftigte sich mit den hormonellen Veränderungen durch Streß bei Medizinstudenten während des Examens (ja, die schon wieder!). Es kam zu signifikanten Veränderungen, aber nur bei den Studenten, die das Examen als sehr stressig empfanden. Bei den anderen zeigten sich nur geringe hormonelle Veränderungen. Die biologische Reaktion hing also von der Wahrnehmung des Stressors durch den jeweils Betroffenen ab.

Eine andere amerikanische Studie untersuchte an gesunden Freiwilligen die Verbindung zwischen streßreichen Lebensereignissen, psychischem Distreß (negativem Streß, der überfordert und zu psychosomatischen Störungen führt) und Immunfunktion. Und wieder beeinträchtigten die gleichen Lebensereignisse die Probanden sehr unterschiedlich. Einige wurden besser damit fertig als andere. Wer die Lebensereignisse nicht so gut bewältigte, zeigte Symptome von Distreß, Depressionen oder Angst und hatte eine geringere Killerzellenaktivität als der, welcher gut zurechtkam und vergleichbare Stressoren ohne psychische Beeinträchtigung verarbeitete.

Ein weitverbreiteter Irrtum besteht darin, man könne Streß objektiv anhand äußerer Bedingungen messen. Zeichnet also das heutige Gejammer über Streß eine verweichlichte Generation aus, die im Grunde weniger unter Streß zu leiden hat als jede andere vor ihr? Wie kann sie sich über Streß beklagen, fragen sich manche angesichts des Leids, das viele in Kriegen oder Hungersnöten ertragen mußten bzw. müssen? Man könne doch wohl einen cholerischen Chef oder eine unglückliche Ehe nicht mit der Gefahr, erschossen oder ausgebombt zu werden, zu verhungern oder in einem Kriegsgefangenenlager zu schmoren, vergleichen?

Die Frage, wie stressig eine Situation ist, läßt sich jedoch nicht so einfach beantworten, wie es den Anschein hat. Menschen können sich über eine augenscheinliche Lappalie psychisch und physisch stärker aufregen als über faktisch schwerwiegende Probleme. Wie sehr man sich über etwas aufregt, hängt von mehreren Faktoren ab, beispielsweise dem Gefühl der persönlichen Kontrolle über die Ereignisse oder der Unterstützung, die der einzelne aus seinem Umfeld erhält. Die Vorgänge um uns herum sind kein Maßstab für den Streß, den wir empfinden.

Eine amerikanische Studie an Soldaten während des Vietnamkrieges ergab, daß bei manchen Männern die Streßhormonspiegel im Blut während der Kampfhandlungen geringer waren als in den Pausen. Das galt vor allem in speziell ausgebildeten Eliteeinheiten mit starkem Gruppenzusammenhalt. Das Gefühl der Kontrolle und die Unterstützung aus dem Umfeld schaffen einen erheblichen Unterschied, wie wir später noch genauer sehen werden. Unter Militärärzten ist bekannt, daß Krankheitsgefühle um so weniger beklagt werden, je stärker eine Truppe der Gefahr ausgesetzt ist (schwere Verwundungen und Tod natürlich ausgenommen). Der gehetzte Buchhalter kann darunter stärker leiden als eine U-Boot-Besatzung.

Ein Faktor in puncto Streß, der gemeinhin gerne übersehen wird, ist, daß er ansteckend wirkt. Wer selbst stark unter Streß leidet, kann dies durch sein Verhalten auch auf andere übertragen. In Kapitel 7 werden wir sehen, wie chronischer Streß bei Langzeitarbeitslosigkeit oder bei ständig drohendem Jobverlust auch auf Familienangehörige abfärbt.

Streß ist also nicht etwas, was uns einfach zustößt, keine Macht, der wir hilflos ausgeliefert sind. Er ist ein Produkt unserer Einschätzung der Umwelt und unserer Reaktion darauf. Wir sind aktiv am Streß beteiligt – oder können es zumindest sein. Für die Praxis bedeutet das, daß man durch Änderung seiner Sichtweisen auch anders mit Herausforderungen umgehen, Bewältigungsstrategien verbessern und die eigene Anfälligkeit für Streß verringern kann.

Die naheliegendste Möglichkeit, Streß abzubauen, besteht darin, den Stressor als Wurzel allen Übels zu beseitigen. Werden Sie von einem entfleuchten Löwen bedroht, laufen Sie fort; haben Sie Angst, durch das Examen zu fallen, lernen Sie mehr, bis Sie zuversichtlich sind. Bedauerlicherweise taugen die meisten solcher alltäglichen Streßstrategien wenig dazu, das Problem an der Wurzel zu packen, nicht selten vergrößern sie es sogar. Ich denke hier an uralte Techniken des Streßmanagements wie Rauchen, Trinken, Drogen oder Trost durch Essen.

Unsere Streßdefinition enthält aber einen Ansatz zur besseren Bewältigung, nämlich eine Neubewertung des Stressors. Die drastischste Variante wäre, ein Problem einfach zu leugnen. Aber wie wir bereits in Kapitel 3 gesehen haben, kann das gefährlich werden: Sich nicht einzugestehen, daß man womöglich unter einer ernstzunehmenden Krankheit leidet, kann jemanden daran hindern, rechtzeitig einen Arzt aufzusuchen.

Eine weniger extreme Lösung wäre, seine Aufmerksamkeit auf etwas anderes zu lenken. Dies scheint beispielsweise eine überaus beliebte Strategie in überfüllten Pendlerzügen zu sein. Eingezwängt zwischen den schwitzenden Körpern der Mitreisenden, ohne eine Möglichkeit, der Enge zu entkommen, distanzieren sich viele im Geiste, indem sie ihren Gedanken nachhängen, sich mit einem Walkman ablenken oder manchmal sogar ein Buch lesen. Diese Form der psychologischen Verteidigung – denn um nichts anderes handelt es sich hier – kann das Unangenehme einer Situation ausblenden, obwohl sie die Situation selbst auch nicht verändert.

Eine aktivere Version dieser Strategie nennen die Psychologen »Reframing«. Dabei wird die Wahrnehmung einer Situation bewußt verändert, indem man sich auf ihre positiven und beeinflußbaren Aspekte konzentriert und entweder praktikable Lösungen findet oder sich in das Unvermeidliche fügt. In Streßmanagementkursen wird das Konzept des Reframing genutzt, indem die Teilnehmer lernen, ihre Streßsituation positiver zu bewerten. Rückschläge verwandeln sich dabei auf wundersame Weise in Herausforderungen und private Katastrophen in wertvolle Gelegenheiten für persönliches Wachstum. Trotzdem – Reframing hat durchaus einen Nutzen, genauso wie die alten Binsenweisheiten, sich realistische Ziele zu setzen, nicht perfektionistisch zu sein, gewisse Dinge nicht überzubewerten und alles mit Humor zu nehmen.

Die Art, wie jeder einzelne die Welt sieht und sie sich erklärt, hat großen Einfluß darauf, wie er die Widrigkeiten des Alltags verarbeitet. Wer eine überwiegend pessimistische Weltsicht hat und seine Probleme als vordringlich, langfristig, unlösbar und selbstverschuldet betrachtet, wird wissenschaftlichen Erkenntnissen zufolge stärker durch Streß geschädigt als ein unverbesserlicher Optimist, der allem etwas Gutes abgewinnen kann.

Eine Reihe aufsehenerregender Langzeitstudien in den USA, in der eine Gruppe über 30 Jahre lang beobachtet wurde, ergab, daß Pessimisten durchschnittlich öfter krank sind und früher sterben als Optimisten. Die gesundheitlichen Veränderungen erfolgten erst nach Jahren, so daß die positive bzw. negative Sichtweise die Gesundheit beeinflußt haben muß und nicht umgekehrt. Es ist unwahrscheinlich, daß die Pessimisten erst durch Krankheiten ihre negative Einstellung entwickelten. Sie erbrachten auch schwächere Leistungen im Studium, schnitten im Sport und an der Arbeit schlechter ab.

Bei älteren Menschen geht eine pessimistische Weltsicht häufig mit reduzierter Immunfunktion einher. So fand man heraus, daß diejenigen, die negative Ereignisse in ihrem Leben auf eigene hervorstechende Charaktermerkmale zurückführten, geringere Mengen an Helfer- und Suppressor-T-Zellen im Blut hatten. Umgekehrt leiden Optimisten mit positiven Erwartungen und hohem Selbstwertgefühl seltener unter Krankheiten. Sie erholen sich schneller nach Operationen und haben auch danach eine höhere Lebensqualität.

Die Literatur ist voll von Beispielen für Reframing und Optimismus bzw. Pessimismus. Ein ganz extremes für Optimismus und Reframing findet sich in der elfjährigen *Pollyanna* in Eleanor Porters gleichnamigem Kinderbuchklassiker.

Die Waise Pollyanna Whittier hat eine geheime Strategie, um mit den zahllosen Nöten fertig zu werden, denen sie und die Menschen der Umgebung ausgesetzt sind. Sie benutzt dazu ein Spiel, das sie von ihrem Vater gelernt hat. Es besteht darin, in jeder Situation etwas zu suchen, über das man sich freuen kann, seien die Umstände auch noch so traurig oder hoffnungslos, und diese Freude sichtbar nach außen zu zeigen.

Dank dieser einfachen Reframing-Strategie gelingt es Pollyanna, trotz vieler widriger Umstände und unerquicklicher Geschehnisse erstaunlich frohgemut zu bleiben. So dauert es nicht lange, und Pollyannas Spiel verändert auch das Leben der anderen armen Bewohner von Beldingsville. Der gramgebeugten Mrs. Snow, die seit 15 Jahren krank ist, wird klar, daß »sie sich zu sehr damit abgegeben hatte, alles anders zu wünschen, als es war, und so keine Zeit gefunden hatte, sich über die Dinge, wie sie waren, zu freuen«. Das zuckersüße Kind erweicht sogar das Herz seiner emotional verkümmerten altjüngferlichen Tante. Der Arzt erkennt den Nutzen von Pollyannas Spiel für die seelische und körperliche Gesundheit der Bewohner sehr schnell. Zur Schwester sagt er:

> »Sie wissen natürlich nicht, daß dieses kleine Mädchen besser als jede Medizin wirkt … Wenn es nur viele auf der Welt gäbe wie sie, dann könnten wir unseren Beruf aufgeben.«

In einer der letzten Episoden in Pollyannas an Unglück reichem Leben wird sie von einem Auto überfahren. (Ihre Punkte auf der Lebensereignis-Skala wären selbst für einen Optimisten mittlerweile besorgniserregend hoch.) Pollyanna ist von der Taille abwärts gelähmt, und ein bekannter Spezialist sagt ihr voraus, sie werde nie wieder laufen können. Wie dem auch sei, ihr magisches Spiel läßt Pollyanna sogar diese schweren Verletzungen überwinden. Mit geradezu unglaublich optimistischem Reframing gelingt es ihr, dem Gelähmtsein positive Seiten abzugewinnen. Dann, in einer wundersamen Heilung, straft sie den Arzt Lügen und lernt wieder laufen. Nur ein waffenstarrender, überaus pessimistischer Amokläufer könnte Pollyannas Lebenswillen aufhalten.

In Alexander Solschenizyns *Ein Tag im Leben des Iwan Denissowitsch,* einer Beschreibung der furchtbaren Zustände in einem stalinistischen Arbeitslager, zeigt der tief religiöse Aljoschka, der mit Iwan Denissowitsch Schuchow zusammen eine Hütte bewohnt, eine ähnlich unerschütterlich positive Haltung gegenüber allen Widrigkeiten. Aljoschka kann nicht verstehen, daß sich jemand selbst aus der grauenvollen Situation der Zwangsarbeit in den eisigen Weiten des nördlichen Kasachstan fortwünschen kann:

»Was willst du denn mit der Freiheit? In der Freiheit wird auch dein letztes bißchen Glaube vom Dorrengestrüpp erstickt. Freu dich, daß du im Gefängnis sitzt! Hier hast du Zeit, an deine Seele zu denken.«

Nach acht Jahren im Lager weiß Iwan Denissowitsch schließlich selbst nicht mehr, ob er frei sein will oder nicht. Er hat sich mit der harten Alltagsroutine seiner Existenz arrangiert und fürchtet sich nun vor Veränderungen.

Der wahrscheinlich bekannteste aller literarischen Optimisten ist der Philosoph Dr. Pangloß in Voltaires *Candide.* Der gutgesinnte, aber naive Candide verläßt die Sicherheit des elterlichen Schlosses in Westfalen und erlebt einige merkwürdige, meist unerfreuliche Abenteuer in der Welt. Während seiner Reise wird Candide immer wieder aufs neue an den Wahlspruch seines geschätzten Mentors, Dr. Pangloß, erinnert, daß nämlich »alles zum Besten steht in der besten aller möglichen Welten«. Diese pauschal beruhigende Weltsicht hilft Candide wie auch Pangloß über zahlreiche Schicksalsschläge hinweg.

Die offensichtliche Weisheit dieser Devise wird deutlich, als die beiden auf den venezianischen Edelmann Signor Pococurante treffen, der von Luxus und Schönheit umgeben ist, aber an allem etwas auszusetzen hat:

>Nicht wahr, Sie müssen doch zugeben, daß Signor Pococurante der glücklichste Mensch von der Welt ist, denn er steht hoch über allem, was er besitzt!<

Die Gefahr eines so uneingeschränkten Optimismus liegt darin, daß er der Realität nicht standhalten kann und sich leicht in rabenschwarzen Pessimismus verwandelt. Jemand, wahrscheinlich ein Pessimist, definierte einen Pessimisten einmal als einen Optimisten, der die Fakten kennt. So verliert auch Candide am Ende seinen Glauben:

>Nach einer großzügigen Anzahl von Tritten in den Allerwertesten, nach Schlägen auf meinen Rücken und Streichen mit einem Ochsenziemer auf meine Fußsohlen, nachdem ich ein Erdbeben miterlebte und mit ansehen mußte, wie Pangloß zunächst gehenkt und dann bei lebendigem Leibe verbrannt wurde; nachdem ich auf Anweisung des Diwans ausgeraubt und von einer Bande Philosophen verprügelt worden war, glaubte ich immer noch, daß alles zum Besten sei. Doch jetzt bin ich vollkommen eines Besseren belehrt.<

Die Streßbiologie

Der eigentliche Sinn jeder Streßreaktion ist, den Organismus in die Lage zu versetzen, mit lebensbedrohlichen Situationen effektiv umzugehen. Sie versetzt den Körper in sofortige Handlungsbereitschaft. Strategisch gesehen, beinhaltet die kurzfristige Streßreaktion – besser bekannt als Flucht- oder Kampfbereitschaft – ein sofortiges Umschalten von langfristigen auf kurzfristige Lebenserhaltungsziele. Biologische Ressourcen werden auf Systeme umgelenkt, die zum Meistern der unmittelbaren Schwierigkeiten beitragen können. Und ob man nun davonläuft oder sich auf einen Kampf einläßt, der Körper braucht in beiden Fällen zusätzliche Energie – und das schnell.

Viele biologische Veränderungen bei Streß sollen die Energiereserven des Körpers mobilisieren, sie in eine sofort nutzbare Form bringen und mit dem zur Verbrennung nötigen Sauerstoff zu den Orten transportieren, wo sie am dringendsten gebraucht werden, das heißt zum Gehirn und den großen Muskeln. Dieser Vorgang geschieht auf Kosten anderer biologischer Prozesse wie Wachstum oder Vermehrung, die zwar auf lange, nicht aber kurze Sicht für das Überleben entscheidend sind. Die hormonellen Mechanismen von Wachstum und Vermehrung werden also durch Streßreaktionen beeinflußt. Anhaltender Streß verhindert die Sekretion von Wachstums- und Sexualhormonen. Was nützt auch die Libido oder ein hochgewachsener Körper, wenn man gerade einem Säbelzahntiger zwischen die Zähne geraten ist oder vom Gegner eine Keule über den Schädel bekommt.

Folgende kurze Passage aus Pat Barkers *The Ghost Road*, das 1995 den Booker Preis erhielt, enthüllt die biologischen Streßreaktionen ganz hervorragend. Sie beschreibt die Empfindungen eines Soldaten im Ersten Weltkrieg, der darauf wartet, in die Schlacht geschickt zu werden:

»Es waren die üblichen Symptome: trockener Mund, feuchte Hände, Herzklopfen, Reizblase und kalte Füße. Wie grausam genau der Begriff »kalte Füße« paßte. Doch der andere grausam genaue Ausdruck, »sich vor Angst in die Hosen machen«, traf *nicht* zu. Er hatte ja auch den ganzen Tag über immer wieder Opiumtinktur geschluckt.«

Was geht im Menschen während einer Streßreaktion vor? Die kurzfristige Streßreaktion wird hauptsächlich vom Sympathikus, einem Teil des Nervensystems, gesteuert. Normalerweise beschäftigt sich der Sympathikus mit den Haushaltsfunktionen des Körpers und ist von daher gut geeignet, schnelle Prioritätenwechsel vorzunehmen. Puls, Blutdruck und Atmung steigern sich, um mehr Energie zur Verfügung zu stellen. Daher das Herzklopfen. Das Herz schlägt aber nicht nur schneller, es pumpt mit jedem Schlag auch größere Mengen Blut durch die Adern. Die Bronchien weiten sich, um bei jedem Atemzug zusätzlichen Sauerstoff aufzunehmen. Auch die Blutgefäße, die die Muskeln versorgen, dehnen sich. Handflächen und Fußsohlen beginnen zu schwitzen, denn eine feuchte Oberfläche bietet besseren Halt (die Streßreaktion entwickelte sich in einer Welt ohne Schuhe). Die Pupillen werden größer, um mehr Licht durchzulassen und die Sicht zu verbessern. Der Geist ist wacher, und die Reaktionszeit verkürzt sich.

Wird die Situation überaus bedrohlich, kann es über den Parasympathikus zu einer unwillkürlichen Entleerung von Blase und Darm kommen. Sich selbst zu beschmutzen mag unangenehm sein, aber eine entleerte Blase und ein entleerter Darm können im Notfall nützlich sein. Es macht Sie leichter und – wer weiß – für ein Raubtier vielleicht weniger appetitlich.

Gleichzeitig werden biologische Funktionen, die kurzfristig nicht überlebenswichtig sind, zurückgedrängt. Langfristige Energiereserven (Fettdepots) werden in Fettsäuren und Glyzerin umgewandelt, die sofort verbrannt werden können. In der Leber gespeicherte Kohlenhydrate werden mobilisiert und in Glukose umgesetzt. Das Blut wird aus den Extremitäten abgezogen und verstärkt zu den Muskeln, zum Herzen und zum Gehirn gepumpt. Dafür ziehen sich die peripheren Blutgefäße zusammen, und Hände und Füße werden kalt. (Wenn man also angesichts eines bevorstehenden unangenehmen Ereignisses »kalte Füße« bekommt, zeigt dies eine schulbuchmäßige Streßreaktion.) Energieaufwendige Verdauungsprozesse, wie beispielsweise die Produktion von Speichel, werden gestoppt. Daher der trockene Mund, Mangel an Appetit und grummelnde Gedärme.

Es heißt, im alten China hätten Polizisten beim Verhör von Verdächtigen das Wissen um den trockenen Mund dazu benutzt, Gesetzesbrecher zu überführen. Die Verdächtigen mußten sich den Mund mit trockenem, gekochten Reis füllen. Wer schuldig war, würde durch den Streß einen trockenen Mund bekommen und könnte deshalb den Reis nicht schlucken. Eine physiologische Reaktion zur Einschätzung des geistigen Zustandes einer Person heranzuziehen war vermutlich ein Vorläufer des Polygraphen (besser bekannt als Lügendetektor, funktionierte vermutlich auch ähnlich genau). Grummelnde Gedärme sind ein weiteres klassisches Symptom der kurzfristigen Streßreaktion. Wer im wahrsten Sinne des Wortes »Schiß hat«, zeigt die physiologischen Auswirkungen des Sympathikus in Aufruhr. Auch sexuelle Funktionen werden bis zu einem günstigeren Zeitpunkt zurückgestellt; verringerte Libido ist also eine typische Begleiterscheinung von Streß.

Hinsichtlich des Nutzens für das Überleben in einer gefährlichen und feindlichen Umwelt ist die Streßreaktion sicherlich eine gute Sache. Ein physiologisch aktivierter Organismus ist sicher besser in der Lage, mit Situationen auf Leben und Tod fertig zu werden. Die Streßreaktion an sich ist deshalb völlig normal. Menschen und andere Lebewesen haben sich im Verlauf der Evolution dahin entwickelt, in dieser Art auf Streß zu reagieren. Es ist also weder merkwürdig noch fehl am Platz, Beeinträchtigungen des eigenen Wohlbefindens als unangenehm zu erleben und sie zu vermeiden versuchen. Ob die Streßreaktion immer noch eine gute Sache ist, wenn sie unter evolutionsgeschichtlich nicht vorgesehenen Umständen zwei- bis dreimal am Tag – und dies täglich – ausgelöst wird, ist etwas anderes. Wir werden das später noch sehen.

Streß hat sowohl psychische Ursachen als auch psychische Folgen. Er verändert unsere Sicht der Dinge: Er beeinflußt Sinne, Gedächtnis, Urteilsvermögen und Verhalten. Wie unser Nervensystem sensorische Informationen verarbeitet, wird z.B. durch das Streßhormon Kortisol gesteuert. Ein hoher Kortisolspiegel (ganz typisch für Streß) erhöht die Reizschwelle (man nimmt schwache Reize nicht mehr wahr) und die Fähigkeit, zwischen verschiedenen Reizen zu unterscheiden.[2] Alle Sinneswahrnehmungen sind betroffen, vor allem Geschmacks- und Geruchssinn, Gehör- und Gleichgewichtssinn. Wer einen hohen Kortisolspiegel hat, wird zwar ein sehr schwaches Geräusch nicht hören, dafür aber wahrscheinlich zwei sehr ähnliche auseinanderhalten können.

Wo auch immer der evolutionäre Ursprung dafür liegt, diese Anpassung der Sinneswahrnehmungen ist biologisch durchaus sinnvoll. Wenn sich unser steinzeitlicher Vorfahr plötzlich einem feindlichen Angreifer, ob nun Mensch oder Tier, gegenübersah, war seine Überlebenschance sicherlich größer, wenn er sämtliche Sinne auf die Bekämpfung der unmittelbaren Gefahr richten und alles andere für den Moment ignorieren konnte. Generell ist in solchen Situationen eher gefragt, zwischen einzelnen intensiveren Reizen klar unterscheiden zu können, als sehr schwache Reize noch wahrzunehmen. Inzwischen gibt es auch Belege dafür, daß noch ein anderes Streßhormon, Noradrenalin, diese Fähigkeit zur Verarbeitung von Sinneseindrücken verstärkt.

Die Auswirkungen von Streß auf Psyche und Verhalten schildert Saul Bellows erbarmungslos in *Das Geschäft des Lebens*. Es handelt von einem Tag im Leben des Tommy Wilhelm, eines Mannes in mittleren Jahren, der am Rande der Verzweiflung ist.

Wilhelm hat große Probleme, und seine Situation wird immer angespannter. Er ist ein Versager als Schauspieler, als Verkäufer, als Ehemann und als Sohn. Er lebt allein in einem New Yorker Hotelzimmer, seine Frau willigt nicht in die Scheidung ein, er ist arbeitslos, hat kein Geld, und sein reicher Vater weigert sich, ihm zu helfen. Alles in allem sieht es düster für ihn aus. Wilhelm weiß keinen Ausweg aus seiner Lage und fürchtet, unter die Räder zu kommen. Als seine sozialen Bindungen in die Brüche gehen und seine Schulden wachsen, kann er dem Druck kaum noch standhalten. Sein Vater bemerkt die verräterischen Anzeichen:

>»Warum, zum Teufel, kann er nicht stillstehen, wenn wir reden. Er zieht entweder die Hose an den Taschen hoch oder läßt sie runter oder zappelt mit den Füßen. Er entwickelt sich allmählich zu einem regelrechten Koloß von Ticks!«

Es wird für Wilhelm nahezu unmöglich, eine Entscheidung zu treffen. Und tut er es doch, ist es meist die falsche. Er kann sich nicht konzentrieren, ist fortwährend abgelenkt. Innerlich fühlt er sich, als müsse er jeden Moment platzen, er ist aufgewühlt und hat Schwierigkeiten, durchzuatmen. Als er sich am Telefon mit seiner ihm entfremdeten Frau streitet, verschlimmern sich die Symptome noch:

>»Er hämmerte wieder gegen die Wand, dieses Mal mit seinen Knöcheln, und er hatte kaum genügend Luft in den Lungen, um im Flüsterton zu sprechen, weil sein Herz mit fürchterlichem Druck nach oben preßte.«

In seiner Wut schleudert er das Telefon gegen die Wand und knirscht mit den Zähnen. Dabei ist er von Natur aus ein gutmütiger und vernünftiger Mensch, der keiner Fliege etwas zuleide tut.

Wilhelm zeigt das selbstzerstörerische Verhalten eines Mannes unmittelbar vor dem Zusammenbruch. Seine Augen sind durch übermäßiges Rauchen gerötet. Er sitzt allein im Hotelzimmer und trinkt Gin aus einem Kaffeebecher. Er nimmt Medikamente, um sein Unglück zu vergessen. Er kann nicht schlafen, wäscht und rasiert sich nicht, und sein Zimmer ist ein einziges Chaos. Selbst so profane Dinge wie zu frühstücken werden für ihn Teil seines Kampfes gegen die Verzweiflung:

> »Diese Gedanken ... mußten zu einem leidenschaftlichen Ausbruch führen, wenn er ihnen freien Lauf ließe. Daher brach er das Gespräch ab und begann zu essen ... Seine Finger hinterließen auf dem Eiweiß schwache Schmutzflecken, als er die Schale entfernt hatte.«

Was spielt sich biologisch bei einer Streßreaktion ab? Wenn ein Stressor eine solche Reaktion bei einem Menschen (oder auch einer Ratte) auslöst, wird ein komplizierter Mechanismus in Gang gesetzt, an dem Myriaden von Nervenverbindungen und chemischen Botenstoffen beteiligt sind. Die Details sind kompliziert, und ich werde versuchen, Sie nicht damit zu strapazieren. Einige Prinzipien sind dabei jedoch von grundlegender Bedeutung.

Die Streßreaktion wird vom Gehirn initiiert und gesteuert. Bevor ein Stressor Streß auslösen kann, muß sich der Organismus zunächst in irgendeiner Form bedroht fühlen. Dazu gehören bewußte und unbewußte Gedanken, Überzeugungen, Erinnerungen und Gefühle. An der Verarbeitung dieser Informationen sind viele Bereiche des Gehirns beteiligt, u.a. das Großhirn und andere sogenannte höher entwickelte Zentren. Bewußte Gedanken können, müssen aber nicht beteiligt sein.

Wenn das Gehirn (bewußt oder unbewußt) entscheidet, daß etwas nicht in Ordnung ist, wird der Hypothalamus aktiv. In diesem Bereich des Zwischenhirns entstehen viele der ersten elektrischen und chemischen Signale, die dann die komplette Streßreaktion im ganzen Körper auslösen. (Der Hypothalamus hat normalerweise die Aufgabe, angenehmere Funktionen wie Essen, Trinken oder Sex zu regulieren.) An einer anderen Stelle im Gehirn wird das netzartige Aktivierungssystem dafür sorgen, daß die allgemeine Aufmerksamkeit und Wachheit erhöht, die Reaktivität gegenüber Signalen der Sinnesorgane gesteigert und gegenüber Informationen ohne unmittelbare Relevanz (geringfügige Schmerzen oder andere Körperempfindungen) vermindert wird. Schließlich will man nicht von einem Kribbeln in der Nase gestört werden, wenn jeden Moment eine Katastrophe hereinbrechen kann.

Die beiden wichtigsten biologischen Systeme bei der Streßreaktion sind der Sympathikus und das Hypothalamus-Hypophysen-Nebennieren-System. Ersterer verbindet das Gehirn mit den inneren Organen und übermittelt Signale, um zur Aufrechterhaltung des Organismus notwendige Funktionen wie Atmung, Herzschlag und Verdauung zu regulieren, also die unbewußten Vorgänge der Lebenserhaltung. In einer Streßreaktion ist er der Hauptauslöser des körperlichen Alarmzustandes, das heißt der Kampf- oder Fluchtbereitschaft.

In den ersten Momenten einer Streßreaktion stimuliert der Hypothalamus den Sympathikus und die Nebennieren, woraufhin die Hormone Adrenalin und Noradrenalin ausgeschüttet werden.[3] Eine vergleichsweise harmlose Streßsituation wie das Sprechen vor Publikum führt üblicherweise zu einer um 50 Prozent vermehrten Ausschüttung von Noradrenalin und einer Verdoppelung der Adrenalinmenge im Blut. Bei einer Laborratte erhöht das Hantieren mit ihr oder das bloße Öffnen der Käfigtür den Adrenalinspiegel um das Achtfache. Menschen, die unter chronischem Streß oder permanenter Angst leiden, zeigen auch einen konstant erhöhten Blutspiegel von Adrenalin und Noradrenalin.

Kommen wir zum zweiten Hauptakteur bei der Streßreaktion: dem Hypothalamus-Hypophysen-Nebennieren-System. Ist dieses System aktiv, ergießt sich eine Kaskade von Informationen aus dem Gehirn in den Körper. Der Hypothalamus sendet elektrische und chemische Botschaften (zum Beispiel kortikotropinbildende Hormone oder CRH) an die Hypophyse, eine erbsengroße Ausstülpung des Gehirns unmittelbar unterhalb des Hypothalamus. CRH regt den vorderen Teil der Hypophyse zur Freisetzung des Hormons Kortikotropin (auch adrenokortikotropes Hormon oder ACTH genannt) an. Der Blutstrom transportiert ACTH zur Nebenniere, wo es die Nebennierenrinde zur Freisetzung von weiteren Hormonen anregt. Diese Hormone wirken nun an anderen Stellen des Körpers, indem sie die dortigen Abläufe verändern. Der gesamte Prozeß wird durch ein ausgeklügeltes Netz von Vorwärts- und Rückwärtssignalen gesteuert, die dafür sorgen, daß der Vorgang nicht außer Kontrolle gerät.[4]

Uns interessieren hier am meisten die Glukokortikoide aus der Nebennierenrinde. Sie gehören zu den Steroiden und ähneln denen, die Ärzte zur Behandlung von Entzündungen und Allergien einsetzen. Das wichtigste Glukokortikoid beim Menschen ist Kortisol.[5] Kortisol ist hauptsächlich dazu da, die Energiereserven in eine sofort verwertbare Form zu bringen. Wir wollen uns an dieser Stelle aber kurz damit befassen, weil es auch unser Immunsystem beeinflußt.

In den letzten 50 Jahren hat sich ein großer Teil der Streßforschung auf den Sympathikus und das Hypothalamus-Hypophysen-Nebennieren-System konzentriert. Für einige Wissenschaftler ist »Streß« gleichbedeutend mit der Ausschüttung von Hormonen durch diese beiden Systeme. Nach dieser Definition zeigt jeder Mensch mit erhöhtem Streßhormonspiegel (im wesentlichen Adrenalin, Noradrenalin und Kortisol) eine Streßreaktion.

Zu einer Streßreaktion gehört eine Flut von elektrischen und chemischen Signalen. Über 30 chemische Substanzen können dabei aktiv werden: Adrenalin, Noradrenalin, Kortisol, Endorphine, Enkephaline, Melanotropin, Thyroxin, Thyrotropin, Vasopressin, Aldosteron, Renin, Wachstumshormone, Glukagon, Prolaktin, Parathyroide, Kalzitonin, Gastrin etc. Sie haben ganz unterschiedliche Wirkungen auf die jeweiligen Zielorgane wie Herz, Blutgefäße, Gedärme, Lungen, Muskeln und Immunsystem. Thyroxin beispielsweise stimuliert die Energiegewinnung aus den Fettreserven des Körpers, während Aldosteron (unter anderem) den Blutdruck erhöht.

Welche elektrischen und chemischen Signale eine Streßreaktion auslöst, hängt vom Stressor ab und davon, welche Bedeutung der Organismus ihm beimißt. Man vermutet, daß der Körper mehr Noradrenalin produziert, wenn der Betreffende glaubt, den Stressor kontrollieren zu können, während Angst zur vermehrten Produktion von Adrenalin führt. Bisher hat jedoch der Versuch, jedem Stressor ein eigenes hormonelles Streßreaktionsmuster zuzuordnen, nicht besonders weit geführt.

Das Hypothalamus-Hypophysen-Nebennieren-System und der Sympathikus arbeiten auf zwei verschiedenen Zeitebenen. Der Sympathikus tritt sehr schnell in Aktion. Kampf- oder Fluchtbereitschaft wird in der Regel innerhalb von 20 bis 30 Sekunden nach Schrillen der Alarmglocke ausgelöst und ebbt etwa innerhalb einer Stunde nach dem Verschwinden des Stressors ab. Das Hypothalamus-Hypophysen-Nebennieren-System braucht länger, bis es aktiv wird, eher Minuten oder Stunden als Sekunden. Dafür hält die Wirkung unter Umständen tage- oder wochenlang an. Ein kurzfristiger Stressor kann also zu einem kurzfristigen Anstieg von Adrenalin und Noradrenalin führen, ohne dabei notwendigerweise auch den Kortisolspiegel zu erhöhen.

Streß ist naturgemäß nicht nur auf Erwachsene beschränkt. Schon bei Neugeborenen kann man Streßreaktionen beobachten. Der körperliche Stressor einer Beschneidung kann den Kortisolspiegel binnen einer halben Stunde nach der Operation um das Drei- bis Vierfache ansteigen lassen. Es gibt sogar eine direkte Beziehung zwischen Verhalten und hormoneller Veränderung während der Streßreaktion: Je stärker sich der Streß im Verhalten des Neugeborenen zeigt, desto höher ist auch sein Kortisolspiegel. Weil ein vier Tage alter Säugling den Arzt nicht verklagen kann, heißt das nicht, daß er keinen Streß durch ihn hat. Das nur für solche, die immer noch glauben, Beschneidung mache einem Kind gar nichts aus.

Was ist das Gegenteil einer Streßreaktion? Humor steht hier wohl an erster Stelle. Wenn wir lachen, sind Psyche und Emotionen so weit von angstvollen Darmkrämpfen und streßverzerrtem Gesicht entfernt wie nur möglich. Humor kann einer Streßsituation sogar vorbeugen. Oder wie es der englische Dichter Matthew Green im 18. Jahrhundert formulierte:

»Wirf nur einen Stein, und der Riese fällt. Lach, und dir geht es gut.«

Wissenschaftler haben untersucht, was in einem lachenden Menschen vor sich geht und – aufgemerkt! – herausgefunden, daß die biologischen Veränderungen praktisch genau entgegen denen einer Streßreaktion verlaufen. Amerikanische Forscher zeigten einer Reihe von Freiwilligen ein lustiges Video und maßen anschließend deren Streßhormonspiegel im Blut: Adrenalin und Kortisol waren signifikant gesunken.

Streß, Immunität und Gesundheit

Die Auswirkungen von psychischem Streß auf die Gesundheit sind schon lange kein unbekanntes oder vernachlässigtes Problem mehr. Im Gegenteil: Die Vorstellung, Streß erhöhe die Krankheitsanfälligkeit, zieht sich durch alle Massenmedien. Die Gesundheitsgefahren durch Streß werden dabei so übertrieben, daß häufig jeder objektiven Diskussion die Grundlage entzogen ist. Uns wird suggeriert, schon der geringste Streß mache krank. Doch so einfach liegen die Dinge nicht. Zunächst muß man fragen: Wie wirkt Streß auf den Menschen?

Wie bereits erwähnt, ist ein wesentliches Element der Streßreaktion die Aktivierung des Hypothalamus-Hypophysen-Nebennieren-Systems und damit die Kortisolausschüttung der Nebennieren. Seit langem weiß man, daß Glukokortikoide wie beispielsweise Kortisol sehr stark auf das Immunsystem wirken. Mitte des 19. Jahrhunderts beobachtete der britische Arzt und Endokrinologe Thomas Addison bei Patienten mit abnorm niedrigen Glukokortikoid-spiegeln (eine Erkrankung, die später Addisonsche Krankheit genannt wurde) ungewöhnlich viele weiße Blutkörperchen im Blut. In den 30er Jahren des 20. Jahrhunderts entdeckte Hans Selyé sichtliche Veränderungen der Immunität von Ratten, die starken körperlichen Stressoren ausgesetzt wurden. Anhaltender Streß ließ ihre Thymusdrüse schrumpfen und die Nebennieren anschwellen.

Ende der 40er Jahre hatten Wissenschaftler herausgefunden, daß Glukokortikoide Entzündungen verringern und verschiedene Immunfunktionen unterdrücken. Die dabei entdeckten Steroide wurden im Laufe der 50er Jahre zum Wundermittel. Noch heute finden sie vielfach Anwendung bei Entzündungen, Allergien und Autoimmunstörungen wie der rheumatischen Arthritis.

Glukokortikoide, wie u.a. Kortisol, haben verschiedene Auswirkungen auf das Immunsystem. Sie verändern die Verteilung und Bewegung der weißen Blutkörperchen und regen ihre Entfernung aus dem Blutkreislauf an. So verringern sie deren Anzahl und verhindern damit die Ansammlung der weißen Blutkörperchen an Entzündungsherden. Sie blockieren die Produktion von Lymphozyten in der Thymusdrüse (der Grund, warum die Thymusdrüse bei Tieren unter starkem Streß schrumpft) und können den selektiven Abbau von Lymphozyten veranlassen (programmierter Zelltod), einen Vorgang, den man Apoptosis nennt. Glukokortikoide sind außerdem in der Lage, die Produktion und die Freisetzung von Zytokinen, Entzündungsstoffen, Neurohormonen und anderen chemischen Botenstoffen des Immunsystems zu unterbinden, wodurch die Lymphozyten weniger stark auf Reize reagieren.

Einige dieser Effekte spielen sich auf der genetischen Ebene ab. Die meisten Zellen des Immunsystems haben spezielle Rezeptoren auf ihrer Oberfläche, die Glukokortikoidmoleküle binden. Wenn das geschieht, verändert das Hormon die Umsetzung der genetischen Information innerhalb der Zelle und damit deren biologische Aktivität.[6]

Nicht jede streßbedingte Verringerung der Immunität wird durch Glukokortikoide verursacht. Streß führt zu Veränderungen an verschiedenen chemischen Substanzen, von denen sich einige auf das Immunsystem auswirken. Das Immunsystem wird z.B. durch Adrenalin und Noradrenalin beeinflußt, die unter einem aktivierten Sympathikus vermehrt ausgeschüttet werden. Die bei der Reaktion auf einen Stressor freigesetzten Mengen von Adrenalin und Noradrenalin verhalten sich proportional zu den Veränderungen innerhalb des Immunsystems.

Da das Hypothalamus-Hypophysen-Nebennieren-System langsamer auf einen Reiz reagiert als der Sympathikus,

kann ein Stressor die Freisetzung von Adrenalin und Noradrenalin ohne eine entsprechende Erhöhung des Kortisolspiegels bewirken. Die Reaktionsgeschwindigkeit des Hypothalamus-Hypophysen-Nebennieren-Systems ist bei jedem
Menschen unterschiedlich. Forschungen haben gezeigt, daß
manche sehr empfindlich auf kurzfristige Stressoren reagieren, und zwar mit einem ungewöhnlich starken Anstieg von
Hormonen, Herzfrequenz und Blutdruck. Dieses außerordentlich starke Reagieren scheint durch ein besonders
schnell reagierendes Hypothalamus-Hypophysen-Nebennieren-System verursacht zu werden. Hier zeigt sich ein
Kortisolanstieg auch bei kurzfristigen Stressoren, die bei
den meisten anderen Menschen kaum zu einem Anstieg
führen würden.

Interessanterweise hat man bei Forschungen an Tieren
herausgefunden, daß eine ungewöhnlich starke Reaktion
auf Stressoren häufig auch mit einer erhöhten Anfälligkeit
für Drogenabhängigkeit einhergeht. In einer Studie wurde
nachgewiesen, daß Mäuse, deren Hypothalamus-Hypophysen-Nebennieren-System am stärksten auf relativ geringfügige Stressoren (die Mäuse wurden in eine neue Umgebung gebracht) reagierte, verstärkt von Amphetaminen
abhängig wurden. Die Amphetamine standen den Tieren
zur Verfügung, um nach Bedarf davon zu fressen. Diese Beobachtung paßt zu der allgemeinen Hypothese, daß Abhängigkeit von stimmungsverändernden Drogen, einschließlich Alkohol, zum Teil damit in Zusammenhang steht,
wie stark der Betreffende auf die Stressoren in seinem Umfeld reagiert.

Eine Überaktivierung des Hypothalamus-Hypophysen-
Nebennieren-Systems und des Sympathikus birgt neben einer Schwächung des Immunsystems aber noch andere
Nachteile, denn auch Verbindungen mit bestimmten klinischen Formen der Depression, Panikattacken und Alkoholismus wurden deutlich. Jede ernsthafte Störung dieser kom-

plexen Systeme, ob durch Hyper- oder Hypoaktivität, stellt eine Gefahr für die psychische und physische Gesundheit dar. Es gibt inzwischen Hinweise darauf, daß eine ungewöhnlich schwache Aktivität beider Systeme mit einer Reihe komplexer Erkrankungen in Zusammenhang steht, u.a. atypischen Depressionen, jahreszeitlich bedingten Depressionen wie beispielsweise Winterdepressionen, posttraumatischem Streßsyndrom und möglicherweise auch dem Chronischen Müdigkeitssyndrom.

Eine andere Gruppe chemischer Botenstoffe, die für streßbedingte Veränderungen des Immunsystems relevant ist, umfaßt die endogenen Opioide. Diese Peptidmoleküle werden im Gehirn und anderen Körperregionen produziert und ähneln in ihrer chemischen Zusammensetzung den Opiumderivaten Morphium und Heroin. Man kann sie zwei Kategorien zuordnen: den Endorphinen (so wie die von der Hyphophyse ausgeschütteten Beta-Endorphine) und den Enkephalinen (wie die von den Nebennieren ausgeschütteten Met-Enkephaline).

Eine der nützlichsten Eigenschaften der endogenen Opioide ist ihre Fähigkeit, die Schmerzwahrnehmung zu vermindern. Starker Streß, wie durch ein heftiges körperliches Trauma oder eine Verletzung auf dem Schlachtfeld, führt zur Freisetzung von endogenen Opioiden, deren schmerzmindernde Wirkung einer hohen Dosis Morphium entspricht. Dadurch wird das Opfer praktisch schmerzunempfindlich, ein gnädiger Effekt, den man streßbedingte Analgesie nennt. Leider wirken endogene Opioide nicht nur positiv. Im »Opioidstreß« kommt es häufig zu einer verminderten Aktivität der natürlichen Killerzellen und der Lymphozyten, was wiederum die Anfälligkeit für Tumore erhöht.

Streß schadet der Gesundheit aber nicht nur, indem er das Immunsystem schwächt. Die Mobilisierung der Energiereserven – ein wesentlicher Aspekt jeder Streßreaktion – bedeutet eine rasche Ansammlung freier Fettsäuren im Blut,

was zu den gefährlichen Ablagerungen an den Arterien-
wänden beiträgt und so das Risiko für eine Herz-Kreislauf-
Erkrankung steigert. Wir werden uns in Kapitel 8 näher mit
diesem Aspekt befassen, wenn es um die Wirkung der Psyche auf das Herz geht.

Die Streßqualität

Was macht einen Stressor zum Stressor? Obwohl fast alles
dazu werden kann, läßt sich das schier endlose »Angebot«
doch nach gewissen Mustern ordnen.

Naturgemäß sind manche Stressoren gravierender als andere. Der Verlust des Ehepartners bzw. der Ehepartnerin
oder des Arbeitsplatzes wird wahrscheinlich zu einer stärkeren Streßreaktion führen, als in einem Supermarkt
Schlange zu stehen oder eine Socke zu verlegen. Forschungen haben wenig überraschend ergeben, daß starke Stressoren in der Regel auch stärkere hormonelle und immunologische Veränderungen verursachen als schwache. Aber
auch weniger naheliegende Entdeckungen wurden gemacht.

Stressoren zeigen gewisse grundlegende Gemeinsamkeiten, die entscheidend für die Stärke der Streßreaktion sind.
Neben der Intensität von Streß dienen zur Bestimmung seiner biologischen Wirkung die Dauer (kurz- oder langfristig?), sein zeitliches Auftreten (stand es mit anderen biologisch relevanten Ereignissen wie dem Kontakt mit einem
Krankheitserreger in Zusammenhang?), seine Vorhersehbarkeit (wußte der Betreffende, daß dieser Stressor auf ihn
zukommt?) und seine Kontrollierbarkeit (kann man irgend
etwas tun, um Stressor zu beseitigen oder zu mindern?).
Vorausgesetzt, die Umstände bleiben gleich – was sie natürlich nie tun –, zeigt ein Stressor dann eine größere Wirkung,

wenn er überraschend kommt, lange anhält und man keinerlei Kontrolle über ihn hat.

Betrachten wir zuerst die Frage der Dauer. Das Verhältnis zwischen der Dauer eines Stressors und seiner biologischen Wirkung ist nicht so offensichtlich, wie man zunächst annehmen möchte. Ein Stressor kann ein kurzes Ereignis sein, etwa ein Sprung mit dem Fallschirm oder eine Prüfung. Er kann ebenso eine Abfolge wiederkehrender Ereignisse sein, beispielsweise sexuelle Schwierigkeiten mit dem Partner oder heftige Differenzen mit dem Vorgesetzten. Ein Stressor kann aber auch kontinuierlich und langfristig sein, wie eine schwere chronische Krankheit, eine Scheidung oder der Verlust eines nahestehenden Menschen bzw. des Arbeitsplatzes.

Da der menschliche Geist lange über vergangene Schrecken grübeln oder sich zukünftige Schrecken ausmalen kann, sind Anfang und Ende eines Stressors oft schwer festzumachen. Wenn Sie in sechs Monaten eine Prüfung ablegen müssen – ab wann haben Sie Angst? Mit Sicherheit schon lange vor dem eigentlichen Prüfungstag. Und wann ist der Streß vorbei? Falls Sie sehr schlecht abgeschnitten haben, werden Sie die schrecklichen Momente vielleicht noch nach Wochen wieder und wieder durchleben und sich darüber aufregen. Eine Langzeitstudie an Personen, die Angehörige mit fortschreitender Demenz pflegten, zeigte, daß der Streß weit über den Tod der Angehörigen hinaus anhielt. Noch anderthalb Jahre später hatten die Betreffenden Symptome von Depressionen. Oder wie es die Forscher im Untertitel zu ihrer Veröffentlichung formulierten: »Chronischer Streß ist noch lange nicht vorbei, wenn es vorbei ist.«

Die Unterscheidung zwischen kurzfristigen (akuten) und langfristigen (chronischen) Stressoren kann vor allem da leicht problematisch werden, wo es sich um soziale Stressoren handelt. Wer unter Streß leidet, weil seine Ehe in die Brüche geht, könnte schwerlich sagen, ob er einem chronischen Stressor oder einer Reihe von akuten Stressoren ausgesetzt ist.

Trotz des oft komplizierten Sachverhalts, lassen sich aus der Fülle aller vorliegenden experimentellen Daten bestimmte Gesetzmäßigkeiten ableiten. Im großen und ganzen bestätigen sie die Einschätzung durch den gesunden Menschenverstand: Langfristige Stressoren verursachen in der Regel größere Schäden als kurzfristige (aber ansonsten ähnliche).

Kurzfristige Stressoren können sogar den gegenteiligen Effekt langfristiger Stressoren auf das Immunsystem entwickeln. Ein kurzer, relativ harmloser Stressor führt häufig zu einer vorübergehenden Steigerung bestimmter Immunfunktionen. So erhöhen sich beispielsweise die Anzahl der zirkulierenden T-Lymphozyten sowie die Anzahl und Aktivität der natürlichen Killerzellen. Langanhaltende Stressoren wirken dagegen meist dämpfend auf das Immunsystem.

Obwohl die immunstärkenden Aspekte von kurzzeitigem Streß in den Medien so gut wie gar nicht auftauchen, sind sie durch Psychoneuroimmunologen wissenschaftlich gut dokumentiert. In einem Experiment wurden Freiwillige unter Laborbedingungen akuten Stressoren ausgesetzt (Kopfrechnen bei lauter Musik). Es kam zu einer vorübergehenden Erhöhung ihrer Suppressorzellen/zytotoxischen T-Lymphozyten und einer vermehrten Aktivität der natürlichen Killerzellen. Deutsche Forscher stießen auf eine erhöhte Anzahl und Aktivität der Killerzellen bei Fallschirmspringern, die ihren ersten Sprung machten.

Ein Grund, warum die Wirkung eines Stressors auch von seiner Dauer abhängt, liegt darin, daß die verschiedenen Elemente einer Streßreaktion unterschiedlich schnell anlaufen. Wie wir bereits gesehen haben, kann der Sympathikus und mit ihm die Ausschüttung von Adrenalin und Noradrenalin durch einen Stressor innerhalb von Sekunden aktiviert werden, während das Hypothalamus-Hypophysen-Nebennieren-System für die Kortisolausschüttung wesentlich länger braucht.

Man könnte also annehmen, daß sich Organismen an langfristige Stressoren genauso wie an beständige Reize gewöhnen bzw. anpassen. Daß dies jedoch nicht immer geschieht – weder beim Menschen noch bei Tieren –, machen einige Beispiele aus dem vorigen Kapitel deutlich. Die Immunfunktionen der Pflegepersonen von zum Beispiel Alzheimerpatienten wiesen keinerlei Anzeichen von Anpassung auf. Selbst nach Jahren mit ein und demselben Stressor litten diese Personen unter verringerten Immunfunktionen und einem gestörten seelischen Gleichgewicht. Bei Anwohnern des beschädigten Three-Mile-Island-Reaktors wurden ebenfalls noch Jahre nach dem Störfall streßbedingte Defizite in der Immunabwehr, veränderte Hormonspiegel, erhöhter Blutdruck und starker psychischer Druck nachgewiesen. Experimente im Labor führten zu ähnlichen Ergebnissen. Nagetiere setzte man monatelang einem geringfügigen Stressor aus (veränderter Zyklus von Tag und Nacht bzw. von hell und dunkel) und erzeugte so eine langfristige Reduktion der Lymphozytenreaktivität.

Daß langanhaltende Stressoren komplexe Veränderungen der Immunfunktionen bewirken, wußte man bereits, als Andrew Monjan und Michael Collector in den 70er Jahren an der Johns-Hopkins-Universität in Baltimore ein Experiment durchführten. Für die Dauer von fünfeinhalb Wochen setzten sie Mäuse jeden Tag eine Zeitlang Lärm aus. In den ersten Wochen bewirkte der Stressor die erwartete Veränderung der Immunfunktionen (bei den B- und T-Lymphozyten eine Verringerung der Reaktivität und der Fähigkeit, Zellen zu vernichten). Gleichzeitig kam es zu einem Anstieg von Kortisol. Aber nach drei Wochen änderte sich das Bild: Die Immunfunktionen kehrten nicht nur zu ihren früheren Werten zurück, sondern stiegen kurzzeitig über die Werte der Mäuse in der Kontrollgruppe, bis sie schließlich erneut auf ihre Ausgangswerte sanken. Dieses Experiment veranschaulicht sehr gut, daß sich die biologische Wirkung eines langfristigen Stressors mit der Zeit erheblich verändern und sogar umkehren kann.

Betrachten wir als nächstes die Wirkung eines Stressors im zeitlichen Zusammenhang mit anderen Ereignissen. Besonders interessant ist hier das Auftreten des Stressors und der Kontakt mit einem Krankheitserreger (auch Pathogen genannt) in Form von Viren oder Bakterien innerhalb einer kürzeren Zeitspanne. Die experimentellen Daten stehen zwar in komplexen Bezügen zueinander, es lassen sich aber folgende Regelmäßigkeiten finden: Taucht ein Stressor unmittelbar vor dem Kontakt mit einem Krankheitserreger auf, kann das Immunsystem sogar gestärkt und der Organismus widerstandsfähiger gegen den Erreger sein. Taucht der Stressor andererseits während oder kurz nach dem Kontakt mit dem Erreger auf, kann er das Immunsystem schwächen und den Organismus anfälliger machen.

Diese unterschiedlichen Effekte je nach zeitlichem Auftreten des Stressors konnten in den 60er Jahren in einer Reihe von Experimenten demonstriert werden. In einem setzte man Mäuse einem Stressor (lauter Musik) aus und brachte sie anschließend in Kontakt mit einem Virus, während eine andere Gruppe von Mäusen zunächst mit einem Virus geimpft und dann dem Stressor ausgesetzt wurde. Die erste Gruppe erwies sich überdurchschnittlich, die zweite Gruppe unterdurchschnittlich resistent gegen den Virus. Auf das Wachstum von Tumoren bei Mäusen hat das zeitliche Auftreten von Stressoren eine ähnliche Wirkung.

Auch die Vorhersehbarkeit eines Stressors macht einen Teil seiner biologischen Wirkung aus. Im großen und ganzen ist es gut, wenn wir vorher wissen, daß ein Stressor auf uns zukommt. Experimente im Labor haben gezeigt, daß vorhersehbare Stressoren weniger schädlich sind, wenn also dem Stressor beispielsweise ein Warnsignal vorausgeht. Gibt man Tieren die Möglichkeit, zwischen einem vorhersehbaren und einem nicht vorhersehbaren Stressor zu wählen, entscheiden sie sich, ohne zu zögern, für den vorhersehbaren, selbst wenn dieser intensiver ist. So wählten Nagetiere einen Elektroschock, der stets durch ein Signal angekündigt wurde, obwohl er dreimal so stark war und neunmal so lange dauerte wie der nicht vorhersehbare Elektroschock.

Vorhersehbarkeit reduziert auch die schädliche Wirkung eines Stressors auf die Immunfunktionen. Französische Forscher fanden heraus, daß unvorsehbare Elektroschocks die Lymphozytenreaktivität verminderten, während die gleiche Anzahl Elektroschocks keine immunschwächende Wirkung zeigte, wenn ihnen ein Warnsignal vorausging. Auch hier hatte eine rein psychische Variable, nämlich Vorhersehbarkeit, einen beträchtlichen Einfluß auf die biologische Wirkung des Stressors.

Der Nachteil solcher Experimente ist, daß sie mit Vorhersagbarkeit in einem engen und eher unrealistischen Sinne arbeiten. Sicher zu wissen, daß ein unangenehmes Ereignis unmittelbar bevorsteht, ist eine Sache. Es gewährt einen Augenblick der geistigen und körperlichen Vorbereitung. Doch zu ahnen, daß ein unangenehmes Ereignis innerhalb der nächsten Wochen oder Monate bevorsteht, ist etwas völlig anderes, zumal, wenn diese Ahnung eher diffus ist.

Im wirklichen Leben kommt der Verlust eines Menschen oder des Arbeitsplatzes häufig nicht ganz überraschend, er kündigt sich wenigstens während Monaten oder Wochen zuvor an. Aber mit absoluter Sicherheit läßt sich das nicht vorhersehen. Dieses Sichsorgen wegen möglicherweise eintretender Katastrophen ist eine der Quellen menschlichen Unglücks, selbst wenn es vielleicht sogar hilft, die Katastrophe abzuwenden.

Kontrolle, Kontrolle und nochmals Kontrolle

Es heißt, der Geldwert eines Hauses hänge von drei Faktoren ab: der Lage des Hauses, der Lage und nochmals der Lage. Das gleiche gilt für die Beziehung zwischen Streß und Kontrolle.

Die Wirkung eines x-beliebigen Stressors hängt beträchtlich von seiner Kontrollierbarkeit ab, also davon, ob der Betroffene die Macht hat, ihn auszuschalten, zu mindern oder ob er ihm entkommen kann.

Ein Stressor läßt sich kontrollieren, indem man ihm durch irgendein Verhalten ausweicht, ihn beseitigt bzw. verringert. Vor einem Säbelzahntiger liefen unsere Vorfahren entweder davon oder zogen ihm mit ihrer Keule eins über oder hielten ihn damit auf Abstand. Kontrolle kann aber auch geistig ausgeübt werden. Man kann einen Stressor ignorieren, seine Existenz einfach leugnen oder ihn in einen neuen Zusammenhang stellen (Reframing), so daß er nicht länger eine Bedrohung darstellt.

Eigentlich ist es nicht verwunderlich, daß der menschliche Geist – und der anderer Lebewesen – so sehr auf Kontrolle aus ist. Schließlich ist die Kontrolle der unmittelbaren Umgebung für die meisten Organismen über-lebenswichtig. Kontrolle heißt Autonomie, Herrschaft und »Empowerment«, das Mantra der 90er Jahre. Mangelnde Kontrolle dagegen bedeutet, ein den unterschiedlichsten Strömungen hilflos ausgeliefertes Opfer zu sein. Sie haben keine Kontrolle, wenn Ihr morgendlicher Pendlerzug plötzlich ohne erkennbaren Grund stoppt oder Sie mit Ihrem Auto in einen Stau geraten, ohne zu wissen, wie lange Sie das aufhält. Verlust der Kontrolle droht auch alten oder behinderten Menschen, die in ein Heim gesteckt werden. Und wir entziehen denjenigen die Kontrolle, die wir ins Gefängnis schicken. Kontrolle ist das, was Sie vermissen, wenn Sie sich als braver Bürger in den Fallstricken und unbarmherzigen

Mächten der Bürokratie verheddern. Denken Sie nur an den bedauernswerten Josef K. in Franz Kafkas *Der Prozeß*. Das Unheil wird schon im ersten Satz offenbar:

> »Jemand mußte Josef K. verleumdet haben, denn ohne daß er etwas Böses getan hätte, wurde er eines Morgens verhaftet.«

Die Stressoren des wirklichen Lebens, wie der Verlust eines nahestehenden Menschen oder des Arbeitsplatzes, bringen sehr häufig auch einen tiefgreifenden Kontrollverlust mit sich. Depressive stehen oft unter dem *Eindruck*, jegliche Kontrolle über ihr Leben verloren zu haben, was viel schlimmer ist als der tatsächliche Kontrollverlust.

Die Bedeutung von Kontrolle bei der Wirkung eines Stressors konnte in Experimenten sowohl an Menschen als auch Tieren nachgewiesen werden. Viele Experimente haben dabei das sogenannte »gekoppelte« Design verwendet, bei dem man zwei Personen (oder zwei Ratten) exakt demselben Stressor zu exakt denselben Zeiten aussetzt, aber nur in einem Fall die Möglichkeit einräumt, den Stressor durch entsprechendes Verhalten zu kontrollieren.

In einem typischen Experiment wurden Freiwillige mit einem Stressor in Form immer wiederkehrenden Lärms konfrontiert. Die kontrollierende Gruppe konnte den Lärm durch das Drücken mehrerer Knöpfe abschalten. Die andere Gruppe hörte denselben gleichen Lärm zur selben Zeit, aber ihr Knopfdrücken hatte keine Wirkung. Der einzige Unterschied zwischen beiden Gruppen war rein psychisch: Kontrolle.

Der unkontrollierbare Stressor rief eine stärkere Streßreaktion hervor als der kontrollierbare (aber sonst identische). Die Freiwilligen, die den Stressor nicht kontrollieren konnten, erlebten intensivere Gefühle von Hilflosigkeit, Verzweiflung, Anspannung, Nervosität und Resignation. Ihre emotionale Reaktion spiegelte sich in einer stärkeren physiologischen Reaktion wider: der unkontrollierbare Lärm führte zu einer vermehrten Aktivierung des Hypothalamus-Hypophysen-Nebennieren-Systems und des Sympathikus und damit zu einer vermehrten Ausschüttung von Streßhormonen. Wie in vielen anderen vergleichbaren Experimenten, kam es zu starken Veränderungen der Stimmung, der Hormonspiegel und der Nervenaktivität. Sollte Ihnen dieses Experiment zu unrealistisch erscheinen, dann denken Sie einmal daran, wie stressig laute Nachbarn sein können, die Ihre Bitten um Ruhe einfach ignorieren – eine Erfahrung, die Menschen schon zu Mord oder Selbstmord getrieben hat.

Die klassischen Kontrollexperimente wurden in den 60ern und Anfang der 70er Jahre von Jay Weiss durchgeführt. Er demonstrierte, daß ein Stressor in Form eines Elektroschocks viel gesundheitsschädlicher für Ratten war, wenn die Tiere keinerlei Kontrolle darüber hatten. Sie verloren an Gewicht, entwickelten Magengeschwüre und zeigten eindeutiges Streßverhalten. Eine Vergleichsgruppe von Ratten, die den gleichen Elektroschocks ausgesetzt wurde, diese aber durch reaktives Verhalten, nämlich Drehen eines Rades, Springen auf eine Plattform oder Drücken einer Taste abstellen konnten, zeigte dagegen keine gesundheitlichen Beeinträchtigungen.

Unkontrollierbare Stressoren reduzieren die Immunfunktionen generell stärker. Experimente von Mark Laudenslager und Kollegen Anfang der 80er Jahre an der Universität von Colorado wiesen nach, daß ein einziger Zyklus mit unkontrollierbaren Elektroschocks ausreichte, die Lymphozytenreaktivität von Ratten zu reduzieren, während eine identische Anzahl kontrollierbarer Schocks nichts dergleichen bewirkte. Auch hier hing die Wirkung des Stressors entscheidend von seiner Kontrollierbarkeit ab, also einer rein psychischen Variable.

Eine genauere Analyse der Experimente an Menschen macht allerdings deutlich, daß es nicht so sehr auf die tatsächliche Kontrolle über den Stressor ankommt als vielmehr auf die Überzeugung, die Kontrolle zu haben. Die Wahrnehmung der Betroffenen ist entscheidend. Genauso verhält es sich mit der Erwartungshaltung: Ein unerfülltes Verlangen nach Kontrolle ist schlimmer als überhaupt keine Kontrolle. Zu diesem Ergebnis kamen Forscher an der Universität von Yale. Dort setzte man Männer Lärm aus, über den sie keine Kontrolle zu haben glaubten. Prompt zeigte sich eine Abnahme der Aktivität ihrer Killerzellen. Bei den Männern, die ein besonders starkes Verlangen nach Kontrolle hatten, wurde auch eine besonders starke Reduktion der Immunfunktionen festgestellt. Bei einer Kontrollgruppe mit Männern, die den Lärm abstellen konnten, passierte nichts dergleichen.

Unsicherheit, ob man die Kontrolle hat oder nicht, scheint die Situation noch zu verschlimmern, und Stressoren, deren Kontrollierbarkeit ungewiß ist, scheinen noch schädlicher zu sein als offensichtlich unkontrollierbare. Solche Untersuchungen bestätigen die uralte Weisheit, daß wir unsere Kräfte auf das konzentrieren sollen, was in unserer Macht liegt, und aufhören sollen, uns über Dinge aufzuregen, die wir nicht ändern können.

Auch die psychische Wirkung von Stressoren hängt von ihrer Kontrollierbarkeit ab. Unkontrollierbare Stressoren lösen häufiger Depressionen aus als kontrollierbare gleicher Stärke. Einige berühmte (und grausame) Tierexperimente haben diese Bedeutung von Kontrolle bestätigt. Werden Tiere starken und unkontrollierbaren Stressoren ausgeliefert, können sie in einen Zustand sogenannter erlernter Hilflosigkeit verfallen, der der klinischen Depression beim Menschen sehr ähnlich ist.

Ein solches Tier wird ausgesprochen passiv. Es versucht gar nicht mehr, der Situation zu entgehen und scheint von der Aussichtslosigkeit eines Entkommens überzeugt, selbst wenn die Möglichkeit dazu gegeben ist. Ist das Tier erst einmal in diesem Zustand, begreift es nur schwer, daß es die Situation sehr wohl durch sein Verhalten verbessern kann. Es versinkt in Lethargie und unternimmt keinerlei Anstrengungen mehr.[7] Erlernte Hilflosigkeit geht mit einer allgemeinen Verschlechterung der geistigen und körperlichen Gesundheit einher. Das Tier im Experiment entwickelte Magengeschwüre und gab jegliches Sozial- und Sexualverhalten auf.

Kontrolle hat in vielerlei Hinsicht eine positive Wirkung auf die geistige und körperliche Gesundheit. Sie hilft beispielsweise Patienten, mit ihrem chronischen Schmerz umzugehen. Ein Mensch, der glaubt, sein Leben und seinen Schmerz unter Kontrolle zu haben, wird mit anhaltend starken Schmerzen besser fertig als jemand, der sich hilflos ausgeliefert fühlt. Forschungen haben auch bestätigt, daß Patienten mit ihren Schmerzen besser zurechtkommen, wenn man ihr Gefühl der Kontrolle stärkt. Diese Erkenntnis ist von großer praktischer Bedeutung für Krebspatienten und chronisch Schmerzkranke.

Kontrolle spielt ebenso bei arbeitsbedingtem Streß eine Rolle, wie wir in Kapitel 7 noch sehen werden. Die stressigsten Berufe kombinieren hohe Anforderungen mit geringer persönlicher Kontrolle, mit anderen Worten: Man hat bei dem *Wann* und *Wie* einer Arbeit wenig mitzureden.

Meiner Ansicht nach ist Kontrolle eines der magischen Elemente bei einer Reihe beliebter Antistreßtechniken, u.a. bei Meditation, Entspannung und Verhaltenstherapie. Alternative Heilmethoden bieten den Patienten meist ein stärkeres Gefühl persönlicher Kontrolle als die der Schulmedizin. Das erklärt wohl zum Teil ihre große Beliebtheit. *Was* Sie gegen Ihren Streß unternehmen, ist sicherlich bei weitem nicht so wichtig wie die Tatsache, *daß* Sie überhaupt etwas unternehmen und damit Kontrolle ausüben. Vielleicht sollten wir uns also nicht den Kopf darüber zerbrechen, ob wir die richtige Antistreßmethode benutzen, sondern uns daran erfreuen, daß wir etwas tun, wodurch wir Kontrolle haben.

Freude am Streß

»Heilsam ist der rechte Gebrauch der Widerwärtigkeiten.«

William Shakespeare, *Wie es Euch gefällt* (1599)

»J'aime les sensations fortes.«

Ian Fleming, *Liebesgrüße aus Moskau* (1957)

Streß hat eindeutig einen schlechten Ruf. Die Medien hämmern uns ein, Streß führe unweigerlich zu Sorgen, grauen Haaren, Magengeschwüren, Unglück, allen möglichen schrecklichen Krankheiten und frühem Tod. In dem Versuch, seinem Einfluß zu entrinnen, rauchen wir Zigaretten, trinken Alkohol, schlucken Pillen, naschen Schokolade, hören Musik, treiben Sport, sehen fern, meditieren oder beten. Manch einer besucht teure Seminare über Streßmanagement, andere lesen Bücher darüber, wie sie Streß aus ihrem Leben verbannen können. Um es nachrichtentechnisch zu sagen: Streß ist ein Katastrophenfaktor. Doch dieses negative Bild von Streß ist – gelinde gesagt – einseitig.

Wenn man seine Vorurteile einmal beiseite läßt und in aller Ruhe die Ergebnisse der Wissenschaft betrachtet, wird deutlich, daß Streß nicht nur schlechte Seiten hat. Relativ geringfügiger, kurzer und kontrollierbarer Streß kann durchaus anregend und angenehm sein. Hans Selyé erkannte dies vor mehr als einem halben Jahrhundert und prägte einen Ausdruck für die positiven Formen des Stresses: »Eustreß«. Die etwas aufgeklärteren Ratgeberbücher predigen heute die potentiellen Vorzüge von Streß und daß ein optimales Maß an kontrollierbarem Streß die Menschen gesünder und glücklicher mache.

Innerhalb gewisser Grenzen bringt der Mensch unter leichtem Streß bessere Leistungen. Die kurzfristige Leistungssteigerung wird auf die Freisetzung von Adrenalin und Noradrenalin zurückgeführt. Beide Streßhormone unterstützen den Organismus in seiner Vorbereitung und Reaktion auf unmittelbar zu erwartende Herausforderungen. Bei einer Prüfung schneiden meist die Studenten mit dem höchsten Adrenalinspiegel am besten ab. Auf ähnliche Korrelationen zwischen Streßreaktion und Leistung stieß man in einer breit angelegten Studie über Trainingsgruppen von norwegischen Fallschirmspringern. Diejenigen mit dem höchsten Adrenalin- und Noradrenalinanstieg bei einem Trainingssprung zeigten auch die besten Leistungen bei den Absprüngen vom Flugzeug sowie den schriftlichen Techniktests. Zudem sanken ihre Hormonspiegel schneller auf das Ausgangsniveau zurück.

Leistung und Streß weisen eine gegenläufige, U-förmige Beziehung auf: Extrem hoher oder extrem niedriger Streß haben einen deutlich negativen Effekt, während mittlere Werte zu einer optimalen Leistung führen.

Im Gegensatz zur positiven Wirkung eines aktivierten Sympathikus, wirkt die Ausschüttung von Kortisol durch das Hypothalamus-Hypophysen-Nebennieren-System meist leistungsverschlechternd. Die norwegischen Fallschirmspringer mit der höchsten Kortisolausschüttung während des Trainings schnitten später bei den Sprüngen am schlechtesten ab. Hohe Kortisolwerte fanden sich bei denjenigen, die mit dem Training überfordert und am ängstlichsten waren.

Ein ähnliches Bild ergibt der Blick auf die Beziehung zwischen Streß und Immunfunktionen. Geringfügiger, kurzfristiger Streß kann die Immunfunktionen stärken. So zeigten Ratten eine erhöhte Lymphozytenreaktivität, wenn man sie in eine neue Umgebung brachte. Diese kurzfristige Steigerung der Immunabwehr ist hauptsächlich durch den Anstieg von Adrenalin und Noradrenalin bedingt, der mit einem aktivierten Sympathikus einhergeht.

Kortisol hat grundsätzlich eine negative Wirkung. Wenn der Streß stark genug ist und lange genug anhält, um eine Kortisolausschüttung zu verursachen, folgt gewöhnlich auch ein Abfall der Immunfunktionen. Eine »ideale Streßreaktion« bestünde demnach im raschen Anstieg von Adrenalin und Noradrenalin ohne gleichzeitigen Anstieg von Kortisol.

Kurzer, moderater Streß hat aber auch längerfristig positive Aspekte. In den 60er Jahren fanden Wissenschaftler heraus, daß Ratten als erwachsene Tiere streßresistenter waren, wenn sie als Jungtiere wiederholt geringfügigem Streß ausgesetzt waren (indem man beispielsweise häufiger mitihnen herumhantierte). Diese Tiere hatten beträchtlich niedrigere Streßhormonspiegel, zeigten geringere und kürzere Streßreaktionen und verhielten sich in für sie schwierigen Situationen ruhiger. Insgesamt scheint also der moderate Streß zu Beginn ihres Lebens sie für später widerstandsfähiger gemacht zu haben (möglicherweise ein tröstlicher Gedanke für die Eltern von kleinen Kindern).[8]

Richard Dienstbier an der Universität von Nebraska ist der Meinung, mäßiger, wiederholter physiologischer Aufruhr, ähnlich dem einer kurzfristigen Streßreaktion, könne wie regelmäßiger Sport abhärten. Diese Anschauung wird überzeugend durch die Erkenntnis gestützt, daß häufige Aufregung (Arousal) die Fähigkeit von Geist und Körper, mit Stressoren umzugehen, steigert und zu besseren Leistungen unter Streß, größerer emotionaler Stabilität und weniger gesundheitlichen Beeinträchtigungen führt.

Wenn diese Hypothesen stimmen, wäre der Versuch, allen Streß von sich fernzuhalten, nicht besonders klug. Auch Langeweile ist ein starker Stressor. Nach Nietzsche besteht das Geheimnis größter Lebenserfüllung und Lebensfreude darin, gefährlich zu leben. Oder wie es ein zeitgenössischer Experte für Streßmanagement formulierte: »Lieber ausgebrannt als eingerostet!«

Die Streß-Sucher

Es ist eine seltsame Eigenart des Menschen, sich hin und wieder absichtlich in Situationen voller Gefahr oder Streß zu begeben – nur des Kicks wegen. Wer freiwillig sein Leben riskiert, ob beim Fallschirmspringen oder Bungee-Jumping, löst eine Streßreaktion mit allen physiologischen Folgen aus. Die Tatsache jedoch, daß er sich bewußt in diese Situation begibt und den Stressor damit kontrolliert (wenigstens zum Teil), modifiziert dessen Wirkung.

Studien haben ergeben, daß bei mäßig stressigen Aktivitäten, beispielsweise dem Erlernen des Fallschirmspringens, die Streßreaktion in der Regel vor dem eigentlichen Ereignis einsetzt. Erwartungsvolle Spannung ist die halbe Schlacht. Kurz bevor jemand zum erstenmal in seinem Leben mit dem Fallschirm abspringt, sind sein Adrenalin- und Noradrenalinspiegel, sein Blutdruck und sein Herzschlag deutlich erhöht. Auch die übrigen Symptome ähneln denen der Kampf- und Fluchtbereitschaft: trockener Mund, grummelnde Gedärme, kalte Extremitäten und Appetitverlust. Nimmt ihn die ganze Situation sehr mit und hat er große Angst, verletzt zu werden, kann auch der Kortisolspiegel ansteigen, da nun das Hypothalamus-Hypophysen-Nebennieren-System aktiv wird.

Sobald der Sprung vorüber ist (und nicht mit Tod oder schwerer Verletzung endete), kehren die meisten Hormonwerte rasch auf ihren Ausgangspunkt zurück, und die Angst weicht der Freude über den Erfolg – vermutlich der Grund, warum viele so etwas zu ihrem Vergnügen tun. Deutsche Forschungen an Anfängern im Bungee-Jumping ergaben, daß die durch den ersten Sprung ausgelöste Euphorie mit einem starken Ausstoß von Beta-Endorphin, einem der endogenen Opioide, verbunden ist. Hier hatten die euphorischsten Springer auch den höchsten Endorphinausstoß. Spaß und physiologische Reaktion gingen Hand in Hand.

Zahlreiche literarische Figuren und einige ihrer Erfinder blühen bei Gefahr und Aufregung sichtlich auf. Ernest Hemingway beschrieb die Faszination der Gefahr in seinen Geschichten und suchte sie auch im Laufe des eigenen Lebens. In seinem Roman *Fiesta* beschreibt er die Begeisterung für den Stierkampf im Pamplona der 20er Jahre. Die aufgeregte Menge läuft vor den wütenden Stieren durch die Straßen zur Kampfarena. Ein Mann stolpert und wird von einem Stier schwer am Rücken verletzt. Er stirbt – 28 Jahre alt, verheiratet und hinterläßt zwei Kinder. Aber er war ein echter *Aficionado*. Ein Kellner, mit Sicherheit kein *Aficionado,* liefert einen beißenden Kommentar zum Tod des Mannes:

»Alles aus Sport. Alles aus Spaß ... eine große Hornwunde. Nur zum Vergnügen. Aus reiner Vergnügungssucht ... Haben Sie gehört? *Muerto.* Tot. Er ist tot. Mit einem Horn mittendurch. Alles für einen Vormittagsspaß ...«

Hemingways Leben selbst war gekennzeichnet durch die rastlose Suche nach neuen Abenteuern. Im Ersten Weltkrieg meldete er sich freiwillig und wurde während eines Einsatzes in einer Sanitätseinheit an der italienischen Front

schwer verwundet. Während des Krieges zwischen Türken und Griechen 1922, während des spanischen Bürger-
kriegs und des Zweiten Weltkriegs arbeitete er als Kriegsbe-
richterstatter. Wenn er nicht mit Krieg beschäftigt war,
befaßte er sich leidenschaftlich mit Preiskämpfen, Hochsee-
fischen, Großwildjagd, Stierkampf und sogar Löwenzäh-
mung.

Und dann gibt es natürlich noch die Apotheose aller Jäger des Nervenkitzels – James Bond 007, für den das Leben
überhaupt nur aus Gefahr und Aufregung besteht und dem
die Vorhersehbarkeit häuslichen Lebens entsetzlich wäre.
Mit welcher Episode könnte man diesen Abschnitt besser
abschließen als mit dem folgenden Auszug aus *Der Mann mit
dem goldenen Colt.*

Bond ist in einer brenzligen Lage. Er ist gefangen in
einem privaten Zug, der pfeifend durch die öde Landschaft
Jamaikas braust. Seine einzigen Reisegefährten sind Scara-
manga, der gefährlichste Killer der Welt (den Bond laut
Befehl töten soll), ein Topagent des KGB und eine Hand-
voll gewehrfuchtelnder Mafiosi. Sie alle wollen ihn umbringen. Durchaus nicht die angenehmste Situation, sollte
man meinen. Doch Bond macht das gar nichts aus. Im
Gegenteil – er hat diese Konfrontation mit dem Tod bewußt gesucht und blickt ihr geradezu mit Genuß entgegen:

»James Bond lächelte grimmig in sich hinein. Er fühlte
sich glücklich. Er wäre nicht imstande gewesen, seine Erregung zu erklären. Es war ein Gefühl des Angespannt-,
des Aufgezogenseins. Es war der Augenblick, in dem
man nach 20maligem Passen ein Blatt bekam, mit dem
man ansagen kann. Nicht unbedingt gewinnen, aber ansagen. Er war mehr als sechs Wochen lang hinter diesem
Mann hergewesen. Heute, vielleicht sehr bald, würde die
Abrechnung kommen ... Das Adrenalin kreiste in James

Bonds Blutstrom, sein Puls begann, eine Spur schneller zu schlagen. Er fühlte es am Handgelenk. Er atmete tief und langsam, um ihn zu beruhigen. Er merkte, daß er vorgebeugt, gespannt dasaß. Er lehnte sich zurück und suchte sich zu lockern. Sein ganzer Körper entspannte sich, mit Ausnahme der rechten Hand. Etwas anderes beherrschte sie.«

---

[1] Nur um Sie zu verwirren: Einige Wissenschaftler bezeichneten die äußeren Einflüsse (das heißt die Stressoren) als Streß und die Streßreaktionen als Distreß.

[2] Addison-Patienten weisen abnorm niedrige Kortisolspiegel auf. Die beachtlichen Auswirkungen dieser Krankheit auf die Sinneswahrnehmungen sind kaum bekannt. Die Fähigkeit der Erkrankten, auch schwache Reize wahrzunehmen, kann um einen Faktor von 10 000 und mehr über dem normalen Wert liegen, während ihre Fähigkeit, verschiedene Reize zu erkennen und zu unterscheiden, stark beeinträchtigt ist. Im Gegensatz dazu haben Menschen mit dem Cushing-Syndrom deutlich erhöhte Kortisolspiegel und weisen die umgekehrten Merkmale auf: Ihre sensorische Empfindlichkeit ist verringert, dafür ihre Unterscheidungsfähigkeit intensiviert. Der Zusammenhang zwischen Sinneswahrnehmung und Kortisolspiegel zeigt sich auch in unseren natürlichen hormonellen Schwankungen im Verlauf eines Tages. Unabhängig vom Streß, variiert der Kortisolspiegel innerhalb von 24 Stunden in einem regelmäßigen biologischen Zyklus um einen Faktor von zwei bis drei. In den frühen Morgenstunden erreicht er sein Maximum und am späten Nachmittag und frühen Abend sein Minimum. Die Schwankungen in unserer Empfindungsfähigkeit verlaufen parallel dazu.

[3] Der Mensch besitzt zwei Nebennieren. Sie haben in etwa die Form eines Dreiecks und sitzen unmittelbar oberhalb der Nieren (daher auch ihre Bezeichnung als *Glandula suprarenalis*). Sie bestehen jeweils aus zwei Teilen. Der äußere Teil ist die Nebennierenrinde, die eine Reihe von Kortikosteroiden produziert. Den inneren Kern bildet das Nebennierenmark. Hier wird das Adrenalin (auch Epinephrin genannt) produziert. Noradrenalin (oder Norepinephrin) wird über die Nervenenden des Sympathikus und das Nebennie-

renmark freigesetzt. Sowohl Adrenalin als auch Noradrenalin zählen zu den Katecholaminen, einer Gruppe von chemischen Botenstoffen.

4 Hier zwei Beispiele für eine solche Kontrolle: Adrenalin und Noradrenalin stimulieren die Hyphophyse zur Ausschüttung von ACTH, während Glukokortikoide aus der Nebennierenrinde die Produktion von Adrenalin und Noradrenalin steuern und die ACTH-Sekretion hemmen. Es ist alles ebenso kompliziert wie raffiniert.

5 Die verschiedenen Steroide aus den Nebennieren werden unter dem Begriff der Kortikosteroide zusammengefaßt. Die beiden Hauptgruppen der Kortikosteroide bilden zum einen die Glukokortikoide, von denen Kortisol (oder Hydrokortison) beim Menschen das wichtigste ist, und zum anderen die Mineralokortikoide, zu denen beispielsweise das Aldosteron gehört.

6 Wie viele andere biologische Systeme, unterliegt auch das Immunsystem einem täglichen (zirkadianen) Rhythmus und folgt regelmäßigen Abläufen innerhalb dieses 24-Stunden-Schlaf-Wach-Zyklus. Der Kortisollevel verändert sich dabei spiegelbildlich zu den Immunfunktionen, ist also am höchsten, wenn das Immunsystem am wenigsten aktiv ist, und umgekehrt. Entsprechend ist auch die Anfälligkeit für bakterielle Infektionen innerhalb von 24 Stunden unterschiedlich und verläuft synchron zur Aktivität des Immunsystems.

7 Die Hoffnungs- und Hilflosigkeit eines Menschen, der sich unfähig glaubt, sein Schicksal ändern zu können, beschreibt Ernest Hemingway überzeugend in *Die Killer*. Zwei bewaffnete Männer platzen auf der Suche nach Ole Andreson, einem ehemaligen Meister im Schwergewichtsboxen, in das Lokal einer Kleinstadt. Sie haben vor, Andreson zu töten, wenn er zum Abendessen kommt. Glücklicherweise taucht er in dieser Nacht jedoch nicht auf, und die Männer ziehen wieder ab. Jemand aus dem Lokal warnt Andreson. Der aber liegt in seinem Bett und kann sich zu nichts aufraffen. Auch den Vorschlag, die Polizei zu informieren, lehnt er ab. Obwohl Andreson seinen Mördern vermutlich entkommen könnte, bleibt er liegen und wartet darauf, daß sie ihn töten, so sehr ist er überzeugt, daß die Männer ihn in der Falle haben, aus der es kein Entrinnen für ihn gibt.

8 Diese Vorgehensweise funktioniert natürlich nur innerhalb gewisser Grenzen. Es gibt keinerlei Hinweise darauf, daß starker und anhaltender Streß sich günstig auswirken könnte. Menschen, die wie die Überlebenden eines Konzentrationslagers extremem Streß

ausgesetzt waren, tragen oft lebenslange psychische Schäden davon. Eine mögliche Folge ist, daß sie im späteren Leben nur sehr schlecht mit Streß fertig werden. Eine Studie an israelischen Überlebenden des Holocaust während des Golfkrieges wies nach, daß die Reaktion auf einen längst vergangenen starken Stressor (den Holocaust) durch einen neuen Stressor (irakische Raketenangriffe auf Israel) noch Jahrzehnte später wiederkehren kann. Die Überlebenden des Holocaust, deren Häuser durch die Raketenangriffe zerstört worden waren, erlitten ein ungewöhnlich starkes psychisches Trauma.

6

ANDERE LEUTE

»Gemeinsinn ist Himmel,
und Mangel an Gemeinsinn ist Hölle:
Gemeinsinn ist Leben,
und Mangel an Gemeinsinn ist Tod ...

William Morris, *Ein Traum von John Ball* (1888)

Kommen wir nun zu einem Aspekt des menschlichen Lebens, der einen ganz entscheidenden Einfluß auf die geistige und körperliche Gesundheit hat. Dieses Kapitel handelt von unseren Beziehungen zu anderen Menschen, zu unseren Partnern, unserer Familie, zu Freunden, Kollegen und Fremden. Wenn es um Krankheit geht, denkt man meist nicht auf Anhieb an soziale Beziehungen, und doch haben sie viel damit zu tun. Mehr als 20 Jahre wissenschaftlicher Forschung haben übereinstimmend zu der Erkenntnis geführt, daß starke Bindungen, die Halt und Unterstützung bieten, gut für die geistige und körperliche Gesundheit sind.

Dennoch sind Beziehungen eine zweischneidige Sache. Obwohl ein grundlegendes Element des menschlichen Lebens und eine unverzichtbare Quelle für Hilfe und Beistand, stellen sie andererseits auch häufig starke Stressoren dar. Einsamkeit und soziale Isolation sind schlecht für die Gesundheit, aber auch Beziehungen können ausgesprochen quälend sein. Beginnen wir also mit diesen dunklen Seiten.

Die Hölle – sind das die anderen? – Beziehungen als Stressoren

»Die Hölle, das sind die anderen.«

Jean-Paul Sartre, *Geschlossene Gesellschaft* (1944)

Nicht funktionierende soziale Beziehungen können zu starken und anhaltenden Stressoren werden, die sich nur schwer kontrollieren bzw. vermeiden lassen.

Denken Sie nur an Ehen. Daß es Zusammenhänge zwischen dem Zustand einer Ehe und der Gesundheit der Beteiligten gibt, steht heute außer Frage. Unglücklich Verheiratete neigen sehr viel häufiger zu Depressionen oder gesundheitlichen Beeinträchtigungen. Eine zerrüttete Ehe wirkt sich auch auf die meisten anderen Lebensbereiche aus und zerstört oft die Bindungen zu Kindern, Freunden und Kollegen.

Eine Untersuchung von Janice Kiecolt-Glaser, Ronald Glaser und ihrem Team an der Universität von Ohio hat neue Aspekte der biologischen und psychischen Auswirkungen von Ehekonflikten zutage gefördert. Frauen in problematischen Ehen waren physisch wie psychisch in einem schlechteren gesundheitlichen Zustand als Frauen in gedeihlichen Beziehungen, die häufiger unter Depressionen und geschwächten Immunfunktionen litten. Im wesentlichen galt das gleiche auch für die Männer. Männer in belastenden Ehen hatten eine schwächere Immunkontrolle über latente Herpesviren und eine geringere Anzahl von Helfer- und Suppressor-T-Zellen im Blut.

Kiecolt-Glaser und Kollegen untersuchten auch die kurzfristigen biologischen Folgen von Ehekonflikten. Blutproben wurden entnommen, um Hormonspiegel, kardiovaskuläre Reaktionen und Immunfunktionen bei 90 frisch verheirateten Paaren zu bestimmen. Während jedes Paar den Zustand der eigenen Ehe diskutierte, beobachtete das wissenschaftliche Team ihre Körpervorgänge. Alle Freiwilligen waren gesund und gaben an, mit ihrer Ehe höchst zufrieden zu sein.

Die gewonnenen Daten belegten eine klare Verbindung zwischen emotionalen Konflikten und biologischen Reaktionen. Die Paare, die während der halbstündigen Diskussion über Ehefragen die größte Feindseligkeit zeigten, erreichten bei einigen Immunfunktionen geringere Werte, beispielsweise der Killerzellenaktivität, Lymphozytenreaktivität und immunologischen Kontrolle über latente Herpesviren. Aus bisher ungeklärten Gründen wirkten sich Konflikte auf die Immunfunktionen der Frauen stärker aus als auf die der Männer. Bei den streitenden Paaren wurde außerdem eine starker und relativ lang anhaltender Blutdruckanstieg gemessen.

Diese geringfügig feindseligen Interaktionen wurden von einem zeitweiligen Anstieg der Streßhormone Adrenalin und Noradrenalin begleitet. Der Kortisolspiegel erhöhte sich hingegen nicht. Das harmlose Intermezzo hatte also ausgereicht, um den Sympathikus, nicht aber das Hypothalamus-Hypophysen-Nebennieren-System zu aktivieren. Andere Untersuchungen haben ergeben, daß Menschen, deren Sympathikus bei der Interaktion mit ihren Partnern sehr stark angesprochen wird, sich später in ihrer Ehe meist nicht glücklich fühlen und dementsprechend gesundheitlich beeinträchtigt sind.

Die Verflechtungen von Ehe und Gesundheit sind vielfältig und komplex. Nach einer amerikanischen Langzeitstudie erhöht sich das Risiko einer Herzerkrankung für Männer beträchtlich, wenn die Frau eine hohe Bildung besitzt. In den 60er und 70er Jahren wurden Daten von Ehepaaren in mittleren Jahren über eine Dekade hinweg gesammelt. Männer, deren Frauen mehr als einen High School-Abschluß besaßen, wurden 2,6mal häufiger herzkrank als solche, deren Frauen mit der High School abgeschlossen hatten. Was könnte der Grund dafür sein?

Ein Zusammenhang zwischen der Ausbildung der Frau und dem Risiko des Mannes für eine Herzerkrankung zeigte sich nur in den Ehen, wo Frauen berufstätig waren. Das Gesundheitsrisiko der Männer erhöhte sich noch beträchtlich, wenn die Frauen Probleme im Beruf hatten, u.a. bei Beförderungen übergangen worden waren. Eine mögliche Erklärung wäre, daß die berufliche Frustration der Frauen sich negativ auf die Ehe auswirkte und die daraus resultierenden Spannungen wiederum auf die Gesundheit der Männer.

Feindselige Auseinandersetzungen zwischen Ehepartnern verursachen ein kurzfristiges Ansteigen von Herzschlag und Blutdruck, was bei stetiger Wiederholung chronisch hohen Blutdruck und koronare Gefäßerkrankungen auslösen kann. Außerdem fanden Forscher heraus, daß das Risiko einer Herzerkrankung für den Ehemann besonders hoch ist, wenn er sich charakterlich sehr stark von seiner Frau unterscheidet. Große Persönlichkeitsunterschiede zwischen Ehepartnern scheinen emotionale Konflikte zu verstärken und so vermehrt zu Streitigkeiten, schwelenden Aggressionen und – offensichtlich – auch zu Krankheiten zu führen.

Interaktionen zwischen Ehepartnern können deren Puls und Blutdruck erhöhen, selbst wenn sie auf den ersten Blick nicht feindselig erscheinen. So wird das kardiovaskuläre System bei dem Versuch gereizt, einen anderen zu kontrollieren, besonders dann, wenn man damit keinen Erfolg hat. In einem Experiment beobachteten Wissenschaftler die Herzfunktionen bei Männern, von denen einige mit ihren Frauen ein Thema »neutral« diskutierten, während andere versuchten, ihre Frauen von etwas zu überzeugen. Bei den Männern, die versuchten, ihre Frauen durch Überzeugen zu kontrollieren, stieg der Blutdruck sowohl vor als auch während der Diskussion stärker an als bei denen, die sich lediglich mit ihren Frauen austauschten. Als der Spieß umgedreht wurde und die Frauen an der Reihe waren, ihre Männer zu überzeugen, stieg ihr Blutdruck hingegen nicht. (Möglicherweise fanden die Frauen es leichter, ihre Männer zu kontrollieren, als umgekehrt. Oder aber ihr Ego war weniger im Spiel. Man kann hier endlos spekulieren.) Forschungen haben gezeigt, daß Menschen, die ein starkes, aber unterdrücktes Bedürfnis nach Kontrolle haben, was Psychologen als gehemmtes Machtbedürfnis bezeichnen, schlechtere Immunfunktionen aufweisen und häufiger krank sind.

Stressoren aus einem anderen Bereich können durch soziale Beziehungen verstärkt werden. Wer sich beispielsweise für irgend etwas schuldig fühlt oder schämt, erhöht so seinen Streß. Wer mit umwälzenden Lebensereignissen oder beruflichen Problemen zu kämpfen hat, dessen Situation kann sich durch Interaktionen mit Familienmitgliedern oder Berufskollegen noch verschlimmern.

Doch nicht nur der Mensch hat ein Sozialverhalten. Auch die meisten Tiere entwickelten biologische und psychische Mechanismen, mit komplexen sozialen Beziehungen umzugehen. Diese wirken sich auch bei ihnen auf Immunsystem und Gesundheit aus.

Wenn sich zwei Ratten (oder zwei Rhesusaffen oder zwei Vögel) aggressiv begegnen, was nicht unbedingt mit körperlicher Gewalt verbunden sein muß, kann sich der Hormonspiegel des besiegten Tieres drastisch verändern und seine Immunfunktion entsprechend beeinträchtigt werden. Leben Tiere, wie Rotwild oder Primaten, in Gruppen zusammen, beeinflußt das Resultat ihrer Interaktionen den sozialen Status des einzelnen in der Herde. Wird ein dominantes Tier von einem untergeordneten Tier erfolgreich herausgefordert und verliert seine führende Stellung, kann es zum Außenseiter werden, den die Herde nicht mehr in ihrer Mitte duldet. Häufig wird ein auf diese Weise aus der Herde gedrängtes Tier bald nach seiner Niederlage von einer Infektion befallen und stirbt.

Wissenschaftler von den Universitäten Illinois und Stanford gewannen in einer Langzeitstudie an wildlebenden Pavianen in Ostafrika wichtige Erkenntnisse über die biologischen Konsequenzen sozialer Beziehungen. Die untergeordneten männlichen Tiere einer Herde sind häufig die Zielscheibe ausgeprägter Aggressionen der männlichen Leittiere. Ihre Hypothalamus-Hypophysen-Nebennieren-Systeme sind beständig aktiv, was zu einem permanent erhöhten Kortisolspiegel führt. Gleichzeitig haben sie nur geringe Mengen HDL-C (*high-density lipoprotein cholesterol*) im Blut, was ausgesprochen nachteilig für sie ist, da HDL-C Fettablagerungen an den koronaren Gefäßwänden verhindert. Die geringen Mengen HDL-C bei untergeordneten Tieren scheinen in Zusammenhang mit dem chronischen Streß zu stehen, der aus ihrem sozialen Status resultiert.

Diese Arbeit an wildlebenden Pavianen unterstreicht zudem die biologischen Auswirkungen sozialen Unfriedens. Eine von den Wissenschaftlern sehr lange beobachtete Herde erhielt eines Tages ein neues Mitglied: Ein sehr aggressives Männchen erschien plötzlich auf der Bildfläche und schloß sich der Herde an. In seinem Kampf um eine Position in der Herde richtete es seine Aggressionen zunächst hauptsächlich gegen die erwachsenen weiblichen Tiere. Es folgte eine für alle mit sehr viel Streß verbundene soziale Neuordnung. Blutproben zeigten einen hohen Kortisolspiegel bei dem Neuankömmling (ein Indiz für eine anhaltende Streßreaktion), eine geringe Lymphozytenmenge und einen außergewöhnlich hohen Testosteronspiegel (Testosteron ist das männliche Sexualhormon). Das Kortisol erreichte sein Maximum und die Lymphozyten ihr Minimum in der Zeit seiner heftigsten Kämpfe um eine Position in der Herde. Andere Paviane, an denen der Neuankömmling seine Aggressionen ausließ, hatten weniger Lymphozyten als die Tiere, die seiner Aufmerksamkeit entgingen. Es war offensichtlich, daß die Ankunft des einen fremden Tieres Streß für die gesamte Herde bedeutete und die Immunsysteme jedes einzelnen in Mitleidenschaft zog.

Vergleichbares wurde in Laborexperimenten an Affen, Menschenaffen und anderen in sozialen Gruppen lebenden Tieren beobachtet. Die Störung eines etablierten sozialen Gefüges (Neustrukturierung einer Herdenhierarchie beispielsweise) kann das Risiko für Herzerkrankungen einzelner Gruppenmitglieder erhöhen.

Was Menschen anderen Menschen antun können, entfaltet sich in der Literatur. William Goldings *Äquatortaufe* enthält die verwirrend-bedrückende Beschreibung eines Mannes, der sozialem Streß zum Opfer fällt. Die Geschichte spielt auf einem Segelschiff während der langen Überfahrt von England zu den Antipoden zu Beginn des 19. Jahrhunderts. Sie handelt von Robert Colley, einem lieblosen und von niemandem geliebten Pastor, der sich schließlich »zu Tode schämt«, nachdem er entehrende Erniedrigungen durch die Mannschaft und andere Passagiere hinnehmen mußte.

Die Natur hat es nicht gut mit Pastor Colley gemeint. Er stammt aus bescheidenen Verhältnissen, ist von seiner sozialen Stellung her uninteressant und äußerlich unattraktiv – klein, schlecht gekleidet und häßlich. Obwohl er sich bemüht zu gefallen, löst er entweder Mißfallen aus oder stößt auf Gleichgültigkeit. So dauert es nicht lange, und jeder auf dem Schiff zeigt ihm entweder die kalte Schulter oder spielt ihm üble Streiche. Als das Schiff den Äquator kreuzt, wird Colley bei einer zu weit getriebenen Äquatortaufe öffentlich gedemütigt und geängstigt. Er wird immer tiefer in das Innere des Schiffes geführt und von der nur scheinbar freundlichen Mannschaft zum Trinken genötigt. Der nicht an Alkohol gewöhnte Colley wird sturzbetrunken und macht sich vollkommen lächerlich, indem er halbnackt und singend herumläuft und schließlich vor den Augen von Besatzung und Passagieren auf das Deck pinkelt. Wieder nüchtern, schämt er sich entsetzlich. Doch es kommt noch schlimmer. Er erfährt, daß er in seinem betrunkenen Zustand einen jungen Matrosen fellationiert hat.

Völlig verstört und entsetzt über sein Tun schließt sich Colley in seiner Kabine ein und ist durch nichts zu bewegen, herauszukommen. Alle Versuche, mit ihm zu reden, scheitern. Er liegt tagelang auf seinem verschmutzten Bett, so daß ein besorgter Offizier schließlich ausruft: »Mr. Colley ist dabei, seinen Tod herbeizuzwingen. Ich habe das bei den Wilden gesehen. Die legen sich einfach hin und sterben.« Nicht lange danach wird Colley tatsächlich tot aufgefunden. Der Erzähler schließt seine Geschichte mit den Worten:

»Fügen wir in das nicht allzu dicke Buch des menschlichen Wissens vom Menschen diesen Satz ein: Der Mensch kann an seinem Schamgefühl sterben.«

In seinem Tagebuch, das man später findet, hatte Colley beschrieben, wie sehr er unter der Gleichgültigkeit seiner Umgebung und dem ungestillten Bedürfnis nach menschlicher Nähe litt.[1]

Ist Einsamkeit die Hölle? – Die schädlichen Auswirkungen der Isolation

»Was ist die Hölle?
Die Hölle ist man selbst, allein.«

T. S. Eliot, *Die Cocktailparty* (1950)

»Was für ein Glück kan in der Einsamkeit seyn?
Wie kan ich diese Güter allein geniessen,
und wenn ich sie genösse,
was vor Vergnügung können sie mir bringen?«

John Milton, *Epische Gedichte von dem verlohr'nen Paradiese*
(1667)

Beziehungen können einen starken Stressor darstellen, doch was ist mit der anderen Seite der Medaille? Was passiert, wenn man keine engeren Bindungen hat?

Die Botschaft aller seit den 70er Jahren in der Forschung gesammelten Daten lautet klar und deutlich: Eine gewisse Quantität und Qualität an sozialen Beziehungen brauchen wir für unser körperliches und geistiges Wohlbefinden. Einsamkeit und soziale Isolation können uns größeren Schaden zufügen als Streß durch Beziehungen. Wie wir gesehen haben, bedeuten Ehekonflikte Streß und Gefahr für die Gesundheit. Dennoch haben Forschungen ergeben, daß man – gesundheitlich gesehen – verheiratet immer noch besser dran ist.[2] Laut Statistik haben Singles eine signifikant höhere Sterblichkeitsrate und eine höhere Rate an Unfällen, Infektionskrankheiten und Geistesstörungen als verheiratete Menschen gleichen Alters. Laut Statistik profitieren Männer im Durchschnitt gesundheitlich stärker von der Ehe als Frauen. Doch dies hat seinen Preis. Die männliche Gesundheit leidet dafür stärker, wenn die Ehe durch Tod der Partnerin, Scheidung oder Trennung endet. Selbstmord oder Geisteskrankheit finden sich bei Witwern weit häufiger als bei Witwen, und auch die Sterblichkeit ist bei ihnen höher.

Sartres Worte »Die Hölle, das sind die anderen« reflektieren nur eine Seite der Geschichte. Bertrand Russell kam der Sache schon näher, als er in *Philosophie des Abendlandes* feststellte, der Mensch sei kein einzelgängerisches Tier und daher könne Selbstverwirklichung, solange es ein soziales Zusammenleben gebe, nicht als oberstes ethisches Prinzip gelten.

Die Vorstellung, einsame, zurückgezogen lebende Menschen seien oft an Körper und Geist krank, existiert schon lange. Im 19. Jahrhundert beschrieb der hervorragende französische Soziologe Emile Durkheim, daß Menschen am Rande der Gesellschaft vermehrt zu Selbstmord neigen. Untersuchungen des 20. Jahrhundert haben dies bestätigt und Zusammenhänge zwischen sozialer Isolation einerseits und Erkrankungen und Depressionen andererseits entdeckt, ganz abgesehen von einer geringeren Lebenserwartung. Diese Zusammenhänge bleiben auch nach dem Ausschluß medizinischer Risikofaktoren, wie Rauchen, Trinken, Fettsucht, mangelnder Bewegung und geringem sozioökonomischem Status, bestehen und können daher nicht als rein statistisches Phänomen abgetan werden.

Soziale Isolation ist demnach ein gewichtiger medizinischer Risikofaktor. Ihre Wirkung auf Gesundheit bzw. Sterblichkeit steht der von hohem Blutdruck, Fettsucht, Rauchen oder mangelnder Bewegung in nichts nach.

Statistiken belegen, daß Einzelgänger häufiger krank werden – aber was kommt zuerst? Die Henne »soziale Isolation« oder das Ei »Krankheit«? Birgt Einsamkeit tatsächlich ein Krankheitsrisiko oder vereinsamt erst, wer bereits krank ist? Schließlich ist es durchaus vorstellbar, daß es einem kranken Menschen aufgrund seiner körperlichen Beeinträchtigungen schwerer fällt, Kontakte zu knüpfen und Beziehungen zu pflegen. Vielleicht existiert aber auch überhaupt kein unmittelbarer Zusammenhang, sondern nur ein mittelbarer über einen dritten Faktor, zum Beispiel eine misanthropische Einstellung?

Der einfachste Weg zur Klärung des Rätsels liegt darin, das Sozialverhalten und die Gesundheit einer Reihe von Personen über einen längeren Zeitraum zu beobachten, um das Verhältnis von Ursache und Wirkung zu klären. Prospektive Forschung dieser Art wird seit den 70er Jahren betrieben und ist zu dem Schluß gekommen, Krankheit sei eher die Folge als die Ursache von Einsamkeit.

Eine der ersten breit angelegten Studien zur Untersuchung der Wechselwirkungen von sozialen Faktoren und Gesundheit umfaßte 5 000 Einwohner im Alameda County in Kalifornien. Zu Beginn der Studie in den 60er Jahren ermittelten die Forscher zahlreiche Details aus dem Sozialleben jedes einzelnen. War er verheiratet? Wie eng waren seine Kontakte zu Verwandten und Freunden? War er Mitglied in einem Verein, einer Glaubensgemeinschaft oder anderen Organisationen? Die Forscher hielten auch Gegebenheiten fest, die sich später auf die Gesundheit auswirken konnten: aktueller Gesundheitszustand, Inanspruchnahme der Gesundheitsversorgung, Tabak- und Alkoholkonsum, Sport und Bewegung, Körpergewicht und sozioökonomischen Status. (Schichtzugehörigkeit oder sozioökonomischer Status, wie der Fachausdruck lautet, ist einer der bestimmenden statistischen Faktoren zur Vorhersage der späteren Gesundheit.) Der Gesundheitszustand aller in dieser Gruppe wurde dann über die folgenden Jahre beobachtet.

Die Ergebnisse waren eindeutig. Von den sozial am schlechtesten integrierten Personen mit den wenigsten Kontakten starben im Verlauf der Studie doppelt so viele wie von denjenigen mit den ausgeprägtesten Kontakten. Diese Korrelation blieb auch noch nach Ausschluß aller gesundheitlicher Risikofaktoren bestehen. Die Ergebnisse ließen keinen Zweifel zu: Ein an Kontakten armes Leben ging Hand in Hand mit einem erhöhten Risiko, vorzeitig zu sterben.

Vergleichbare Studien auf ausreichend breiter Grundlage wurden auch in anderen Teilen der USA, in Skandinavien und weiteren Ländern durchgeführt. Die Ergebnisse waren immer gleich. Ein Beispiel: Über einen Zeitraum von sechs

Jahren wurde in einer Studie an 17 433 Schwedinnen und Schweden ermittelt, daß bei Personen mit den geringsten sozialen Kontakten die Sterblichkeit um 50 Prozent höher lag als bei solchen mit ausgeprägten Kontakten. Und auch eine amerikanische Studie an Männern in mittleren Jahren ergab, daß diejenigen, die sozial am stärksten unterstützt wurden, selbst andere unterstützten, in diversen Vereinen waren, viele Freunde hatten, an den meisten gesellschaftlichen Aktivitäten teilnahmen und verheiratet waren, die niedrigste Sterberate aufwiesen.

Mit nur geringen Abweichungen gilt dieser Zusammenhang für beide Geschlechter und alle Altersgruppen, für Menschen in Großstädten wie in Dörfern in den verschiedensten Ländern. Das Phänomen betrifft also keineswegs nur weiße Amerikaner der Mittelschicht, wie einige Zyniker behaupteten.

Die Verbindung von sozialer Isolation und Krankheit umfaßt ein breites Spektrum an Krankheiten, darunter koronare Herzleiden und Krebs. In der Alameda-County-Studie unterlagen sozial isolierte Frauen in einem Zeitraum von 17 Jahren einem signifikant höheren Risiko, an irgendeiner Form von Krebs zu erkranken als die mit guten Kontakten.[3] Eine andere Studie an schwedischen Männern mittleren Alters ergab ein erheblich höheres Herzinfarktrisiko für die sozial isoliert lebenden. Einsamkeit ist sogar ein prädisponierender Faktor für eine erneute Aktivierung latenter Herpesviren, wie wir bereits in Kapitel 4 gesehen haben.

Neben einer Erhöhung des Krankheitsrisikos kann soziale Isolation auch den Heilungsprozeß verzögern. Einsame Menschen brauchen deutlich länger zur Gesundung und sterben bei schweren Erkrankungen häufiger. Das bestätigt, was gute Ärzte von jeher wußten, daß nämlich der Rückhalt in guten Beziehungen zu den besten Arzneien gehört.

Britische Forscher analysierten eine große Gruppe von Herzinfarktüberlebenden. Wer regelmäßige Kontakte zu Verwandten oder Freunden unterhielt oder Mitglied in Vereinen, Organisationen oder Glaubensgemeinschaften war, hatte eine sehr viel bessere Überlebensprognose für die nächsten drei Jahre als jemand, der sozial isoliert lebte. Entsprechendes gilt bei Krebs. Die Analyse von 27 779 Krebspatienten ergab, daß das Sterberisiko unverheirateter gegenüber verheirateten (aber ansonsten vergleichbaren) Patienten um 23 Prozent höher lag.

Soziale Unterstützung hat sogar Einfluß auf den ganz natürlichen Vorgang der Geburt.[4] Durchschnittlich verläuft die Geburt bei Frauen mit einem quantitativ und qualitativ hohen Maß an sozialer Unterstützung während der Schwangerschaft kürzer und leichter. Sie leiden auch weniger unter postnatalen Depressionen, und ihre Babys haben einen besseren Allgemeinzustand.

Experimente in den USA und anderswo haben bestätigt, daß es Müttern während der Geburt bessergeht, wenn noch eine andere Frau zugegen ist, die emotionale Unterstützung gewährt und als Ansprechpartnerin dient. Selbst diese einfache Form der sozialen Unterstützung verkürzt die Geburt, verringert das Risiko einer Totgeburt bzw. einer künstlichen Geburtseinleitung und die Wahrscheinlichkeit von fötalem Streß oder anderen Komplikationen. Amerikanischen Studien zufolge reduziert die Anwesenheit des Ehepartners, Partners oder der Freundin während der Geburt das Risiko eines Kaiserschnitts um zehn Prozent und die Notwendigkeit einer Periduralanästhesie sogar um 75 Prozent. Ein Sozialwissenschaftler schätzt, daß sich die Geburtskosten in den USA um zwei Milliarden Dollar im Jahr reduzierten, wenn jede Amerikanerin während der Geburt persönliche Unterstützung zur Seite hätte.

Stärkende soziale Beziehungen sind also eine gute Sache. Demnach ist alles, was diese Beziehungen stört, negativ zu beurteilen. Es gibt erdrückende Beweise dafür, daß sich eine Störung oder Auflösung von festen sozialen Bindungen schädlich auf die körperliche und geistige Gesundheit auswirken können. Wie bereit erwähnt, können Verlust des Ehepartners bzw. der Ehepartnerin, Scheidung oder Trennung sowohl zu körperlichen als auch geistigen Störungen sowie erhöhter Selbstmordneigung und Sterblichkeit bei den überlebenden Partnern führen.

Dabei haben Scheidung und Trennung sogar noch größere gesundheitliche Auswirkungen als der Tod des Partners bzw. der Partnerin. Für einen geschiedenen Amerikaner ist das Risiko, an einer koronaren Herzerkrankung zu sterben, sogar doppelt so hoch wie für einen verheirateten Mann gleichen Alters. (Laut Statistik werden Männer während einer Scheidung oder Trennung auch häufiger Opfer von kriminellen Delikten – also nur Nachteile, wohin man schaut.)

Wie bei den meisten Aspekten von Biologie und Psyche, trifft dies nicht nur auf Menschen zu. Entsprechendes, mit unserer Trauer bei Verlust durchaus Vergleichbares, wurde auch bei Tieren gefunden, die langwährende Lebensgemeinschaften bilden. Die Reaktion auf den Verlust besteht häufig in der rastlosen Suche nach dem Partner, begleitet von einem Rückzug in sich selbst und Apathie – also den äußerlichen Anzeichen für Depression. In seinem Buch *Er redete mit dem Vieh, den Vögeln und den Fischen* beschreibt Konrad Lorenz, der große Zoologe und Nobelpreisträger, in der Geschichte *Salomons Ring*, wie ein Graugänter auf den Verlust seiner Partnerin reagiert: Er wird immer unruhiger und fliegt zunehmend weiter, um Plätze zu suchen, wo seine Partnerin vielleicht sein könnte.

Soziale Isolation und ihre zerstörerischen Wirkungen sind auch ein beliebtes Thema der Literatur und der rote Faden in Thomas Hardys *Der Bürgermeister von Casterbridge*. Der Niedergang seiner Hauptfigur Michael Henchard ist zum großen Teil in dessen Unfähigkeit begründet, mit anderen Menschen auszukommen. Henchard legt sich mit seinem Geschäftspartner an, worauf der Bankrott folgt und er verarmt. Sein impulsiver, launischer Charakter vertreibt auch die letzten Menschen, die ihm noch helfen wollen. Am Boden zerstört und desillusioniert, verschlechtert sich seine Gesundheit. Schließlich stirbt er, allein und von allen verlassen, mit Ausnahme des treuen Bauern Abel Whittle, der ihm einen Gefallen schuldet. An Henchards Bett ist sein letzter Wille geheftet, ein letztes bitteres Zeugnis seiner Einsamkeit, das von Elisabeth-Jane, die Henchard für seine Tochter hielt, gelesen wird:

»Michael Henchards letzter Wille
Daß Elisabeth-Jane Farfrae nicht von meinem Tod erfahre, noch um meinetwillen trauern soll.
Und daß ich nicht in geweihter Erde begraben werde.
Und daß kein Totengräber die Glocke läuten muß.
Und daß niemand meine Leiche sehen soll.
Und daß keine Trauernden hinter meinem Sarg hergehen.
Und daß keine Blumen auf mein Grab gepflanzt werden.
Und daß kein Mensch sich an mich erinnere.
Darunter setze ich meinen Namen.
                                                  Michael Henchard«

Die Bedeutung von sozialen Bindungen für die körperliche und geistige Gesundheit wurde von Dr. Samuel Johnson hoch eingeschätzt. Der große weise Mann litt zeit seines Lebens immer wieder unter Melancholie und Krankheit. (Es wäre interessant, herauszufinden, inwieweit Johnsons Depressionen und Krankheiten zusammenhingen.) Johnson glaubte, die Melancholie von seinem Vater geerbt zu haben. Dies bekümmerte ihn offenbar sehr, wie James Boswell in seinem Buch *Dr. Samuel Johnson* beschrieb:

»Seine Abneigung gegen einen geregelten Lebenswandel und alle jene Eigenheiten, die ihm schon früh das Gepräge gaben, sind wohl auf die krankhafte Schwermut zurückzuführen, die von Natur aus in ihm schlummerte; sie steigerte sich in seinem zwanzigsten Lebensjahr auf eine Art, daß er in einen schlimmen Zustand geriet. Als er 1729 die Ferien in Lichfield zubrachte, kam eine furchtbare Hypochondrie über ihn; ständig war er gereizt, mißmutig und verdrossen; Trübsinn und Verzweiflung bedrückten ihn, daß es ein Elend war. Von diesem Übel war er auch später nie gänzlich frei ...«

Daneben litt Johnson noch an einem ganzen Katalog körperlicher Krankheiten. 1783, dem Jahr vor seinem Tod, wurden Johnsons Kraft und Geduld auf eine harte Probe gestellt. Er hatte bereits einen Schlaganfall erlitten, und ihn plagte die Gicht. Dann entwickelte er einen Hodentumor, der jedoch zu seiner großen Erleichterung zurückging, so daß keine Operation nötig wurde. »Gegen Ende des Jahres wurde er von einer so schweren Atemnot befallen, die so heftig und schmerzhaft war, daß er überhaupt nicht mehr ausgehen konnte ... Zur gleichen Zeit stellte sich auch jenes verhängnisvolle Leiden, die Wassersucht, ein.«

Im selben Jahr schrieb Johnson seine Gedanken über diesen erbärmlichen Gesundheitszustand nieder. In einem Brief an einen engen Freund beschrieb er seine Melancholie als »schwarzen Hund«, ein Begriff, der später von Winston Churchill für seine gelegentlichen Depressionen verwendet wurde. Ergreifend schilderte Johnson seine Einsamkeit, die im hohen Alter über ihn gekommen war und es ihm zunehmend schwerer machte, mit seinem »schwarzen Hund« fertig zu werden:

»Ich versuche immer, den schwarzen Hund von mir fernzuhalten und zu vertreiben, obwohl fast keiner mehr da ist, mir wie früher dabei zu helfen ... Wenn ich einsam und allein für mich frühstücke, wartet er schon auf mich, und vom Frühstück bis zum Abendessen begleitet mich sein Bellen. Nur Dr. Brocklesby hält ihn ein wenig auf Distanz ... Schließlich wird es Nacht, und es dauert einige Stunden der Ruhelosigkeit und der Verwirrung bis zum nächsten einsamen Tag. Was sollte den schwarzen Hund aus einer solchen Umgebung fernhalten?«

Einige Jahre zuvor hatte Boswell diesen Aphorismus Johnsons über Beziehungen aufgeschrieben, der seine Einsamkeit im hohen Alter vorwegnimmt:

»Wer nicht auf seinem Weg durchs Leben immer neue Bekanntschaften schließt, wird sich bald einsam und verlassen finden. Man sollte seinen Freundeskreis ständig in Reparatur halten.«

Wie beeinflussen Beziehungen die Gesundheit?

»Es ist weniger die Hilfe unserer Freunde, die uns hilft, als vielmehr das Wissen, daß sie uns helfen würden.«

Epikur (341-270 v. Chr.)

Einsame, isolierte Menschen sind nicht so gesund wie Menschen mit vielen sozialen Bindungen. Doch wie kommt das? Auf welche Weise beeinflussen Beziehungen die Gesundheit? Wie Sie sich schon denken können, geschieht dies auf mehreren Wegen. Sowohl Wahrnehmung als auch Verhalten und Immunfunktionen spielen dabei eine Rolle.

Ein möglicher positiver Aspekt von Beziehungen könnte darin liegen, daß sie die Wirkung von Stressoren dämpfen. Die psychische Reaktion auf eine Streßsituation wird abgeschwächt, wenn eine vertraute Person anwesend ist. Denken Sie beispielsweise an das Kind, das von den Eltern in die Zahnarztpraxis begleitet wird. Die kontinuierliche Unterstützung durch einen Partner oder durch Freunde hilft jedoch auch bei langfristigen Stressoren.

Ohne sie ist man der vollen Wucht von Schicksalsschlägen, beispielsweise dem Verlust eines Angehörigen, allein ausgeliefert. Eine Studie an Eltern, die ein Kind im Krieg oder durch Unfall verloren hatten, zeigte, daß die Sterblichkeit dieser Personen innerhalb der nächsten zehn Jahre erhöht war – allerdings nur bei denen, die entweder verwitwet oder geschieden waren. Dagegen hatten Eltern, die eine gute Ehe führten, statistisch kein höheres Risiko als Paare, die kein Kind verloren hatten. Laut einer anderen Studie wirkten gravierende Lebensereignisse stärker auf die Gesundheit von U-Boot-Soldaten in der Ausbildung, wenn sie nur wenig soziale Unterstützung durch Verwandte oder Freunde hatten.

Der kurzfristige Puffereffekt sozialer Beziehungen wurde in zahlreichen wissenschaftlichen Untersuchungen bestätigt. Forscher von der Cornell-Universität und vom New-York-Hospital führten ein einfaches Experiment durch. Dabei nahmen nacheinander verschiedene Freiwillige an einer hitzigen Diskussion teil. Währenddessen wurden ihre Herzfrequenz und ihr Blutdruck gemessen. In der Diskussion wurde der Freiwillige verbal von zwei Wissenschaftlern attackiert – eine Streßsituation, die immer einen schnelleren Herzschlag und einen Blutdruckanstieg zur Folge hatte. Eine vierte Person in der Diskussionsrunde unterstützte den Freiwilligen entweder oder schwieg. Die Ergebnisse zeigten, daß die kardiovaskuläre Reaktion des Probanden bei Unterstützung durch die vierte Person gedämpft wurde, eine Bestätigung, daß sozialer Rückhalt die Wirkung von Stressoren mildert. In einem anderen Experiment wurden

Frauen gebeten, unter Laborbedingungen leicht stressige Aufgaben zu lösen. Hatte die Frau während des Tests eine Freundin dabei, stiegen Herzfrequenz und Blutdruck weniger, als wenn sie die Aufgaben allein lösen mußte.

In einer Streßsituation profitieren wir nicht nur von der Anwesenheit unserer Freunde, wir haben auch ein verstärktes Bedürfnis nach ihrer Gesellschaft. In den 50er Jahren machte ein Laborexperiment mit Freiwilligen deutlich, daß Menschen in einer Streßsituation das intensive Verlangen nach jemand Vertrautem in ihrer Nähe haben. In der Sprache der Sozialpsychologie heißt dies: Streß macht anhänglicher. (Vielleicht betrachten Sie solche Erkenntnisse als selbstverständlich, als etwas, was einem schon der gesunde Menschenverstand sagt. Der gesunde Menschenverstand ist jedoch, wie jeder weiß, »immer hinterher schlauer«. Albert Einstein definierte gesunden Menschenverstand einmal als die gesammelten Vorurteile, die man mit achtzehn hat.)

Neben ihrer dämpfenden Wirkung im Hinblick auf Stressoren sind Beziehungen aber auch generell positiv. Sie können die geistige und körperliche Gesundheit fördern, indem sie Einfluß auf Wahrnehmung, Verhalten und Immunfunktionen nehmen. Andere können uns zu einem realistischen Bild der eigenen Gesundheit verhelfen. Im günstigen Fall treiben uns unsere Partner, Verwandte oder Freunde die Hypochondrie aus oder – das andere Extrem – korrigieren Selbstverleugnung und Verdrängung. Das Sprechen über Ängste kann möglicherweise etwas weniger ängstlich bei harmlosen Symptomen machen und verhindern, daß man unnötig den Arzt aufsucht. Andere Menschen bilden Bezugspunkte, die eigene Sorgen relativieren und eine allgemeine, zweite Meinung anbieten. Sehr häufig braucht der einzelne nur etwas Zuspruch. Einsamen, isolierten Menschen fehlt diese Möglichkeit, die Realität zu überprüfen, so daß sie von unbegründeten Ängsten zum Arzt getrieben werden.

Umgekehrt wird man durch ein Gespräch mit dem Partner oder mit Freunden vielleicht ermutigt, rechtzeitig ärztliche Hilfe zu suchen, wo der Krankheitsverdacht begründet ist. Beziehungen können Menschen vor den Gefahren mangelnder Rücksicht auf sich selbst, vor Verdrängung oder auch Selbstgefälligkeit schützen. Sofortige ärztliche Versorgung kann bei einer lebensbedrohlichen Erkrankung entscheidend sein. Man weiß, daß sozial gut eingebundene Menschen frühzeitiger zum Arzt gehen als einsame, isolierte. Der Druck aus dem Umfeld sorgt wahrscheinlich auch dafür, daß Patienten medizinischen Anweisungen folgen und beispielsweise ihre Medikamente vorschriftsmäßig einnehmen.

Andere können unsere Gesundheit beeinflussen, indem sie gesundes Verhalten fördern. Menschen mit qualitativ sehr gutem sozialen Umfeld (das unter Umständen aus einer einzigen engen Bindung besteht) achten besser auf ihre Gesundheit und vermeiden dementsprechend Risiken. Alleinlebende neigen eher dazu, zuviel zu essen, zu trinken oder zu rauchen. Soziale Isolation kann so zur Selbstzerstörung beitragen: Es ist leichter, der Versuchung zu erliegen und noch ein Eis zu essen, eine Zigarette zu rauchen oder ein Glas Whisky zu trinken. Die Gegenwart von Freunden bzw. Angehörigen reduziert die Gefahr solcher Exzesse durch die Angst vor Mißbilligung. Sozialer Druck kann dazu bewegen, mit dem Rauchen aufzuhören, die Ernährung zu verbessern, Gewicht zu reduzieren oder regelmäßig Sport zu treiben. Studien zufolge haben Raucher eine größere Chance, mit dem Rauchen aufzuhören, wenn sie sozial gut eingebunden sind, und eine höhere Rückfallrate, wenn diese Einbindung fehlt. Ein amerikanischer Soziologe hat nachgewiesen, daß sich Menschen mit starken Bindungen im Auto viel häufiger anschnallen. Andererseits ist nicht zu leugnen, daß sozialer Druck auch das Gegenteil bewirken kann, indem er zu ungesundem oder selbstzerstörerischem Verhalten treibt.

Menschen, mit denen wir Kontakt haben, leisten auch ganz praktische Hilfe, wenn sie uns zur Hand gehen, uns Geld borgen oder uns Möglichkeiten bieten, Streß zu vermeiden. In schweren Zeiten macht es einen großen Unterschied, ob Freunde oder Verwandte helfen, die eigenen Kräfte zu konzentrieren, Entscheidungen zu treffen oder die Belastungen in Grenzen zu halten. Ein einsamer Mensch muß mit all dem alleine fertig werden. Um nur ein ganz alltägliches Beispiel zu nehmen: Großeltern, die als Babysitter einspringen, ermöglichen den geplagten Eltern, sich emotional zu erholen und etwas Zeit miteinander zu verbringen. Und finanzielle Unterstützung kann in Ländern, in denen die medizinische Versorgung von der Zahlungskraft abhängt, (über)lebenswichtig werden. Gemäß einer Studie über Frauen nach einer Brustkrebsoperation, erholten sich diejenigen mit starkem finanziellen Rückhalt besser.

Wie entscheidend allein die materielle Unterstützung durch das soziale Umfeld sein kann, schildert Alexander Solschenizyn in *Ein Tag im Leben des Iwan Denissowitsch.* Wenn ein Gefangener in den furchtbaren stalinistischen Arbeitslagern überleben wollte, mußte er in seiner Arbeitsgruppe vollständig integriert sein, deren ungeschriebene Gesetze befolgen und alle anderen Mitglieder und den Anführer bei Bedarf bedingungslos unterstützen. Nur dann würde auch er im Notfall Hilfe erfahren. Jeder mußte genau wissen, wem er trauen konnte, wer ihm helfen würde und wer nicht, wer seine magere Essensration für ihn holen würde, sollte er selbst nicht dazu in der Lage sein, wer ihm den Stummel einer kostbaren Zigarette abtreten oder wer ihn bei der Lagerleitung denunzieren könnte. Das Überleben hing vom Geben und Nehmen kleiner Gefälligkeiten ab. Ein Gefangener, der die Unterstützung seiner Gruppe, aber vor allem die des Anführers verlor, starb fast unweigerlich an der sibirischen Kälte, der unmenschlich harten Arbeit oder an ständigem Nahrungsmangel.

Soziale Beziehungen und Immunität

Soziale Beziehungen beeinflussen die Gesundheit aber noch direkter als über eine Veränderung von Wahrnehmung und Verhalten. Die Forschung hat eindeutige Beweise erbracht, daß soziale Isolation bei Menschen wie bei Tieren mit reduzierten Immunfunktionen einhergeht und daß umgekehrt ein unterstützendes Umfeld die immunologischen Auswirkungen von Streß mindert.

In einer Reihe psychoimmunologischer Studien entdeckten Janice Kiecolt-Glaser und Kollegen von der Universität Ohio einen engen Zusammenhang zwischen Einsamkeit bzw. sozialer Isolation und beeinträchtigten Immunfunktionen. Sehr zurückgezogen lebende Studenten hatten vergleichsweise weniger natürliche Killerzellen und weniger T-Lymphozyten in ihrem Blutkreislauf, eine schlechtere Immunabwehr gegen latente Herpesviren und höhere Kortisolspiegel. Zudem konnte nachgewiesen werden, daß sozial schlecht integrierte Personen immunologisch schwächer auf eine Hepatitis-B-Impfung reagierten.

Ähnliche Zusammenhänge fanden sich in so verschiedenen Gruppen wie Rentnern, neu in psychiatrische Einrichtungen aufgenommene Patienten oder Personen mittleren Alters, die einen chronisch kranken Angehörigen pflegten.

Heute liegen stichhaltige Beweise vor, daß gute soziale Beziehungen bis zu einem gewissen Grad gegen die immunologischen Auswirkungen von Streß schützen. Personen, die langfristigem Streß durch einen an Krebs erkrankten Ehepartner ausgesetzt waren, hatten einer Studie zufolge eine verringerte Killerzellenaktivität und Lymphozytenreaktivität, wenn sie in ihrem Umfeld wenig Unterstützung fanden. (Dieses Ergebnis war unabhängig von möglichen Depressionen.) Wissenschaftler vom Pittsburger Krebsinstitut stellten fest, daß Frauen im Frühstadium von Brustkrebs eine höhere Killerzellenaktivität aufwiesen, wenn sie Rückhalt bei ihrem Partner oder einer anderen, ihnen nahestehenden Person fanden. Das ist deshalb besonders interessant, weil man davon ausgeht, daß die natürlichen Killerzellen bei der Verhinderung der Ausbreitung bestimmter Tumorformen eine entscheidende Rolle spielen.

Wie wir bereits gesehen haben, hat die Auflösung einer engen Beziehung durch Tod, Scheidung oder Trennung eine erhebliche Minderung der Immunfunktionen zur Folge.

Im Gegensatz zu verheirateten Frauen, registrierte das Team um Kiecolt-Glaser in mancherlei Hinsicht verminderte Immunfunktionen bei Frauen, deren Ehe während des vorangegangenen Jahres zerbrochen war. Diese hatten zudem eine geringere Lymphozytenreaktivität, weniger Helfer-T-Zellen im Blut und eine schlechtere Immunabwehr gegen latente Herpesviren. Bei Frauen, die ihren früheren Partnern nach wie vor intensive Gefühle entgegenbrachten, waren diese Beeinträchtigungen am stärksten. Bei Männern ergibt sich das gleiche Bild. Getrennte oder geschiedene Männer hatten schlechtere Immunfunktionen, fühlten sich stärker gestreßt und litten häufiger unter Krankheiten als vergleichbare verheiratete Männer. Bei Männern hingen die gesundheitlichen Auswirkungen von Scheidung oder Trennung bis zu einem gewissen Grad auch von ihrem subjektiven Gefühl der Kontrolle ab. In den Fällen, wo die Scheidung vom Mann ausgegangen war, zeigten sich Immunfunktionen weniger beeinträchtigt. Sie litten außerdem weniger unter psychischem Streß und unter Krankheiten als die Männer, deren Frauen die Scheidung eingereicht hatten.

Dies ist wiederum nicht nur beim Menschen so. Auch bei Tieren kann die Auflösung einer engen Beziehung die Immunfunktionen schädigen. Die detailliertesten Ergebnisse erzielten Christopher Coe, Seymour Levin, Martin Reite, Mark Laudenslager und andere amerikanische Wissenschaftler mit einer Reihe von sorgfältig konstruierten und durchgeführten Experimenten an Affen. Sie beschäftigten sich mit den biologischen Folgen der vorübergehenden Trennung eines Affenjungen von der Mutter. (Die Trennung geschah dabei normalerweise, wenn das Junge vollständig entwöhnt und körperlich selbständig, aber noch emotional an die Mutter gebunden war.)

Wenn ein junger Kapuziner- oder Rhesusaffe von der Mutter getrennt wird, zeigen sowohl Mutter als auch Kind klare Anzeichen von Streß, wobei das Kind deutliche Klagelaute der Verlassenheit ausstößt. Selbst eine vorübergehende Trennung generiert meßbare Veränderungen der Hormonspiegel und Immunfunktionen beider Tiere. Schon nach einer halben Stunde finden sich bei Mutter und Kind erhöhte Kortisolspiegel, was eine Aktivierung des Hypothalamus-Hypophysen-Nebennieren-Systems anzeigt. Innerhalb der nächsten Stunden scheinen sie sich zu beruhigen, und die äußerlichen Streßanzeichen verschwinden. In ihrem Inneren sieht es jedoch anders aus. Ihr Kortisolspiegel steigt weiter an. (Es war einer der interessantesten Aspekte, daß das äußere Erscheinungsbild bzw. Verhalten einen falschen Eindruck von dem, was im Inneren vorgeht, vermittelt.) Die Immunfunktionen verändern sich: weniger Lymphozyten und Antikörper im Blut, geringere Lymphozyten- und Antikörperreaktivität. Diese Veränderungen verkehren sich bei der Wiedervereinigung von Mutter und Kind normalerweise ins Gegenteil.

Soziale Unterstützung kann den Trennungsstreß des Affenjungen mindern. Das zeigte sich, als man das Junge nach der Trennung von der Mutter mit vertrauten Herdenmitgliedern umgab. War es mit anderen Jungtieren aus seiner Gruppe oder einem vertrauten Erwachsenen (einer Tante) zusammen, fielen die biologischen Folgen der Trennung bedeutend schwächer aus. Unter diesen Bedingungen kam es zu einem geringeren Kortisolanstieg und weniger stark reduzierten Immunfunktionen. Die Gegenwart zumindest eines vertrauten Gruppenmitgliedes minderte also die biologischen und immunologischen Wirkungen der Trennung. Weitere Experimente mit Primaten ergaben, daß dieser Faktor auch die Wirkung chronischer Stressoren auf das Immunsystem dämpfen kann. Getreu dem Motto »Geteiltes Leid ist halbes Leid«.

Doch nicht nur die Beziehung zwischen Mutter und Kind zählt; auch bei Affenkindern sind Freunde wichtig. Primaten in einem stabilen sozialen Umfeld entwickeln Beziehungen zu anderen, meist gleichaltrigen Gruppenmitgliedern. Die Trennung von ihnen zieht die Immunfunktionen ebenfalls in Mitleidenschaft. Und auch hier mindert soziale Unterstützung die Folgen, wie Experimente mit jungen Totenkopfäffchen und Schweinsaffen bestätigten.

Es gibt sogar Hinweise darauf, daß die positive gesundheitliche Wirkung sozialer Interaktion selbst zwischen verschiedenen Arten funktioniert. Denken wir hier nur an Haustiere. Die Vorstellung einer heilenden Wirkung von Tieren ist uralt. Die Griechen der Antike glaubten an die Heilung menschlicher Krankheiten, wenn ein Hund die betroffenen Körperstellen leckte – allerdings waren sie der Überzeugung, diese Hunde seien in Wirklichkeit verwandelte Götter. Im elisabethanischen Zeitalter wurde Frauen von ihren Ärzten empfohlen, sich zur Prophylaxe einen Schoßhund zu halten, da man annahm, der Hund ziehe die Krankheiten anderer Menschen auf sich und seine Herrin bliebe verschont. In den 80er Jahren unseres Jahrhunderts wurde die Vorstellung, Haustiere seien gut für die Gesundheit, wiederbelebt, abgestaubt und in ein modernes wissenschaftliches Gewand gekleidet. »Haustiertherapie« heißt eine Wachstumsbranche.

Obwohl so spezialisierte Therapeuten leichte Beute für Hohn und Spott sind, gibt es klare Beweise dafür, daß der Besitz eines Haustieres die körperliche Gesundheit verbessert. Erika Friedmann und Kollegen von der Universität Maryland beobachteten eine Gruppe von Herzinfarktpatienten. Wenn alle anderen Umstände gleich waren, hatten die Haustierbesitzer eine geringfügig bessere Überlebenschance für das folgende Jahr. James Serpell von der Universität Cambridge stellte fest, daß Menschen, die sich einen Hund zulegten, sehr viel weniger als vorher unter harmlosen Erkrankungen litten und (kaum erstaunlich) viel mehr körperliche Bewegung hatten. Andere Studien kamen zu dem Ergebnis, daß Menschen mit einem Haustier Streßzeiten psychisch besser überstehen.

Die Gegenwart eines Haustieres wirkt beruhigend (wenn auch nicht auf alle Menschen) und kann eine physiologische Entspannungsreaktion auslösen. Aaron Katcher von der Universität Pennsylvania beobachtete, wie sich der Blutdruck bei Probanden in einer harmlosen Streßsituation bei Anwesenheit ihres Haustieres nicht so stark erhöhte. Es ist durchaus vorstellbar, daß manche Menschen durch die beruhigende Wirkung ihres Haustieres geringfügige, tägliche Stressoren besser verarbeiten und so der Entwicklung von hohem Blutdruck vorgebeugt wird.

Haustiere können auch als Katalysatoren für menschliche Beziehungen dienen, indem sie den Kontakt zwischen fremden Menschen erleichtern. Der britische Zoologe Peter Messent fand heraus, daß wer seinen Hund spazierenführte erheblich mehr Kontakte mit anderen hatte als ein Spaziergänger ohne Hund. Hundebesitzer schnitten bei diesem Experiment auch besser ab als Erwachsene, die mit kleinen Kindern unterwegs waren, was allerdings ein eher deprimierendes Bild von der Einstellung zu kleinen Kindern zeichnet. Ein Hund wirkt wie ein »sozialer Eisbrecher«, eine bequeme und unverfängliche Möglichkeit für Fremde, miteinander ins Gespräch zu kommen.[5]

Die einsame Zukunft

Es ist paradox, daß die Wissenschaft die Bedeutung sozialer Beziehungen für die menschliche Gesundheit in einer Zeit erkennt, da diese Bindungen sich aufzulösen beginnen. In den Industrienationen steigt die Zahl der sozial isolierten Menschen aufgrund von gesellschaftlicher Zersplitterung und dem Zerfall der Familie sowie die Zahl alter Menschen sprunghaft an.

Immer mehr Menschen leben allein, manche auf eigenen Wunsch, etliche jedoch nur deshalb, weil sie getrennt, geschieden, verwitwet oder einfach unerwünscht sind, unter ihnen besonders viele ältere. In Großbritannien ist beispielsweise mehr als die Hälfte aller Menschen über 75 Jahre. Im Laufe unseres Jahrhunderts wurde die Durchschnittsfamilie immer kleiner. Zählten 1911 noch über vier Personen dazu, so waren es zu Beginn der 90er Jahre nur noch 2,4 – mit weiterhin fallender Tendenz. Anfang der 70er Jahre lebte nur jeder elfte in Großbritannien allein, 20 Jahre später war es schon einer von sieben. Hält der gegenwärtige Trend an, wird im Jahr 2016 mehr als ein Drittel aller britischen Haushalte aus nur einer Person bestehen.

Nach dem heutigen Stand der Wissenschaft werden wir einen hohen Preis für die Zersplitterung unserer Gesellschaft bezahlen: enorme Gesundheitskosten und viel menschliches Leid.

---

[1] Die Grausamkeit einer Gruppe gegen einige ihrer Mitglieder ist auch Thema des ersten Romans von William Golding, *Herr der Fliegen*. Darin wird die Geschichte einer Gruppe von Schuljungen erzählt, die mit dem Flugzeug abstürzt und auf einer unbewohnten tropischen Insel strandet. Der Lack der Zivilisation blättert schon bald ab, das soziale Gefüge zerfällt, und die Jungen regredieren zu Wilden. Unbarmherzig wenden sie sich gegen einige unter ihnen. Ein Junge wird zerrissen, ein anderer erschlagen. Der dicke, unansehnliche Fatty wird zunächst gesteinigt, dann getötet (und wahrscheinlich sogar aufgegessen).

2 Ich sollte vielleicht hinzufügen, daß die Hochzeitszeremonie selbst keinerlei magische Kräfte hat. Vielmehr ist wichtig, in einer beständigen und liebenden Partnerschaft aufgehoben zu sein. Für eine wachsende Zahl von Menschen schließt das nicht notwendigerweise den Trauschein mit ein.

3 Nach dieser Studie hatten sozial isolierte Männer kein erhöhtes Risiko für eine Krebserkrankung, wohl aber geringere Überlebenschancen im Falle einer Krebserkrankung.

4 Sozialwissenschaftler bezeichnen die Gesamtheit der regelmäßigen Beziehungen einer Person als soziales Netz. Dazu gehören Freunde, Verwandte und Kollegen sowie der enge Familienkreis. Die Unterstützung, die diese Beziehungen dem einzelnen gewähren (oder was er als solche empfindet) nennt man soziale Unterstützung.

5 Die Vorzüge der Interaktion von Mensch und Tier wirken auch in umgekehrter Richtung. Experimentelle Studien an Tieren haben gezeigt, daß Tiere mit einem vertrauten Menschen in ihrer Nähe eine verstärkte Krankheitsabwehr entwickeln können. Nach einer Studie wirkte die Interaktion mit Menschen der Entwicklung von Herzkrankheiten bei Kaninchen entgegen. Zwei Gruppen von Kaninchen wurde stark cholesterinhaltiges Futter gegeben, das normalerweise zu Arteriosklerose führt. Die Kaninchen der einen Gruppe wurden mehrmals täglich von vertrauten Menschen besucht und gestreichelt. Es wurde mit ihnen gespielt und gesprochen. Die Kontrollgruppe dagegen erhielt keine Zuwendung. Sechs Wochen später tötete man die Kaninchen, nahm eine Autopsie vor und suchte nach Anzeichen einer Herzerkrankung. Die Kaninchen der ersten Gruppe wiesen bis zu 60 Prozent weniger Schäden an ihren Herzkranzgefäßen auf als die der Kontrollgruppe.

7

DER LOHN DER ARBEIT

»Warum soll auf meinem Leben
die Kröte Arbeit hocken bleiben?«

Philip Larkin, »*Kröten*« (1955)

»Alles, was zählt, ist Liebe und Arbeit.«

Sigmund Freud (1865-1939)

Kommen wir nun zum Thema Arbeit. Wie unsere Beziehungen zu anderen Menschen, hat auch die Arbeit zwei
Seiten. Sie kann eine Quelle des Stresses als auch eine des
geistigen und körperlichen Wohlbefindens sein. Ein frustrie-
render Job vermag – wie eine unglückliche Ehe – unzufrieden und krank zu machen. Arbeitslosigkeit und die Angst
davor schlagen sich häufig noch negativer auf die physische
und psychische Gesundheit nieder. Betrachten wir also zunächst die negative Seite der Arbeit.

Die tägliche Tretmühle

»Mittagessen ist was für Luschen.«

Gordon Gekko, *Wallstreet* (1987)

Arbeitsbedingter Streß ist zu einem wichtigen Thema in den Massenmedien, der arbeitenden Bevölkerung und bei fortschrittlichen Arbeitgebern geworden.[1] In den USA stellen gesundheitliche Störungen durch arbeitsbedingten Streß eines der am stärksten wachsenden medizinischen Probleme dar. In einem gründlich recherchierten Bericht gibt die Hälfte aller britischen Arbeiter an, am Ende eines normalen Arbeitstages gestreßt und erschöpft zu sein. Zwischen Mitte der 80er und Mitte der 90er Jahre verdoppelte sich die Anzahl der wegen arbeitsbedingten Stresses hilfesuchenden Menschen. Weit über die Hälfte aller Arbeiter sieht heute in der Arbeit die Hauptursache für den Streß in ihrem Leben. Noch vor zehn Jahren glaubte dies nur ein Drittel. Was geschieht hier?

Seit Beginn der 80er Jahre hat es in den Industriegesellschaften eine Reihe umwälzender Veränderungen gegeben. Der Kult um die Gesetze des freien Marktes und um Wirtschaftstheorien hat das gemächlichere Tempo der 60er und 70er Jahre abgelöst und es durch starke Betonung des Wettbewerbs, sowohl auf der betrieblichen als auch der individuellen Ebene, ersetzt.

Eine Enthierarchisierung hat zum Verschwinden der mittleren Managementebenen geführt und eine radikale Umstrukturierung der Firmen zum Wegfall vieler Arbeitsplätze. Viele Arbeitgeber haben ihre Unternehmen auf die ihrer Meinung nach richtige Größe »zurechtgeschrumpft« – um den Begriff »Entlassungen« zu vermeiden. Teile des öffentlichen Dienstes wurden privatisiert und damit die Sicherheit der Arbeitsplätze drastisch gefährdet. Sehr viele, die noch einen Job haben, müssen heute beträchtliche Überstunden machen, und in den meisten westlichen Ländern erhöhte sich die durchschnittliche Arbeitszeit der Angestellten auf Managementebene während der 80er Jahre um 25 Prozent. Mehr als ein Viertel aller männlichen Angestellten in Großbritannien arbeitet heute über 48 Stunden pro Woche. Lange Arbeitszeiten führen unweigerlich zu Konflikten in Familie und Beruf, insbesondere für berufstätige Frauen.

Diese »schöne neue Welt der Arbeit« ist also vor allem eine unsichere Welt. Sehr viel mehr Menschen sind heute entweder selbständig tätig, in Teilzeitstellen, mit befristeten Verträgen oder in Gelegenheitsjobs. 1971 arbeiteten 18 Prozent der Briten teilzeitlich, 1991 waren es bereits 26 Prozent – mit steigender Tendenz. In einigen Bereichen, wie beispielsweise im Einzelhandel, ist Teilzeit inzwischen die Norm. Für manche bedeuten die neuen Arbeitsmodelle ein Mehr an Flexibilität, das ihnen ermöglicht, Beruf, Familie und anderweitige Interessen besser unter einen Hut zu bringen. Für andere aber bedeuten sie vor allem Ungewißheit.

Die frühere Vorstellung eines sicheren Jobs auf Lebenszeit existiert so gut wie gar nicht mehr. Heute muß man meist von mehreren Arbeitsstellen im Laufe eines Lebens ausgehen. Viele verbringen ihr Arbeitsleben als Mitarbeiter mit kurzfristigen Arbeitsverträgen und nicht als Festangestellte. *Über kurz oder lang werden wir alle zu Ratsuchenden.*

Nach neueren Untersuchungen hält über ein Drittel der britischen Büroangestellten seinen Arbeitsplatz für nicht gesichert – das ist mehr als in jedem anderen europäischen Land. Im Jahr 1991 fürchteten laut einer Umfrage 41 Prozent der Befragten, ihren Arbeitsplatz innerhalb des nächsten Jahres zu verlieren. Diese Ängste sind keineswegs unbegründet. Offiziellen Angaben zufolge kennen mindestens 80 Prozent aller berufstätigen Briten jemanden, der während der letzten Jahre arbeitslos geworden ist. (Und wie das Beispiel Aids lehrt, ist persönliche Erfahrung sehr viel wirkungsvoller bei der Verbreitung von Angst oder der Veränderung von Verhalten als bloße Statistiken. Es ist eine Sache, eine nüchterne Statistik über Aids oder Arbeitslosigkeit zu lesen, und eine andere, die jeweiligen Auswirkungen unmittelbar zu erleben.) Arbeitsplatzunsicherheit und Angst vor Arbeitslosigkeit treiben diejenigen mit einem Job dazu, länger und härter zu arbeiten – wenn auch nicht immer produktiver. Die Konkurrenz der Arbeitnehmer untereinander hat sich auf diese Weise drastisch erhöht.

Der Streß im modernen Arbeitsumfeld steigt also kontinuierlich. Eine veränderte Arbeitssituation vor dem Hintergrund von Rezession und Arbeitslosigkeit bedeutet für die meisten Berufstätigen vor allem zweierlei: höhere Anforderungen bei größerer Unsicherheit. Zusammen genommen ergibt das Streß. Obwohl es kaum wissenschaftlicher Beweise bedarf, bestätigen Forschungen den engen Zusammenhang zwischen einem sicheren Arbeitsplatz und psychischem Wohlbefinden. Leider haben heute viele weder das eine noch das andere.

Arbeitsbedingter Streß belastet jedoch nicht nur, sondern ist auch nachteilig für die Gesundheit und damit auch für die Unternehmensbilanz. Gestreßte Angestellte erleiden häufiger Unfälle, fehlen öfter und sind nicht so produktiv. Schätzungen zufolge sind mehr als 60 Prozent der Fehlzeiten auf arbeitsbedingten Streß zurückzuführen. Allmählich erkennen auch die Unternehmer, daß Streß genauso eine Bedrohung für die Gesundheit ihrer Angestellten ist wie das Arbeiten an gefährlichen Maschinen.

Die Auswirkungen auf die Wirtschaft sind enorm. Die Kalkulation der finanziellen Verluste durch streßbedingte Erkrankungen ist eine komplizierte Angelegenheit und beileibe keine exakte Wissenschaft. Schätzungen weichen daher stark voneinander ab, je nachdem, wer sie vornimmt und welche Methode verwendet wurde. Doch bei allen Differenzen lassen sämtliche Zahlen nur den einen Schluß zu, nämlich daß arbeitsbedingter Streß ein erhebliches soziales und wirtschaftliches Problem innerhalb der Industriegesellschaften darstellt.

Man beachte die folgende Auswahl von Statistiken. In den USA werden die wirtschaftlichen Kosten von Streß, gemessen in Fehlzeiten, verringerter Produktivität und Gesundheitsaufwendungen, auf 150 Milliarden Dollar pro Jahr geschätzt. Die Internationale Arbeitsorganisation hat errechnet, daß Streß das Vereinigte Königreich etwa ein Prozent seines Bruttosozialproduktes kostet. Offiziellen Zahlen zufolge verliert die britische Wirtschaft durch streßbedingte Erkrankungen ca. 80 Millionen Arbeitstage im Jahr und damit etwa sieben Milliarden Pfund. Eine vorsichtigere Schätzung der britischen Gesundheitsbehörden kommt immerhin auf mehr als fünf Milliarden Pfund pro Jahr wegen Fehlzeiten durch Streß und psychische Erkrankungen. In jedem Fall ist es viel Geld – genug, um beispielsweise ein paar Tausend neue Schulen zu bauen. Experten haben errechnet, daß streßbedingte Krankheiten den Gewinn eines Unternehmens um etwa fünf bis zehn Prozent schmälern. Vergleichbare Zahlen gelten natürlich auch für andere Industrienationen.

Selbst die britischen Gesetze, die bekanntermaßen nicht auf jeden neuen Modezug aufspringen, erkennen arbeitsbedingten Streß inzwischen offiziell an. Im November 1994 entschied der Hohe Gerichtshof in einem Präzedenzfall, daß ein Arbeitgeber – nämlich das Northumberland County Council – seine Sorgfaltspflicht verletzt hatte, weil er nicht für ein angemessen geschütztes Arbeitsumfeld gesorgt hatte. Einer der dortigen Sozialarbeiter, John Walker, erlitt zwei Nervenzusammenbrüche durch Überlastung, nachdem man ihm eine Flut schwieriger Fälle von Kindesmißbrauch übertragen hatte, ohne ihm zusätzliche Mittel oder Unterstützung zu gewähren. Der unglückliche Walker zeigte die typischen Symptome anhaltenden, unkontrollierbaren Stresses: Erschöpfung, Angst, Schlaflosigkeit, Kopfschmerzen, emotionale Labilität und Reizbarkeit. Es war das erste Mal, daß ein Gericht einen Arbeitgeber für eine psychische (im Gegensatz zu einer physischen) Verletzung durch die Arbeitssituation zur Verantwortung zog.

Für britische Rechtsanwälte eröffnet sich damit ein neues lukratives Geschäftsfeld. Berufstätige rennen ihnen die Türen ein, um ihre Arbeitgeber wegen arbeitsbedingten Stresses zur Verantwortung zu ziehen. Während sich die Rechtsanwälte in froher Erwartung die Hände reiben, wappnen sich die Versicherungen gegen eine Kostenlawine. In Amerika, wo Prozesse dieser Art bereits zum Alltag gehören, beruht inzwischen jede siebte Schmerzensgeldklage auf Streß. Die Kostenrechner der Unternehmen wissen nur zu gut, daß eine solche Klage sie durchschnittlich doppelt soviel kostet wie eine Klage wegen körperlicher Verletzungen.

Vielleicht der eindeutigste Beweis, daß Unternehmen beginnen, arbeitsbedingten Streß ernst zu nehmen, liegt in den Investitionen in Antistreßprogramme für ihre Mitarbeiter. Mehr als ein Viertel der Briten arbeitet mittlerweile in Betrieben, die Maßnahmen gegen Streß am Arbeitsplatz ergriffen haben und beispielsweise Beratungen, Streßmanagement-Trainings oder Assistenzprogramme für Angestellte anbieten.

Profitorientierte Unternehmen investieren nicht in solche Maßnahmen, damit sich ihre Mitarbeiter wohl fühlen, sondern aus rein wirtschaftlichen Interessen. Man schätzt, daß Unternehmen etwa fünf Pfund für jedes Pfund, das sie in Antistreßprogramme stecken, einsparen, hauptsächlich durch geringere krankheitsbedingte Fehlzeiten und verbesserte Produktivität. Wenn die prophezeite große Klagewelle anrollt, wird auch dem letzten die wirtschaftliche Relevanz von Streßvermeidung deutlich.

Wer leidet und warum?

Und wer sind die Opfer dieser regelrechten Epidemie arbeitsbedingten Stresses? Wir alle kennen das typische Bild des gestreßten Managers, der höchstens im Stehen oder Gehen frühstückt und ständig unter Strom zu stehen scheint. Menschen in Führungspositionen erinnern stets gerne an ihre kaum zu bewältigende Arbeitsbelastung, ihren dicht-gedrängten Terminplan und ihre ungeheure Verantwortung (ganz besonders dann, wenn ihre ebenso ungeheuren Gehälter, Zulagen und Firmenvergünstigungen unter die Lupe genommen werden). Nichts wäre also naheliegender, als anzunehmen, daß Führungskräfte mehr als andere unter Streß leiden. Ist nun durch die enormen Anforderungen bei ihnen die Gefahr von Streß, Krankheit und vorzeitigem Tod größer als bei Arbeitern am Fließband oder einfachen Sachbearbeitern in der Buchhaltung?

Keineswegs – sogar ganz im Gegenteil. Das Leben ist, wie eine alte Biertisch-Philosophie besagt, eben ungerecht. Untersuchungen gelangen immer wieder zum selben Ergebnis: je höher die Position der Berufstätigen (und damit natürlich auch die Bezahlung), desto besser ihre körperliche und geistige Gesundheit und ihre Lebenserwartung. Die bittere Wahrheit ist, daß »die da oben« sehr viel weniger krank sind oder früher sterben als »die da unten«. Dem »kleinen Mann« bleibt also noch nicht einmal ein wenig Schadenfreude.

Eine der ersten Studien über günstige Wechselbeziehungen zwischen beruflicher Position und Gesundheit wurde in den 60er Jahren veröffentlicht und beruhte auf den Daten von mehr als 250 000 Angestellten der Bell-Telephongesellschaft. Sie ergab folgendes: Je höher jemand auf der Leiter der Organisationshierarchie stand, desto geringer war die Wahrscheinlichkeit einer koronaren Herzkrankheit. In einem gewissen Maß ließ sich dies auch auf höhere Bildung zurückführen: Die wenigsten Herzerkrankungen fanden sich bei denjenigen mit der besten Ausbildung. Angestellte mit einem Universitätsabschluß hatten bis zu 30 Prozent weniger Herzprobleme als andere. Die Ausbildung allein konnte diese enorme Differenz jedoch nicht erklären. Denn selbst nachdem man die Unterschiede in der Ausbildung bei Auswertung der Daten mit berücksichtigt hatte, fanden sich auf den untersten Ebenen immer noch doppelt so viele Herzerkrankungen wie in den oberen Etagen.

Ähnliche Ergebnisse legte in den 70er Jahren eine klassische Studie zu Herzerkrankung und Mortalität vor, die Daten von mehr als 17 000 Briten mittleren Alters im öffentlichen Dienst auswertete. 3,6mal mehr Menschen auf den unteren Ebenen als auf den oberen starben vorzeitig an Herz-Kreislauf-Krankheiten. Ein in der Hierarchie weit unten angesiedelter Job schien sogar im Hinblick auf vorzeitigen Tod durch Herzerkrankung eine größere Rolle zu spielen als die typischen Risikofaktoren Rauchen, Übergewicht oder hoher Blutdruck.[2]

Auf diese Korrelation stößt man nicht nur bei Herzerkrankungen, sondern praktisch im Zusammenhang mit jeder schweren Erkrankung oder Todesursache. Sie läßt sich auch nicht dadurch wegdiskutieren, daß man Risikofaktoren wie Rauchen, Fehlernährung und Bewegungsmangel verstärkt in den unteren Schichten findet. Menschen mit höherem sozioökonomischem Status rauchen im Durchschnitt tatsächlich weniger, essen gesünder und bewegen sich mehr. Das allein kann ihren großen gesundheitlichen Vorsprung aber nicht erklären. Auch für sich genommen hat die berufliche Situation entscheidenden Einfluß auf die körperliche und geistige Gesundheit. Wie kommt das?

Eine mögliche Erklärung lautet, daß Arbeitnehmer auf den unteren Ebenen nicht so gesund sind, weil sie dort gehäuft und schädlicheren Stressoren ausgesetzt sind. Das leuchtet zunächst nicht unbedingt ein. Aber lassen wir mögliche Vorurteile über das, was den Streß bei einem Job ausmacht, einmal beiseite. Streß ist nicht nur eine Frage von immens wichtigen und kostenintensiven Aufgaben oder zahlreichen Überstunden. Wie wir in Kapitel 5 gesehen haben, entsteht er dann, wenn die Anforderungen die eigenen Kapazitäten übersteigen. Streß entwickelt sich, wenn die verfügbare Zeit oder das notwendige Wissen, die erforderlichen Fertigkeiten oder die Motivation für die zu bewältigende Arbeit einfach nicht ausreichen. Streß ist nicht nur ein Charakteristikum der Arbeit selbst, sondern hängt auch von dem ab, der sie zu erledigen hat.

Wer eine hohe Sprosse auf der beruflichen Leiter erklommen hat, wird meist auch mit höheren Anforderungen fertig (jedenfalls in der Theorie, wenn schon nicht immer in der Praxis), entweder aufgrund von Erfahrung oder natürlicher Begabung. Er wurde ja, zumindest teilweise, wegen seiner Fähigkeit, mit den Schwierigkeiten, Anforderungen und Stressoren dieser Position fertig zu werden, ausgewählt. Es ist also eher unwahrscheinlich, daß es bis »nach oben« schafft, wer schon den normalen Anforderungen nicht gewachsen ist.

Ein weiterer wichtiger Aspekt ist Kontrolle bzw. Mangel an Kontrolle. Eine Streßsituation verschärft sich, wenn es keine Möglichkeit gibt, dem Stressor auszuweichen oder ihn zu kontrollieren. Im allgemeinen haben Untergebene weniger Kontrolle über ihr unmittelbares Arbeitsumfeld als Vorgesetzte. In einem schlecht geführten Unternehmen sind sich die Mitarbeiter oft auch über Zuständigkeiten und Verantwortungsbereiche bzw. über das, was von ihnen erwartet wird, nicht im klaren. So entsteht ein Gefühl von Hilflosigkeit.

Wissenschaftler der medizinischen Fakultät am St. George's Hospital in London führten ein Experiment durch, das die Bedeutung von Streßkontrolle am Arbeitsplatz herausstellte. Gesunde Freiwillige mittleren Alters wurden aufgefordert, relativ schwierige Aufgaben zu lösen. Sie sollten z.B. Gegenstände spiegelverkehrt zeichnen, wobei eine Gruppe Zeitvorgaben erhielt, während die andere ihr Tempo selbst bestimmte. Die erste Gruppe zeigte wesentlich deutlichere

Streßreaktionen, wie schnelleren Herzschlag und erhöhten Blutdruck, als die zweite. Der Mangel an Kontrolle erhöhte ihren Streß und damit die kardiovaskuläre Reaktion. (Für alle Unternehmensberater, die dies zufällig lesen, sei angemerkt, daß die Zeichnungen der zweiten Gruppe, die in ihrem eigenen Tempo arbeiten durfte, exakter waren.)

Mangel an Kontrolle taucht immer wieder als eine der Hauptursachen für Unzufriedenheit am Arbeitsplatz auf und liefert eine Erklärung dafür, warum Menschen »auf den billigen Plätzen« mehr unter streßbedingten Schwierigkeiten an der Arbeit leiden als ihre Chefs. Gibt man Mitarbeitern ein stärkeres Gefühl persönlicher Kontrolle über die Dinge um sie herum, ist das häufig eine sehr effektive Maßnahme, Streß zu verringern und die Produktivität zu erhöhen.

Es wird sogar vermutet, daß Mangel an Kontrolle eine gewisse Rolle bei den Symptomen durch »krankmachende Gebäude« spielt, der medizinischen *Cause célèbre* der 80er Jahre. Viele, die in solchen »krankmachenden Gebäuden« arbeiten, klagen über ständige Kopfschmerzen, Lethargie, verstopfte Nasen, tränende Augen und andere Beschwerden. Die Produktivität kann bis zu 40 Prozent unter den Durchschnitt fallen, während Fehlzeiten erheblich zunehmen. Es ist sogar schon zur Schließung solcher Gebäude gekommen, weil niemand mehr darin arbeiten konnte.

Die Krankheitssymptome betroffener Mitarbeiter wurden gewöhnlich auf physikalische Eigenschaften des Gebäudes zurückgeführt, wie beispielsweise schlechte Luftzirkulation und gesundheitsschädliche Ausdünstungen von Materialien, oder andererseits auf eine hysterische, hypochondrische und arbeitsscheue Belegschaft. Wissenschaftlichen Untersuchungen zufolge sind physikalische Gebäudeeigenschaften zwar bedeutsam, aber nicht allein entscheidend. Auch hier muß der Faktor Kontrolle in die Gleichung mit aufgenommen werden. Die Luft in einem Raum mit Klimaanlage mag tatsächlich sauberer und von optimaler Luftfeuchtigkeit und Temperatur sein, die Belegschaft hat jedoch mit Fenstern, die sich nicht öffnen lassen, keinerlei Kontrolle mehr. Wo Büroangestellte die Wahl haben, entscheiden sie sich mehrheitlich für Fenster, die sie öffnen können, auch wenn sie dadurch nachweisbar stärkeren Lärm, stärkere Geruchsbelästigung und höhere Schadstoffbelastung der Luft in Kauf nehmen müssen.

Wenn ein zu großes Arbeitsvolumen schlecht ist und ein Mangel an Kontrolle auch, ist eine Kombination von beiden logischerweise besonders übel. Forschungen zufolge sind die Arbeitsplätze am stressigsten, bei denen die Anforderungen hoch sind, weil die anfallende Arbeit in der zur Verfügung stehenden Zeit gar nicht bewältigt werden kann, und die Kontrolle gering ist, weil den Mitarbeitern keine Entscheidung über das Wann oder Wie der Ausführung zukommt. Solche Arbeitsplätze bedeuten enormen Arbeitsdruck.

Es hat sich gezeigt, daß Berufstätige mit hohem Arbeitsdruck öfter hohen Blutdruck und koronare Herzerkrankungen entwickeln und häufiger Herzinfarkte bekommen. Eine Studie beschäftigte sich mit einer großen Anzahl augenscheinlich gesunder Männer an den verschiedensten Arbeitsplätzen in New York. Auf nichtinvasive Weise wurde der Blutdruck dieser Männer während eines normalen Arbeitstages überwacht. Diejenigen mit hohem Arbeitsdruck hatten dreimal so häufig hohen Blutdruck wie solche mit geringem, auch wenn man medizinische Risikofaktoren wie Alter, Übergewicht, Rauchen und Bewegungsmangel bei der Analyse berücksichtigte. Das gleiche gilt für Frauen.

Soviel zu dem Problem – doch wie steht es mit der Lösung? Was kann man tun gegen Streß am Arbeitsplatz? Viele Arbeitgeber haben sich mittlerweile darüber Gedanken gemacht. Bislang sehen sie die Sache allerdings häufig etwas einseitig. Arbeitsbedingter Streß liegt sowohl am Arbeitsplatz als auch am Arbeitsplatzinhaber. Viele leiden, weil sie schlecht geführt werden oder ungenügend ausgebildet wurden. Die Lösung sieht man meist darin, die Mitarbeiter streßresistenter zu machen, anstatt das Übel bei der Wurzel zu packen. Im Regelfall wird dem Mitarbeiter in Streßmanagementseminaren des Unternehmens vermittelt, wie er Streß besser bewältigen kann, sei es durch einen effektiveren Umgang mit der Zeit oder durch entspannende Atemübungen.

Psychische Stressoren werden also nach wie vor anders behandelt als physische. Der Gesetzgeber verlangt von Unternehmen, Risiken wie giftige Dämpfe oder gefährliche Maschinen am Arbeitsplatz zu vermeiden. Bei psychischen Stressoren wird hingegen immer noch beim Arbeitnehmer angesetzt und nicht der Stressor beseitigt.

Gibt es arbeitsbedingten Streß auch in der Literatur? Ich bin versucht, aus Charles Dickens' *Weihnachtsgeschichte* zu zitieren, aber ich werde den Gedanken an Ebenezer Scrooge, Bob Cratchit und Tiny Tim doch lieber wieder fallenlassen. Arthur Millers Schauspiel *Tod eines Handlungsreisenden* liefert die zeitgemäßere Beschreibung eines Mannes, der unter dem Druck und Mißerfolg seiner Arbeit zusammenbricht. Er schafft es nicht, den amerikanischen Traum für sich selbst wahr werden zu lassen.

Willy Loman, Handlungsreisender aus Brooklyn, ist seit fünfunddreißig Jahren auf den Straßen unterwegs. Er spielt der Welt den großen Erfolgsmann vor, doch in Wirklichkeit liegen die Dinge anders. Man bezahlt ihn nur noch auf Provisionsbasis ohne festes Gehalt. Obwohl mittlerweile über sechzig Jahre alt, muß er nach wie vor einem gedrängten Zeitplan und utopischen Verkaufsvorgaben gehorchen. Und obgleich er zehn bis zwölf Stunden pro Tag arbeitet, kann er seine Schulden nicht mehr bezahlen. Er arbeitet in einem Beruf mit typischerweise hohem Arbeitsdruck – hohen Anforderungen, geringer Kontrolle.

Körperlich und geistig erschöpft, gibt sich Loman seinen Erinnerungen hin und wird von Visionen der eigenen Vergangenheit verfolgt. In einer solchen Verfassung ist er dem Unternehmen zu nichts nutze, so daß sein kaltherziger Boß ihn feuert. Die letzte Ratenzahlung fürs Haus steht an, und Willy Loman gelangt zu dem Schluß, durch seine Lebensversicherung für die Familie tot wertvoller zu sein als lebendig. So beendet er seine letzte Verkaufsfahrt mit einem tödlichen Autounfall.

Die beruflichen Anforderungen und der Mangel an Kontrolle über das eigene Schicksal werden in seinem Nachruf zusammengefaßt:

»Versteht ihr nicht, daß Willy ein Handlungsreisender war. Und ein Handlungsreisender hat nie festen Boden unter den Füßen. Er fügt kein Brett in Nut und Feder, er spricht kein Recht und verschreibt keine Arzneien. Er ist allein da draußen im Nichts, und sein Lächeln und seine blankgeputzten Schuhe sind seine einzigen Waffen. Und wenn sein Lächeln nicht mehr erwidert wird – geht die Welt unter. Und wenn du dann noch ein paar Flecken am Hut hast – bist du erledigt.«

Die Geißel der Arbeitslosigkeit

»Die Arbeit hält drei große Übel von uns fern:
die Langeweile, das Laster und die Not.«

Voltaire, *Candide* (1759)

Im vorherigen Kapitel haben wir gesehen, daß soziale Beziehungen zwar stressig sein können, wir aber ohne sie noch schlechter dran sind. Das gleiche gilt für die Arbeit. Wer glaubt, seine Gesundheit leide, weil er täglich wie ein Pferd arbeitet – und das in einem furchtbaren Job –, dem kann ich eins versichern: Arbeitslosigkeit ist erheblich ungesünder. Allein die Angst vor Arbeitslosigkeit kann bereits schaden.

Eine ganze Reihe von Beweisen aus den unterschiedlichsten Quellen belegt, daß Arbeitslosigkeit das Krankheitsrisiko signifikant erhöht und die Lebenserwartung verringert. Arbeitslose entwickeln häufiger schwere Krankheiten wie Lungenkrebs, Herzerkrankungen und Bronchitis, auch öfter psychische Störungen wie Depressionen, Neurosen und chronische Angstzustände – und vor allem ist die Rate der Selbstmorde und Selbstmordversuche sehr viel höher. Die Korrelation zwischen Arbeitslosigkeit und beeinträchtigter Gesundheit ist so ausgeprägt, daß Stadtplaner sie bei ihren Überlegungen zu den entsprechenden Versorgungseinrichtungen in einem Gebiet heranziehen könnten.

Sozialwissenschaftlern und Epidemiologen ist dies bereits seit den 30er Jahren bekannt. Amerikanische und britische Langzeitstudien nach dem Zweiten Weltkrieg haben bestätigt, daß Phasen wirtschaftlicher Instabilität und wachsender Arbeitslosigkeit immer auch einen starken Anstieg der Mortalität zur Folge hatten, wobei die Teile der Bevölkerung am stärksten betroffen sind, die von den wirtschaftlichen Veränderungen am meisten berührt wurden. (Diese Schwankungen wurden von einem generellen und allmählichen Mortalitätsrückgang im 20. Jahrhundert überlagert.)

Hieran zeigt sich, daß makroökonomische Faktoren die öffentliche Gesundheit durch eine Kettenreaktion beeinflussen können: Eine Rezession führt zu Arbeitslosigkeit und wirtschaftlicher Instabilität; Arbeitslosigkeit und Instabilität führen zu Streß, sowohl für diejenigen, die ihre Arbeit tatsächlich verlieren, als auch für diejenigen, die dies befürchten; und Streß führt schließlich zu mangelnder Gesundheit. Auch die Berufstätigen, die ihren Job behalten, bekommen die negativen Auswirkungen zu spüren, da ihre Arbeit stressiger wird. In wirtschaftlich angespannten Zeiten wird von Arbeitnehmern und Arbeitnehmerinnen erwartet, daß sie sich mehr einsetzen und weniger darauf bestehen, an Entscheidungsprozessen beteiligt zu werden. Mit anderen Worten: Ihr Arbeitsdruck wächst. Zusätzlich tragen sie die psychische Last der Ungewißheit.

Entgegen der – glücklicherweise verblassenden – Klischeevorstellung, betrifft dies nicht nur Männer. Arbeitslose Frauen sind nicht so gesund wie berufstätige Frauen.[3] Doch nicht allein das. Die schädlichen Auswirkungen der Arbeitslosigkeit erstrecken sich auch auf die Familienangehörigen, die eine signifikant erhöhte Sterblichkeit und Krankheitsinzidenz gegenüber Angehörigen von Berufstätigen aufweisen.

Eine klassische Studie wurde in den 70er Jahren in Großbritannien unter der Schirmherrschaft der OPCS[4] durchgeführt. Über einen Zeitraum von zehn Jahren ermittelten Wissenschaftler den Gesundheitszustand von Männern, die bei der Volkszählung von 1971 arbeitslos und auf der Suche nach einer neuen Stelle waren. Dabei stellte sich heraus, daß arbeitslose Männer eine um 20 Prozent höhere Mortalitätsrate als berufstätige hatten. Auch bei ihren Frauen wurde eine erhöhte Rate festgestellt. Spätere breit angelegte Studien über arbeitslose Männer und Frauen in Großbritannien, Dänemark, Finnland und anderen Ländern entdeckten einen ähnlichen oder noch höheren Anstieg der Sterblichkeit in Zusammenhang mit Arbeitslosigkeit. Und immer fand sich auch eine höhere Sterblichkeit bei deren Angehörigen.

Falls Sie schon zu einem »Ja, aber …« angesetzt haben sollten, können wir eine andere Erklärung dieser statistischen Daten, die sich geradezu aufdrängt, sofort widerlegen: Die Korrelation zwischen Arbeitslosigkeit und Sterblichkeit hat nichts damit zu tun, daß es kranken Menschen schwerer fällt, einen Arbeitsplatz zu finden (obwohl das natürlich nicht ganz von der Hand zu weisen ist). Höhere Krankheits-inzidenz und Sterblichkeit sind hauptsächlich *Folgen* von Arbeitslosigkeit und nicht ihre Ursachen. Diese Zunahme läßt sich auch nicht allein durch andere Faktoren erklären, die sich bekanntermaßen auf die Gesundheit auswirken, wie beispielsweise Alter oder sozioökonomischer Status. Die Verbindungen zwischen Arbeitslosigkeit, Krankheit und Tod sind zweifellos komplex und nicht so offenkundig. Aber eines steht fest: Sie sind keine rein statistischen Gebilde.

Arbeitslosigkeit und wirtschaftliche Unsicherheit gehen Hand in Hand mit einem Anstieg psychischer Störungen und erhöhter Selbstmordneigung. In den meisten Industrie-nationen stößt man auf ein bestimmtes Verhältnis von Arbeitslosenquote und Selbstmordrate. Seit Mitte der 70er Jahre läßt sich in Europa ein stetiger Anstieg der Selbst-mordrate unter jungen Männern beobachten. Vieles deutet darauf hin, daß hier auch ein Zusammenhang mit der zunehmenden Zahl männlicher Langzeitarbeitslosen besteht.

Abgesehen vom menschlichen Leid, das hinter nackten Zahlen steckt, entstehen enorme wirtschaftliche Kosten. Arbeitslose und ihre Familien gehen häufiger zum Arzt als andere, nehmen die Gesundheitsversorgung stärker in Anspruch und bekommen mehr Medikamente verschrieben als Berufstätige. In einer Studie wurden die Auswirkungen einer Firmenschließung untersucht. Sie ergab, daß die Arztbesuche der arbeitslos gewordenen Männer um 57 Prozent zunahmen und ihre Krankenhausaufenthalte um 208 Prozent. Einige Jahre nach ihrer Entlassung gingen die Männer immer noch viermal häufiger in die Ambulanzen der Krankenhäuser als zu Zeiten ihrer gesicherten Beschäftigung. Angesichts der stetig wachsenden Zahl von Langzeitarbeitslosen in den Industrie-gesellschaften, hat deren verstärkte Nutzung der Gesund-heitsversorgung kritische wirtschaftliche Konsequenzen.

Warum steht es um die Gesundheit der Arbeitslosen schlechter als um die von Berufstätigen mit sicheren Jobs? Welche biologischen und psychologischen Mechanismen werden hier in Gang gesetzt? Das ist eine komplizierte Angelegenheit, und wir würden es uns mit flachen Erklärungen, die nur das eine oder andere Vorurteil bestätigen, zu einfach machen. Hier scheint eine ganze Reihe von Mechanismen beteiligt zu sein, einschließlich des vertrauten »Dreigestirns« Wahrnehmung, Verhalten und Immunsystem.

Arbeitslosigkeit und die daraus erwachsenden immensen Veränderungen in der Lebensführung steigern die Sorge der Menschen um ihre Gesundheit und geben ihnen mehr Zeit, sich diesen Sorgen zu widmen. Eine veränderte Wahrnehmung könnte die Zunahme von Krankheitsverhalten bei Arbeitslosen, also beispielsweise die häufigeren Arztbesuche, teilweise erklären. Die höhere Krankheitsinzidenz und die geringere Lebenserwartung erklären sich dadurch jedoch nicht. Es trifft nicht zu, daß Arbeitslose zwangsläufig zu Hypochondern werden.

Auch ihr Verhalten spielt eine Rolle. Um es offen zu sagen, ein Grund für die höhere Sterblichkeit der Arbeitslosen ist, daß sie häufiger unter schweren Depressionen leiden und Selbstmord begehen. Selbstmord stellt aber nur die Spitze des Eisbergs dar. Unter der Oberfläche liegt die große Masse an Krankheiten verborgen, angefangen von harmlosen Infektionen bis hin zu Krebs und Herz-Kreislauf-Erkrankungen. Die höhere Selbstmordrate allein erklärt also den Anstieg der Sterblichkeit bei Arbeitslosen und ihren Familien nicht.

Durch Arbeitslosigkeit bedingte Verhaltensänderungen sind häufig unauffälliger als schwere Depressionen oder gar Selbstmord. Arbeitslose leben oft ungesünder als Berufstätige. Langzeitstudien zufolge kann Arbeitslosigkeit die Tendenz zu selbstzerstörerischen Verhaltensweisen erhöhen, zu vermehrtem Rauchen und Trinken und ungesunder Ernährung führen. Manche empfinden Zigaretten oder Alkohol als einzige Quellen von Lebensfreude, die ihnen noch geblieben sind, die helfen, Kummer und Langeweile zu bekämpfen. Eine Fünf-Jahres-Studie in Schweden über Schulabgänger zeigte, daß Jugendliche, die über lange Zeit arbeitslos waren, größere Probleme mit Zigaretten-, Haschisch- und Alkoholkonsum hatten, verstärkt hohen Blutdruck entwickelten und häufiger in kriminelle Delikte verstrickt waren als ihre Altersgenossen, die das Glück hatten, eine Stelle zu ergattern. Wie Sie vielleicht schon richtig vermuten, stieß man bei den arbeitslosen Jugendlichen auch auf mehr körperliche und geistige Störungen.

Experten verweisen häufig auf den statistischen Zusammenhang zwischen Arbeitslosigkeit und Kriminalität. Diese Argumentation wird von den meisten Politikern schnell abgetan, da sie sich bei dem Gedanken, ihre Wirtschaftspolitik könne etwas mit steigender Kriminalität zu tun haben, sichtlich unwohl fühlen. Ob Arbeitslose nun selbst kriminell werden oder nicht, sie werden auf jeden Fall häufiger zu Opfern in der kriminellen Szene, wie man in den USA herausfand.

Doch auch das veränderte Verhalten kann den unterschiedlichen Gesundheitszustand von Arbeitslosen und Berufstätigen nicht vollständig erklären. Da sind noch andere, weniger sichtbare Faktoren im Spiel. Psychoneuroimmunologen konnten belegen, daß Streß, soziale Isolation und der Verlust der Selbstachtung, die oft mit Arbeitslosigkeit einhergehen, das Immunsystem schädigen und damit die Gesundheit.

In einer Studie fand man beispielsweise eine verringerte Lymphozytenreaktivität bei Schwedinnen, die neun Monate zuvor entlassen worden waren. Dies war keine Folge veränderter wirtschaftlicher Verhältnisse, denn dank der schwedischen Sozialgesetzgebung erhielten die Frauen eine finanzielle Unterstützung von annähernd 90 Prozent ihres früheren Einkommens. Es liegt nahe, daß die Schwächung des Immunsystems auf die psychischen und emotionalen, nicht aber auf die finanziellen Konsequenzen der Arbeitslosigkeit zurückzuführen waren.

Arbeitslosigkeit verursacht eine ganze Reihe persönlicher, sozialer und finanzieller Probleme. Ist der Verlust des Arbeitsplatzes an sich schon ein gravierendes Lebensereignis, bereitet er darüber hinaus den Boden für zusätzliche Stressoren, wie den Verlust von Beziehungen und finanzielle Nöte.

In von Arbeitslosigkeit betroffenen Familien kommt es weit häufiger zu Scheidungen, häuslicher Gewalt und Kindesmißhandlung. Wo beide Partner arbeitslos sind, kommt es doppelt sooft zur Scheidung wie bei Paaren, von denen zumindest einer arbeitet. Arbeitslosen droht häufiger der Sorgerechtsentzug. Arbeitslosigkeit zerstört soziale Beziehungen gerade dann, wenn sie am nötigsten gebraucht werden.

Generell führt Arbeitslosigkeit auch zu finanziellen Problemen, und es besteht kaum Zweifel, daß dies in hohem Maße zum Streß beiträgt. Wissenschaftlichen Untersuchungen zufolge weisen arbeitslose Paare, die ihre finanziellen Probleme im Griff haben, eine bessere geistige und körperliche Gesundheit auf als andere, denen ihre Geldprobleme über den Kopf wachsen. Arbeitslose, die sich Geld borgen mußten, litten ein Jahr später doppelt so häufig unter Depressionen wie Arbeitslose, die es vermeiden konnten. Auf diese Weise führt Arbeitslosigkeit zu einer Spirale von Entsagungen und neuen Schulden, was bereits vorhandenen Sorgen reichlich neue hinzufügt.

Und wer einmal arbeitslos war, für den ist die Gefahr größer, in Zukunft nochmals arbeitslos zu werden, selbst wenn er eine neue Stelle gefunden hat.

Geld ist jedoch nur eine Seite. Abgesehen vom Verdienst, trägt Berufstätigkeit auch in anderer Hinsicht zu geistigem und körperlichem Wohlbefinden bei. Ein befriedigender Arbeitsplatz kann der Existenz einen Sinn geben und das Selbstbewußtsein stärken. Viele Menschen definieren sich über ihren Beruf. Die Arbeit strukturiert mit ihrem Rhythmus den Tag, bietet Kontakt zu anderen und eine gewisse körperliche und geistige Anregung. Selbst wenn der finanzielle Zwang zur Arbeit entfiele, wären die meisten trotzdem zufriedener und gesünder, wenn sie sich mit etwas Sinnvollem beschäftigten, anstatt den ganzen Tag zu Hause zu sitzen. Ein Blick in die Länder, wo Arbeitslose durch großzügige staatliche Hilfen vor den schlimmsten wirtschaftlichen Konsequenzen der Arbeitslosigkeit geschützt sind, macht dies deutlich: Auch sie haben gesundheitliche Probleme.

Der Einfluß psychischer und emotionaler Faktoren auf die Gesundheit zeigt sich vor allem darin, daß die *Angst* vor Arbeitslosigkeit beinahe so schädlich ist wie der Verlust des Arbeitsplatzes selbst. Es scheint, als verschlechtere sich der Gesundheitszustand eines Menschen von dem Moment an, in dem er fürchtet, seinen Job zu verlieren, und nicht erst, wenn das tatsächlich geschieht. In der zuvor schon erwähnten Studie über Firmenschließungen begannen die Mitarbeiter ab dem Zeitpunkt, da ihnen die Schließung angekündigt wurde, die Gesundheitsversorgung stärker in Anspruch zu nehmen – zwei volle Jahre, bevor die Männer tatsächlich arbeitslos wurden.

Eindeutige Hinweise, daß die Sorge um die Sicherheit des Arbeitsplatzes sich negativ auf die Gesundheit auswirkt, kamen von Wissenschaftlern der Londoner Universität, die 1995 die Ergebnisse ihrer Studie im *British Medical Journal* veröffentlichten. Diese Studie beruhte auf der Beobachtung von einer großen Gruppe Londoner Büroangestellter im öffentlichen Dienst. Im Verlauf der Studie kündigte die britische Regierung an, weite Teile des öffentlichen Dienstes zu privatisieren, und begann auch gleich mit einer ersten Abteilung (der ersten von vielen). Von da an waren einige Hundert Mitarbeiter im Hinblick auf ihre berufliche Situation völlig verunsichert. Bei der Arbeit wurden höhere Anforderungen gestellt, und es kam zu Spannungen in kollegialen Beziehungen. Als die Abteilung Ende 1994 vollkommen privatisiert war, hatte mehr als ein Drittel der Mitarbeiter seinen Arbeitsplatz verloren.

Die vier Jahre vor der Privatisierung bedeuteten für alle Mitarbeiter starken Streß, der sich auch auf die Gesundheit auszuwirken schien. Verglichen mit ihren weniger von Arbeitslosigkeit bedrohten Kollegen aus anderen Abteilungen, verschlechterte sich ihr Allgemeinzustand deutlich, und gesundheitliche Probleme stellten sich ein. Männer waren dabei stärker betroffen als Frauen, zumindest was die körperliche Gesundheit betraf. Diese Verschlechterung ließ sich nicht durch Verhaltensänderungen, etwa beim Rauchen oder Trinken, erklären. Die Mitarbeiter, die um ihren Arbeitsplatz fürchteten, führten sogar ein gesünderes Leben als ihre Kollegen in anderen Abteilungen. Sehr viel wahrscheinlicher ist, daß ihre Körper auf den immensen psychischen Druck reagierte.

Die rapiden Veränderungen der Arbeitswelt treiben weit mehr Menschen als früher in ständige Angst vor Arbeitslosigkeit – einer der Gründe für die wachsende Zahl streßbedingter Probleme bei Beschäftigten.

Was kann man tun, um die negativen Auswirkungen auf die Gesundheit der Arbeitslosen und ihrer Familien zu mildern? Bisher gibt es kaum stichhaltige Beweise für die Wirksamkeit der einen oder anderen Therapie, und das wenige, was man weiß, geht kaum über ohnehin Offensichtliches hinaus. So kam eine amerikanische Studie zu dem Ergebnis, eine gewisse finanzielle Sicherheit trage zur Erhaltung der geistigen und körperlichen Gesundheit der Arbeitslosen bei – wer hätte das gedacht!

Da ist schon interessanter, daß Forschungen zufolge soziale Unterstützung die negativen Effekte der Arbeitslosigkeit dämpfen und vor allem geistigen Beeinträchtigungen entgegenwirken kann. Arbeitslose mit vielen und guten Kontakten sind wesentlich weniger anfällig für Depressionen, Angst oder auch physische Krankheiten als solche, die alleine mit der Situation fertig werden müssen. Das deckt sich völlig mit dem, was wir bereits im vorigen Kapitel gesehen haben, und bestätigt aufs neue, wie sehr soziale Beziehungen bei Streß helfen können. Leider zerstört Arbeitslosigkeit gerade diese Beziehungen häufig – ein Dilemma für jeden Arbeitslosen.

Samuel Johnson hatte recht, als er 1779 an Boswell schrieb:

»Bist Du untätig, dann bleibe nicht allein,
bist Du allein, dann bleibe nicht untätig.«

Leider haben wir nicht immer die Wahl.

---

1   Die Statistiken in der ersten Hälfte dieses Kapitels sind aus verschiedenen Quellen entnommen, darunter UK Health and Safety Executive (etwa: britischer Gesundheits- und Sicherheitsbeauftragter), UK Social Attitudes Survey (Studie zur sozialen Einstellung in Großbritannien), Harris Research (Harris-Forschung), Demos und das Londoner Hazards Centre (etwa: Londoner Gefahrenzentrum). Wenn nicht anders angegeben, stammen die Zahlen aus dem Zeitraum vom Beginn bis Mitte der 90er Jahre.

2   Um die Sache noch mehr zu komplizieren: Auf den unteren Ebenen wurde mehr geraucht, waren die Menschen übergewichtiger, hatten höheren Blutdruck und bewegten sich weniger. Doch selbst als man diese Daten statistisch nicht mehr berücksichtigte, blieb der Zusammenhang von höherer Position und besserer Gesundheit bestehen.

3 Statistiken zufolge haben berufstätige Frauen eine niedrigere Mortalitätsrate und eine bessere Gesundheit als Hausfrauen, von denen immerhin einige sich dafür entschieden haben, nicht außer Haus zu arbeiten.

4 *Office of Population Censuses and Surveys*, etwa: Amt für demographische Entwicklung (Anm. d. Übers.).

8

HERZKRANK

»Wir köcheln auf unterschiedlicher Flamme.«

Ralph Waldo Emerson, *Society and Solitude* (1870)

Herz und Psyche

In diesem Kapitel werden wir uns mit der Bedeutung der Wechselwirkungen zwischen Psyche und Körper für Herz-Kreislauf-Erkrankungen befassen. Herz-Kreislauf-Erkrankungen sind in den Industrieländern nach wie vor Todesursache Nummer eins und der Grund für mehr als 40 Prozent aller Todesfälle. In Großbritannien beispielsweise stirbt mehr als die Hälfte aller Menschen an Herzkrankheiten, hingegen nur ein Viertel an Krebs. (Infektionen gehörten früher zu den häufigsten Todesursachen. Heute stirbt nur noch jeder Hundertste daran.) Doch zunächst: Was ist eigentlich eine Herzerkrankung?

Um uns am Leben zu erhalten, werden Gehirn, Muskeln und das übrige Körpergewebe durch den Blutstrom ständig mit Sauerstoff, Energie etc. versorgt. Damit das möglich ist, muß das Herz je nach Bedarf zwischen fünf und 15 Litern pro Minute durch die Blutgefäße pumpen. Das Herz selbst ist ein Muskel, der ununterbrochen arbeitet und daher fortwährend mit Blut versorgt werden muß.

Eine Unterbrechung der Blutzufuhr zum Herzen kann den Herzmuskel durch Sauerstoffmangel schädigen und einen Herzinfarkt (Myokardinfarkt) auslösen. Dabei kann das Herz unter Umständen ganz aufhören zu schlagen (Herzstillstand). Erkrankungen des Herzens oder der Blutgefäße können auch zur Unterbrechung der Blutzufuhr zum Gehirn und damit zum Schlaganfall führen. Der Kürze halber werde ich Erkrankungen des Herzens und der damit in Zusammenhang stehenden Blutgefäße als Herzerkrankungen bezeichnen, diesen Begriff also im allgemeinen Sinne verwenden.

Von allen Herzkrankheiten ist die koronare Herzkrankheit, auch bekannt als Erkrankung der Herzkranzgefäße, die häufigste. (Sie macht etwa 80 Prozent aller Herzkrankheiten in den Industrieländern aus.) Eigentlich bezeichnet der Ausdruck eine ganze Reihe von Erkrankungen der den Herzmuskel umgebenden und mit Blut versorgenden Gefäße. Aufgrund von Arteriosklerose, einem krankhaften Prozeß, bei dem sich die Gefäßwände verdicken und versteifen, wird der innere Durchmesser der Gefäße durch zunehmendes Narbengewebe oder Fettablagerungen immer kleiner.

Es ist ein schleichender Vorgang, der zunächst ohne irgendein Symptom abläuft und sich über einen langen Zeitraum entwickelt. Arteriosklerose kann im Prinzip alle Arterien des Körpers betreffen, wird aber am gefährlichsten, wenn das Herz oder das Gehirn versorgende Gefäße involviert sind. Hat der Betroffene Glück, nimmt er Warnsignale in Form wiederholt auftretender Schmerzen in der Brust, bekannt als *Angina pectoris*, wahr. Der Schmerz zeigt an, daß Bereiche des Herzmuskels nicht mit Sauerstoff versorgt werden. Im weniger günstigen Fall gibt es keine Warnsignale. Dann wird sich die Krankheit plötzlich mit einem tödlichen Herzinfarkt oder Schlaganfall manifestieren. Während des Koreakrieges an amerikanischen Soldaten vorgenommene

Autopsien ergaben, daß etwa 77 Prozent Arteriosklerose unterschiedlicher Ausprägung aufwiesen, obwohl sie alle als fit und gesund eingestuft worden waren.

Jahrzehnte intensiver Forschung haben eine Menge über Natur und Ursache von Herzerkrankungen zutage gefördert. Man kennt inzwischen etliche Faktoren, die ein entsprechendes Risiko erhöhen. Dazu gehören Rauchen, hoher Blutdruck, hohes Alter, männliches Geschlecht, Übergewicht, familiäre Veranlagung, hoher Cholesterinspiegel[1], Mangel an Bewegung, Diabetes, Arbeitslosigkeit und niedriger sozioökonomischer Status.

Besonders auffällig ist die Verbindung zwischen Herzerkrankungen und Rauchen. Das Nikotin im Zigarettenrauch veranlaßt die Herzkranzgefäße, sich zusammenzuziehen, und fördert so die Ablagerungen an den Gefäßwänden. Rauchen ist hier der größte und am eindeutigsten bewiesene Risikofaktor. 20 Zigaretten am Tag verdreifachen das Risiko einer koronaren Herzerkrankung. Das aggressive Marketing für Zigaretten, sogar in den Entwicklungsländern, hat mit zur weltweiten Verbreitung von Herzkrankheiten beigetragen.

Hoher Blutdruck (Hypertonie) steht gleichfalls weit oben auf der Liste der Risikofaktoren. Er begünstigt Fettablagerungen und die Bildung kleiner Narben an den Gefäßwänden. Hoher Blutdruck ist in etwa 20 Prozent aller Todesfälle beteiligt.

Neun von zehn erwachsenen Briten weisen mindestens einen dieser Hauptrisikofaktoren auf. Zwischen 10 Prozent und 20 Prozent der über 40jährigen haben hohen Blutdruck[2], über 25 Prozent rauchen regelmäßig und 20 Prozent haben so gut wie überhaupt keine körperliche Bewegung. Bei einigen finden sich alle der genannten Risikofaktoren und noch ein paar andere dazu. Die verschiedenen Faktoren können nicht unabhängig voneinander gesehen werden. Das Zusammenwirken zweier Faktoren richtet häufig einen insgesamt größeren Schaden an, als wenn man lediglich die Einzelwirkungen beider Faktoren addierte. Ein Beispiel: Rauchen ist nicht nur an sich der größte Risikofaktor, er verstärkt auch noch die negative Wirkung eines hohen Cholesterinspiegels. Oder: Übergewicht verstärkt die negative Wirkung von hohem Blutdruck.

Obwohl man im Laufe der Jahre Berge von Datenmaterial gesammelt hat, ist das bloße Vorhandensein von Risikofaktoren kein sicheres Indiz für eine tödliche Herzerkrankung. Die bisher bekannten Risikofaktoren können die Krankheit nur halbwegs erklären. Wer mehrere Risikofaktoren aufweist, entwickelt möglicherweise keine Herzerkrankung, während es einen anderen mit nur einem Risikofaktor trifft. Es wird also Zeit, daß wir uns dem Part unserer Psyche zuwenden.

Die Psyche bei plötzlichem Herztod und Herzerkrankungen

Ein einfacher Zusammenhang zwischen Geist und Herzerkrankungen sollte bereits erkennbar geworden sein. Die meisten der wichtigsten Risikofaktoren hängen eindeutig von menschlichem Verhalten ab. Um nur zwei Beispiele zu nennen: Rauchen und körperliche Bewegung. Auch Übergewicht kann das Ergebnis bestimmter Einstellungen und Verhaltensweisen sein. Wer sich in ein frühes Grab raucht, ißt, trinkt oder faulenzt, tut dies aufgrund dessen, was in seiner Seele vorgeht. Der menschliche Geist kann Herz und Gefäße ziemlich direkt beeinflussen. Psychischer Streß kann Herz und Gefäße schädigen – mit großer zeitlicher Verzögerung. Der Schaden kann unmerklich sein, sich über Jahre hinweg aufbauen und sich dramatisch und plötzlich manifestieren.

Seit Menschengedenken ist bekannt, daß starke Emotionen wie Wut, Angst oder Trauer einen Herzstillstand oder einen Schlaganfall (Apoplexie) auslösen können. Die Literatur quillt über von solchen Geschichten.

Erinnern Sie sich an den Grafen Gloucester in Shakespeares *König Lear*? Gloucester, der für seine Loyalität zu König Lear geblendet wurde, findet seinen lange verloren geglaubten Sohn Edgar wieder. Voller Entsetzen wird ihm klar, daß sein illegitimer Sohn Edmund ihn mit List dazu gebracht hatte, grausam und ungerecht gegen Edgar zu handeln. Nach dieser abscheulichen Entdeckung ist er zwischen zwei extremen Gefühlen hin- und hergerissen: zum einen der Freude, Edgar lebend wiederzusehen, und zum anderen der inneren Qual über das bittere Unrecht, das er ihm zugefügt hat. Dieser emotionale Aufruhr ist zuviel für Gloucesters kardiovaskuläres System:

»... doch sein Herz, versehrt, ach!, schon zu schwach für solchen Widerstreit, zwischen dem Unmaß der Gefühle, Freud und Leid, brach's lächelnd.«

Abgesehen von König Lear, sind ganze Kohorten literarischer Figuren an gebrochenem Herzen gestorben – wenn auch nicht immer aus den klassischen romantischen Gründen. *Erledigt in Paris und London*, George Orwells autobiographischer (und daher vermutlich wahrer) Bericht vom Leben am unteren Rand der Gesellschaft, erzählt die Geschichte Roucolles, eines berüchtigten Pariser Geizkragens, der so unglaublich geizig ist, daß er sich von Katzenfutter ernährt, seine Unterwäsche durch Zeitungen ersetzt und seine Hosen aus Sackleinen fertigt. Zwei Betrüger überreden Roucolle, mit 6 000 Francs in einen todsicheren Kokainschmuggel von Frankreich nach England einzusteigen. 6 000 Francs sind nur ein Bruchteil von Roucolles Vermögen, allein in seiner Matratze befindet sich mehr, »aber es war für ihn stets eine Seelenpein, sich auch nur von einem Sou zu trennen«. Nach langem Zureden ist sein Widerstand endlich gebrochen, und er ist bereit, in den Schmuggel zu investieren. Zum großen Unglück für Roucolle erweist sich das vermeintliche Kokain jedoch als Gesichtspuder. Die Betrüger sind über alle Berge und lassen den Geizhals völlig niedergeschmettert zurück:

> »... aber der alte Roucolle war restlos am Boden zerstört. Er mußte sogleich ins Bett, und den ganzen Tag und die halbe Nacht konnten sie hören, wie er sich hin- und herwarf, vor sich hinmurmelte und manchmal mit sich überschlagender Stimme schrie: ›Sechstausend Franc! *Im Namen Jesu Christi*, sechstausend Franc!‹ Drei Tage später erlitt er eine Art Schlag, und vierzehn Tage später war er tot – gestorben an gebrochenem Herzen, meinte Charlie.«

Wie können starke Emotionen ein Herz zum Stillstand bringen? Die meisten Opfer plötzlichen Herztods waren schon vorher krank und litten beispielsweise unter Arteriosklerose. Psychischer Streß ist dann nur noch der Auslöser, der auf verschiedene Weise wirksam werden kann.

Übermäßige oder unkoordinierte Aktivität des Sympathikus trägt häufig zum plötzlichen Herztod bei. Das ist leicht zu erklären. Herz- und Gefäßfunktionen unterliegen dem autonomen oder vegetativen Nervensystem (der Sympathikus ist ein Teil davon). Nervenimpulse aus dem Gehirn passen die Leistungen des kardiovaskulären Systems beständig dem Bedarf an. Heftige emotionale Reaktionen wie Zorn oder Angst gehen mit der Aktivierung des Sympathikus und damit der Stimulierung des kardiovaskulären Systems einher. Das macht sich durch einen plötzlich beschleunigten Herzschlag bemerkbar. Wenn man sich furchtbar erschreckt oder durch starke Gefühle aufgewühlt wird, rast der Puls.

Psychische und emotionale Reaktionen beanspruchen das kardiovaskuläre System ebenso wie körperliche Anstrengung. Der Herzschlag kann sich verdoppeln und auf über 180 Schläge pro Minute steigern, wodurch es zu einem erheblichen Anstieg des Blutdrucks kommt. Ärzte haben festgestellt, daß allein die harmlose Prozedur des Blutdruckmessens zu einem Anstieg führen kann, wenn Patienten sich um das Ergebnis sorgen oder mit dem Vorgang nicht vertraut sind.

An sich schaden psychisch bedingte Veränderungen des Herzschlags und des Blutdrucks einem gesunden Herzen nicht. Anders verhält es sich aber, wenn das Herz oder die Koronararterien bereits erkrankt sind. Ein starker Anstieg der Aktivität des Sympathikus kann bei solchen Menschen vorübergehende Störungen des bioelektrischen Steuerungssystems, das das komplexe Zusammenspiel der Pumpbewegungen des Herzmuskels koordiniert, bewirken. Solche als Arhythmien bekannte Störungen sind meist die unmittelbare Ursache für plötzlichen Herztod. Der häufigste Typus von Arhythmien, der für etwa 70 Prozent aller dieser Fälle verantwortlich ist, ist das Kammerflimmern.

Verbesserte Verfahren haben es Wissenschaftlern ermöglicht, auch kurzfristige Veränderungen am Herzen bei wachen Patienten zu verfolgen – mit überraschendem Ergebnis. Wir wissen heute, daß auch schwache alltägliche Stressoren Funktionsstörungen des Herzens zur Folge haben können, und zwar sehr viel leichter, als man bisher angenommen hatte. Bei einem Patienten mit koronarer Herzerkrankung kann es genügen, ihn unter Laborbedingungen schwierige intellektuelle Aufgaben lösen zu lassen, um die Blutzufuhr zum Herzen für Momente zu stoppen. Solche kurzen Unterbrechungen können sich ohne Brustschmerzen und ohne jegliche andere Symptome ereignen. Man nennt sie daher auch stumme Ischämien (Ischämie bedeutet eine ungenügende Blutversorgung, hier aufgrund eines teilweisen Verschlusses des für die Blutversorgung eines bestimmten Gebietes zuständigen Gefäßes.)

Die meisten Ischämien ereignen sich nicht, wie man meinen könnte, bei starker körperlicher Anstrengung, sondern während relativ ruhiger, oft sitzender Tätigkeit. Sie werden überwiegend durch psychische und emotionale Faktoren und seltener durch muskuläre Aktivität ausgelöst.

Experimente mit Herzkranken an der Universität Yale haben gezeigt, daß akuter psychischer Streß als Auslöser stummer Ischämien viel gefährlicher ist als beispielsweise große Anstrengung beim Strampeln auf einem Fitneßrad. In einer Studie an der Universität von Los Angeles wurden Koronarpatienten überwacht, während sie Streßsituationen ausgesetzt waren. Sie sollten dabei entweder öffentlich über private Dinge sprechen oder komplizierte mathematische Aufgaben lösen. Bei mehr als der Hälfte der Patienten führte der psychische Streß zu starkem arteriellem Blutdruckanstieg und zu abnormen Bewegungen der Herzwände. Diese Anomalien waren denen vergleichbar, die durch körperliche Anstrengung verursacht werden, und führten in der Mehrzahl der Fälle zu stummen Ischämien.[3]

Das kardiovaskuläre System leidet vor allem dann unter psychischen Stressoren, wenn diese eine besondere Bedeutung für die betreffende Person haben. Spricht man vor Publikum über sich oder den Partner, führt dies zu einem stärkeren Blutdruckanstieg, als wenn man eine schwierige abstrakte Aufgabe lösen soll. Starke Gefühle wie Wut können daher dramatische Auswirkungen auf die Herzkranzgefäße eines herzkranken Patienten haben. Forscher an der Universität Stanford konnten nachweisbar eine Verengung der Herzkranzgefäße bei herzkranken Patienten auslösen, indem sie sie nach Ereignissen fragten, die sie kürzlich geärgert hatten. (Denken Sie an den zweifelhaften Segen des menschlichen Gedächtnisses und die damit gegebene Möglichkeit, sich über vergangene oder zukünftige Ereignisse aufzuregen!)

Menschen mit koronarer Herzkrankheit sind besonders anfällig für die Auswirkungen psychischen Stresses, da kranke Herzkranzgefäße nicht wie biologisch vorgesehen auf Nervenimpulse reagieren. Bei einer gesunden Person führt akuter Streß zur Erweiterung der Koronararterien und unterstützt so den vermehrten Blutstrom zum Herzen. Patienten mit koronarer Arteriosklerose erfahren das genaue Gegenteil. Ihre Herzkranzgefäße ziehen sich zusammen, anstatt sich zu erweitern, und reduzieren dadurch den Blutstrom zum Herzen, obwohl der Bedarf in diesem Augenblick erhöht ist.

Ein plötzlicher starker Blutdruckanstieg aufgrund eines akuten psychischen Stressors kann gelegentlich dazu führen, daß sich eine Fettablagerung in bereits erkrankten Koronararterien von der Gefäßwand löst. Diese Ablagerung kann dann das Gefäß verschließen und einen Herzinfarkt verursachen – oder einen Schlaganfall, wenn sie ein Gefäß, das das Gehirn mit Blut versorgt, verstopft.

Akuter Streß führt einen plötzlichen Herztod häufig auch dadurch herbei, indem er teilweise die Mechanismen der Blutgerinnung in Gang setzt. Sie erinnern sich vielleicht, daß die Streßreaktion den Körper auch auf mögliche Verwundungen vorbereitet. Zu dieser vorsorglichen Schutzfunktion gehört es, bestimmte Komponenten des Blutgerinnungsprozesses zu aktivieren. Schon in den 50er Jahren unseres Jahrhunderts entdeckten Wissenschaftler, daß das Blut von Finanzbeamten in Zeiten besonders hohen arbeitsbedingten Stresses schneller koagulierte als sonst. (Ich werde mich nicht darüber auslassen, welchen besonderen Reiz wissenschaftliche Forschung besitzt, für die große Blutmengen von Mitarbeitern des Finanzamtes gebraucht werden.) Psychischer Streß stimuliert kleine scheibenförmige Blutzellen, die bei der Blutgerinnung eine Rolle spielen, und beeinflußt den Fibrinogenspiegel. Fibrinogen ist ebenfalls an der Blutgerinnung beteiligt.[4]

Haben sich an den Koronararterienwänden bereits Ablagerungen gebildet, kann die partielle Aktivierung des Gerinnungsmechanismus die Blutversorgung des Herzens weiter reduzieren oder zur Bildung eines Blutgerinnsels (Thrombus) mit möglicherweise tödlichem Ausgang führen. Das Ganze wird noch verschlimmert durch die streßbedingt stärkere Erhöhung der Gerinnung bei herzkranken Menschen im Vergleich zu gesunden.

An bereits geschädigten Herzkranzgefäßen kann psychischer Streß auf mehreren Wegen zu einer kardiovaskulären Katastrophe führen. Streß entfaltet seine Wirkung durchaus nicht immer so plötzlich, er kann das Krankheitsbild auch über Jahre schleichend und unmerklich verschlimmern. Aber wie?

Erinnern wir uns an das, was während einer Streßreaktion geschieht. Psychische Stressoren aktivieren den Sympathikus, regen die Ausschüttung von Adrenalin, Noradrenalin und anderen Hormonen an und steigern Puls und Blutdruck. Eine Hauptaufgabe der Streßreaktion besteht darin, die Energiereserven des Körpers für den sofortigen Einsatz zu mobilisieren. Langzeit-Fettreserven werden in freie Fettsäuren umgewandelt und in die Blutbahn gebracht, wo sie sich an den Gefäßwänden ablagern und zur Entstehung von Arteriosklerose beitragen können. Der mit der Streßreaktion einhergehende Blutdruckanstieg kann zu minimalen Verletzungen der Koronargefäßwände führen. Auch das anschließend entstehende Narbengewebe trägt zu Arteriosklerose bei.

Wenn diese Streßreaktionen über einen Zeitraum von mehreren Jahren Tag für Tag erfolgen, wirkt sich der beschriebene Prozeß zunehmend schädlich auf Herz und Gefäße aus.

Die Lebensumstände unserer Zeit vergrößern das Problem zusätzlich. Die Streßreaktion hat sich im Verlauf von Jahrmillionen entwickelt und sollte uns eigentlich in die Lage versetzen, mit plötzlich auftauchenden Bedrohungen fertig zu werden. Solche Bedrohungen veranlaßten ehemals zur Flucht oder zum Kampf, das heißt zu großer Muskelarbeit. Zu Beginn einer Streßreaktion erhöht sich der Puls und die Gefäße in Haut und Organen ziehen sich zusammen – es kommt zu einem raschen Blutdruckanstieg. Intensive Muskelarbeit kann diesen Anstieg teilweise kompensieren, indem die Blutgefäße, die die großen Muskeln versorgen, sich weiten, sobald diese Muskeln gebraucht werden. Fehlt bei einer Streßreaktion jedoch die Muskelaktivität, sinkt der Blutdruck so schnell nicht wieder ab. In den Industrieländern reagieren Menschen auf psychische Stressoren eher selten mit heftiger körperlicher Anstrengung. Wir laufen weder davon, noch kämpfen wir. Statt dessen bleiben wir sitzen und »kochen vor Zorn«. Und der Blutdruck?! – Er bleibt hoch.

Es gibt mehr als genug Beweise, daß psychische Faktoren zu hohem Blutdruck führen. In einer Langzeitstudie beobachtete man 1 000 anfänglich gesunde Personen über einen Zeitraum von 20 Jahren hinweg. Hier zeigte sich, daß Männer, die zu Beginn der Studie unter großem Streß litten, ein doppelt so hohes Risiko trugen, später hohen Blutdruck zu entwickeln.

Psychischer Streß in seinen unterschiedlichen Formen und Ausprägungen kann auch bei Tieren zu Herzerkrankungen führen. Sozialer Streß, der entstand, als beispielsweise eine stabile Affenhorde in ihren Strukturen gestört wurde, beschleunigte die Arteriosklerose bei den fettreich ernährten Tieren. Die Affen mit der ausgeprägtesten Arteriosklerose waren dominante Männchen und untergeordnete Weibchen. Das Leben der dominanten Männchen war deshalb besonders streßreich, weil sie ihre hierarchische Position innerhalb der Horde fortwährend verteidigen mußten. Die untergeordneten Weibchen erfuhren dagegen Streß, weil sie ununterbrochen drangsaliert und tyrannisiert wurden. Auch bei bestimmten Rattenarten löst sozialer Streß chronisch hohen Blutdruck aus.

Ähnlich wie bei Menschen, gelang es Forschern der Universität Pittsburgh, die streßbedingte Arteriosklerose bei Tieren zu verhindern, indem sie Affen einen Betablocker mit Namen *Propranolol* gaben. Betablocker werden normalerweise zur Behandlung von hohem Blutdruck, Angina pectoris, Herzrhythmusstörungen und Angstzuständen beim Menschen eingesetzt und reduzieren die Aktivität des Sympathikus sowie die Herzfrequenz.

Koronare Herzerkrankungen und Persönlichkeit

»Wer aber eine schwarze Seele hat
und dunkle Gedanken,
der wandelt umnachtet noch in strahlender Sonne;
ist sich selbst sein eigener Kerker«

John Milton, *Comus* (1637)

Die Überzeugung, Menschen mit bestimmten Persönlichkeitsmerkmalen seien besonders anfällig für Herzerkrankungen, ist uralt. Jahrhundertelang gab es Spekulationen über die Rolle von Charaktereigenschaften, wie Feindseligkeit, Ehrgeiz und Ungeduld, bei der Genese von Herzkrankheiten. Wir alle kennen das populäre Bild vom drohenden Herzinfarkt: der gestreßte, aggressive, leistungsorientierte und ehrgeizige Geschäftsmann mittleren Alters. Schon 1910 bemerkte der große Arzt Sir William Osler:

»Es ist nicht die kränkliche, neurotische Persönlichkeit, die zu Angina neigt, sondern der robuste Typus, voller geistiger und körperlicher Energie, aufgeweckt und ehrgeizig, dessen Maschinen stets auf volle Kraft voraus laufen.«

In den 30er Jahren unseres Jahrhunderts glaubte Franz Alexander, einer der Vorreiter der Psychosomatik, Menschen mit hohem Blutdruck litten an unterdrücktem Ärger und unterdrückter Feindseligkeit. Laut Alexander, der die Ansichten Freuds teilte, verursachte die Unterdrückung dieser tief verwurzelten emotionalen Impulse einen inneren Konflikt, der sich in hohem Blutdruck manifestierte. (Die empirischen Beobachtungen waren durchaus richtig, auch wenn sich Alexander in ihrer theoretischen Interpretation irrte.)

Zeitgenössische Forschungen über den Zusammenhang zwischen Persönlichkeit und Herzerkrankung orientierten sich maßgeblich an der Arbeit zweier amerikanischer Kardiologen, Meyer Friedman und Ray Rosenman. Alles begann in den 50er Jahren, als beide entdeckten, daß bestimmte Persönlichkeitsmerkmale vielen ihrer Patienten gemeinsam waren. Diese (überwiegend Männer) waren ehrgeizig, leistungsorientiert und ungeduldig, ihre Körperbewegungen und ihre Ausdrucksweise abrupt und heftig. Sie haßten es, warten zu müssen oder in irgendeiner Form Zeit zu verlieren. Friedman und Rosenman fiel auf, daß die Stühle im Wartezimmer aufgrund der Unruhe der Patienten ganz abgewetzt und zerschlissen waren.

Die beiden Kardiologen verfeinerten ihre alltäglichen Beobachtungen zu einer überprüfbaren Theorie: Personen mit bestimmten Verhaltensweisen und Persönlichkeitsmerkmalen tragen ein besonders hohes Risiko für koronare Erkrankungen. Diese spezifischen Persönlichkeitsmerkmale wurden von Friedman und Rosenman im Typ-A-Verhaltensmuster zusammengefaßt.[5] In einem vorläufigen Test dieser Theorie (dem ersten von vielen) teilten Friedman und Rosenman eine Anzahl von Männern in zwei Gruppen, je nachdem, ob Persönlichkeitsmerkmale des Typs A vorlagen oder nicht. Anschließend untersuchten sie die Männer auf Anzeichen koronarer Herzerkrankungen. Die Ergebnisse stimmten mit der Aufteilung überein: 28 Prozent der Männer vom Typ A wiesen klinische Anzeichen einer Herzerkrankung auf, hingegen nur vier Prozent der Männer aus der anderen Gruppe.[6] Die Arbeit von Friedman und Rosenman führte in den folgenden Jahrzehnten zur systematischen Erforschung der Zusammenhänge zwischen Herzerkrankungen und Typ-A-Verhalten.

Das Typ-A-Verhaltensmuster

Was genau ist nun das Typ-A-Verhaltensmuster? Das ist nicht leicht zu beantworten und führt umgehend zu einer der Hauptschwierigkeiten auf diesem Forschungsgebiet. Das Typ-A-Verhalten ist nur grob umrissen. Es gibt keine exakte Festlegung, weshalb es nicht für alle Wissenschaftler dasselbe bedeutet. Erst im Laufe der Jahre hat sich so etwas wie eine Definition ergeben. Typ A umfaßt dabei eine Reihe von Persönlichkeitsmerkmalen und Verhaltensmustern. Dennoch ist es möglich, den Wald vor lauter Bäumen zu sehen.

Das Typ-A-Verhaltensmuster beschreibt ganz allgemein die Art und Weise, in der eine Person auf ihr physisches und soziales Umfeld reagiert. Es wurde als ein Verhalten charakterisiert, bei dem der Betreffende in dem unablässigen und aggressiven Bemühen gefangen ist, immer mehr in immer kürzerer Zeit zu erreichen. (Kennen Sie jemanden, der sich noch nie so gefühlt hat?) Verschiedene Kombinationen von über 30 Verhaltensaspekten wurden in den großen Topf »Typ A« geworfen. Der daraus resultierende verschwommene Begriff von Typ-A-Verhalten hat unweigerlich zu Diskrepanzen bei den Forschungsdaten geführt.

Immerhin liegt hier eine gewisse Übereinstimmung bezüglich der Grundelemente vor. Diese Grundelemente sind:

- offene Feindseligkeit,
- Aggressivität,
- Konkurrenzdenken,
- ständiger immenser Zeitdruck,
- Ungeduld,
- permanentes Streben nach unrealistischen Zielen,
- heftige und abrupte Bewegungen und Sprechweise.

Es gibt zahlreiche Spielarten dieser Grundelemente, die aber prinzipiell den immer gleichen Typus ergeben. Je nachdem, wie das Typ-A-Verhalten definiert und gemessen und welche Population zugrunde gelegt wird (weiße Amerikaner der Mittelschicht, ein willkürlicher Querschnitt aller Erwachsenen, Kinder, Frauen, betagte Schweden ...), weisen zwischen 15 und 70 Prozent der Bevölkerung Typ-A-Verhaltensweisen auf.

Was aber ist man, wenn man nicht zum Typ A gehört? Natürlich Typ B. Auch dieser Persönlichkeitstyp ist nicht einfach zu definieren. Im Grunde genommen bedeutet er das Gegenteil von Typ A, ist also gelassen, entspannt, friedlich, leicht zufriedenzustellen und nicht zu ehrgeizig.

Eine Schwäche dieses A/B-Konzeptes fällt sofort auf. Es wäre sicherlich eine grobe Vereinfachung, wollte man die unendliche Vielfalt menschlicher Charaktere in nur zwei Gruppen aufteilen. Man muß kein Psychologe sein, um zu wissen, daß es mehr als zwei Persönlichkeitstypen auf der Welt gibt. Zudem kann ein Mensch nur einige Züge von Typ A aufweisen; so gibt es beispielsweise jede Menge ungeduldiger Menschen, die aber nicht besonders ehrgeizig sind oder sich mit anderen in Konkurrenz sehen. Und die Definition von Typ B als »nicht Typ A« ist viel zu vage. Der Fairneß halber muß hier gesagt werden, daß die meisten

Forscher ihre Probanden in mindestens vier Kategorien einteilen: A1 (vollständiger Typ A), A2 (teilweise Typ A), X (Mischung aus Typ A und Typ B) und B. Doch auch diese Einteilung ist nicht gerade eine enorme Verbesserung.

Wie jeder Versuch, die ganze Menschheit in wenige Gruppen einzuteilen, ist auch eine Zuordnung nach Typ A/Typ B letztlich zum Scheitern verurteilt. Die ersten Wissenschaftler, die sich mit diesem Forschungsgebiet beschäftigten, leisteten zwar ganz Hervorragendes auf der medizinischen Seite, aber auf der psychologischen Seite waren sie nicht so erfolgreich. Doch trotz der zweifelsohne vorhandenen Unschärfe hat sich das Typ-A-Konzept als erstaunlich nützlich erwiesen, wie wir später noch sehen werden.

Es ist wohl leichter, die Grundvorstellung dieses Konzeptes zu vermitteln, als eine exakte Definition zu liefern. So findet sich auch in der Welt der Literatur eine Reihe entsprechender Charaktere. Einer der amüsantesten ist Basil Fawlty, der hysterische und manische Hotelbesitzer, eine Figur, die John Cleese in den 70er Jahren für die Fernsehserie *Fawlty Towers* geschaffen hatte. Fawlty ist eine Typ-A-Persönlichkeit, wie sie im Buche steht. Alle klassischen Anzeichen (abgesehen vielleicht vom Konkurrenzdenken) finden sich hier in extremer Form: Geduld ist ihm ein Fremdwort, dafür ist er reizbar und sarkastisch, er spricht wie ein Preßlufthammer, behandelt nahezu jeden herablassend und explodiert beim geringsten Anlaß. Im Umgang mit seinen Hotelgästen spuckt Fawlty Gift und Galle – »wie eine benzedrinische Puffotter«, um seine erstaunlich gefaßte Frau Sybil zu zitieren.

In Shakespeares Komödie *Der Widerspenstigen Zähmung* haben wir in der Figur der Katharina ebenfalls eine Persönlichkeit vom Typ A, die in ganz Padua für ihre Kratzbürstigkeit und ihre böse Zunge bekannt ist:

»Ihr einz'ger Fehl – und das ist Fehls genug – ist, daß sie unerträglich bös und wild ...«

Die giftige (oder sollte ich sagen zänkische?) Katharina fesselt ihre Schwester, zerschmettert eine Laute auf dem Kopf ihres Musiklehrers und ohrfeigt ihren späteren Ehemann bei der ersten Begegnung. Ihre jüngere Schwester Bianca ist das krasse Gegenteil – gesittet, vernünftig, ruhig und liebenswürdig, kurz, ein Typ B. Katharina fühlt sich schnell angegriffen, ist widerspenstig, jähzornig und so aggressiv im Umgang mit anderen, daß ihr Vater schon die Hoffnung aufgegeben hat, jemals einen Ehemann für sie zu bekommen.

Und doch, es findet sich das passende Gegenstück in Gestalt von Petruchio, einem Raufbold, Großmaul und Hitzkopf, der in Katharinas Worten, »ein toller Grobian, halb verrückt von Launen« ist, ein Typ A wie sie selbst. Sein Geduldsfaden ist sogar noch kürzer als ihrer, er staucht die Bediensteten wegen eines geringfügigen Mißverständnisses zusammen, wirft mit Essen und Geschirr nach ihnen, wenn es ihm nicht schmeckt, und schlägt den Priester während der Hochzeitszeremonie. Einer von Petruchios Bediensteten vergleicht seinen Herrn mit Katharina und bemerkt, »er ist ja böser noch als sie!« Petruchio schreckt der Gedanke nicht, daß nun zwei »wüt'ge Feuer« zusammenkommen, und seine Werbung folgt eher den Regeln psychologischer Kriegsführung. Am Ende bricht Petruchio Katharinas Willen, zähmt die Widerspenstige und verwandelt sie in ein gefügiges Eheweib (ach, wirklich?).

Ein etwas modernerer Typ A ist Oberstleutnant Gowrie, der befehlshabende Offizier in Alan Judds *A Breed of Heroes*. Dieser vielbeachtete Roman über das moderne Soldatenleben handelt von einer Dienstfahrt in Nordirland zur Zeit der Unruhen. Der diensthabende Offizier Gowrie ist ein Fanatiker, der sich selbst und allen anderen unerreichbare Ziele setzt und seine Männer gnadenlos antreibt. Er hat sehr entschiedene Ansichten und duldet keinen Widerspruch. Wenn er sich in etwas hineinsteigert – was er fortwährend tut –, schwellen die Adern an seinen Schläfen, er knirscht mit den Zähnen und bekommt einen roten Kopf. Auch sein Sprechverhalten ist charakteristisch für Typ A: eindringlich, übertrieben und häufig begleitet von heftigen, stechenden Bewegungen seines Fingers oder seines Offiziersstöckchens.[7] Beständig liegt eine feindselige Spannung in der Luft: »Die Persönlichkeit des befehlshabenden Offiziers durchdrang das ganze Gebäude und löste in allen, die es betraten, ein an Panik grenzendes Gefühl der Enge aus.«

Der zweite Offizier im Bataillon ist das ganze Gegenteil von Gowrie, ein liebenswerter Typ B mit Namen Anthony Hamilton-Smith:

> »[Hamilton-Smith] war niemals in Eile, niemals in Sorge und geriet, soviel man wußte, niemals in Wut. Aber soviel man wußte, arbeitete er auch niemals. Keiner hatte eine Ahnung, was er den ganzen Tag machte, aber man war sich einig, daß seine Anwesenheit dem Bataillon einen gewissen Ton verlieh.«

Major Hamilton-Smith wird von einem seiner Männer als der letzte der großen Amateure beschrieben. Er wird in der Folge bei der Beförderung übergangen, was ihn nicht im geringsten ärgert. Er ist durch nichts aus der Ruhe zu bringen und steht den Dramen auf Leben und Tod, die sich täglich um ihn herum ereignen, gelassen gegenüber. Anders als seine Kollegen, wirkt er niemals müde, deprimiert oder gereizt – ganz egal, wie groß der Druck ist. Im Gegensatz zu dem grimmig-ernsten Gowrie, geht er mit Krisen unbeschwert, fast leichtfertig um. Nach Ansicht von Hamilton-Smith gibt es kaum etwas im Leben, das nicht auch bis morgen warten kann.

Welche Beweise gibt es nun für einen möglichen Zusammenhang zwischen Typ-A-Verhalten und Herzerkrankungen? Das Typ-A-Konzept ist in den letzten Jahren heftig angezweifelt worden und gilt heute als einstmals vielversprechende Hypothese, die jedoch die in sie gesetzten hohen Erwartungen nicht erfüllen konnte. Wie steht es mit diesem Urteil?

Die ursprünglichen Beobachtungen von Friedman und Rosenman zeigten, daß da etwas Interessantes vor sich ging, doch ihre Schlußfolgerungen waren falsch. In den folgenden Jahrzehnten untersuchte eine Reihe größerer Forschungsprojekte mögliche Verbindungen zwischen Persönlichkeit und Herzerkrankungen. Diese Studien basierten überwiegend auf der Beobachtung von zahllosen Menschen (oft gemessen in Tausenden) ohne Herzbeschwerden oder andere Krankheiten. Sie wurden nach Typ-A-Merkmalen sowie gesundheitlichen Risikofaktoren wie Rauchen, hohen Cholesterinwerten und Übergewicht eingeteilt und anschließend über einen Zeitraum von mehreren Jahren (in manchen Studien sogar über 20 Jahre) beobachtet. Man stellte fest, wer eine Herzkrankheit entwickelte oder sogar daran starb. Erst dann konnten die Wissenschaftler ermitteln, ob Persönlichkeitsmerkmale, anschließender Krankheitsverlauf und Mortalität zusammenhingen.

Eine der ersten breit angelegten Untersuchungen begann in den 60er Jahren. Sie umfaßte mehr als 3 000 gesunde Männer mittleren Alters. Zu Beginn bewertete man etwa die Hälfte von ihnen als Typ-A-Persönlichkeiten. Nach achteinhalb Jahren war die Anzahl der koronaren Herzerkrankungen bei diesen Männern doppelt so hoch wie bei den als Typ B bezeichneten, selbst wenn man Risikofaktoren wie das Rauchen bei der Datenanalyse mit berücksichtigte. Typ-A-Verhalten erwies sich also eindeutig als eigenständiger

Risikofaktor, in seinen Auswirkungen vergleichbar mit Rauchen, hohem Blutdruck und hohen Cholesterinwerten. Weitere große Studien in den USA und anderswo sind auf ähnliche Zusammenhänge zwischen Typ-A-Verhalten und koronaren Erkrankungen gestoßen.

Um unwiderlegbare Beweise zu erhalten, haben Wissenschaftler die Daten aller veröffentlichten Studien zu diesem Thema zusammengenommen und gemeinschaftlich ausgewertet, also eine sogenannte Metaanalyse durchgeführt. Sie ergab eine konsistente, wenn auch nicht sehr stark ausgeprägte Korrelation zwischen Typ-A-Persönlichkeitsmerkmalen und koronarer Herzkrankheit. Eine maßgebliche Metaanalyse wurde Mitte der 80er Jahre von Stephanie Booth-Kewley und Howard Friedman von der Kalifornischen Universität in Riverside durchgeführt, die Daten aus 87 eigenständigen Untersuchungen, die seit den 40er Jahren in Fachzeitschriften veröffentlicht worden waren, zusammenfaßten. Auch hier bestätigte sich zweifelsfrei, daß Typ-A-Verhalten mit Koronarerkrankungen zusammenhängt und seine Auswirkungen mit anderen, eher konventionellen Risikofaktoren vergleichbar sind.

Anfang der 80er Jahre wurde das Konzept vom Typ-A-Verhalten auch durch die amerikanische Regierung als Risikofaktor für Herzerkrankungen anerkannt. Das »Gutachtergremium für Herzkrankheiten förderndes Verhalten« (Review Panel on Coronary-Prone Behavior), bestehend aus einer Gruppe hervorragender Wissenschaftler, forderte in einem offiziellen Bericht, Typ-A-Verhalten auf die Liste anerkannter Risikofaktoren für Herzkrankheiten zu setzen.

Die frühen Forschungen zu diesem Thema bezogen sich überwiegend auf Männer, spätere Untersuchungen bestätigten jedoch den Zusammenhang von Typ-A-Verhalten und Herzerkrankungen auch für Frauen. Männer und Frauen vom Typ A haben ein doppelt so hohes Risiko, eine koronare Herzerkrankung zu entwickeln, wie solche vom Typ B.

Die Anzahl der Frauen mit Typ-A-Verhalten entspricht dabei der Anzahl der Männer. Typ-A-Verhalten und Herzerkrankungen können also nicht länger als Domäne der Männer betrachtet werden.

Zusätzliche Beweise wurden durch Studien über die Konsequenzen von Verhaltensänderungen erbracht. Wenn Typ-A-Verhalten das Risiko für Herzerkrankungen erhöht, müßte eine Veränderung dieses Verhaltens das Risiko logischerweise senken. Im großen und ganzen stimmt das auch.

Es hat sich herausgestellt, daß das Verhalten einer Typ-A-Persönlichkeit tatsächlich veränderbar ist, und zwar zum Vorteil für den Betreffenden. Indem man Menschen befähigt, Situationen zu erkennen und zu vermeiden, in denen sie Typ-A-Verhalten entwickeln, und ihnen beibringt, sich zu entspannen und ihre Wut im Zaum zu halten, lassen sich auch andere charakteristische Eigenschaften wie Feindseligkeit und Ungeduld zum Verschwinden bringen.

Solche Verhaltensänderungen haben alle möglichen Vorteile, beispielsweise werden hoher Blutdruck und hohe Cholesterinwerte reduziert. Doch das schlagendste Argument findet sich darin, daß eine Verhaltensänderung bei Typ-A-Persönlichkeiten, die bereits eine koronare Herzkrankheit haben, ihr Risiko verringert, vorzeitig daran zu sterben.

Eine der ersten Studien, die diesen Effekt verdeutlichte, war das »wiederholte Projekt zur Prävention von Koronarerkrankungen« (*Recurrent Coronary Prevention Project*), bei dem Daten von mehr als 1 000 Männern gesammelt wurden, die mindestens einen Herzinfarkt erlitten hatten. Man nahm einige Männer willkürlich heraus und veränderte ihr Typ-A-Verhalten durch spezielle Anleitung. Vor allem im Hinblick auf die Feindseligkeit der Männer und ihr Gefühl des Gehetztseins waren die Beratungen erfolgreich. In der Folge halbierte sich ihr Risiko eines erneuten Herzinfarktes.

Ein Abbau des Typ-A-Verhaltens verringert also das Risiko für Herzerkrankungen. Doch wie wirkt es sich insgesamt aus? Die meisten Menschen assoziieren Typ-A-Verhalten mit Höchstleistung und beruflichem Erfolg, weshalb wahrscheinlich immer noch viele Unternehmen diesen Typ bei der Personalauswahl bevorzugen. Auf den ersten Blick scheint ein wettbewerbsorientierter, zielstrebiger und ehrgeiziger A-Typ beruflich vielversprechender als ein gemütlicher B-Typ zu sein.

Die Vorstellung, ein A-Typ erreiche mehr als ein B-Typ, erweist sich jedoch als weitgehend unhaltbares Vorurteil. Es gibt auch kaum faktische Belege dafür, daß er durchschnittlich mehr leistet. Trainiert man Verhaltensänderungen bei Mitarbeitern vom Typ A, so scheinen sich diese nicht auf ihre Effizienz auszuwirken, ob es sich nun um Handelsvertreter oder Armeeangehörige handelt. Im Gegenteil, der Abbau exzessiven Typ-A-Verhaltens steigerte sogar die Effizienz der Betroffenen und verhinderte, daß sie über kurz oder lang auf der Intensivstation oder im Leichenschauhaus landeten.

So weit, so gut. Aber so schlüssig das auch alles scheint, gibt es doch Diskrepanzen in den Daten der wissenschaftlichen Untersuchungen, und Skepsis überschattet das Typ-A-Konzept. Eine erhebliche Anzahl der veröffentlichten Studien stieß nämlich auf keinerlei eindeutige Zusammenhänge zwischen Typ-A-Verhalten und Herzerkrankungen. Diese Unstimmigkeiten in den Studien haben maßgebliche Kritiker des Typ-A-Konzeptes davon überzeugt, daß es mittlerweile nicht mehr als Risikofaktor gelten solle.

Angesichts solch heftiger Kritik haben Verfechter des Typ-A-Konzeptes darauf verwiesen, diese Abweichungen zwischen den Ergebnissen einzelner Studien seien auf die Schwächen der jeweils verwendeten Methode zurückzuführen und nicht auf Fehler im Typ-A-Konzept. Selbst auf die Gefahr hin, mich in technischen Details zu verlieren, lassen Sie mich ein paar der wichtigsten Probleme darstellen.

Eine der Schwierigkeiten liegt beispielsweise darin, daß verschiedene Methoden verwendet wurden, Typ-A-Verhalten zu messen, denn jede dieser Methoden mißt etwas anderes. Die ursprüngliche und zugleich beste Methode zur Erforschung, ob jemand in die Kategorie Typ A gehört oder nicht, ist das auf die einzelne Person abgestimmte Gespräch.[8] Ein gut strukturiertes Gespräch ist zwar einerseits teuer und zeitaufwendig, liefert aber andererseits hieb- und stichfestes Datenmaterial. Es gilt deshalb auch weithin als das geeignetste Verfahren. Wissenschaftler, die diese Technik der Datengewinnung genutzt haben, stießen auf statistisch signifikante Zusammenhänge zwischen Typ-A-Verhalten, hohem Blutdruck und Herzerkrankungen.

Um Zeit zu sparen, wurden seit den 70er Jahren sogenannte Papier-und-Bleistift-Methoden[9] entwickelt. Diese beruhen auf Fragebögen mit standardisierten Fragen, die von Freiwilligen ausgefüllt werden. Ihr großer Vorteil liegt darin, daß Wissenschaftler sie leichter auswerten und deshalb mit größeren Personenzahlen als bei der Interviewtechnik arbeiten können; ihr Nachteil: Sie sind nicht so effektiv. Insgesamt läßt sich feststellen, daß die Zusammenhänge zwischen Typ-A-Verhalten und Herzerkrankungen bei Studien aufgrund der Papier-und-Bleistift-Methoden weniger (bis gar nicht) zutage traten im Vergleich zu Studien mit der Gesprächstechnik. Dies kann sowohl auf Fehlern der Methoden als auch des Typ-A-Konzepts beruhen. Möglicherweise ist es aber auch kein Zufall, daß die Diskrepanzen in den Daten erst in den späten 70er Jahren parallel zu den Papier-und-Bleistift-Methoden auftauchten.

Ein zweites Problem besteht darin, daß ein Typ-A-Verhalten sich bei einem gesunden Menschen zunächst natürlich nicht so dramatisch auswirkt wie bei einem bereits herzkranken. Einige der negativen Ergebnisse stammten von Untersuchungen an Patienten mit Koronarkrankheiten, während andere Studien auf den Daten von zu Beginn überwiegend gesunden Personen beruhten. Typ-A-Verhalten ist bei einem bereits schwer Herzkranken möglicherweise nicht mehr so ausschlaggebend wie bei einem ursprünglich Gesunden.[10]

Trotz der Abweichungen innerhalb des Typ-A-Konzeptes und den unleugbar vorhandenen innerhalb der Forschungsdaten, hat das Konzept einen wahren Kern. Es gibt gute Gründe für die Annahme, bestimmte Aspekte des Typ-A-Verhaltens stellten tatsächlich Risikofaktoren für Herzerkrankungen dar. Die Frage ist nur, welche?

Wut und Feindseligkeit

Wissenschaftler haben die Fülle der Typ-A-Eigenschaften unter die Lupe genommen, um herauszufinden, welche tatsächlich von gesundheitlicher Bedeutung sind. Dieser Ansatz hat bestätigt, daß einige Eigenschaften einen größeren Anteil an der Entstehung von Herzerkrankungen haben als andere. Eine ganze Palette Charakteristika, die man bisher Typ A zugeordnet hat, spielt möglicherweise überhaupt keine Rolle. Heute besteht weitgehend Einigkeit über die Schlüsseleigenschaften: Feindseligkeit und Wut.

Die Vorstellung, feindselige Menschen seien anfälliger für Herzerkrankungen, geistert bereits seit den 40er Jahren durch die wissenschaftliche Literatur. Ab Mitte der 80er Jahre haben Beobachtungen dies bestätigt.

Feindseligkeit und Wut stehen eindeutig in Zusammenhang mit Herzerkrankungen, schlechterem Allgemeinzustand und erhöhter Mortalität. Das ergab praktisch jede Studie, in der Wut und Feindseligkeit eine Rolle spielten, darunter auch solche, die keine Verbindung zwischen Herzkrankheiten und dem sehr viel umfassenderen Typ-A-Konzept fanden. Eine 1995 veröffentlichte Anschlußstudie untersuchte die Gesundheit von Ärztinnen mittleren Alters, die ihren Abschluß in den 60er Jahren an der medizinischen Fakultät der Universität von Kalifornien in San Francisco gemacht hatten. Frauen, die zuvor als wenig aggressiv eingestuft worden waren, erwiesen sich in mittleren Jahren als erheblich gesünder als ihre feindseligeren Kolleginnen.

Eine besonders enge Beziehung entdeckte man zwischen Herzerkrankung und dem, was gemeinhin als »Wut im Bauch« bezeichnet wird, also unterdrückter Wut, selbst in Situationen, wo es durchaus angemessen wäre, sie nach außen zu zeigen. Eine amerikanische Studie, die einige hundert Menschen über einen Zeitraum von 22 Jahren beobachtete, ergab bei Personen, die ihren Ärger unterdrückten (beispielsweise in einer Auseinandersetzung mit dem Ehepartner), eine um 70 Prozent erhöhte Sterblichkeit gegenüber denjenigen, die ihrem Ärger Luft machten. Dementsprechend raten viele Trainer in Streßmanagementseminaren dazu, Wut und Ärger Ausdruck zu verleihen, vorzugsweise in einer konstruktiven und kontrollierten Art und Weise, und nichts anzustauen. Also los: Beschweren Sie sich beim Kellner, und streiten Sie mit Ihrem Nachbarn, weil dessen bellender Hund Sie nicht schlafen läßt, schreiben Sie wütende Briefe an die Zeitung, und tun Sie kund, was Sie in Wirklichkeit von den Führungsqualitäten Ihres Chefs halten.

Während sich Wut und Feindseligkeit als Risikofaktoren für Herzkrankheiten erwiesen, scheinen andere Eigenschaften mehr oder weniger irrelevant zu sein: die als charakteristisch für Typ-A-Persönlichkeiten geltende »ewige Hetze«. Eine weiteres typisches Charaktermerkmal ist der sogenannte »Drive« einer Person, also ihr Engagement im Beruf. Kurz gesagt, das vertraute Image vom herzinfarktgefährdeten, ehrgeizigen Workaholic ist kein Ergebnis wissenschaftlicher Daten. Laut Forschung ist das herzkranke Opfer eher ein reizbarer, aggressiver und ungeduldiger Misanthrop.

Wie funktioniert das?

Es ist eine Sache, einen statistischen Zusammenhang zwischen Typ-A-Verhalten und nachfolgender Herzerkrankung zu entdecken, aber eine andere, die dazugehörigen biologischen Mechanismen zu durchschauen. Wie verursacht dieses Verhalten die langfristigen Schäden an Herz und Koronararterien? Es wird Sie nicht erstaunen, daß sowohl Wahrnehmung, Verhalten als auch Physiologie ihren Teil dazu beitragen.

Die psychologische Forschung hat große Unterschiede zwischen Typ A und Typ B hinsichtlich ihrer Einstellung zur Gesundheit und ihres Krankheitsverhaltens entdeckt. Typ A wird sich auch geringfügiger Beeinträchtigungen und Schmerzen bewußt und klagt darüber. Andererseits reagiert er häufig falsch auf seine Beschwerden und handelt im Gegensatz zu Typ B nicht umsichtig oder ergreift keinerlei Maßnahmen bei ernsten Erkrankungen. Ein B-Typ schätzt seine gesundheitliche Situation meist realistischer ein; und wenn er sich krank fühlt, unternimmt er etwas dagegen oder schont sich. Ein A-Typ wird gewöhnlich solange weitermachen, bis er auf der Nase liegt. In einem Experiment wurden Freiwillige zu anstrengender körperlicher Betätigung aufgefordert. Sie sollten beispielsweise in einer Tretmühle laufen. Personen vom Typ A strengten sich mehr an als die vom Typ B, gaben aber nicht zu, wenn sie müde wurden.

Der A-Typ neigt stark zu Verdrängung. Wie wir zuvor gesehen haben, kann dies bei ernsten Erkrankungen jedoch außerordentlich gefährlich werden. Wenn ein A-Typ Schmerzen in der Brust oder andere Warnzeichen wahrnimmt, wartet er in der Regel länger als ein B-Typ, bis er einen Arzt aufsucht. Vermutlich sterben sogar Menschen vom Typ A aufgrund ihrer Verdrängung und ihres Zögerns.

Ein anderer offensichtlicher Beitrag zu Herzerkrankungen findet sich bei Typ A in seiner Lebensweise. Wissenschaftlichen Untersuchungen zufolge lebt er ungesünder: Er trinkt erheblich mehr Alkohol, raucht mehr und ernährt sich fettreicher als Typ B. Laut Statistik sind Typ-A-Persönlichkeiten auch häufiger in tödliche Unfälle verwickelt. Konkurrenzdenken, Feindseligkeit und Ungeduld tun ein übriges.

Dennoch können diese Unterschiede in der Lebensweise allein die höhere Inzidenz von Herzerkrankungen nicht erklären. Die Verbindung zwischen Typ-A-Persönlichkeit und Herzerkrankungen bleibt auch unabhängig davon bestehen. Typ-A-Verhalten ist ganz offenbar ein eigenständiger Risikofaktor für Koronarerkrankungen, der nicht als Nebenprodukt anderer Einflußgrößen wie Nikotin oder Alkohol abgetan werden kann.

Biologische Reaktivität und Typ-A-Persönlichkeit

Wenden wir uns nun dem zu, was sich innerhalb des menschlichen Körpers abspielt. Eines der wichtigsten Ergebnisse der Forschung besagt, daß Herz und Blutgefäße beim A-Typ deshalb im Laufe der Jahre geschädigt werden, weil sie biologisch stärker auf Stimuli und Stressoren reagieren.

In Kapitel 5 haben wir gesehen, daß Menschen (und Tiere) ganz unterschiedlich auf Stressoren reagieren. Das gilt auch für ihre kardiovaskulären Systeme, ihre Hormone und Immunsysteme. Setzt man eine beliebige Gruppe von Menschen exakt denselben Stressoren aus, entwickeln einige von ihnen einen schnelleren Herzschlag und einen höheren Blutdruck als andere. Sie zeigen also eine höhere biologische Reaktivität (oder, um präzise zu sein, eine höhere kardiovaskuläre Reaktivität).

Es gibt Zusammenhänge zwischen biologischer Reaktivität und Herzerkrankungen. Seit langem weiß man, daß Menschen, die mit ungewöhnlichem Blutdruckanstieg auf Stressoren (beispielsweise einen Arm oder ein Bein in eiskaltes Wasser zu tauchen) reagieren, ein höheres Risiko für spätere koronare Herzerkrankungen haben. Das trifft ebenfalls bei psychischen Stressoren zu. Reagiert das kardiovaskuläre System prinzipiell übermäßig auf alltägliche Stressoren, so erhöht sich das Risiko. Bei Tieren verhält es sich nicht anders. Affen, deren Herzschlag in der Erwartung von Streß, nämlich der Möglichkeit, eingefangen zu werden, am stärksten beschleunigt, sind im Hinblick auf Herzerkrankungen deutlich mehr gefährdet als ihre weniger reaktiven Artgenossen.

Menschen mit derart ausgeprägten Reaktionen haben oft selbst im Ruhezustand einen höheren Blutdruck, der häufig sogar chronisch wird. Eine Studie an Jugendlichen ergab, daß diejenigen mit der stärksten kardiovaskulären Reaktion im Verlauf eines stressigen Gesprächs auch während normaler Schultage (die für gewöhnlich eine Abfolge von Reizen, Herausforderungen und schwachen Stressoren sind) einen erhöhten Blutdruck aufwiesen. Sehr reaktive Menschen sind auch anfälliger für kardiovaskuläre Funktionsstörungen wie Ischämien, wenn sie nur geringfügigen psychischen Stressoren ausgesetzt werden.

Unterschiede in der biologischen Reaktivität finden sich schon sehr früh, bereits in der Kindheit. Sie sind sehr beständig, meist ein Leben lang. Forschungen zufolge ist das Risiko bei Kindern, die eine ungewöhnlich starke Reaktion auf schwache psychische Stressoren zeigen, deutlich größer, später Bluthochdruck zu entwickeln.

Hinzu kommt, daß stark reaktive Menschen generell mehr Schwierigkeiten haben, das Rauchen aufzugeben – also ausgerechnet diejenigen, deren Herzschlag und Blutdruck bei Streß am stärksten ansteigen.

Wie paßt Typ-A-Verhalten in diese Überlegungen? Eine fundamentale Aussage vieler wissenschaftlicher Untersuchungen ist die häufig stärkere biologische Reaktivität bei Typ-A-Persönlichkeiten. Die Natur hat es offenbar so eingerichtet, daß wer äußerlich brodelt, dies auch innerlich tut. Menschen vom Typ A sind auch deshalb besonders anfällig für Herzerkrankungen, weil ihr kardiovaskuläres System immerfort heftig auf die Stressoren und Reize des täglichen Lebens reagiert.

Es gibt eine Vielzahl zuverlässiger experimenteller Beweise für diese Hypothese. Schon vor Jahrzehnten entdeckte man bei Typ-A-Männern während eines ganz normalen Arbeitstages, in dessen Verlauf sie zahlreiche schwache Stressoren zu verarbeiten hatten, höhere Adrenalin- und Noradrenalinspiegel als bei Männern vom Typ B. Dieser hormonelle Unterschied verschwand während des Nachtschlafs. Auch spätere Forschungen haben bestätigt, daß Typ A generell stärker hormonell, kardiovaskulär und immunologisch auf psychische Stressoren reagiert.

In Laborexperimenten wurde deutlich, daß Typ A bei schwachen Stressoren, wie etwa dem Lösen von mathematischen Aufgaben, der Beteiligung an einem aggressiven Gespräch oder der Beschäftigung mit anspruchsvollen Computerspielen, einen sehr viel stärkeren Anstieg von Puls, Blutdruck und Hormonspiegel aufweist als Typ B. So ist es auch bei Alltagsstressoren, wie beispielsweise einem medizinischen Examen. (Ich muß zugeben, ich war einigermaßen erstaunt über die Existenz einer Maßeinheit wie der eines männlichen, medizinstudierenden A-Typs, aber es gibt sie tatsächlich.) Nicht nur, daß seine kardiovaskuläre Reaktion intensiver ausfällt, es dauert auch länger, bis sie wieder abgeklungen ist. Das Herz schlägt also über einen längeren Zeitraum stärker als das bei Typ B.

Die erhöhte biologische Reaktivität wirkt sich bei Typ-A-Persönlichkeiten mit bereits erkrankten Koronararterien noch stärker aus. Das größte Risiko einer unbemerkten Funktionsstörung des Herzens durch Streß haben hier die, bei denen Typ-A-Verhalten (vor allem Aggressivität, Feindseligkeit und Wut) besonders ausgeprägt ist.

Aber warum ist die biologische Reaktivität bei einer Typ-A-Persönlichkeit stärker? Eine mögliche Erklärung wäre, daß sie aufgrund ihrer Einstellungen und ihres Verhaltens im Alltag zusätzliche Streßsituationen schafft und aufgrund ihrer Weltsicht Streß in Situationen erlebt, in denen Typ B völlig unberührt bliebe. Typ A produziert seinen Ärger also selbst. Konkurrenzdenken, Ehrgeiz und Ungeduld bringen ihn in Streßsituationen, auf die er dann infolge seiner Feindseligkeit und Aggressivität emotional stark reagiert. Eine alltägliche Begebenheit, wie etwa in einem Stau zu stecken oder in einer Warteschlange vor der Supermarktkasse, provoziert bei ihm intensivere biologische Reaktionen, weil er sich viel mehr ärgert. Ein autofahrender B-Typ ist gänzlich unbeeindruckt, wenn ihn ein anderer überholt, während ein A-Typ außer sich gerät, weil so ein »...« ihn ausgebremst hat.

Ein weiterer Grund für die erhöhte biologische Reaktivität bei Typ A ist sein enormes Kontrollbedürfnis. Wer eine offensichtlich nicht beeinflußbare Situation partout kontrollieren will, wird die Sache nur verschlimmern. Wie in Kapitel 5 erläutert, wirken unkontrollierbare Stressoren ungleich intensiver als kontrollierbare, und das um so stärker, je mehr sich der Betreffende vergeblich um Kontrolle bemüht. Während ein klassischer Typ B die Aussichtslosigkeit schon früh erkennt und sich jede weitere Mühe spart, versucht ein Typ A noch unbeirrt, Kontrolle zu erlangen, womit er dann meist das totale Chaos auslöst.

Auch die soziale Reaktion bei Typ A ist relevant. In Experimenten zeigte sich, daß der Blutdruck feindseliger, aggressiver Personen – also beim klassischen Typ A – auch in Konflikten mit anderen übermäßig ansteigt. In einem Versuch sollten Frauen eine schwach stressige Aufgabe lösen, während einer der Wissenschaftler sie absichtlich ärgerte. Die Frauen mit dem höchsten Blutdruckanstieg waren vor dem Experiment als sehr aggressiv eingestuft worden. (Stellen Sie sich nur einmal den jähzornigen Basil Fawlty vor, wie er Gegenstände spiegelverkehrt zeichnet oder rückwärts zählt, während ein nervtötender Weißkittel mit der Stoppuhr neben ihm steht und seine Leistungen bemängelt!)

Mangel an sozialer Unterstützung läßt das ohnehin hohe Risiko einer Herzerkrankung bei Typ A noch weiter ansteigen. Wie in Kapitel 6 gezeigt, werden Menschen besser mit Stressoren fertig, wenn sie in gute Beziehungen eingebettet sind. So überrascht die Feststellung von Sozialwissenschaftlern keineswegs, daß wer sich feindselig und aggressiv gegen andere verhält und geringschätzig und zynisch mit ihnen verfährt, die Menschen um sich herum vergrault und dementsprechend auf weniger Unterstützung stößt. Feindseligkeit und Aggressivität – die Schlüsselmerkmale der Typ-A-Persönlichkeit – zählen nicht gerade zu den liebenswerten und einnehmenden Eigenschaften und zerstören auf Dauer jegliche soziale Beziehung.

Bewußte Einstellungen, Überzeugungen und Verhaltensweisen bei Typ-A-Personen sind zweifelsohne für ihre erhöhte biologische Reaktivität von Bedeutung. Trotzdem ist das noch nicht die ganze Wahrheit. Einige Forschungsarbeiten geben Hinweise darauf, daß auch tiefer liegende Ursachen im Spiel sein könnten. Typ-A-Patienten, deren Lebensfunktionen während einer Bypass-Operation überwacht wurden, waren auch im unbewußten Zustand reaktiver als die von Typ B. Obwohl in Vollnarkose, stieg die Systole beim Typ A beträchtlich an.

Diese Entdeckung verdeutlicht, daß mehr als nur ein paar spezifische Verhaltensweisen zur Typ-A-Persönlichkeit gehören. Eine Interpretationsmöglichkeit wäre: Ihre klassischen Eigenschaften – Aggressivität, Feindseligkeit und Ungeduld – sind nicht die Ursachen für eine erhöhte biologische Reaktivität, sondern deren Symptome. Diese Erklärung wird in gewisser Weise durch die Tatsache gestützt, daß sich diese Eigenschaften durch die Gabe von Betablockern dämpfen lassen. Betablocker dämpfen also den Sympathikus. Innere Ruhe schafft äußere Ruhe.

Aber – höre ich Sie schon fragen – was ist mit dem Immunsystem? Immunität spielt bei Herzerkrankungen keine entscheidende Rolle, wenn sie auch nicht ganz außer acht bleiben darf. Menschen, deren kardiovaskuläres System sehr stark auf Streß reagiert, zeigen auch die stärksten Schwankungen in ihren immunologischen Funktionen. Kardiovaskuläre und immunologische Reaktivität gehen Hand in Hand, möglicherweise deshalb, weil beide vom Sympathikus gesteuert werden. Als Wissenschaftler der Carnegie-Mellon-Universität in Pittsburgh die kardiovaskulären und immunologischen Reaktionen auf kurze psychische Stressoren maßen, zeigten sich bei denjenigen, deren Herzen am heftigsten reagierten, auch die stärksten immunologischen Veränderungen. (Ihre Lymphozytenreaktivität verringerte sich, und die Anzahl der zirkulierenden Suppressor- und Killerzellen wuchs.)

Eine niederländische Studie nutzte Laboraufgaben als Stressor, um kardiovaskuläre und immunologische Reaktionen hervorzurufen. Wieder gingen beide Hand in Hand.

Solche Ergebnisse lassen vermuten, daß unsere kardiovaskulären und immunologischen Reaktionen auf psychische Stressoren denselben Mechanismen unterliegen. Das könnte beispielsweise wichtig werden, wenn sich die Vermutung bestätigt, immunologische Prozesse seien an der Entstehung von Arteriosklerose beteiligt. Sollte sich das bewahrheiten, könnte die Reaktivität der Typ-A-Persönlichkeit das Risiko einer Herzerkrankung sowohl durch ihre Auswirkungen auf das Immunsystem als auch durch ihre unmittelbaren Auswirkungen auf Herz und Blutgefäße erhöhen.

Über 40 Jahre wurde die Verbindung zwischen Persönlichkeit und Koronarerkrankung intensiv erforscht. Und doch bleibt das Thema erstaunlich kontrovers, erstaunlich im Hinblick auf die Menge erdrückender Beweise und erstaunlich angesichts der erheblich größeren Bereitschaft, weniger gut belegte Faktoren wie beispielsweise hohe Cholesterinwerte als Risikofaktoren anzuerkennen. Hier haben wir es wieder – physische Ursachen werden viel eher als Krankheitsursache akzeptiert als psychische.

Ein vorsichtiger Wissenschaftler könnte argumentieren, das althergebrachte Typ-A-Konzept sei eben kein so einheitlich und genau definierter Risikofaktor wie Rauchen oder Bluthochdruck. Möglicherweise hat es tatsächlich ausgedient. Und doch bleiben eindeutige Beweise, daß bestimmte Aspekte des Typ-A-Verhaltens, allen voran Aggressivität und Wut, wesentlich zur Entwicklung von Koronarerkrankungen beitragen. Diese Verhaltensweisen kann man ändern und damit das Risiko senken. Schließlich haben wir auch einige ganz respektable biologische und psychologische Mechanismen zur Erklärung der Verbindungen zwischen Persönlichkeit und Herzerkrankung. Es kann kaum mehr bezweifelt werden, daß die Art und Weise, wie man denkt und auf die Umwelt reagiert, einen beträchtlichen Einfluß darauf hat, ob man herzkrank wird oder nicht.

---

[1] Ein hoher Cholesteringehalt der Nahrung und ein hoher Cholesterinspiegel im Blut sind »zwei Paar Schuhe«. Es ist bisher nicht eindeutig nachgewiesen, daß das eine automatisch das andere erzeugt (und damit eine mögliche Herzerkrankung). Ein sehr hoher Cholesterinspiegel – ein enormer Risikofaktor für Herzerkrankungen – beruht meist auf einem genetischen Defekt oder einer anderen Störung und hat weniger mit fettem Essen zu tun.

2 Die Trennlinie zwischen hohem und normalem Blutdruck wird meist willkürlich gezogen, und die Definition von hohem Blutdruck ist durchaus nicht einheitlich. Auch ändert sich das, was als normal gilt, mit zunehmendem Alter. In einer Industrienation wie Großbritannien liegt der normale Blutdruck zwischen 100 und 140 mmHg (systolisch) und 60 bis 90 mmHg (diastolisch), mit einem Durchschnitt von 120/80. Laut Weltgesundheitsorganisation hat jeder, dessen Werte beträchtlich über 160/90 mmHg liegen, hohen Blutdruck.

3 In einem anderen Experiment wurden Patienten unter Laborbedingungen geringem psychischem Streß ausgesetzt. Zwei der Patienten erlitten ein akutes Lungenödem (eine plötzliche Ansammlung von Flüssigkeit in der Lunge, häufig aufgrund mangelnder Herzleistung).

4 Wie in Kapitel 7 dargestellt, ergab eine klassische Studie an Mitarbeitern des öffentlichen Dienstes in Großbritannien, daß im Vergleich zu den Angestellten der höchsten Ebenen mehr als dreimal so viele der untersten Ebenen an koronaren Herzerkrankungen starben. Sie hatten auch den höchsten Fibrinogenspiegel. Manche Wissenschaftler sind der Meinung, streßbedingte Unterschiede im Fibrinogenspiegel trügen zu den statusbezogenen Unterschieden bei Herzerkrankungen bei.

5 Hier ist nicht der geeignete Ort für eine Abhandlung über Definitionsunterschiede zwischen Persönlichkeit und Verhalten. Ich verwende die Begriffe in ihrem umgangssprachlichen Sinn und nicht in ihrer wissenschaftlichen Bedeutung. Verhalten bezeichnet das, was Menschen *tun*, ihr nach außen sichtbares Handeln. Es kann beobachtet und objektiv beurteilt werden. Persönlichkeit bezeichnet dagegen die Summe aller psychischen, emotionalen und behavioralen Aspekte, die ein Individuum vom anderen unterscheidet. Persönlichkeit beinhaltet auch eine bestimmte Art zu denken oder die Art und Weise, emotional auf etwas zu reagieren oder auch spezifische Verhaltensmuster. Theorien über den Zusammenhang zwischen Psyche und Herzerkrankungen beruhen hauptsächlich auf Persönlichkeit im weiteren Sinne und nicht bloß auf äußerlichen Verhaltensmustern, da Denken und Fühlen ebenfalls wichtige Komponenten sind. Aus praktischen Gründen messen Wissenschaftler jedoch meist nur die sichtbaren Verhaltensweisen. Daher die Tendenz (die sich auch in meiner Darstellung widerspiegelt), die Begriffe Persönlichkeit und Verhalten mehr oder weniger synonym zu verwenden.

6 Ein Umstand, der die Dinge noch komplizierte, war, daß die Männer vom Typ A auch häufiger die üblichen Risikofaktoren aufwiesen. Sie hatten sehr viel höhere Cholesterinspiegel, rauchten mehr, hatten eine familiäre Veranlagung für Herzerkrankungen, arbeiteten sehr viel und schliefen wenig.

7 Ein weiterer Charakter mit der explosiven und übertriebenen Sprechweise eines Typ A ist Pistol, der frühere Saufkumpan König Heinrichs in *Shakespeares Heinrich V.* Sein Name ist Programm. »Pistol, der hat eine wilde Zunge und ein stilles Schwert.« Er ist kein Mann der Tat, sondern ein Mann vieler Worte. Meist sind sie prahlerisch, überheblich, bombastisch. Seine Rede strotzt vor Alliterationen und galoppierenden Rhythmen, gepfeffert mit großspurigen und hohlen Phrasen. Dabei plustert er sich auf wie ein Gockel. Pistol ist ausgesprochen jähzornig. Bei einem Streit mit seinem alten Freund Nym wirft er diesem Beleidigungen an den Kopf, die zum Ausgefallensten gehören, was jemals in dieser Art in englischer Sprache geäußert wurde. »Pah dir, isländ'scher Hund! Du kecker Spitz von Island«, das zählt nach Pistols Maßstab zu den eher freundlichen Worten des Tadels.

8 Der Interviewer achtet während des Gesprächs auf gewisse klassische Anzeichen von Typ-A-Verhalten bei seinem Gesprächspartner. Diese Anzeichen beziehen sich sowohl auf die Inhalte der gegebenen Antworten als auch auf das Verhalten während des Gesprächs. Der Interviewer achtet dabei auf charakteristische Merkmale wie lautes, eindringliches und schnelles Sprechen oder Feindseligkeit, Ungeduld, abrupte Gestik, heftige Reaktionen auf geringfügige Provokation und Gereiztheit sowie ein starkes Bedürfnis nach Kontrolle der Situation.

9 Zu diesen alternativen Techniken gehören beispielsweise die Aktivitätsumfrage nach Jenkins (*Jenkins Activity Survey*), die Typ-A-Meßskala nach Framingham (*Framingham Type A Scale*) oder die Bewertungsskala nach Bortner (*Bortner Rating Scale*). Sie scheinen aber unterschiedliche Dinge zu messen und in mehreren Aspekten voneinander abzuweichen. Einige Methoden messen beispielsweise verstärkt Konkurrenzdenken und Ungeduld, andere eher Feindseligkeit.

10 Andere Faktoren haben ebenfalls unter Umständen zu den Diskrepanzen in den Daten der wissenschaftlichen Studien beigetragen. So könnte der Zusammenhang zwischen Typ-A-Verhalten und Herzerkrankungen auch von der Gesellschaftsschicht der untersuchten Population abhängen. Anfänglich wurde der überwiegende Teil der Forschung an weißen amerikanischen Männern der

Mittelschicht durchgeführt. Bei Frauen, Kindern, anderen Ethnien oder sozioökonomischen Gruppen könnte sich der Zusammenhang anders darstellen. Außerdem ist Verhalten im Laufe der Zeit veränderbar. Ein Mensch, der heute als Typ-A-Persönlichkeit bezeichnet wird, gehört zehn oder 20 Jahre später vielleicht nicht mehr in diese Kategorie – eine mögliche Erklärung für die sinkende Korrelation zwischen Typ-A-Verhalten und Herzerkrankungen in manchen Langzeitstudien. Auch die Auswirkung von Typ-A-Verhalten könnte sich ändern, seine Wirkung also in frühen oder mittleren Lebensjahren, wenn der Mensch gewöhnlich beruflich und privat größerem Streß ausgesetzt ist, stärker sein als im reiferen Alter. Ein weiterer Faktor ist sicherlich auch die gesunkene Inzidenz von Herzerkrankungen in den Industrieländern innerhalb der letzten 20, 30 Jahre. Selbst in Großbritannien, das in dieser Hinsicht immer zu den Schlußlichtern gehörte, sind die Fälle tödlicher Herzerkrankungen zurückgegangen (zumindest in einigen Teilen der Bevölkerung). Seitdem sich die Menschen der Risikofaktoren stärker bewußt sind, haben etliche reagiert, indem sie nicht rauchen, weniger fettreich essen und mehr Sport treiben. Es ist durchaus vorstellbar, daß diese langfristigen Verhaltensänderungen und der wahrscheinlich damit verbundene Rückgang von Herzerkrankungen den Zusammenhang zwischen Typ-A-Verhalten und Herzerkrankungen verwischt haben.

9

DER GEIST DES KREBSES

»Wer begehrt und nicht handelt, brütet Pestilenz aus.«

William Blake, *Die Vermählung von Himmel und Hölle*
(1790-93)

Krebs ist die zweithäufigste Todesursache in den Industrienationen. Jeder vierte stirbt daran, und jeder dritte erkrankt
im Laufe seines Lebens an Krebs. In den nicht spezialisier-
ten Krankenhäusern wird etwa ein Drittel aller Patienten
wegen Krebs behandelt. Nach Jahrzehnten intensiver Forschung ist das heutige Wissen über diese Krankheit größer
als das aller vorherigen Generationen – und dennoch unzu-
reichend. Auch heute noch ist etwa die Hälfte aller diagnostizierten Krebsfälle unheilbar.

Krebs ist ein weitläufiger Begriff, er umfaßt mehr als hundert Erkrankungen mit vielfältigen Ursachen. Allen gemeinsam ist irgendeine Form von gestörtem, übermäßigem
Wachstum aufgrund unkontrollierter und abnormer Zellvermehrung. In mancher Hinsicht ist es sogar erstaunlich, daß
Krebs nicht noch wesentlich häufiger vorkommt. Der
menschliche Körper besteht aus etwa 10^{13} Zellen[1] (das sind
10 000 000 000 000), von denen jede den vollständigen genetischen Code enthält und in der Lage ist, sich zu teilen,
wobei diese Fähigkeit normalerweise begrenzt ist.[2] Für jede
dieser 10^{13} Zellen besteht also die Möglichkeit der Entar-
tung zu einer Krebszelle (Neoplasma ist dafür der Fachaus-

druck), weshalb eine ständige genaue Kontrolle nötig ist. Die relative Seltenheit von Krebs vor dem mittleren Lebensalter zeugt auch von den ausgeklügelten Kontrollmechanismen des Körpers.

Diese Kontrollmechanismen versagen jedoch manchmal, und es kommt zu ungebremstem Zellwachstum. Wird es nicht gestoppt, entwickelt sich schließlich ein bösartiger Tumor. Tumorzellen teilen sich sehr schnell und häufig, wodurch sie neues Gewebe produzieren und das sie umgebende gesunde Gewebe verdrängen und zerstören. Früher wurden die spinnenartigen Ausläufer des Tumors mit den Beinen eines Krebses verglichen. Der lateinische Name für Krebs ist *Cancer*. Krebszellen können vom Tumorherd losgerissen werden und mit dem Blutstrom oder der Lymphe zu anderen Körperregionen wandern, um dort neue Tumoren zu produzieren – ein Prozeß, der als Metastasenbildung bekannt ist. Das Vorhandensein von Sekundärtumoren bzw. Metastasen bedeutet eine dramatische Entwicklung im Krankheitsverlauf.

Krebs tritt überwiegend in mittleren und späteren Lebensjahren auf, im Vergleich beispielsweise mit Unfallrisiken ist also das statistische Krebsrisiko für Kinder und Jugendliche eher gering. Etwa ab der Lebensmitte steigt es jedoch steil an. Die häufigsten Krebsformen in den Industrieländern betreffen Lunge, Darm, Brust und Prostata. Die Inzidenz der meisten Krebsformen hat sich in den letzten Jahrzehnten kaum verändert, die krebsbedingte Sterblichkeit dagegen stark erhöht, wahrscheinlich vor allem deshalb, weil die Menschen immer älter werden und ältere Menschen demzufolge einen immer höheren Bevölkerungsanteil ausmachen. Wir alle sterben aber irgendwann an irgend etwas. In Großbritannien ist die Zahl der Krebspatienten seit Mitte der 80er Jahre um ein Viertel angewachsen.

Aber es nehmen auch bestimmte Krebsformen zu. Allen voran Lungenkrebs – nach dem Zweiten Weltkrieg geradezu dramatisch und nun die häufigste tödliche Krebsform in vielen Industrieländern. Annähernd 90 Prozent aller Lungenkrebsfälle sind auf das Rauchen zurückzuführen. In etlichen Ländern sinkt die Inzidenz von Lungenkrebs bei Männern seit einiger Zeit, worin sich ein Rückgang des Rauchens widerspiegelt. Aufgrund der langen Zeitspanne von 30 bis 40 Jahren zwischen dem Beginn des Rauchens und dem Ausbruch einer Krankheit steigt Lungenkrebs bei Frauen weiter an. Frauen begannen erst nach dem Zweiten Weltkrieg, in stärkerem Umfang zu rauchen. In Großbritannien beispielsweise stieg hier die Inzidenz zwischen 1979 und 1990 um 39 Prozent. Man vermutet, daß Rauchen teilweise auch für den enormen Anstieg von Blasenkrebs verantwortlich ist.

Eine weitere Krebsform auf dem Vormarsch ist das maligne Melanom, eine aggressive Form von Hautkrebs.[3] Seit Mitte der 80er Jahre hat sich die Zahl der Fälle verdoppelt. Wie bei Lungenkrebs, erklärt sich auch dieser Anstieg zum Teil durch verändertes Verhalten. Hier ist es die Begeisterung, mit der Menschen ihren Körper ungeschützt und übermäßig gleißendem Sonnenlicht aussetzen. Angesichts der gestiegenen Zahlen bei Lungenkrebs und malignem Melanom ist es nur ein geringer Trost, daß Magenkrebs – wahrscheinlich auch aufgrund verbesserter Ernährung – innerhalb der letzten 60 Jahre erheblich zurückgegangen ist.

Die Ursachen von Krebs sind vielfältig und bei weitem noch nicht vollständig erforscht. Man kennt jedoch einige Faktoren, die das Krebsrisiko erhöhen. Rauchen und übermäßiges Sonnenbaden sind die bekanntesten. Und wir alle wissen um die Risiken eines Aufenthaltes in der ionisierenden Strahlung undichter Kernkraftwerke oder Regionen nach einer Wasserstoffbombenexplosion. Der Einfluß anderer möglicher Risikofaktoren, wie bestimmter Nahrungsmittel, umweltschädlicher Stoffe und Viren, ist dagegen umstritten.

Wie bei den Herzerkrankungen, sind auch die Beziehungen zwischen möglichen Risikofaktoren und dem Ausbruch von Krebs komplex. Ein einziger Risikofaktor muß nicht notwendigerweise zur Erkrankung führen. Raucher können ihr Leben lang gesund bleiben, während Nichtraucher erkranken; und mancher reagiert auf bestimmte Faktoren empfindlicher als ein anderer, so beispielsweise im Hinblick auf Sonneneinstrahlung. Außerdem können sich verschiedene Kombinationen von Risikofaktoren überproportional auswirken, also zusammen stärker wirken, als die Summe ihrer jeweiligen Auswirkungen für sich betrachtet. Welche Rolle spielt nun die Psyche in diesem komplexen Ursachengeflecht?

Psyche und Krebs

Krebs macht Menschen angst, auch wenn er häufiger heilbar ist und weniger Todesopfer fordert als Koronarerkrankungen. Er beinhaltet bedrohliche Konnotationen von Ungewißheit, Schmerzen und langem Siechtum, unweigerlich gefolgt von einem entwürdigenden Tod. Mit zunehmendem Wissen hat sich auch die Haltung der Menschen in den letzten Jahren geändert, doch Krebs löst nach wie vor Panik aus.

Die Vorstellung, psychische und emotionale Anspannung, wie Trauer, Depressionen oder Streß, fördern die Entwicklung von Krebs, existiert bereits seit Jahrhunderten. Schon vor annähernd 2 000 Jahren erklärte der griechische Arzt Galen, daß vor allem schwermütige Frauen an Krebs erkrankten. Auch im 18. und 19. Jahrhundert waren einige prominente Ärzte der Ansicht, niedergeschlagene oder trauernde Menschen seien besonders anfällig für Krebs. Ende des vorigen Jahrhunderts beobachtete der britische Arzt

Herbert Snow, daß ein erstaunlich hoher Anteil seiner Krebspatienten ein schweres Leben gehabt hatte und ein kürzliches traumatisches Erlebnis verarbeiten mußte.

Heute akzeptiert kaum noch ein Wissenschaftler, daß lediglich ein mentaler Zustand ohne das Zutun irgendeiner anderen Ursache sozusagen aus dem Nichts einen Tumor entstehen lassen könne. Die moderne Wissenschaft geht von zwei etwas komplizierteren Hypothesen aus. Nach der ersten Hypothese können bestimmte Charaktereigenschaften oder psychische Gegebenheiten das Krebsrisiko erhöhen, indem sie anfälliger für kanzerogene Faktoren machen oder die Abwehrkräfte des Körpers schwächen. Nach der zweiten Hypothese beeinflussen psychische Faktoren die Überlebenschancen und die Regeneration von bereits krebskranken Menschen. Für beide Annahmen gibt es zahlreiche wissenschaftliche Bestätigungen. Sehen wir uns ein paar davon an.[4]

Das Ende einer engen sozialen Beziehung durch beispielsweise Tod oder Scheidung wurde schon oft mit Krebs in Verbindung gebracht. Als der amerikanische Psychologe Lawrence LeShan sich die Daten von über 400 Krebspatienten ansah, entdeckte er, daß ein großer Teil von ihnen (72 Prozent) nicht lange vor der Krebsdiagnose einen ihnen nahestehenden Menschen verloren hatte. Im Vergleich dazu erkranken nur zehn Prozent der Menschen ohne einen solchen Verlust an Krebs. Daraus folgerte man, daß Trauer das Krebsrisiko beträchtlich erhöhe.

Einer anderen Studie zufolge hatten Frauen mit Brustkrebs eine größere Anzahl gravierender Lebensereignisse oder emotionaler Streßsituationen hinter sich als vergleichbare Frauen (nach Alter, Familienstand, Anzahl der Kinder und sozialer Schicht) ohne Brustkrebs. Einschneidende Lebensereignisse schienen auch den Krankheitsverlauf zu beeinflussen: Die Frauen mit den meisten belastenden Erlebnissen bei Krebsbeginn hatten die geringsten Überlebensaussichten.

Retrospektive Belege sind stets mit Vorsicht zu genießen. Unser Gedächtnis ist fehlerhaft, und der Mensch neigt dazu, nach einer Ursache für seine Erkrankung zu suchen. Um stichhaltigere Beweise zu erlangen, wollen wir uns einmal prospektive Studien anschauen, bei denen der Seelenzustand vor der Krankheitsdiagnose überprüft wurde. Es gibt sie in großer Zahl, und die meisten haben signifikante Zusammenhänge zwischen psychischen Faktoren und nachfolgender Erkrankung entdeckt.

In einer Studie in den 70er Jahren wurden 110 Männer mit bis dahin unbestätigtem Verdacht auf einen Lungentumor zunächst psychologisch untersucht. Erst dann wurde überprüft, ob es sich um einen gutartigen Tumor oder um Lungenkrebs handelte. Die Ergebnisse zeigten, daß diejenigen, die kürzlich starken psychischen Stressoren ausgesetzt gewesen waren, auch vermehrt bösartige Tumoren entwickelt hatten. Psychologische Faktoren waren hier genauso überzeugend in der Voraussage einer Krebserkankung wie eine einschlägige Vorgeschichte als Raucher.

Eine andere Studie untersuchte die Krebsinzidenz bei Medizinstudenten, die ihren Abschluß zwischen 1948 und 1964 an der medizinischen Fakultät der Johns-Hopkins-Universität gemacht hatten. Jeder Absolvent wurde im Zeitraum der Prüfungen medizinisch und psychologisch untersucht. In den nachfolgenden Jahren wurde der Gesundheitszustand wiederholt überprüft. Dabei zeigte sich, daß vorwiegend Absolventen, die kein gutes Verhältnis zu ihren Eltern, besonders dem Vater, hatten, später an Krebs erkrankten. Eine Nachfolgestudie ergab einen ähnlichen Zusammenhang zwischen schlechter Vater-Sohn-Beziehung und erhöhtem Krebsrisiko und machte so deutlich, daß es sich nicht um den zufälligen Nebeneffekt eines anderen Risikofaktors (wie beispielsweise Rauchen) handelte.

Überwältigende Beweise für Zusammenhänge zwischen gravierenden Lebensereignissen und nachfolgendem Brustkrebs erbrachte auch eine Studie am King's-College-Krankenhaus in London, deren Ergebnisse Ende 1995 im *British Medical Journal* veröffentlicht wurden. Frauen mit einem verdächtigen, jedoch bis dahin nicht diagnostizierten Knoten in der Brust wurden vor der Biopsie in einem psychologischen Gespräch befragt. Die Analyse der Resultate ergab, daß bei Frauen mit gravierenden Lebensereignissen innerhalb der letzten fünf Jahre sehr viel häufiger Brustkrebs auftrat als ein gutartiger Tumor oder gar keine Erkrankung. Fast die Hälfte aller Frauen mit gravierenden Lebensereignissen hatte Brustkrebs im Vergleich zu weniger als einem Fünftel der Frauen, deren Biopsien ohne Befund waren.

Auch mit Depressionen wurde Krebs schon oft in Verbindung gebracht. Im Verlauf einer Langzeitstudie an mehr als 2 000 Männern mittleren Alters fanden Forscher der Universität Illinois heraus, daß Männer mit Anzeichen von Depressionen in den folgenden 20 Jahren ein signifikant höheres Risiko hatten, eine Krebserkrankung zu entwickeln und auch an ihr zu sterben. Diese Verbindung blieb auch nach Berücksichtigung anderer Risikofaktoren (Alter, Rauchen, mehrere Fälle von Krebs in der Familie) bestehen.

Nicht nur Menschen erkranken an Krebs, und nicht nur Menschen werden dabei von psychischen Faktoren beeinflußt. Jahrzehntelange experimentelle Forschung an Tieren (teilweise sehr schreckliche, wie man zugeben muß) hat zweifelsfrei erwiesen, daß Streß die Entstehung und das Wachstum von Krebs begünstigen kann. Verschiedene psychische Stressoren – Rotation, viele Tiere auf engem Raum, Anfassen, Isolation, Elektroschocks, Lärm und Einschränkung der Bewegungsfreiheit – beeinflußten die Anfälligkeit der Tiere für Krebs sowie das Wachstum und die Metastasenbildung der Tumoren.

Die Ergebnisse dieser Tierexperimente waren unterschiedlich und komplex. Obwohl Streß Tumoren im allgemeinen schneller wachsen läßt, kann er unter Umständen sogar das Gegenteil bewirken. Wie ein Stressor sich auf das Tumorwachstum auswirkt, hängt entscheidend von den grundlegenden Faktoren ab, die in Kapitel 5 dargelegt wurden: Intensität, Dauer, zeitliches Auftreten, Vorhersehbarkeit und Kontrolle.

In den 70er Jahren entdeckte der amerikanische Wissenschaftler Vernon Riley, daß man eine Maus unter Streß setzen kann, ohne dabei brutal zu sein – indem man ihren Käfig auf einem modifizierten Schallplattenteller (erinnern Sie sich überhaupt noch an die Dinger?) etwa zehn Minuten pro Stunde rotieren läßt. Dieses Vorgehen löst in der Maus eine Streßreaktion aus, inklusive der verräterischen Freisetzung von Glukokortikoiden aus der Nebenniere. Die Streßreaktion ist dosisabhängig. Mit anderen Worten, je schneller der Käfig rotiert, um so höher ist der Glukokortikoidspiegel der Maus. Nach ein oder zwei Stunden dieses Experimentes sinkt die Anzahl der zirkulierenden T-Lymphozyten bei der Maus, und nach 24 Stunden ist die Thymusdrüse meßbar geschrumpft. Besonders relevant scheint dabei vor allem das beschleunigte Wachstum an sich langsam wachsender Tumoren, die vom Immunsystem normalerweise bekämpft werden.

Kontrolle hat einen beträchtlichen Einfluß darauf, ob ein Stressor Tumoren bei Tieren wachsen läßt oder nicht. Kontrollierbare Stressoren lösen eine schwächere Streßreaktion aus als unkontrollierbare, aber sonst ähnliche Stressoren. Im großen und ganzen sind unkontrollierbare Stressoren Gift für ein bereits tumorkrankes Tier. Die Tumoren entwickeln sich schneller, werden übergroß und sind häufiger tödlich. Moderate und kontrollierbare Stressoren haben dagegen geringe oder so gut wie gar keine Wirkung auf das Tumorwachstum.

Madelon Visintainer und ihre Kollegen von der Universität Pennsylvania untersuchten den Kontrolleffekt bei der Krebsabwehr von Ratten. Den Ratten wurde zunächst ein kleiner Tumor eingepflanzt, dann erhielten die Tiere Elektroschocks. Diese waren entweder kontrollierbar (die Ratten konnten sie durch Drücken auf eine Platte abstellen) oder unkontrollierbar (das Drücken der Platte hatte keinerlei Wirkung). Die Möglichkeit der Kontrolle hatte einen immensen Einfluß auf die Abwehrkräfte der Tiere: 63 Prozent der Ratten, die kontrollierbare Schocks erhielten, konnten den Tumor erfolgreich bekämpfen, aber nur 27 Prozent derer, die die Schocks nicht kontrollieren konnten. Mangelnde Kontrolle über den Stressor – eine rein psychische Variable also – erhöhte die Gefahr, dem Tumor zu erliegen, um das Doppelte.[5]

Man kann diese Ergebnisse natürlich nicht ohne weiteres auf den Menschen übertragen. Mäuse, Ratten und Menschen sind schließlich nicht dasselbe. Außerdem entsprechen Elektroschocks wohl kaum den Stressoren des täglichen Lebens. Die grundlegenden biologischen Prozesse sind bei eng verwandten Spezies aber im wesentlichen gleich, weshalb fundamentale Erkenntnisse sehr wohl über Mäuse, Ratten und Affen gewonnen werden können.

An dieser Stelle sei auch noch einmal betont, daß psychische Faktoren bei menschlichen Krankheitsprozessen eine erheblich größere Rolle spielen. Unsere Fähigkeit, uns über längst vergangene oder zukünftige Dinge aufzuregen, kann die Wirkungsdauer eines Stressors enorm verlängern. Wenn psychische Faktoren das Tumorwachstum bei Ratten, Mäusen und Affen beeinflussen, ist mit ziemlicher Sicherheit davon auszugehen, daß dies auch für den Menschen gilt.

Gibt es eine Krebspersönlichkeit?

»Welch Sanft Seraphische Wesen –
sind all diese holden Damen –
Wer täte einem Plüsch Gewalt –
Trät einem Stern zu nahe.

Grundsätze von so feinem Taft –
Ein Graun – so kultiviert
vor dem sommersprossigen Menschentum
für die Gottheit – ganz geniert.«

Emily Dickinson (ca. 1862)

In den letzten Jahren haben Wissenschaftler ihr Augenmerk
auf ein Bündel bestimmter Charaktereigenschaften gerichtet, das mit einem erhöhten Krebsrisiko in Verbindung gebracht wird. Diese Eigenschaften sind im C-Typus zusammengefaßt. Das Verhaltensmuster eines C-Typs teilt die
Definitionsprobleme mit dem Konzept des A-Typs. Aber
auch hier gibt es einen Konsens hinsichtlich einiger Schlüsselmerkmale:

- die Unterdrückung starker Gefühle;
- der Wunsch, es allen recht zu machen, und ein Mangel an Selbstvertrauen;
- die Vermeidung von Konflikten und von Verhalten,
  das andere verletzen könnte;
- eine ruhige, nach außen hin rationale und unemotio-
  nale Lebenseinstellung;
- die Einhaltung konventioneller Verhaltensnormen
  und das Bemühen, nett zu sein;
- Stoizismus und Selbstaufopferung;
- die Neigung zu Gefühlen der Hilf- und Hoffnungslosigkeit.

Die meisten Wissenschaftler sind sich einig, der Kern einer Typ-C-Persönlichkeit bestehe vor allem darin, starke Gefühle, besonders Wut, in sich hineinzufressen.

Typ C in der Literatur

Die Typ-C-Persönlichkeit läßt sich wahrscheinlich am besten durch die Auswahl einiger Extrembeispiele in der Literatur darstellen. Die Charakteristika Stoizismus und Selbstaufopferung, Mangel an emotionalem Ausdruck und »pathologische Freundlichkeit« werden in dem mittelalterlichen Märchen von der geduldigen Griselda deutlich. Ihre Geschichte wurde mehrfach wiederaufgelegt, beispielsweise in Boccaccios *Decamerone* und in Thomas Dekkers *Vergnüglicher Komödie von der geduldigen Griseldis*. Am bekanntesten ist aber wahrscheinlich die geradezu sadistisch ausgenutzte Grisildis aus der »Erzählung des Oxforder Scholaren« in Chaucers *Canterbury-Erzählungen*.

Grisildis ist ein hübsches, tugendhaftes Bauernmädchen aus einem Dorf, das unter der Regierung des jungen Adligen Walter steht. Als man diesen auffordert zu heiraten, wählt er Grisildis. Der Bräutigam ist alles andere als ein moderner Ehemann. Bei der Hochzeit erklärt er Grisildis, er verlange absoluten Gehorsam. Sie ist sogleich damit einverstanden und erntet allgemeines Lob für ihre Tugendhaftigkeit und Freundlichkeit. Doch trotz ihrer offensichtlichen Rechtschaffenheit beschließt Walter, sie zu prüfen. In den folgenden Jahren unterwirft er sie einigen sadistisch-grausamen Tests.

Für den Anfang läßt Walter ihr von einem seiner Beamten die neugeborene Tochter wegnehmen, mit der augenscheinlichen Absicht, sie umzubringen. Als Grisildis gesagt wird, dies geschehe auf Befehl ihres Mannes, händigt sie die Tochter widerstandslos aus. Ein paar Jahre später bekommt

Grisildis einen Sohn, mit dem Walter genauso verfährt. Und wieder gibt Grisildis ihr Kind her. Sie erklärt, über alles andere wünsche sie, dem Willen ihres Gemahls zu gehorchen.

Diese uneingeschränkte Sanftmut seiner Frau erweicht sogar beinahe den hartherzigen Walter. Aber ganz zufrieden ist er immer noch nicht. Er besorgt sich gefälschte Briefe vom Vatikan, die ihm angeblich erlauben, sich von Grisildis scheiden zu lassen und erneut zu heiraten. Ohne auch nur den allergeringsten Protest – sie bittet lediglich um ihr altes Bauernmädchenkleid, damit sie nicht nackt nach Hause gehen muß – bietet sie an, sich um die Hochzeitsvorbereitungen und die Braut zu kümmern. Ekel Walter kommt endlich zu dem Schluß, daß Grisildis ihren Wert zur Genüge unter Beweis gestellt hat. Er offenbart ihr, alles sei nur eine Prüfung gewesen, gibt ihr Sohn und Tochter wieder, und sie leben glücklich bis an ihr Ende.

Während all der sinnlosen Quälerei fügt sich Grisildis unerschütterlich jeder Laune ihres Mannes. Sie leidet im stillen und macht ihrer Wut oder ihrem Haß niemals Luft. Trotz aller Provokationen äußert sie niemals das geringste Bedürfnis, eine Axt in Walters Schädel zu schlagen. Der Leser begreift ihre innere Qual, doch Grisildis verleiht ihr niemals Ausdruck. Sie ist der perfekte menschliche Fußabtreter:

»Und wenngleich sie von jeher tugendhaft gewesen war, so wurde jetzt ihre Güte zur Erhabenheit. Stets war sie ehrfurchtgebietend, besonnen und voll lieblicher Beredtsamkeit, und sie war so freundlich, daß jedermann sie schon liebte, wenn er sie nur ansah.«

Ein geradezu unheimlich exaktes Portrait einer Typ-C-Persönlichkeit findet sich in May Sinclairs Roman *The Life and Death of Harriett Frean*.[6] Es ist eine Fabel über das unterdrückte, emotionsarme Leben der Harriett Frean, einer »perfekten Tochter des Viktorianischen Zeitalters«. Harriett besitzt alle wesentlichen Eigenschaften einer Typ-C-Persönlichkeit. Ihre Emotionen unterdrückt sie eisern, sie opfert sich auf und tut, was andere von ihr erwarten. Ohne Murren fügt sie sich dem Willen ihrer Eltern, hält sich streng an alle Benimmregeln, ist nicht emotional und – zumindest nach außen hin – »furchtbar« nett. Von den vornehmen Eltern dazu erzogen, Liebe mit Selbstaufgabe gleichzusetzen, findet Harriett ein befremdliches Glück darin, die eigenen Bedürfnisse zu unterdrücken. Harrietts Mutter – auch ein Typ C – ist aus dem gleichen Holz geschnitzt. Sie ist so übertrieben selbstaufopfernd, daß sie eine Krebsoperation aus Kostengründen ablehnt, worauf sie stirbt.

Als junge Frau verliebt sich Harriett in Robin, den Verlobten ihrer besten Freundin. Mit »freudigem Erschauern über ihr eigenes wunderbares Verhalten« verzichtet sie auf diese Liebe. Als Robin (der jetzt unglücklich mit ihrer besten Freundin verheiratet ist) einen Streit mit Harriett anfängt, weil diese sich weigert, ihn zu heiraten, unterdrückt sie als echte Typ-C-Persönlichkeit ihren Ärger und schafft es, den nahezu unausweichlichen Streit zu vermeiden. In ihren dürren, sexlosen mittleren Jahren entfremdet sie sich zusehends von den wenigen ihr verbliebenen Freunden. Wie die Mutter vor ihr, erkrankt Harriett an Krebs und stirbt. Selbst als sie im Endstadium ihrer Krankheit ins Krankenhaus geht, verhält sie sich tadellos und weigert sich aus lauter Sorge, sie könnte während der Narkose etwas Ungehöriges sagen, ihren Mund aufzumachen.

Ein männliches Gegenstück zu Harriett Frean ist Henry Earlforward, der glücklose Buchverkäufer in Clerkenwell aus Arnold Bennetts *Riceyman Steps*, dem wir in Kapitel 3 schon begegnet sind. Earlforward ist ein sehr verbindlicher, höflicher, selbstaufopfernder Mann mit immer gleicher Routine. In mittleren Jahren heiratet er die Witwe Violet,

aber die Ehe ist steril und leidenschaftslos. (Violet stirbt
schließlich an Uterusfibrose, einer anderen tödlichen Krankheit voll psychologischer Symbolik.)

Die Unterdrückung aller äußerlichen Anzeichen von
Gefühlen ist eine der wesentlichen Typ-C-Eigenschaften
Henry Earlforwards. Innerlich brodeln Ängste und Emotionen wie in jedem anderen Menschen auch, aber das Gesicht, das er der Welt zeigt, ist das perfekter Ausgeglichenheit:

>»Seine Knie begannen zu schmerzen. Sein Körper und
sein Geist reagierten immer aufeinander. ›Warum sollten
mir meine Knie weh tun, wenn ich mich ärgere?‹ fragte
er sich, wußte aber selbst keine Antwort darauf. Insgeheim jedoch bildete er sich auf diese merkwürdigen Reaktionen etwas ein. Sie machten ihn etwas vornehmer,
fand er. In einer anderen Umgebung hätten seine Bekannten sicherlich gedacht, er sei ›sehr empfindsam‹
und habe ein ›hochsensibles Nervenkostüm‹, und das,
obwohl er nach außen hin immer so beherrscht, so aus-
geglichen, ja sogar heiter wirkte!«[7]

Earlforward findet es genauso unangenehm, wenn *andere*
ihre Gefühle ausdrücken. Als Violet sich – völlig untypisch
für sie – über seinen Geiz aufregt, schleicht er sich aus dem
Zimmer, um jeden Konflikt zu vermeiden. Sie ist durch seine ausdruckslose Milde völlig frustriert und erklärt, eher
einen Mann ertragen zu können, der ab und zu handgreif-
lich würde, als einen mit einem derart undurchdringlichen
Panzer wie Henry. Obwohl sie selbst sterbenskrank ist, achtet sie peinlich genau darauf, die Abläufe im Earlforward-
schen Haushalt nicht zu stören. Sie weiß, jedes Abweichen
von der eingefahrenen Routine bedeutet Streß für Henry,
auch wenn er sich dies auf keinen Fall anmerken lassen
würde.

»Die Aufregung wäre fürchterlich, wenn sie ihre tägliche Rolle nicht weiter erfüllen könnte; Henry würde natürlich nach wie vor ruhig erscheinen, doch unter der Oberfläche, ›in welch einen Zustand geriete er da!‹«

Wie Harriett Frean, stirbt auch Earlforward an Krebs.

Die Theorie vom Zusammenhang zwischen Typ-C-Persönlichkeit und Krebs hat durchaus ihre Berechtigung, und es gibt relativ stichhaltige wissenschaftliche Beweise dafür. Besonders das Unterdrücken der Gefühle wird von der Forschung mit Blasenkrebs, Lungenkrebs, Brustkrebs und malignem Melanom assoziiert.

Lydia Temoshok und Kollegen entdeckten in einer Studie an Patienten mit malignem Melanom, daß wer seine Gefühle im allgemeinen unterdrückte, größere, schneller wachsende und weniger gut mit Lymphozyten versorgte Tumoren hatte, was eine schlechtere Prognose bedeutet. Wissenschaftler von der Johns-Hopkins-Universität analysierten die Krebsinzidenz bei 972 Ärzten. Diejenigen, die in ihrer Studentenzeit als emotional gehemmte Einzelgänger galten, erkrankten in den darauffolgenden 30 Jahren (beachtliche) 16mal häufiger an Krebs als diejenigen, die ihre Gefühle zeigten. Es sieht ganz so aus, als bliebe der Zusammenhang zwischen Typ-C-Persönlichkeit und Krebs auch dann noch bestehen, wenn man andere Risikofaktoren (Rauchen, Ernährung, Alter, familiäre Veranlagung etc.) mit einbezieht.

Dies hat Ärzte bereits in die Lage versetzt, Ergebnisse von Biopsien mit großer Sicherheit vorherzusagen. In einer Studie wurden Frauen mit verdächtigen Knoten in der Brust am Tag vor der Biopsie befragt, um etwaige Typ-C-Charakteristika aufzudecken. Aufgrund dieses psychologischen Gesprächs konnten die Forscher mit einer Trefferquote von über 80 Prozent vorhersagen, welche Biopsie Krebs ergäbe und welche nicht.

Eine Studie aus den USA kam zu ganz ähnlichen Ergebnissen. Wissenschaftler an der Universität Purdue erstellten psychologische Profile von 826 Frauen, während diese auf die Ergebnisse ihrer Mammographie warteten. Wie an der Johns-Hopkins-Universität fanden sich auch hier maligne Tumoren (im Gegensatz zu gutartigen Tumoren oder Mammographien ohne Befund) überwiegend bei Frauen, die die Schlüsseleigenschaft der Typ-C-Persönlichkeit, nämlich Unterdrückung der Gefühle, aufwiesen. Außerdem enthüllten die Daten eine Verbindung zwischen Krebs und Einsamkeit bzw. gravierenden Lebensereignissen vor nicht allzu langer Zeit. Im wesentlichen das gleiche ergab auch eine britische Studie an 2 000 Frauen, die sich einer Brustuntersuchung unterzogen. Cary Cooper und Kollegen am *Institut für Technologie und Wissenschaft* der Universität Manchester fanden heraus, daß Frauen, die zur Gefühlsunterdrückung neigten, eher einen bösartigen als einen gutartigen Tumor entwickelten. Die Frauen, bei denen Brustkrebs festgestellt wurde, hatten außerdem den stärksten Streß in den zwei vorangegangenen Jahren gehabt.

Ein anderer Aspekt der Typ-C-Persönlichkeit, der häufiger mit Krebs in Verbindung gebracht wird, ist das Gefühl der Hoffnungslosigkeit. In einer Studie der 60er Jahre wurde bei Frauen ein Abstrich des Gebärmutterhalses gemacht und jede vor Ermittlung des Ergebnisses befragt. Bei keiner dieser Frauen gab es bisher Symptome von Gebärmutterhalskrebs. Es zeigte sich, daß Frauen, die während des Gesprächs Gefühle von Hoffnungslosigkeit geäußert hatten, auch am häufigsten einen bösartigen Tumor aufwiesen. Allein durch dieses Gespräch ließ sich das Ergebnis des Tests in etwa drei Viertel der Fälle vorhersagen.

Weitere Hinweise kamen aus dem ehemaligen Jugoslawien von Ronald Grossarth-Maticek. In den 60er Jahren begann er eine Langzeitstudie an 1 353 jugoslawischen Dorfbewohnern. Er entdeckte bei Personen mit (durch psychologische Tests ermittelten) hohen Werten für Rationalität und Antiemotionalität (beides Komponenten der Typ-C-Persönlichkeit) das höchste Krebsrisiko. Eine Verhaltenstherapie zur Veränderung dieser Eigenschaften konnte das Krebsrisiko verringern. Weitere Experimente von Grossarth-Maticek und Hans Eysenck bestätigten den entscheidenden Einfluß von Persönlichkeitsmerkmalen und psychischem Streß auf die Entwicklung von Krebs oder Herzerkrankungen. Ihre Ergebnisse waren so überzeugend, daß Skeptiker sogar meinten, sie seien »zu gut, um wahr zu sein«.

Der Einfluß der Psyche auf das Überleben

»Geht nicht gelassen in das sanfte Nichts ...
Schäumt, schäumt vor Zorn,
wenn hinstirbt Tag und Licht.«

Dylan Thomas (1952)

»Ich werde vielleicht unterliegen,
aber klein beigeben werde ich nicht.«

Samuel Johnson (1784) über seine Erkrankung, zitiert in:
James Boswell, *Denkwürdigkeiten aus Johnsons Leben*

Kommen wir nun zur Frage des Überlebens. Psychische und emotionale Faktoren beeinflussen nicht nur die Entstehung von Krebs, sondern auch die Überlebens- und Heilungschancen.

Es wird kaum überraschen, daß starker Streß schlecht für Krebspatienten ist und möglicherweise ihre Überlebenszeit verkürzt. Ein Beispiel: Laut Forschungen am Guy-Krankenhaus in London erhöht starker Streß bei Frauen nach einer

Brustkrebsoperation das Risiko eines Rezidivs. Bei Frauen mit gravierenden Lebensereignissen, wie dem Verlust des Arbeitsplatzes oder eines nahestehenden Menschen, kam es fünfmal häufiger zu erneutem Brustkrebs als bei Frauen ohne starken Streß (deren sozialer Hintergrund und medizinische Vorgeschichte aber sonst ähnlich waren). Wenn Streß die Situation verschlechtert, gibt es dann auch Faktoren, die sie verbessern? Es scheint so.

Stabilisiert man den seelischen Zustand eines Patienten, wird er sich besser fühlen, sowohl emotional als auch physisch. Eine Metaanalyse von 1995 berücksichtigte Daten aus vier verschiedenen Studien, die sich mit unterschiedlichen Therapien und ihren Erfolgen bei der Behandlung von Krebspatienten beschäftigten. Hier bestätigte sich, daß Entspannungsübungen, kognitive Therapien und soziale Unterstützung zu beachtlichen Verbesserungen im körperlichen Geschehen und bei der Schmerzverarbeitung führten. Auch konnten die Patienten ihre Krankheit emotional besser verkraften. Aber hilft all dies, um zu überleben?

Wir kennen den Begriff vom »Kämpfen gegen die Krankheit«. Diese Schlachtfeldmetapher ist inzwischen zum Medienklischee verkommen. Heute sterben Menschen nicht mehr an Krebs, sie »verlieren den Kampf gegen die Krankheit«. Wissenschaftler haben sich mit diesem Bild und dem, was dahintersteckt, auseinandergesetzt. Es deutet alles darauf hin, daß das soziale Umfeld und die geistige Einstellung die Überlebenschancen bei Krebs beeinflussen.

Die Aufmerksamkeit der Öffentlichkeit wurde wiederholt durch Hinweise geweckt, daß Krebspatienten mit einer kämpferischen Einstellung bessere Überlebenschancen hätten als andere, die sich stoisch in ihr Schicksal fügten. Dazu nun einige wissenschaftliche Untersuchungen.

In einer wegweisenden Studie verfolgten Keith Pettingale, Steven Greer und Kollegen an der Londoner Universität den Werdegang einer Gruppe von Frauen mit Brustkrebs im Frühstadium. Ein paar Monate nach der Diagnose ermittelten die Forscher die psychologischen Reaktionen der Frauen auf ihre Krankheit, und fünf Jahre später überprüften sie deren gesundheitliche Entwicklung. Es zeigte sich, daß die psychologische Reaktion das Überleben der Frauen bzw. das Wiederauftreten der Krankheit in dieser Zeit entscheidend mitbestimmt hatte. Wer mit Kampfgeist oder auch mit Verdrängung reagiert hatte, dem ging es gesundheitlich besser als jemandem, der die Situation passiv ertrug oder gar mit Gefühlen der Hilf- und Hoffnungslosigkeit beantwortete.

Eine Nachfolgestudie mit denselben Patientinnen 15 Jahre später ergab das gleiche Bild: 45 Prozent der Frauen mit Kampfgeist oder Verdrängung lebten und waren frei von Krebs, aber nur 17 Prozent der anderen. Die psychische Reaktion auf die Krankheit erwies sich als noch zuverlässiger bei der Prognose als die Größe des Tumors, das Alter der Frau oder die Behandlungsmethode. Eine ganze Reihe von Studien hat ähnliche Ergebnisse zutage gefördert. Patienten mit einer ängstlich-besorgten Einstellung (dem Gegenteil von Verdrängung oder Kampfgeist), die eine Knochenmarkstransplantation zur Behandlung ihrer Leukämie erhielten, hatten geringere Überlebensaussichten. So liegt der Schluß nahe, es sei besser, ein Patient zeige eine wie auch immer geartete starke emotionale Reaktion auf seine Krankheit als überhaupt keine.[8]

Die Theorie, daß Krebspatienten mit einer kämpferischen Einstellung länger überleben, fügt sich gut in die Ergebnisse der Forschungen zur Typ-C-Persönlichkeit. Forscher einer Krebsforschungskampagne (*Cancer Research Campaign*) in England haben herausgefunden, daß Typ-C-Personen dazu neigen, mit Gefühlen der Hoffnungslosigkeit und Hilflosigkeit auf die Diagnose Krebs zu reagieren. Bei einer Studie an Frauen mit Brustkrebs im Frühstadium hatten diejenigen mit der Typ-C-Charakteristik der Gefühlsunterdrückung auch meist eine fatalistische Einstellung gegenüber ihrer Erkrankung.

Doch nicht nur die Psyche des Patienten ist wichtig. Auch andere Menschen in seiner Umgebung spielen eine Rolle. Nach dem, was wir bisher über die Bedeutung sozialer Einbindung gesagt haben, wundert es nicht, daß Quantität und Qualität von Beziehungen Einfluß auf das Überleben bei Krebs haben. Es gibt zunehmend Beweise dafür, daß Krebspatienten mit tragfähigen engen Beziehungen und daher guter sozialer Unterstützung länger leben als andere. Einer kanadischen Studie zufolge war das Risiko für einen Patienten mit kürzlich diagnostiziertem Lungenkrebs, innerhalb des folgendes Jahres zu sterben, bei mangelnder sozialer Unterstützung sehr viel höher. Auch Studien an Frauen mit Brustkrebs bestätigen: solche mit starker emotionaler Unterstützung durch Partner, Familie, Freunde und behandelnde Ärzte überleben eindeutig länger.

Den vielleicht eindrucksvollsten Beweis aber lieferten David Spiegel und Kollegen von der Universität Stanford: Zu ihrer Überraschung überlebten Frauen mit fortgeschrittenem Brustkrebs, die an einer Psychotherapie zur Verbesserung ihrer sozialen Einbindung teilnahmen, doppelt so lange wie diejenigen ohne Therapie.

Spiegels Therapie bestand aus wöchentlichen Sitzungen von jeweils 90 Minuten, zu denen sich die Patientinnen und das medizinische Personal trafen, um sich mit den Gefühlen und Gedanken der Betroffenen zu ihrer Erkrankung auseinanderzusetzen. Mit Unterstützung der Betreuer und anderer an Brustkrebs erkrankter Frauen wurde jede ermutigt, sich ihrer Angst vor dem Tod zu stellen und ihren Gefühlen freien Lauf zu lassen. Man zeigte ihnen auch eine einfache Entspannungsübung zur besseren Schmerzbewältigung. Eine Folge der Gruppentherapie war, daß die Frauen bald untereinander enge und gegenseitig aufbauende Beziehungen knüpften.

Am Beginn der Studie stand die willkürliche Auswahl von 50 Frauen, die zusätzlich zur regulären Behandlung an diesen wöchentlichen Sitzungen teilnehmen sollten. (36 ebenso willkürlich ausgewählte Frauen bildeten die Kontrollgruppe, die nur die übliche Behandlung erhielt.) Erste Ergebnisse zeigten, daß die Therapie die Lebensqualität der Frauen überaus effektiv erhöhte. Ihre Stimmung und ihre psychische Stabilität verbesserten sich trotz abnehmender physischer Gesundheit zusehends, während sie sich bei den Frauen der Kontrollgruppe verschlechterte. Zusätzlich verringerte die Therapie auch die Schmerzwahrnehmung der Patientinnen.

Ursprünglich war diese Maßnahme gedacht, den Frauen und ihren Angehörigen bei der Krankheitsbewältigung zu helfen und die Lebensqualität der Betroffenen für die ihnen verbleibende Zeit zu steigern. Die Forscher waren nicht davon ausgegangen, die Therapie könne das Leben der Patientinnen verlängern, und den Patientinnen war nichts dergleichen angedeutet worden. Etwa um diese Zeit zogen einige New-Age-Gurus die Medienaufmerksamkeit mit der Behauptung auf sich, Krebs könne allein durch die Kraft der Gedanken bekämpft werden. Spiegel und seine Kollegen waren dieser Behauptung gegenüber zu Recht skeptisch. Trotzdem entschlossen sie sich, ihre Daten daraufhin zu analysieren. Sie überprüften, ob die Therapie irgendeinen Einfluß auf das Überleben der Patientinnen hatte. Zu ihrer großen Überraschung mußte das bejaht werden.

Zu diesem Zeitpunkt waren von den ursprünglich 86 Frauen nur noch drei am Leben. Die Therapie hatte selbstverständlich keine Wunderheilungen, dafür aber etwas anderes, sehr Bemerkenswertes bewirkt: Sie hatte die verbleibende Lebensspanne der Frauen fast verdoppelt. In der Kontrollgruppe betrug die Zeit zwischen Beginn der Studie und Tod etwa 19 Monate, bei der Therapiegruppe dagegen waren es 37. Bei dieser Gruppe dauerte es auch viel länger, bis sich erste Metastasen bildeten. Die Veröffentlichung dieser Ergebnisse in der ehrwürdigen medizinischen Fachzeitschrift *The Lancet* löste 1989 begreifliche Aufregung aus.

Die Ergebnisse der Spiegel-Studie und später auch anderer sind gelegentlich von den Medien und New-Age-Gurus als Beweis mißinterpretiert worden, daß Menschen sich durch bloße Gedankenkraft von ihrem Krebsleiden befreien können. Weder Spiegel noch andere seriöse Wissenschaftler haben selbst jemals dergleichen behauptet. Ihre Erklärung (und sehr wahrscheinlich auch die richtige) ist, eine sehr gute soziale Einbindung könne dazu beitragen, den psychischen wie physischen Gesundheitszustand von Krebspatienten zu verbessern und damit ihr Leben zu verlängern.

Eine weitere Bestätigung für die lebensverlängernde Wirkung psychologischer Behandlung bei Krebspatienten erbrachten Fawzy Fawzy und Kollegen an der Universität von Kalifornien in Los Angeles. Sie untersuchten die Effekte von Psychotherapie auf die geistige und körperliche Gesundheit von Patienten mit malignem Melanom. Kurz nach Diagnose und Behandlungsbeginn hatte jeder Patient über einen Zeitraum von eineinhalb Monaten einmal pro Woche ein 90minütiges Gespräch. Die Therapie sollte den Betroffenen über seine Krankheit aufklären, ihm die Angst nehmen, seine Krankheits- und Streßbewältigung verbessern und ihm soziale Unterstützung bieten. Eine Kontrollgruppe erhielt keine Psychotherapie.

Wie auch bei der Stanford-Studie, hatte diese Behandlung einen weit größeren Einfluß auf das Überleben der Patienten, ihr psychisches Gleichgewicht und ihre Lebensqualität als zuvor angenommen. Im Vergleich zur Kontrollgruppe erlitten innerhalb der nächsten fünf bzw. sechs Jahre nur halb so viele Patienten der Therapiegruppe einen Rückfall, und die Mortalitätsrate war um ein Drittel geringer. Andere Forschungsarbeiten belegen, daß eine psychologische Behandlung die Überlebenszeit auch bei Leukämie- oder Lymphompatienten verlängern kann.

Fawzys Forschungen bringen auch etwas Licht in die diesem Phänomen zugrundeliegenden biologischen Mechanismen. Die Krebspatienten mit Psychotherapie wiesen Veränderungen in ihren Immunfunktionen auf. Verglichen mit den Patienten der Kontrollgruppe, war bei ihnen die Anzahl der zirkulierenden Lymphozyten signifikant höher. Vor allem aber hatten sie sehr viel mehr an Tumorzellen bekämpfenden Killerzellen und granulären Lymphozyten im Blut. Ihre natürlichen Killerzellen waren auch deutlich aktiver.

Eine mögliche Interpretation ist, daß die Therapie das Immunsystem der Patienten stimulierte und so die körpereigene Abwehr stärkte. Aber wie funktioniert das?

Der Hilfsmechanismus der Seele

Wodurch kann unsere seelische Verfassung die Anfälligkeit für Krebs verringern bzw. Überlebenschancen verbessern? Um auf diese Frage eine Antwort zu finden, müssen wir uns wieder dem Dreigespann »Wahrnehmung, Verhalten und Immunität« zuwenden.

Menschliches Verhalten ist ein ganz offensichtliches Instrument, über das die Psyche das Krebsrisiko beeinflußt. Bekannte Risikofaktoren sind natürlich auch hier Rauchen, übermäßiges Sonnenbaden und ballaststoffarme Ernährung.

Die Wahrnehmung spielt schon eine etwas subtilere Rolle. Der Geisteszustand einer Person, ihre Gefühle und Einstellungen können die Entdeckung der Krankheit beschleunigen oder verzögern und sich auf die Behandlung auswirken.

Bei vielen Krebsformen hängt das Überleben entscheidend von der frühzeitigen Diagnose ab. Wer verdächtige Symptome bewußt wahrnimmt und darauf reagiert, hat eine größere Chance, den Krebs rechtzeitig, also in einem behandelbaren Stadium aufzuspüren. Dies betrifft vor allem Menschen, die sich regelmäßig selbst auf verdächtige Knoten oder Leberflecke hin prüfen und die Vorsorgeuntersuchungen für Brust- und Gebärmutterkrebs wahrnehmen. Umgekehrt gilt: Wer frühe Alarmzeichen ignoriert und nicht zur Vorsorge geht, für den kommt möglicherweise jede Hilfe zu spät. Man schätzt, daß die Vorsorgeuntersuchungen für Brustkrebs die Mortalität um etwa ein Viertel gesenkt haben. Jede Frau, die aus welchem Grund auch immer nicht daran teilnimmt, setzt sich unnötig einem vermeidbaren Risiko aus.

Die Gründe, warum die einen sorgsam auf ihre Gesundheit achten, während andere mit dem Risiko spielen, sind weitgehend unklar. Die Frage der Kosten und der Erreichbarkeit medizinischer Versorgung ist dabei sicher nicht unwichtig, doch menschliches Verhalten auf diesem Gebiet wird nicht nur durch die Vernunft oder eine nüchterne Kosten-Nutzen-Analyse gesteuert. Auch Emotionen kommt hier eine entscheidende Rolle zu.

Psychologen zufolge haben Frauen, die von sich aus zur Vorsorge gehen, andere emotionale Qualitäten als ansonsten vergleichbare Frauen, die sich dagegen entscheiden. Klassischerweise berichten solche, die sich untersuchen lassen, von unangenehmeren Gefühlen als die anderen. Möglicherweise werden sie von ihren Ängsten und ihrer Unzufriedenheit zur Vorsorge getrieben. Was auch immer ihre emotionalen und psychischen Gründe sein mögen, ihr vorsichtiges Verhalten reduziert das Risiko für Krebs mit tödlichem Ausgang.

Wahrnehmung, Einstellungen und Emotionen haben außerdem erheblichen Einfluß darauf, wie schnell Menschen nach der Entdeckung eines Gefahrenanzeichens (beispielsweise Knoten oder merkwürdiger Leberfleck) medizinischen Rat suchen. Manche belügen sich selbst und hoffen, die Symptome werden wieder verschwinden oder sich als harmlos erweisen. Andere verdrängen sie vollkommen aus ihrem Bewußtsein, und wieder andere stürzen zum Arzt und verlangen Abklärung.

Überheblichkeit, Ignoranz oder schlicht Angst halten viele Männer von einem Arztbesuch ab, wenn sie die ersten Anzeichen von Prostata- oder Hodenkrebs entdecken. Deshalb sterben immer wieder Männer an eigentlich heilbarem Krebs. Prostatakrebs endet allein in Großbritannien jedes Jahr für rund 9 000 Männer tödlich. Es ist die dritthäufigste Krebsform bei Männern, trotzdem wird ihr in der Öffentlichkeit weit weniger Aufmerksamkeit geschenkt als dem Brust- oder Gebärmutterkrebs.

Hat ein Krebspatient erst einmal mit der Behandlung begonnen, hängt der Erfolg stark von der Compliance (oder Mitarbeit) des Patienten ab. Bei vielen Krebsarten ist Strahlenbehandlung die Therapie der Wahl, und eine genaue Einhaltung des Bestrahlungszeitplans ist Bedingung für ihre Effektivität. Das gleiche gilt für Chemotherapien. Der seelische Zustand eines Patienten – vor allem seine Stimmung und die Einstellung zu seiner Erkrankung – kann seine Compliance mit der gewählten Therapieform nachhaltig beeinträchtigen und damit seine Überlebenschancen verringern. Ein Beispiel: Forscher am *Veterans Affairs Medical Center* in Memphis fanden heraus, daß Frauen mit erstmals aufgetretenem Brustkrebs, die entweder starken Kampfgeist besaßen oder sehr große Angst hatten, sich strenger an ihre Chemotherapiepläne hielten als Frauen mit Schuldgefühlen wegen ihrer Erkrankung. Wie bereits beschrieben, verlängert Kampfgeist die Überlebenszeit – vielleicht nicht zuletzt deshalb, weil diese Frauen nach der besten aller möglichen Behandlungsformen suchen.

Auch der Seelenzustand eines Krebspatienten hat Einfluß darauf, wie sehr er auf sich achtgibt. Man geht davon aus, daß richtige Ernährung, regelmäßige Bewegung und ausreichend Schlaf das Krebswachstum bremsen können. Die Effektivität dieser Verhaltensweisen ist jedoch umstritten. Schaden können sie auf alle Fälle nicht, und wahrscheinlich erhöhen sie die Lebensqualität des Patienten. Wenn eine solche Lebensführung aber tatsächlich Einfluß auf das Krankheitsgeschehen hat, sind gute Motivation und positive Einstellung mit Sicherheit von Vorteil.

Ein anderer Faktor, der sich auf die Krebsbehandlung und eine mögliche Heilung auswirkt (obwohl es im Prinzip keinen Grund dafür gibt), ist das Arzt-Patient-Verhältnis. Strahlen- und Chemotherapie sind häufig sehr unangenehm und anstrengend. In Grenzfällen wird die emotionale Stabilität sowie die Bereitschaft und Entschlossenheit eines Patienten, eine solche Therapie durchzustehen, den Arzt bzw. die Ärztin dazu bewegen, entweder eine hochwirksame, dafür besonders belastende Therapie oder aber eine mildere, dafür nicht so effektive Therapie zu wählen.

Kommen wir nun zum dritten Element, den biologischen Abwehrmechanismen des Körpers. An einem so komplexen Krankheitsprozeß wie Krebs sind zahllose biologische Mechanismen beteiligt. Deshalb können psychische Faktoren – zumindest theoretisch – zu verschiedenen Zeiten auf verschiedene Weise Einfluß nehmen, beispielsweise auf die Entstehung eines Tumors, sein Wachstum und seine Metastasenbildung.

Sowohl Tumorwachstum als auch Metastasenbildung hängen in gewissem Maße von der lokalen Blutversorgung ab. Theoretisch müßte also alles, was die Blutgefäße in irgendeiner Form betrifft, sich auch hierauf auswirken. Wie wir bereits gesehen haben, kann die Psyche auf die Blutgefäße via Sympathikus Einfluß nehmen.

Auch Hormone sind beteiligt. So weiß man, daß Prolaktin das Wachstum von Brusttumoren anregt und seine Sekretion bei starkem Streß ansteigt. Das gleiche gilt für die Glukokortikoide (siehe Kapitel 5), die dabei helfen, Energiereserven des Körpers in Streßsituationen zu mobilisieren und den Glukosespiegel im Blut zu erhöhen. Schnell wachsende Tumoren brauchen viel Energie und absorbieren die Glukose aus der Blutbahn noch vor anderen Organen oder Geweben. Man vermutet also, Streß rege das Tumorwachstum an, indem er zusätzliche Energie zur Verfügung stellt. Glukokortikoide könnten auch dadurch zum Tumorwachstum beitragen, daß sie die Bildung von Kapillargefäßen fördern (Angiogenese).

Vor dem Hintergrund einer möglichen Verbindung zwischen hormoneller Reaktion, Streß und Tumorwachstum ist es erwähnenswert, daß Typ-C-Persönlichkeiten (die ihre Gefühle unterdrücken) unter gleichen Bedingungen eine stärkere Streßreaktion zeigen als emotional ausdrucksstarke Menschen.

Aber was ist nun mit dem Immunsystem? Was sagen Psychoneuroimmunologen über mögliche Zusammenhänge? Wissenschaftler haben bereits ausgiebig untersucht, ob psychische oder emotionale Faktoren via Immunsystem die Entstehung oder das Wachstum von Tumoren begünstigen. Kaum bezweifelt wird, daß sich die Psyche auf das Immunsystem auswirkt, aber wirkt sich das Immunsystem auch auf Krebs aus?

Eine sehr reizvolle, aber auch umstrittene Vorstellung von möglichen Zusammenhängen zwischen Krebs und Immunität ist die der immunologischen Kontrolle. Man geht davon aus, daß Krebszellen immer wieder spontan im Körper entstehen, jedoch vom Immunsystem entdeckt und beseitigt werden, bevor es zu einem Tumor kommen kann. Wenn dem so ist, würde alles, was das Immunsystem in seiner Kontrollfunktion beeinträchtigt, das Krebsrisiko erhöhen.

Im Grunde genommen läßt sich die Theorie von der Immunkontrolle nicht aus irgendwelchen Fakten ableiten. Wäre es so einfach, würde jeder Mensch oder jedes Tier mit unterdrücktem Immunsystem unweigerlich an Krebs erkranken. In Wirklichkeit entwickeln immunsupprimierte Patienten durchaus nicht zwangsläufig Tumoren, und wenn, so sind sie meist auf wenige Krebsformen beschränkt. Immunsupprimierte Patienten, die beispielsweise unter Aids leiden, neigen vermehrt zur Entwicklung eines Non-Hodgkin-Lymphoms oder bestimmter Arten von Hautkrebs. Der bekannteste ist das Kaposi-Sarkom, eine ursprünglich exotische Krankheit, die heute aber die meisten Aidsopfer befällt. Abgesehen von diesen Ausnahmen, führt Immunsuppression jedoch nicht zur Entwicklung x-beliebigen Krebses.

Mittlerweile weiß man, daß das Immunsystem bei manchen Krebsformen eine größere Rolle spielt als bei anderen. Großen Einfluß hat es u.a. bei malignem Melanom und Nierenkrebs. Manchmal rufen Krebszellen aber auch nur eine geringe oder gar keine Immunreaktion hervor.

Reagiert das Immunsystem, so hat es zwei Möglichkeiten, den Krebs zu bekämpfen. Sollten die Krebszellen bei der spezifischen Reaktion nicht als Antigene erkannt werden, können in einer unspezifischen Reaktion Makrophagen und natürliche Killerzellen zum Einsatz kommen. Man nimmt an, daß Killerzellen eine wichtige Rolle bei der Verhinderung von Metastasen spielen. Dana Bovbjerg und ihre Kollegen am Sloan-Kettering-Gedächtnis-Krebszentrum (*Memorial Sloan Kettering Cancer Center*) in New York entdeckten, daß die Killerzellenaktivität bei gesunden Menschen mit familiärer Krebsgeschichte deutlich geringer war und damit ihr Risiko größer, selbst an Krebs zu erkranken.

Noch eindeutigere Beweise für eine Beteiligung der Killerzellen erbrachte die Forschung am Pittsburgher Krebsinstitut (*Pittsburgh Cancer Institute*). Danach hatten Krebspatienten, die sich selbst eher isoliert und wenig unterstützt fühlten, eine geringere Killerzellenaktivität und ein erhöhtes Risiko der Metastasenbildung in den Lymphknoten. Hier wird das Zusammenwirken aller drei Elemente sichtbar: Eine nachteilige Wirkung auf die Psyche (mangelnde Unterstützung) führt zu verminderter Immunfunktion und damit gesteigerter Metastasenbildung.

Verbindungen zwischen psychischen Faktoren, natürlichen Killerzellen und Krebs wurden auch bei Tieren gefunden. Wissenschaftler von der kalifornischen Universität in Los Angeles setzten Ratten mit Mammakarzinomen starkem akutem Streß aus, was die Killerzellenaktivität der Tiere nachhaltig verringerte und die Metastasenbildung in der Lunge verdoppelte. Diese Studie untermauert die Theorie, daß Streß die Metastasenbildung fördert, indem er die Killerzellenaktivität beeinträchtigt.

Einige Experimente gingen sogar noch einen Schritt weiter und entdeckten bei Mäusen Zusammenhänge zwischen erblichen Charaktermerkmalen, Killerzellenaktivität und Krebsrisiko (ja, Mäuse haben wirklich unterschiedliche Charaktere!). J. M. Petitto und Kollegen von der Universität Florida untersuchten die Immunfunktionen bei Mäusen, denen man ein nicht aggressives und sozial gehemmtes Verhalten angezüchtet hatte. Bei der Begegnung mit einer fremden Maus reagierten die »scheuen« Mäuse nicht mit dem sonst arttypischen aggressiven Verhalten. Sie gingen einem Kampf aus dem Wege. (Jetzt denken Sie vielleicht: Aha, fast wie ein C-Typ!) Bei diesen Mäusen wurde auch eine größere Anfälligkeit für Krebs und eine meßbar geringere Killerzellenaktivität nachgewiesen. Natürlich liegen Welten zwischen einer gezüchteten Labormaus und Harriett Frean – die Parallelen sind allerdings verblüffend.

Psychische Faktoren wie Streß beeinträchtigen möglicherweise die körpereigene Abwehr auch, indem sie die molekularen Reparaturmechanismen für fehlerhafte DNA stören. Janice Kiecolt-Glaser, Ronald Glaser und ihre Kollegen von der Staatlichen Universität Ohio fanden heraus, daß die Reparatur von DNA in menschlichen Lymphozyten nicht so effektiv ist, wenn der Mensch (wie auch die Ratte) unter starkem Streß steht. Streß hindert die Lymphozyten in der Bildung eines für die DNA-Reparatur wichtigen Enzyms – mit weitreichenden Folgen, da eine mangelhafte Reparatur das Krebsrisiko beträchtlich steigert. Die Mehrheit der Kanzerogene (krebserzeugenden Stoffe) wirkt über die Schädigung der DNA. Wenn Streß die Reparaturfähigkeit herabsetzt, kann die Zelle relativ leicht entarten.

Eine offene Debatte über die Rolle psychischer Einflußfaktoren bei Krebs wurde hauptsächlich von zwei Dingen verhindert: insbesondere durch die Skepsis, die allem entgegengebracht wird, was irgendwie mit Psychologie zu tun hat. Zunächst ist da die emotionale Belastung durch die Krankheit selbst. Krebs ist nach wie vor stark mit Angst besetzt. Ein zweites sind die der Sache abträglichen, unhaltbaren Behauptungen von New-Age-Gurus über spontane Wunderheilungen mittels Gedankenkraft. Wir werden später noch darauf zurückkommen. Einer ihrer vielen Nachteile ist, daß sie die Skepsis der Mediziner noch verstärken und damit ein wirkliches Verständnis der Krankheit blockieren.

Es kann kaum noch bezweifelt werden, daß psychische und emotionale Faktoren die Entstehung und das Wachstum bestimmter Krebsformen beeinflussen. Ihre Bedeutung für die Praxis muß aber noch weiter erforscht werden. Psychische Variablen, wie soziale Unterstützung und die emotionale Reaktion der Patienten auf ihre Erkrankung, wirken sich erheblich auf die Überlebenschancen aus. Gleichzeitig ist es so gut wie sicher, daß geeignete psychologische und soziale Interventionen für die Krebspatienten von großem Nutzen bei der Krankheitsbewältigung sind, ihre Lebensqualität für die ihnen verbleibende Zeit steigern und sogar in der Lage sein können, diese Spanne zu verlängern. Die Psyche außer acht zu lassen, ist eine unverantwortliche Verschwendung von Möglichkeiten.

---

1   Bisher hat niemand die tatsächliche Anzahl der Zellen ermittelt, weshalb die Angaben schwanken. Wahrscheinlich liegt die Menge sogar näher bei 10^{14}, doch was bedeutet bei solchen Dimensionen schon ein Faktor 10?

2   Genaugenommen besitzen nicht alle unsere Zellen den vollständigen genetischen Code. Rote Blutkörperchen haben beispielsweise keinen Zellkern.

3   Das maligne Melanom ist eine Erkrankung der Melanozyten: Die Zellen der Epidermis, also der äußeren Hautschicht, bilden das dunkle Pigment Melanin. Das maligne Melanom gilt aufgrund seiner Neigung zur Metastasierung, also Sekundärtumoren in anderen Körperregionen zu bilden, als besonders aggressiv.

4   Die meisten dieser wissenschaftlichen Beweise finden sich in bestimmten Korrelationen, das heißt, Wissenschaftler sehen eine statistische Beziehung zwischen zwei Parametern, also einem psychischen Faktor (wie Streß oder Depressionen) und nachfolgender Inzidenz oder fortschreitender Krankheitsentwicklung bei Krebs. Ethische Gründe verbieten die experimentelle Induzierung von Krebs, beispielsweise durch Streß, beim Menschen. Auch bei Tieren gibt es diesbezüglich immer mehr Bedenken.

5   Die Dauer eines Stressors beeinflußt das Tumorwachstum ebenfalls. In einem Experiment wurde Ratten eine karzinogene Substanz verabreicht. Dann setzte man die Tiere über einen Zeitraum von drei Monaten immer wieder unter Streß. Sie entwickelten vermehrt Tumoren. Als das Experiment jedoch auf fünf Monate ausgedehnt wurde, ging die Anzahl und die Größe der Tumoren zurück.

6   Bevor sie von Virginia Woolf überragt wurde, galt May Sinclair als eine der bedeutendsten Romanschriftstellerinnen Großbritanniens. Ihre Werke wurden sogar mit denen Charlotte Brontës verglichen. *Life and Death of Harriett Frean* erschien 1922, zu einer Zeit, als die britischen Intellektuellen von den Theorien Freuds beein-

flußt waren. Sinclair verarbeitete besonders die Freudschen Theorien von Verdrängung und Sublimierung in ihren Büchern. Neben der Typ-C-Persönlichkeit Harrietts und ihrer Krebserkrankung berührt der Roman einige wesentliche Themen; beispielsweise demonstriert die Titelfigur den Unterschied zwischen Krankheitsverhalten und tatsächlicher Krankheit. Während einer Pleuritis einige Jahre vor ihrem Tod entdeckt Harriett die angenehmen Seiten in der Rolle der Kranken:

> »Nach der friedvollen Zeit der Krankheit begann die mühselige Zeit der Rekonvaleszenz ... Sie wollte gar nicht gesund werden. Für sie war die Genesung nichts anderes als das Ende von Aufmerksamkeit und Fürsorge ...«

Harrietts beste Freundin Priscilla entwickelt eine hysterische Paralyse, eine klassische psychosomatische Krankheit im alten und zweifelhaften Sinne des Wortes. Die Ärzte finden keine organische Ursache, der einzige Grund, warum Priscilla nicht laufen kann, ist, daß sie es eben nicht kann. Die Geschichte impliziert, die wahre Ursache liege in der Beziehung zu ihrem lieblosen Ehemann Robin:

> »Robin liebte sie nicht, und sie wußte das. Sie entwickelte diese Krankheit, um irgendwie seine Aufmerksamkeit zu erregen und seine Zuwendung zu erlangen. Ich sage nicht, daß sie dafür konnte. Sie konnte es nicht.«

Später verliert Harrietts Vater all sein Geld an der Börse. Nach guter alter literarischer Tradition erleidet er einen Schock mit anschließendem gesundheitlichem Niedergang, der in tödlichem Herzversagen endet.

7 Arnold Bennett war sich nicht ganz im klaren darüber, welchen Einfluß seine Gefühle auf sein körperliches Befinden hatten. Er litt unter Schlaflosigkeit und schätzte sich selbst – wie seine Figur Earlforward – als übermäßig sensibel ein.

8 Bei der Komplexität des behandelten Gegenstandes ist es fast unvermeidlich, daß manche Studien auf keinerlei Zusammenhang zwischen psychischen Faktoren und dem Überleben nach Krebs stießen. Eine der am häufigsten zitierten wurde heftig kritisiert, weil sie auf Daten von Krebspatienten im Endstadium beruht. Wenn jemand schon mit einem Bein im Grab steht, ist es natürlich wenig wahrscheinlich, daß psychische Faktoren – oder irgend etwas anderes – noch viel ausrichten.

10

ZUVIEL DES GUTEN

»Und wie ein Mann, der zweierlei soll tun,
steh' ich voll Zaudern, wo ich soll beginnen –
und tue nichts.«

William Shakespeare, *Hamlet* (1601)

1552 schrieb der englische Protestant und spätere Märtyrer
Hugh Latimer:

>»Viele von uns rennen, wenn wir in Schwierigkeiten oder
>krank sind oder etwas verloren haben, hierhin und dort-
>hin, zu Hexen und Zauberern, die wir weise nennen ...
>und bitten um Hilfe und Trost aus ihren Händen.«

Wie wahr das immer noch ist! Wenden wir uns nun der Frage zu, wie aus der Wechselwirkung zwischen Körper und
Geist praktischer Nutzen gezogen werden kann. Wissenschaftler sind bei der Erforschung der Zusammenhänge
zwischen Geist, Immunität und Krankheit auf wichtige
Erkenntnisse über die menschliche Natur gestoßen. Unsere materielle Welt mißt Forschungserfolg jedoch nicht an
seiner wissenschaftlichen oder kulturellen Bedeutung, sondern an der praktischen Verwertbarkeit. Können also diese
Erkenntnisse dazu beitragen, Menschen zu heilen, oder
– mehr noch – dazu, daß sie gar nicht erst krank werden?
Funktioniert das in der Praxis?

Wir haben Beweise für den großen Nutzen psychologischer Interventionen bei Krebs und Herzerkrankungen vorgelegt. In diesem Kapitel werden wir einen kritischen Blick auf verschiedene therapeutische Anwendungsmöglichkeiten der Geist-Körper-Verbindung werfen sowie auf den Mythos, in den die ganze Thematik eingebettet ist.

Nachdem man herausgefunden hatte, daß die Psyche die Gesundheit schädigen kann, wurden Wege gesucht, wie das Gegenteil erreicht werden könnte. Unter anderem erprobte man den heilenden Einfluß von Hypnose, Entspannung, körperlicher Bewegung und vieler Verhaltenstherapien. Bis jetzt sind die Erfolge nicht übermäßig ermutigend und weit von den Wirkungen entfernt, die ihnen manche Eiferer zuschreiben.

Entspannen Sie sich!

»Still, Herz! Still!«

William Shakespeare, *Hamlet* (1601)

Seit Anbeginn der Zeit haben Menschen versucht, den Anforderungen des Lebens zu entfliehen, indem sie sich in irgendeine Ecke (im wörtlichen oder übertragenen Sinne) zurückziehen und entspannen. Das einfachste ist, gar nichts zu tun. Diejenigen auf der Suche nach tieferer Entspannung haben sich anderen, strukturierteren Methoden wie dem Gebet, Yoga oder der Meditation zugewandt.

Anhänger des New Age haben diese traditionellen Wege weiterentwickelt. Entspannung heißt schon lange nicht mehr einfach nur sich entspannen. Auf der Suche nach Erholung muß man sich heute mit umständlichen Techniken auseinandersetzen, zu deren Beherrschung konzentriertes

Lernen (und meistens ein größerer Geldbetrag) gehört. Besonders Enthusiastische benutzen Biofeedback, um sich in einen Zustand der Tiefenentspannung zu versetzen. Doch Spott ist eigentlich fehl am Platz, denn die Wissenschaft bestätigt inzwischen die grundlegende Gültigkeit der weitverbreiteten Erfahrungen zur Entspannung. Es scheint, als wirke sich Entspannung tatsächlich günstig auf Körper und Geist aus.

Geeignete Techniken können Angstgefühle oder Depressionen mindern und Wohlbefinden auslösen. Richtig eingesetzt, kann Entspannung bei Streß und Schmerzen helfen, beispielsweise bei unangenehmen medizinischen Eingriffen oder während der Geburt. Wissenschaftlichen Studien zufolge half Entspannungstraining ambulanten Krebspatienten während der Strahlentherapie gegen Depressionen, Angstzustände und Erschöpfung. Gesunde Menschen, die es praktizieren, bemerken häufig eine Verbesserung in ihren sozialen Beziehungen sowie eine Steigerung ihrer Lebensfreude und beruflichen Leistungen. Korrekt durchgeführt, sind Entspannungsübungen mit Sicherheit vorteilhaft für das Wohlbefinden.

Entspannung wirkt aber nicht nur auf den Geist, sondern auch auf den Körper. Bei einer völlig entspannten Person sinken Blutdruck, Puls und Atemfrequenz. Die Muskeln lockern sich und die Koronararterien weiten sich. Diese Vorgänge sind also das genaue Gegenteil derer bei einer Streßreaktion. Langfristig können regelmäßige Entspannungsübungen zu einer Senkung des Blutdrucks im Ruhezustand und (wahrscheinlich) des Risikos für Koronarerkrankungen beitragen. Daher stellen sie eine sinnvolle Ergänzung zur medikamentösen Behandlung von Patienten mit Blutdruckwerten an der oberen Toleranzgrenze dar.

Viele Entspannungstechniken scheinen auf Konditionierung zu beruhen – dem assoziativen Lernprozeß, dem wir schon in vorherigen Kapiteln begegnet sind. Während der

Trainingsphase lernt man, einen zuvor neutralen Stimulus, wie z.B. einen bestimmten Ton, Gedanken oder Geruch, mit körperlicher und geistiger Entspannung zu verbinden. Durch das stets zeitgleiche Auftreten von neutralem Stimulus und Entspannung ist der Stimulus allein irgendwann in der Lage, die Entspannung hervorzurufen. Alles, was man tun muß, ist dann, sein Mantra zu summen, sich eine bestimmte Situation vorzustellen, tief durchzuatmen oder ein ausgewähltes Musikstück zu hören. Die konditionierte Reaktion mentaler und muskulärer Entspannung wird sich dann automatisch einstellen.[1]

Es gibt eine wachsende Zahl von Hinweisen, daß Entspannung mehr bewirkt als nur die Senkung des Blutdrucks. Janice Kiecolt-Glaser und ihr psychoneuroimmunologisches Team von der Staatlichen Universität Ohio haben demonstriert, wie Entspannung das Immunsystem vorteilhaft beeinflußt, ob bei gesunden Medizinstudenten oder den Bewohnern eines Seniorenheims. Medizinstudenten, die vier Wochen vor einer wichtigen Prüfung hypnotische Entspannungstechniken einübten, hatten eine größere Anzahl von Helfer-T-Zellen im Blut als andere und empfanden weniger Streß. Auch den alten Menschen halfen die Entspannungsübungen. Ein einmonatiges Entspannungstraining bewirkte einen erheblichen Anstieg ihrer Killerzellenaktivität und Lymphozytenreaktivität sowie eine verbesserte immunologische Kontrolle latenter Herpesviren und – ganz allgemein – mehr Wohlbefinden. Anderen Experimenten zufolge kann Entspannung vorübergehend den Antikörperspiegel in Blut und Speichel erhöhen, obwohl die klinische Bedeutung dieser Effekte nicht immer klar ist.

Entspannungstherapie in ihren verschiedenen Ausprägungen hat sich als nützlich bei der Behandlung diverser medizinischer Probleme erwiesen: u.a. bei mäßigem Bluthochdruck oder wiederkehrendem Ausschlag an Lippen und Mundschleimhaut. Sie wurde bei der Behandlung von

333

Alopecia maligna totalis (abnormem Haarausfall) eingesetzt, einer Erkrankung, die nicht gut auf Medikamente anspricht und bei der Streß und Immundefekte eine obskure Rolle spielen. In japanischen Untersuchungen erwies sich Entspannung in fünf von sechs Fällen als hilfreich und veränderte die Anzahl der T-Lymphozyten und den Beta-Endorphin-Blutspiegel. In Untersuchungen aus den USA konnte progressive Muskelentspannung das Wiederausbrechen von *Herpes genitalis* bei einigen Betroffenen verhindern.

Alles in allem spricht manches für Entspannungsübungen. Zumindest erhöhen sie das Wohlbefinden und haben keinerlei schädlichen Nebenwirkungen. Sie können darüber hinaus zu signifikanter Verbesserung der Immunfunktionen und der körperlichen Gesundheit beitragen.

Abschließend soll noch erwähnt werden, daß Entspannung nicht gleichbedeutend ist mit körperlicher Inaktivität. Eine angenehme Freizeitbeschäftigung, in der man voll und ganz aufgeht, wirkt sich ebenso förderlich auf die Gesundheit aus. Das ist genau der Grund, warum drei Männer (vom Hund einmal abgesehen) sich zu einer Bootstour auf der Themse entschließen, von der Jerome K. Jerome so unvergeßlich in *Drei Mann in einem Boot* erzählt:

»... füllten wir unsere Gläser neu, zündeten die Pfeifen an und nahmen das Gespräch über unseren Gesundheitszustand wieder auf. Keiner von uns konnte mit Sicherheit sagen, was ihm eigentlich fehlte, doch unsere einstimmige Meinung ging dahin: Es war, was immer es sein mochte, auf Überarbeitung zurückzuführen. ›Was wir brauchen, ist Ruhe‹, sagte Harris. ›Ruhe, und kompletten Szenenwechsel‹, sagte George. ›Die Überlastung des Gehirns hat eine allgemeine Depression des ganzen Organismus bewirkt. Szenenwechsel und das Fehlen jeder Notwendigkeit zu gedanklicher Tätigkeit werden das geistige Gleichgewicht wiederherstellen!‹ (…) George sagte: ›Fahren wir doch die Themse hinauf.‹ Er sagte, da hätten wir frische Luft, körperliche Bewegung und Ruhe. Der ständige Szenenwechsel würde unseren Geist beschäftigen (mit inbegriffen, was davon bei Harris vorhanden war), und die anstrengende Arbeit würde uns Appetit machen und uns gut schlafen lassen.«

Bewegung, Bewegung!

»Der weise Mann bewegt sich, um gesund zu werden.«

John Dryden, *Episteln* (1700)

»Bewegung ist Quatsch.«

Henry Ford (ihm zugeschrieben)

Wie die Symptome sogenannter psychosomatischer Erkrankungen häufig die jeweils geltenden Normen widerspiegeln, tun es auch alle Versuche, gesund zu bleiben. Heutzutage bedeutet dies das genaue Gegenteil von Entspannung – Sport, Sport und nochmals Sport.

Daß Sport gut für die Gesundheit sei, ist immer wieder behauptet worden. Auch der skeptischste Stubenhocker kann nach all der wissenschaftlichen Beweisführung daran nicht mehr zweifeln. (Selbst etwas träge und faul, würde ich dieses Thema gern abkürzen, aber was wahr ist, muß wahr bleiben.)

Körperliche Bewegung wirkt – wie auch Entspannung – gleichermaßen auf Geist und Körper. Regelmäßige sportliche Betätigung bewirkt einen physiologischen Trainingseffekt, bei dem sich die Leistung des Herzens, des Kreislaufs und der Muskeln entsprechend der wiederholten Anforderung steigert. Zu den positiven Folgen der daraus resultierenden körperlichen Fitneß gehört ein Absinken des Blutdrucks, der Pulsfrequenz und des Körperfettanteils. Statistiken belegen ein geringeres Risiko für Herzerkrankungen bei Menschen mit regelmäßiger Bewegung.

Umgekehrt führt ein Mangel an Bewegung zu einem erhöhten Risiko, eine Herzkrankheit oder eine andere ernste Erkrankung wie beispielsweise Diabetes mellitus zu entwickeln. Auch für die Psyche ist Bewegungsmangel ungünstig. Wer sich nicht regelmäßig bewegt, läuft laut Statistik Gefahr, depressiv zu werden (obwohl man sich natürlich fragen könnte, was zuerst kam: das schwarze Loch oder die Trägheit).

I-Min Lee, Chung-cheng Hsieh und Ralph S. Paffenbarger von der Universität Harvard haben massenhaft Beweise für die langfristigen Gesundheitsvorteile durch Bewegung zusammengetragen und diese 1995 im *Journal of the American Medical Association* veröffentlicht. Sie hatten die Mortalität von 17 321 Männern mittleren Alters, die ihren Abschluß in den 60er Jahren an der Universität Harvard gemacht hatten, untersucht. Die Daten ergaben einen klaren Zusammenhang zwischen körperlicher Aktivität und Lebensdauer. Je mehr Energie ein Mann wöchentlich in starke körperliche Betätigung investierte, desto geringer war sein Risiko, vorzeitig (an was auch immer) zu sterben. Ähnliches fand sich in einer Langzeitstudie an 8 463 israelischen Männern. Die, welche sich in ihrer Freizeit sportlich betätigten, hatten über die folgenden 21 Jahre ein geringeres Sterberisiko.[2]

Es gibt sogar Hinweise darauf, daß mäßige, aber regelmäßige Bewegung das Risiko für bestimmte Krebsformen – vor allem Darm-, Brust- und Uteruskrebs – leicht senkt. Eine auf 19 Jahre angelegte Studie an über einer Million schwedischer Männer wies bei denjenigen mit überwiegend sitzender Lebensweise ein um 30 Prozent erhöhtes Darmkrebsrisiko nach.

Wie kann also körperliche Ertüchtigung vor Krankheit schützen? Was löst sie noch im Körper aus, abgesehen von den bekannten Wirkungen auf Herz, Lunge und Muskulatur? Und da wären wir wieder beim Immunsystem.

Starke körperliche Betätigung hat weitreichenden Einfluß auf das Immunsystem, allerdings nicht nur positiven. Ein bekannter immunologischer Effekt ist der vorübergehende Anstieg der Leukozyten im peripheren Blut. Dieses als Leukozytose bezeichnete Phänomen wurde etwa um die Jahrhundertwende entdeckt. Blutproben, die man im Jahre 1901 vier Läufern unmittelbar nach Beendigung des Bostoner Marathons entnommen hatte, ergaben eine um das drei- bis vierfach erhöhte Leukozytenzahl gegenüber den Normalwerten. Eine bewegungsbedingte Leukozytose ist jedoch nicht von Dauer. Die Leukozyten kehren meist im Verlauf von wenigen Stunden auf ihr normales Niveau zurück. Regelmäßiger Sport hat auch keine nennenswerte Auswirkung auf die Leukozytenzahl im peripheren Blut im Ruhezustand. Die meiste Zeit über liegt also die Leukozytenzahl eines Athleten nicht über der eines durchschnittlichen Stubenhockers.

Was es mit diesem kurzfristigen Anstieg der Leukozyten auf sich hat, weiß man bis heute nicht. Möglicherweise hat er für die Gesundheit gar nichts zu bedeuten. Bewegung hat aber noch andere, wahrscheinlich sehr viel relevantere Auswirkungen auf das Immunsystem. Schon mäßige Bewegung führt zu meßbaren Veränderungen, u.a. erhöhte Phagozytose, erhöhter Interleukin-1-Spiegel (ein Zytokin, das Teile des Immunsystems aktiviert), erhöhte Anzahl und Aktivität der Killerzellen und möglicherweise auch ein erhöhter Interferonspiegel (auch ein Zytokin).

Dabei scheint mäßige Bewegung vor allem für ältere Menschen vorteilhaft zu sein. Das mag daran liegen, daß bei ihnen die Immunfunktionen generell weniger aktiv sind und entsprechende Veränderungen hier einen größeren Unterschied machen. Alle gesundheitlichen Auswirkungen von Bewegung sind jedoch nur von kurzer Dauer, und es ist nach wie vor ungeklärt, ob sie für die allgemeine körperliche Verfassung relevant sind.

Doch auch wenn Bewegung keine Vorteile für die Physis hätte, allein wegen ihrer positiven Wirkung auf die Psyche ist sie allemal lohnend. Regelmäßiger Sport kann die Stimmung und auch die Selbstachtung erheblich verbessern, was sich wiederum auf andere Lebensbereiche wie soziale oder sexuelle Beziehungen und die berufliche Leistung auswirkt. Leichte Depressionen lassen sich damit abwenden. Wer regelmäßig Sport treibt, ist körperlich fit und neigt weniger zu Angst oder Niedergeschlagenheit. Man fühlt sich insgesamt wohler und hat ein stärkeres Empfinden von Kontrolle (erinnern Sie sich an die immense Bedeutung von Kontrolle!), schläft besser und hat mehr Selbstbewußtsein. Eine Verbesserung des äußeren Erscheinungsbildes und der erotischen Attraktivität tut schließlich jedem gut.

Die ständig Bewegung predigen, sind auch davon überzeugt, Sport sei gut gegen Streß. Viele glauben, körperliche Fitneß mache auch geistig robuster und helfe, die Widrigkeiten des Alltags besser wegzustecken. Die wissenschaftliche Beweisführung ist plausibel, wenn nicht gar zwingend. In einer Studie maßen Forscher den Streß, den Studenten (freiwillige Probanden) im Laufe eines Jahres verarbeiten mußten, sowie die jeweilige körperliche Fitneß. Dann beobachtete man ihre Gesundheit im Verlauf der folgenden Monate. Studenten mit hohem Streßpegel im Jahr zuvor bei geringer Fitneß waren krankheitsanfälliger. Auf körperlich fitte Studenten wirkte sich der Streß nur unwesentlich aus. Eine Parallele zeigte sich auch zwischen Streß, Fitneß und seelischer Ausgeglichenheit. Die gestreßten mit geringer körperlicher Fitneß waren häufiger depressiv als ebenso gestreßte, aber fitte Studierende.

Hieran ist vor allem interessant, daß Sport die biologische Streßreaktion des Körpers mindert. Einer Studie zufolge verringerte regelmäßige Aerobic die Stärke und die Dauer der hormonellen und kardiovaskulären Reaktion auf psychische Stressoren. Wenn das stimmt, wäre es von außerordentlicher Bedeutung. Wie wir bereits gesehen haben, ist die Reaktivität auf Stressoren bezüglich Koronarkrankheiten und anderer ernster Störungen von Bedeutung. Leider stimmen hier die wissenschaftlichen Ergebnisse nicht immer überein – einige Studien fanden keinerlei Zusammenhang zwischen Fitneß und verringerter Streßreaktion.

Für diejenigen unter uns, die ihr Leben lieber gemächlich verbringen und ihre Joggingschuhe irgendwo hinten im Schrank verstecken, sehen die Dinge nicht einmal so düster aus. Wer sich früher sportlich betätigt und es dann aufgegeben hat, ist möglicherweise schlimmer dran als der, der gar nicht erst damit begonnen hat. Ronald Grossarth-Maticek, Hans Eysenck und Kollegen von der Londoner Universität entdeckten, daß Männer, die früher regelmäßig Sport getrieben hatten, eine höhere Mortalitätsrate aufwiesen als andere, die nie sportlich aktiv gewesen waren. (Es ist wohl überflüssig zu erwähnen, daß bei Männern, die nach wie vor sportlich aktiv waren, die Mortalitätsrate am niedrigsten war.) Und schließlich soll nicht unerwähnt bleiben, daß es beim Sport auch zu scheußlichen Verletzungen kommen kann.

Wie alles andere, ist auch Sport ein zweischneidiges Schwert. In Maßen wirkt er gesundheitsfördernd, sowohl körperlich als auch geistig, im Übermaß dagegen kann er erheblichen Schaden anrichten. Sport in seiner extremen Form ist ein starker Stressor, der die Immunfunktionen und die körpereigene Abwehr gegen Infektionen verringern kann.

Der Energieverbrauch des Körpers kann auf das Zehnfache, in manchen Muskeln sogar auf das 50fach des Grundumsatzes steigen. Um den Bedarf zu decken, muß das Herz dreimal so schnell schlagen und die Durchflußmenge um das Vierfache auf etwa 20 Liter pro Minute erhöhen (indem es mit jedem Schlag mehr Blut als sonst befördert und indem es schneller schlägt). Diese Belastung der Koronararterien kann sich katastrophal auf bereits geschädigte Gefäße auswirken. Bei anfälligen Personen wurden auch schon asthmatische Anfälle durch übermäßigen Sport ausgelöst.

In vieler Hinsicht gleicht die biologische Wirkung intensiver Bewegung einer Streßreaktion. Es kommt zu ähnlichen hormonellen Veränderungen, einschließlich der Ausschüttung von Adrenalin, Noradrenalin, Kortisol und Endorphinen.

Auch die Veränderungen der Immunfunktionen sind eher unerwünscht. Die Ausschüttung zweier wichtiger Arten von Antikörpern (IgA und IgM) verringert sich sowie die Anzahl und die Reaktivität der im Blut zirkulierenden Lymphozyten. Die Killerzellenaktivität geht zurück. Und obwohl Sport die Gesamtzahl der weißen Blutkörperchen zeitweilig nach oben treibt, betrifft dies nicht alle Unterarten gleichermaßen. Die Anzahl der Suppressorzellen (zytotoxische T-Lymphozyten) wächst gegenüber der an Helfer-T-Zellen unverhältnismäßig, eine Verschiebung, die sich möglicherweise nachteilig auf die Immunfunktionen auswirkt.

Es gibt überzeugende Hinweise, daß übermäßig aktive Sportbegeisterte, wahrscheinlich aufgrund der sportbedingten hormonellen und immunologischen Veränderungen, anfälliger für Husten, Erkältungen und andere Infektionen der Atemwege sind. Leistungssportler sind bekannt dafür, daß sie häufiger unter Infektionen leiden als jeder andere Normalsterbliche. Sie sind extrem fit, aber deshalb nicht extrem gesund. Ein Übermaß an Sport wirkt sich sogar negativ auf die Psyche aus. Experimente mit Freiwilligen haben gezeigt, daß sportliche Betätigung bis an den Rand der Erschöpfung zu Stimmungsschwankungen, Schlafstörungen, Appetitverlust und immunologischen Beeinträchtigungen führt.

Kleine rosa Pillen

»Denn mit den Mysterien unserer Religion
ist es wie mit nützlichen Pillen für die Kranken:
Wenn man sie ganz hinunterschluckt,
haben sie die Kraft zu heilen;
aber wenn man sie zerkaut, werden sie
meistenteils ohne Wirkung wieder erbrochen.«

Thomas Hobbes, *Leviathan* (1651)

Eine der stärksten und oft erprobten Arzneien, die vollkommen auf psychischer Wirkung beruht, ist das Placebo. Dem Patienten geht es besser, weil er *überzeugt* ist, es müsse ihm dadurch bessergehen.

Personen, denen Placebos verabreicht werden, die sie für Medikamente halten, verspüren meist eine deutliche Milderung ihrer Schmerzen oder anderer Symptome, auch wenn ein Placebo chemisch gesehen unwirksam ist. Der Placeboeffekt ist beachtlich und ruft meist bei mindestens einem Drittel aller Patienten Besserung hervor. Placebos haben sich bei einer ganzen Reihe von Störungen als sehr wirkungsvoll erwiesen: bei chronischen Schmerzen, Bluthochdruck, Angina, Depressionen, Schizophrenie und sogar Krebs. Sie sind die moderne Fortführung alter Traditionen von geheimen Tränken, Zaubersprüchen, Blutegeln, Handauflegen, Pilgerfahrten, goldenen Kapseln und magischen Formeln.

Der Placeboeffekt veranschaulicht sehr gut, wie die Erwartungshaltung vom Körper ausgehende Signale überlagert. Placebos funktionieren nur, wenn man daran glaubt. Die Wirkung läßt sich dadurch steigern, daß der Arzt den Patienten zunächst von der Wirksamkeit überzeugt und das Placebo in einer Weise verabreicht, die das psychologische Potential noch verstärkt. So wirken

Placebos häufig mehr, wenn sie gespritzt und nicht in Form von Tabletten gegeben werden, denn eine Spritze ist beeindruckender als eine Tablette. Die pharmazeutischen Unternehmen wissen, daß bei einem Placebo in Tablettenform auch Farbe, Größe und Form die Wirkung beeinflussen. Die Pillen sollten dementsprechend besser rosa als weiß sein. Oder wie es der Psychologe Richard Totman so treffend formulierte: »Nimm irgend etwas, das entweder eklig, teuer oder schwer zu bekommen ist, umgib es mit einer Aura des Geheimnisvollen – und fertig ist die Medizin.«

Welche psychischen und physiologischen Mechanismen dem Placeboeffekt zugrunde liegen, ist bis heute nicht ganz geklärt. Einige Wissenschaftler vermuten, es habe etwas mit Endorphinen zu tun, den schmerzstillenden Opioiden, die das Gehirn unter Streß ausschüttet. Andere glauben, es hänge mit Konditionierung zusammen. Einigkeit besteht jedoch darin, daß die wesentliche Komponente dabei die Psyche ist.

Psychoneuroimmunologie und Aids

»Wenn gegen eine Krankheit sehr viele Mittel empfohlen werden, dann heißt das, die Krankheit ist unheilbar.«

Anton Tschechow, *Der Kirschgarten* (1904)

In den letzten Jahren hat man versucht, die Erkenntnisse der Psychoneuroimmunologie bei der Erforschung von Aids anzuwenden. Das ist durchaus sinnvoll. Abgesehen davon, daß Aids eine der größten medizinischen Herausforderungen unserer Zeit ist, ist es definitiv eine Immunkrankheit.

Der HIV (human immunodeficiency virus), der Krankheitserreger von Aids, richtet den größten Schaden dadurch an, daß er die Helferzellen des Körpers zerstört. Im Hinblick auf die zahllosen Beziehungen zwischen Psyche und Immunität folgt daraus zumindest theoretisch, daß psychische und emotionale Faktoren bei dem gesamten Prozeß eine Rolle spielen. Bis heute sind die Forschungsergebnisse hier jedoch hinter den Erwartungen zurückgeblieben.

Zwischen der ersten Infektion mit dem Erreger und dem Ausbrechen der Krankheit können viele Jahre vergehen. Beim ersten Kontakt mit dem Retrovirus[3] kommt es zu erkältungsähnlichen Symptomen. Das Virus tritt dann augenscheinlich in eine Ruhephase ohne weitere Symptome ein. (Ob die Viren tatsächlich »ruhen«, ist dabei eine andere Frage. Neueren Forschungen zufolge ist das eher unwahrscheinlich.) Unter Umständen erst Jahre später beginnt das Virus, das menschliche Immunsystem nachhaltig zu schädigen. Jetzt treten die klassischen Symptome von Aids auf. Einige entwickeln Aids bereits zwei bis drei Jahre nach der Infektion, während es bei anderen mehr als zehn Jahre dauern kann. Auch wenn Aids erst einmal ausgebrochen ist, verläuft der Krankheitsprozeß unterschiedlich schnell. Einige fallen ihm schon nach kurzer Zeit zum Opfer, andere leben noch fünf Jahre und länger.

In der Latenzzeit zwischen Infektion und Ausbruch von Aids spielt das Immunsystem eine entscheidende Rolle. Streß kann den Ausbruch durch zusätzliche Belastung des Immunsystems beschleunigen. Will man also das Auftreten oder den Krankheitsverlauf verzögern, muß man nach Wegen suchen, wie das Immunsystem der mit dem HIV Infizierten gestärkt werden kann. Psychoneuroimmunologen sind fieberhaft dabei – bisher mit nicht allzu großem Erfolg.

Es scheint sich zu bewahrheiten, daß psychische Faktoren die Immunfunktionen der HIV-Infizierten beeinflussen, ohne daß man genau feststellen könnte, wie diese Wechselwirkung abläuft. Karl Goodkin und Kollegen von der Universität Miami entdeckten in einer Studie Zusammenhänge zwischen Immunfunktionen und Streß bei homosexuellen Männern, die zwar HIV-positiv waren, jedoch noch ohne Anzeichen von Aids. Die Killerzellenaktivität und die Lymphozytenanzahl bei den Männern wurde zu dem vorher erlebten Streß und ihrer Fähigkeit der Streßverarbeitung in Relation gesetzt. Die Männer mit den besten immunologischen Werten hatten zum einen den geringsten Streß erlebt und ihn zum anderen am besten bewältigt.

Wissenschaftler untersuchten auch mögliche positive Effekte psychologischer Behandlungen – Streßmanagement, Entspannungstechniken und Verhaltenstherapien – auf die immunologische Stärkung bei HIV-Infizierten – mit bescheidenen, wenngleich nicht immer schlüssigen Erfolgserlebnissen. In einer Studie wurden beispielsweise zweimal wöchentlich Muskelentspannung, Meditation und Hypnose durchgeführt, was zu signifikanten Verbesserungen bei einer Gruppe von asymptomatischen HIV-positiven Männern führte. Dies hob ihre Stimmung, minderte ihre Ängste und ließ die Anzahl der T-Lymphozyten bei ihnen stark steigen. Dennoch steht nicht fest, ob psychische Faktoren einen spürbaren Unterschied bei den Immunfunktionen und der körperlichen Gesundheit der Betroffenen ausmachen. Die geistige Gesundheit steht dabei natürlich auf einem ganz anderen Blatt, und es ist keine Frage, daß geeignete psychologische Betreuung die Lebensqualität Aidskranker erhöht.

Man hat auch den möglichen Nutzen von körperlicher Bewegung untersucht. Wie wir zuvor schon gesehen haben, kann mäßige Bewegung die Zahl der zirkulierenden T-Lymphozyten erhöhen und sich positiv auf die Immunfunktionen auswirken. Rein theoretisch könnte das den Krankheitsverlauf bei Aids bremsen. Mit einem geeigneten Bewegungsprogramm würden sich Aidskranke, wie jeder andere Mensch auch, wohler fühlen. Das könnte zumindest Ängste und Depressionen, die unweigerlich mit einer todbringenden Krankheit verbunden sind, etwas mildern. Doch bis heute ist nicht bewiesen, ob Bewegung allein die Immunfunktionen und die körperliche Verfassung Aidskranker oder HIV-Positiver stärken kann.

Forschungsergebnisse der Universität Miami waren in diesem Zusammenhang vielversprechend. Die meisten Menschen reagieren zunächst mit tiefer Bestürzung und dann mit Depressionen auf die Eröffnung, HIV-positiv zu sein. Diese emotionale Reaktion geht häufig mit einer Veränderung der Immunfunktionen einher, vor allem mit einer Abnahme der Killerzellenaktivität. Die emotionale und immunologische Reaktion fällt indes nicht so stark aus, wenn der Betroffene körperlich fit ist und an einem Aerobic-Kurs teilnimmt.

Der HIV-Virus und Aids betreffen aber nicht nur das Immunsystem, sondern auch die Psyche. Der HIV-Retrovirus kann auch das zentrale Nervensystem schädigen und so zu verschiedenen Geisteskrankheiten führen (siehe Kapitel 4). Die seelischen und emotionalen Auswirkungen des HIV-Virus zeigen sich jedoch schon viel früher. Wer weiß, daß er HIV-positiv ist, oder fürchtet, es zu sein, wird höchst anfällig für chronischen Streß, Angstzustände und Depressionen. Personen, die entweder HIV-positiv oder Aidskrank sind oder zu den Hochrisikogruppen gehören, haben oft die Last des Stigmas, der sozialen Vereinsamung und der Verluste nahestehender Menschen zu tragen. Laut Statistik ist das Risiko, daß Menschen in ihrem unmittelbaren Umfeld sterben, höher als bei allen anderen. Und wir haben ja bereits gesehen, daß sich sowohl Trauer als auch Einsamkeit schon für sich allein nachteilig auf die Gesundheit auswirken. Zusammen jedoch ergeben sie eine höchst gefährliche Mischung.

Sanford Cohen von der medizinischen Fakultät der Universität Boston hat nachdenklich stimmende Analogien zwischen der enormen psychischen Belastung bei Aids und dem Phänomen des Voudou-Todes entdeckt. Beiden Opfern wird jeweils von einer Autorität mitgeteilt, daß sie unweigerlich sterben werden. Beide glauben an das Urteil und halten es für unabwendbar. Beide erleben Gefühle der Hilflosigkeit, Hoffnungslosigkeit und Isolation. Diese werden häufig noch durch Familien und Freunde verstärkt, die sich von ihnen abwenden und sie nicht länger als »normale« Mitmenschen behandeln.

In diesem Sinne, so Cohen, wirke die Diagnose Aids genauso wie der Voudou-Knochen, der auf das Opfer gerichtet wird. Die psychische und emotionale Situation hat in beiden Fällen sicherlich etwas Gemeinsames. Es ist daher vorstellbar, daß sie das Immunsystem auch auf ähnliche Weise beeinträchtigen. In Verbindung mit starkem Streß, Hoffnungslosigkeit und Vereinsamung wird das Immunsystem des Aidskranken weiter geschwächt und sein Tod beschleunigt. Man sollte sich darüber einmal Gedanken machen.

In einem Punkt sind sich die Wissenschaftler weitgehend einig. Jede Form von Behandlung sollte so früh wie möglich einsetzen. Die psychologische Therapie muß beginnen, bevor das Immunsystem zusammengebrochen ist und solange sie noch positiv auf den körperlichen Zustand des Aidskranken einwirken kann. In der Praxis bedeutet dies: unmittelbar nach der Infektion und lange vor den ersten Symptomen. Für jeden mit Aids im fortgeschrittenen Stadium kommen Streßmanagement, Entspannungstraining, Gruppen- oder Bewegungstherapie zu spät (obwohl sie ihm vielleicht seelisch noch nützlich sein können).

Psychoneuroimmunologen haben das theoretische Wissen, um zu helfen, doch bis heute wird es nicht in die Praxis umgesetzt. Psychologische Behandlung kann die seelische Verfassung und die Lebensqualität der Betroffenen verbessern; ob sie auch ihr Leben verlängern kann, bleibt abzuwarten.

Einbildung, Wunderheilungen und andere exotische Erscheinungen

»... denn es wimmelt von Scharlatanen, Quacksalbern und Wunderdoktoren beinahe in jeder Straße, in jedem Dorf, die sich diesen Namen anmaßen, und durch ihre niederen und bäurischen Gaukeleien eine edle und einträgliche Kunst in den Schmutz ziehen.«

Robert Burton, *Anatomie der Melancholie* (1621)

»... solch ein schwelender ländlicher Aberglaube [reizte] ihn zum Zorne, sobald er nur erwähnt wurde, zum Teil, weil er ihm selbst halb anhing.«

Thomas Hardy, *Der verdorrte Arm* (1888)

Begeben wir uns nun in gewagtere Gefilde, weitab von der Sicherheit wissenschaftlicher Forschungsgebiete wie der Psychoneuroimmunologie – auf das Gebiet der modernen Zauberer, der New-Age-Gurus. Die tröstliche Vorstellung, lebensbedrohliche Krankheiten könnten durch nichtphysische Maßnahmen geheilt werden, ist so alt wie religiöser Glaube selbst. Lange vor der Entstehung der monotheistischen Religionen glaubten Menschen an die übernatürlichen Kräfte körperloser, göttlicher Wesen, an Geister und Dämonen und an deren Macht, Krankheiten zu verursachen, aber auch zu heilen. Der früher weitverbreitete Glaube, die Berührung eines gerade Gehenkten habe heilende Kräfte, bildet den Kern von Thomas Hardys *Der verdorrte Arm*, einer seiner Erzählungen über das Leben im ländlichen England des 19. Jahrhunderts.

Gertrude Lodge hat einen verdorrten Arm. In ihrer Verzweiflung sucht sie Rat beim örtlichen heilkundigen Zauberer Trendle, der ihr rät: »Sie müssen mit dem Arm den Hals eines Gehenkten berühren, ... noch ehe er erkaltet ist – gleich wenn man ihn heruntergenommen hat ... Das läßt das Blut stocken und bringt Sie in eine andere körperliche Verfassung.« Leider, leider, ergeben sich jedoch unvorhergesehene Schwierigkeiten, und die arme Gertrude stirbt.

Zehntausende pilgern jedes Jahr nach Lourdes und zu anderen Wallfahrtsorten in der Hoffnung auf Heilung. Viele glauben auch, tatsächlich geheilt worden zu sein. Die katholische Kirche erkennt jedoch nur einen Bruchteil davon als echte Wunderheilungen an. Nach einer wissenschaftlichen Begutachtung der Wunderheilungen von Lourdes erfüllten nur 64 der etwa 6 000 gut dokumentierten Fälle die strengen Kriterien des Vatikans. Und unter diesen 64 finden sich einige Erkrankungen, die für spontane Remissionen bekannt sind.[4]

Krebs, diese enorm angstbesetzte Krankheit, hat der wachsenden Zahl der New-Age-Gurus sowie ihrem Angebot an simplizistischen Erklärungen und neuzeitlichen Wundermitteln Tür und Tor geöffnet. So verbreiten sie überall, Krebs beginne im Kopf und könne daher auch mit dem Kopf geheilt werden.

Im vorigen Kapitel haben wir dargelegt, daß eine gute soziale Unterstützung das Leben von Krebspatienten verlängern kann und ihre Lebensqualität erheblich steigert. Die durch viele Studien belegte Feststellung, daß der seelische Zustand eines Patienten Einfluß auf das Krankheitsgeschehen hat, wurde von New-Age-Gurus um phantastische Dimensionen erweitert. Krebs, so behaupten sie, habe seine Ursache in falschen Gedanken oder geringer Selbstachtung. Im Umkehrschluß könne die Macht der Gedanken Krebs auch zerstören. Es sei alles nur eine Frage der richtigen Einstellung, der Liebe und des positiven Denkens.

Solche Thesen haben weltweit Tausende von Anhängern gefunden. Wissenschaftlichen Überprüfungen hielten sie jedoch nie stand.

Eine andere neuerdings sehr beliebte Behauptung ist, Krebspatienten könnten ihre Krankheit bekämpfen, indem sie sich bildlich vorstellen, wie ihre weißen Blutkörperchen die Krebszellen angreifen und zerstören. Das nennt man Visualisierung. Betroffene berichten, sie fühlten sich besser, nachdem sie diese Technik angewandt hatten, vor allem in Kombination mit Entspannungsübungen. Es gibt Hinweise darauf, daß eine Mischung aus Visualisierung, Entspannung und Biofeedback die Anzahl der zirkulierenden weißen Blutkörperchen sowie die Killerzellenaktivität und andere Elemente des Immunsystems verändern kann. Als dänische Wissenschaftler von der Universität Århus gesunde Freiwillige aufforderten, Visualisierung und Entspannungsübungen bewußt zur Steigerung ihrer Immunfunktionen einzusetzen, kam es zu einem zehntägigen Anstieg der Killerzellenaktivität. Trotz dieser Resultate beruht der Glaube, Krebs durch Visualisierung heilen zu können, wohl mehr auf Hoffnung denn auf Wissenschaft.

Ein traditioneller Ansatz, der auch zu funktionieren scheint, besteht darin, seine Probleme zu besprechen bzw. in der Selbstöffnung, wie es die psychologische Fachsprache nennt. Schon immer fanden es Menschen sehr erleichternd, einem wohlgesonnenen Zuhörer ihre Nöte und Ängste anvertrauen zu können. Das hilft auch häufig, die Lösung für ein Problem selbst zu formulieren. Das Sprechen mit einem dafür ausgebildeten Zuhörer ist die Basis für fast jede Art von Beratung und ein zentrales Element in der Psychotherapie. Kaum jemand bezweifelt, daß Selbstöffnung dem seelischen und emotionalen Gleichgewicht in schwierigen Zeiten guttut. Aber kann sie auch dem Immunsystem und der Gesundheit nutzen? Es scheint fast so.

Janice Kiecolt-Glaser und ihr Team forderten eine Reihe von gesunden Studenten auf, für sie emotional belastende Situationen aus ihrer Vergangenheit niederzuschreiben. Sie sollten also das, was sie bedrückte, zu Papier bringen. Diejenigen, die sich ernsthaft mit ihren traumatischen Erlebnissen auseinandersetzten, zeigten eine höhere Lymphozytenreaktivität als andere, die man gebeten hatte, über unpersönliche Dinge zu schreiben. Erstere suchten in den folgenden Wochen auch seltener einen Arzt auf, was darauf schließen läßt, daß sie entweder gesünder oder weniger neurotisch waren (oder beides).

Zu ähnlichen Ergebnissen kam man in einem Forschungsprojekt an der Universität Miami. Hierbei sollten Studenten über traumatische Erlebnisse ihrer Vergangenheit berichten, über die sie zuvor noch nie gesprochen hatten. Diejenigen, die am meisten über sich erzählten oder sich bereitwillig an besonders dramatische Begebenheiten erinnerten, hatten bessere Immunfunktionen, wie ihre immunologische Kontrolle über Herpesviren belegte.

Insgesamt scheint es, als habe die Befreiung von solchen Lasten positive Auswirkungen sowohl auf den Körper als auch auf den Geist.

Tod oder Heilung?

»Es ist genauso, wie wenn man einen Arzt ruft, der sich wohl auf die Heilung deiner Krankheit, aber nicht auf deinen Körper versteht und dir deshalb augenblicklich Linderung verschafft, aber damit deine ganze Gesundheit in anderer Weise untergräbt, so daß er die Krankheit zwar heilt, aber den Patienten umbringt.«

Francis Bacon, *Essays* (1625)

Viele der kühnen Behauptungen über heilende Gedankenkraft sind reine Luftblasen. Doch einige mitsamt der ihnen zugrundeliegenden Philosophie sind nicht nur ineffektiv, sondern geradezu gefährlich, ganz abgesehen davon, daß sie dem Patienten Zeit und Geld stehlen.

Die extreme Ansicht, jede Krankheit entstehe durch Gedanken, impliziert, daß kranke Menschen an ihrer Krankheit selbst schuld sind. Wird man geheilt, indem man das Richtige denkt und das Richtige fühlt, ist man nur deshalb krank geworden, weil man zuvor das Falsche gedacht und das Falsche gefühlt hat. Genauso verheerend ist die Unterstellung, ein Kind sei nur deshalb nicht gesund, weil die Eltern es nicht genug liebten.

Die Überzeugung, physische Erkrankungen hätten eine rein mentale Ursache, stürzt ohnehin schwerkranke Menschen in tiefe Schuldgefühle. Dieses Schuldgefühl kann zu einem größeren Problem als die Krankheit selbst werden und ist wahrscheinlich sehr viel schwieriger zu behandeln. Patienten mit lebensbedrohlichen Krankheiten wie Krebs neigen ohnehin zu Schuldgefühlen und Depressionen. Ihnen einzureden, sie verdankten die Krankheit ihren falschen Einstellungen, ist alles andere als hilfreich. Entweder stimmt es nicht im geringsten, oder es ist eine grobe Verzerrung. Trotzdem wird von New-Age-Vertretern immer wieder behauptet, Menschen bekämen Krebs, weil sie sich selbst nicht genügend liebten.

Ein Grund für den Reiz dieser Behauptung liegt darin, daß sie auf perverse Art Gerechtigkeit impliziert: Wir bekommen die Krankheiten, die wir verdienen, und wer krank ist, muß etwas Böses getan haben. Das erinnert stark an alte religiöse Doktrinen, die Krankheit als göttliche Strafe betrachteten. Die Annahme, daß irgend jemand an der Krankheit schuld sein muß (und wenn es das Opfer selbst ist), steht im Einklag mit der Konsumentenhaltung der modernen Industrieländer. Wir alle haben schließlich die Wahl, und es ist unsere Schuld, wenn wir die falsche treffen.

Einer der führenden Wissenschaftler auf dem Gebiet der Streßbiologie, Robert M. Sapolsky, sprach sicherlich für viele Fachleute (auch für mich), als er schrieb:

»Krebs an sich ist schlimm genug. Man braucht nicht auch noch eine pervertierte Psychoneuroimmunologie, die uns weismacht, es sei unsere eigene Schuld, und es stehe daher auch in unserer Macht, den Krebs zu heilen.«

Der unkritische Glaube an die magischen und heilenden Kräfte der Gedanken birgt noch andere, nicht zu unterschätzende Gefahren. Eine der größten ist, daß er Patienten veranlassen kann, konventionelle schulmedizinische Therapien abzulehnen, von denen möglicherweise ihr Leben abhängt. Die Schulmedizin mag ihre Schwächen und Lücken haben, aber sie bietet immer noch die besten Überlebenschancen für Menschen mit lebensbedrohlichen Krankheiten.

Die konventionellen Methoden der Schulmedizin bergen versteckte Gefahren, wenn – wie es häufig geschieht – die psychische und emotionale Seite außer acht gelassen wird. Wer erfährt, daß er ein hohes Risiko für Krebs oder eine Koronarkrankheit hat oder bereits erkrankt ist, gerät durch diese Mitteilung unweigerlich unter großen Streß. Mittlerweile haben Psychologen viele Erfahrungen gesammelt, wie jemand auf eine solche Nachricht reagiert. Während einige diese Botschaft und die daraufhin entstehenden Sorgen ziemlich gut bewältigen, werden andere von großen Ängsten gequält, deren sie nicht Herr werden können. Sie stehen unter chronischem Streß. Selbst eine auf den ersten Blick harmlos erscheinende Routineuntersuchung macht ihnen angst. Psychologischen Studien zufolge können routinemäßige Untersuchungen auf etwaige Herzerkrankungen die Patienten noch monatelang stark belasten.

Es wird Sie wahrscheinlich nicht erstaunen, daß schon diese Art Streß sich nachteilig auf die Gesundheit auswirken und emotionalen Distreß auslösen kann. Zu wissen, man ist ernsthaft krank oder hat ein hohes Risiko dazu, ist an sich schon Streß genug und kann die Situation verschlimmern. Paradoxerweise verstärkt also allein die Information, ein hohes Risiko zu tragen, das Risiko in manchen Fällen noch.

An der Universität Oslo durchgeführte Experimente demonstrierten, daß die Diagnose »hoher Blutdruck« den Blutdruck bei diesen Menschen sogar im Ruhezustand erhöhte und Stressoren bei ihnen eine stärkere Wirkung erzeugten. Junge Männer mit Bluthochdruck, die man darüber aufklärte, zeigten im Ruhezustand höhere Blutdruckwerte als andere, die nichts davon wußten. Bei ersteren beschleunigte sich auch der Herzschlag stärker und der Adrenalinspiegel stieg höher, als man sie einem geringfügigen körperlichen Stressor aussetzte.[5]

Ich möchte keinesfalls den Eindruck erwecken, als sollten Ärzte ihre Patienten im unklaren lassen, weil die Wahrheit sie aufregen könnte. Wir alle haben ein Recht, zu erfahren, wie es um unsere Gesundheit steht, und wir müssen es wissen, um uns in geeignete Behandlung zu begeben. Wer nichts von seinem Bluthochdruck weiß, sieht wahrscheinlich wenig Veranlassung, mit dem Rauchen aufzuhören oder etwas weniger zu arbeiten. Es existiert keine einfache Lösung für dieses Problem. Es braucht Ärzte, die einfühlsam mit den psychischen, emotionalen und körperlichen Folgen einer solchen Mitteilung umgehen.

Im Gegensatz zu den Behauptungen mancher Selbsthilfebücher gibt es weder schnelle Abhilfe noch einfache Lösungen bei Krebs oder Herzerkrankungen. Man kann jedoch mit Sicherheit davon ausgehen, daß eine positive Lebenseinstellung, berufliche Zufriedenheit und gute soziale Beziehungen der Gesundheit zuträglicher sind als irgendeine esoterische Therapie oder Anleitung zur Selbsthilfe.

Die Psychoneuroimmunologie bietet keine Allheilmittel gegen Krankheit und Krisen (jedenfalls bis jetzt nicht). Bis dato hat sie erstaunlich wenig neue Lösungen für medizinische Probleme gefunden. Es handelt sich jedoch um ein neues Wissensgebiet, und es braucht Zeit, bis theoretische und experimentelle Erkenntnisse in praktische Hilfe umgesetzt werden können. Die Psychoneuroimmunologie hat wie ein Kind ein gewaltiges, doch bisher unerfülltes Potential. Aber sie bietet solide Fakten und Verständnis, ohne welche wir für immer in Unkenntnis gefangen blieben.

---

[1] Eine konditionierte Assoziation mit einem bestimmten Parfum, das von einem Sexualpartner üblicherweise benutzt wird, löst hingegen alles andere als physiologische Entspannung aus.

[2] In der Harvard-Studie wurde »starke« körperliche Bewegung definiert als Bewegung, bei der der Kalorienverbrauch um mindestens das Sechsfache gegenüber dem Grundumsatz erhöht war – also ein ziemlich »starkes« Maß. Die Forscher versicherten, weniger starke Bewegung habe zwar keinen signifikanten statistischen Effekt hinsichtlich der Lebensdauer, dafür aber hinsichtlich der allgemeinen Gesundheit. Die Studie an den israelischen Männern bestätigte eine gesundheitsfördernde Wirkung sogar für weder besonders starke noch besonders häufige Bewegung.

[3] Die Gene eines Retrovirus (HIV ist nur eines davon) liegen als RNA und nicht als DNA vor. DNA ist der universelle genetische Code bei Tieren und Pflanzen. Retroviren nutzen ein Enzym mit dem Namen reverse Transkriptase, um ihre RNA in DNA umzuwandeln und in das Genmaterial ihres Wirtes einzuschleusen.

[4] 1954 setzte der Vatikan das Internationale Medizinische Komitee Lourdes (CMIL) ein. Es setzt sich aus einem internationalen Team katholischer Ärzte zusammen, die in allerletzter Instanz verantwortlich darüber entscheiden, ob etwas als Wunderheilung gilt oder nicht. Bis 1984 fanden sie nur 19 Fälle, die sich nicht medizinisch erklären ließen. Lediglich 13 davon wurden vom Vatikan anerkannt.

5 Der Blutdruck der Männer wurde mit dem anderer Männer einer Kontrollgruppe verglichen, die nichts von ihrem Bluthochdruck wußten. Die Männer wurden beiden Gruppen jeweils willkürlich zugeteilt.

11

»DER GEIST IN DER MASCHINE«
UND SEIN EXORZISMUS

»Alle Geheimnisse des Lebens erweisen sich stets als dasselbe Geheimnis, die Verbindung zwischen Dingen,
die sich unterscheiden und doch zusammenhängen,
Körper und Geist ...«

Tom Stoppard, *Hapgood* (1988)

»[Es gibt keinen] Geist in der Maschine.«

Gilbert Ryle, *The Concept of Mind* (1949)

Wenn der Zusammenhang zwischen Geist und körperlicher
Gesundheit so real und so fundamental ist, warum dann all
die Aufregung? Warum ist dann die Psychoneuroimmunologie so eine schillernde neue und keine altehrwürdige Wissenschaft? Tatsache ist, daß noch bis vor kurzem die Zusammenhänge zwischen Geist, Körper und Krankheit von
der Wissenschaft und der Medizin mehr oder weniger total
vernachlässigt wurden. Warum?

Historisch gesehen, entwickelte sich das Studium körperlicher Krankheitsprozesse (der Pathologie, Immunologie und
verwandter Disziplinen) getrennt von der Erforschung des
Geistes und des Verhaltens. Beide haben sich eigentlich nie
getroffen. Für die meisten Immunologen war der Geist irrelevant, während wenige Psychologen oder Psychiater einen
Gedanken an Lymphozyten oder bakterielle Infektionen

verschwendeten. Die Medizin kümmerte sich um mechanische Defekte des Körpers; Gedanken, Emotionen und andere flüchtige Dinge hielt man für – sowohl im wörtlichen als auch im übertragenen Sinne – unwesentlich.

In der Vergangenheit betrachteten Immunologen das Immunsystem als eigenständiges und autogesteuertes System, das völlig unabhängig vom Geist funktioniert. Darauf angesprochen, betonten sie, viele grundlegende immunologische Vorgänge funktionierten auch im Reagenzglas, ohne Zutun irgendwelcher Nervenzellen. Als man sie damit konfrontierte, daß psychische und emotionale Faktoren offensichtlich Einfluß auf das Immunsystem haben, antworteten die Skeptiker unter ihnen, selbst wenn das Gehirn das Immunsystem beeinflussen könne, sei dieser Einfluß zu gering, um sich auf die Gesundheit auszuwirken. Einige denken noch heute so, die meisten jedoch ignorieren den Geist einfach.

Auf der anderen Seite entwickelten viele Psychologen, Psychiater und Ärzte mit psychosomatischem Ansatz ebenso einseitige Ansichten. Bereitwillig akzeptierten sie die Trennung zwischen organischen und psychosomatischen Erkrankungen unter der zweifelhaften Voraussetzung, körperliche Beeinträchtigungen seien entweder rein physisch (mit anderen Worten: echt) oder reine Einbildung (in anderen Worten: nicht echt). Sie konzentrierten sich auf die Psyche (oder – gelegentlich – auf das Gehirn) und zeigten wenig Interesse für die grundlegenden Mechanismen im Körper.

Die zugrundeliegende Trennung zwischen Geist und Körper, flüchtig und greifbar, galt auch für die Geisteskrankheiten. Historisch gesehen, wurde ein Trennstrich zwischen Geisteskrankheiten – Herrschaftsbereich der Psychologen und Psychiater – und den Hirnerkrankungen – Herrschaftsbereich der Neurologen und Neurobiologen – gezogen.

Die Wissenschaft unterschied damals streng zwischen Geist und Körper und tut es in weiten Bereichen heute noch. Natürlich gab es immer löbliche Ausnahmen von der Regel – Immunologen, die sich über psychische Faktoren und Verhalten Gedanken machten, und Psychologen, die sich fragten, welche Auswirkungen der Geist auf Immunität und Gesundheit haben mag. Aber sie bildeten nur eine kleine Minderheit.

Glücklicherweise, wie Aldous Huxley einmal bemerkte, »hören Fakten nicht auf zu existieren, nur weil sie ignoriert werden«. Heute wissen wir es besser. Mit dem verspäteten Erscheinen der Psychoneuroimmunologie auf der Bildfläche beginnt sich ganz allmählich die Erkenntnis durchzusetzen, daß Geist und Immunsystem nicht unabhängig voneinander operieren. Doch warum hatte die einseitige Sicht in Wissenschaft und Medizin eine so lange Tradition? Die Wurzeln dieses Problems reichen weit zurück und ziehen sich durch die gesamte westliche Kultur.

Das uralte Problem Geist versus Körper

»Nach der Seele formt sich der Körper,
denn Seele ist Form und schafft den Körper.«

Edmund Spenser, *An Hymn in Honour of Beauty* (1596)

»Ebendaraus also, daß ich weiß, ich existiere, und einstweilen nur von meinem Denken gewahr werden konnte, daß es zu meiner Natur und meinem Wesen gehört, eben daraus schließe ich mit Recht, daß mein Wesen auch allein im Denken besteht … da ich einerseits eine klare und deutliche Vorstellung meiner selbst habe … und andererseits eine deutliche Vorstellung vom Körper, … so ist, sage ich, soviel gewiß, daß ich von meinem Körper wahrhaft verschieden bin und ohne ihn existieren kann.«

René Descartes, *Meditationen VI* (1641)

Die heutige wissenschaftliche Debatte um die Rolle psychischer und emotionaler Faktoren bei Krankheiten ist in vieler Hinsicht Spiegel einer viel älteren und weitreichenderen philosophischen Diskussion: dem Problem Geist versus Körper.

Das Geist-Körper-Problem gehört zu den ewigen philosophischen Themen und beeinflußt Wissenschaften, Medizin und Kunst noch heute. Zur Debatte steht die Art des Verhältnisses zwischen Geist (Gedanken, Gefühlen, Emotionen, Wahrnehmung und Bewußtsein) und Materie (Körper und Gehirn). Handelt es sich um zwei völlig unabhängige Entitäten oder – umgekehrt – um zwei Seiten ein und derselben Medaille?

Da sich das Geist-Körper-Problem mit dem Wesen des Bewußtseins, des Denkens und der menschlichen Existenz beschäftigt, geht es über eine abstrakte philosophische Diskussion weit hinaus. Es berührt den Kern unseres Selbstverständnisses und unseres Verständnisses von der Welt. Gelehrte haben sich mit dieser Frage befaßt, seit es Gelehrte gibt. Auch auf die Gefahr hin, grob zu vereinfachen, ist es hilfreich, die herrschenden Überzeugungen in zwei Kategorien zu teilen: Dualismus und Monismus.

Der Dualismus geht von Geist und Körper als zwei getrennten Einheiten aus.[1] Diese gedankliche Schule lehnt die Vorstellung ab, Geist lasse sich nur als Abfolge elektrischer und chemischer Prozesse im Gehirn erklären. Strenge Dualisten sind der Ansicht, der Geist könne auch ohne Körper existieren und der Körper ohne Geist. (Vielleicht kennen Sie jemanden, der in die zweite Kategorie fällt?)

Die ihr entgegengesetzte Überzeugung, nämlich daß Geist und Körper eine Einheit bilden, heißt Monismus.[2] Nach ihm können der Geist und die mentalen Prozesse – zumindest theoretisch, wenn auch nicht praktisch – durch physikalische Vorgänge im Gehirn und im Körper erklärt werden. Ein echter Monist entsetzt sich über die Vorstellung einer körperlosen, unphysikalischen Psyche. Der britische Philosoph Gilbert Ryle beschrieb das dualistische Konzept des Geistes als unphysikalische Einheit einmal als das »Dogma vom Geist in der Maschine«.

Der Dualismus hat das westliche Denken über Jahrhunderte hinweg dominiert. Dies spiegelt sich sogar in unserer Sprache: Ganz instinktiv unterscheiden wir zwischen Geist und Körper, Körper und Seele, mental und physisch, *Psyche* und *Soma*, Geist und Materie, Wille und Fleisch – so selbstverständlich, wie wir Tag und Nacht unterscheiden.

Das philosophische Erbe des Dualismus von Geist und Körper durchzieht noch heute, an der Schwelle zu einem neuen Jahrtausend, Wissenschaften, Medizin und Kunst. Der Dualismus lebt weiter, beispielsweise bei den Experten für künstliche Intelligenz, die den menschlichen Geist für eine Art ausgeklügeltes Computerprogramm halten und das Gehirn für die biologische Hardware, auf der das Programm läuft. Dieser Computeranalogie liegt die dualistische Einstellung zugrunde, daß man Körper und Geist ohne Bezug zueinander verstehen könne, genauso wie man ein Computerprogramm unabhängig vom jeweils eingesetzten Computer verstehen kann.

Da ist es nur naheliegend, daß eine Debatte über das Wesen der menschlichen Existenz sowohl die Gemüter von Dichtern und Schriftstellern als auch von Denkern und Wissenschaftlern bewegte. William Blake lehnte die herkömmliche Sicht einer von der Physis getrennten Psyche strikt ab. In *Die Vermählung von Himmel und Hölle* attackierte er 1790 denn auch die Vorstellungen seiner Zeit, indem er die Einheit von Geist und Körper postulierte:

»Alle Bibeln oder heiligen Gesetzesbücher waren die Ursachen folgender Irrtümer:

1. Daß der Mensch aus zwei real existierenden Wesenheiten besteht, nämlich Geist und Körper.

2. Daß Energie, sprich das Böse, allein vom Leib, und Vernunft, sprich das Gute, allein von der Seele herrührt.
3. Daß Gott den Menschen in Ewigkeit dafür peinigen wird, daß er seinen Energien folgt.

Wahr hingegen ist das folgende Gegenteil:

1. Der Mensch hat keinen Leib, von seiner Seele geschieden. Denn was Leib genannt wird, ist der Teil der Seele, der durch die fünf Sinne wahrgenommen wird, den Fenstern der Seele in unserer Zeitlichkeit.
2. Energie ist das einzige Leben und stammt vom Leib; und Vernunft ist die Schranke oder die äußere Begrenzung der Energie.
3. Energie ist ewige Freude.«

Ein Jahrhundert später drückte es Charles Darwin in einer Art wissenschaftlichem Monismus so aus:

»Warum sind Gedanken als Produkt des Gehirns etwas anderes als die Gravität von Masse?«

Darwins implizite Ablehnung des Körper-Geist-Dualismus steht in Einklang mit den wissenschaftlichen Erkenntnissen des 20. Jahrhunderts über das Gehirn. Die Wissenschaften sind zunehmend in der Lage, befriedigende Erklärungen für Gedanken, Emotionen und Bewußtsein als physikalische Vorgänge des Gehirn zu liefern. In dem Maße, wie das Wissen über das Gehirn expandiert, verschwindet das Bedürfnis nach der Existenz eines unphysikalischen Geistes irgendwo im Inneren unseres Körpers.

Viele Wissenschaftler und Philosophen betrachten Geist allmählich als Produkt oder Manifestation des Gehirns. Nur wenige sind offen für die mögliche Existenz des Geistes außerhalb eines Körpers, auch nicht theoretisch. Mittlerweile geht eine wachsende Anzahl von Biologen sogar noch einen Schritt weiter. Forschungen der Neurowissenschaften haben die Abhängigkeit des Geistes vom Körper bestätigt. Gehirn und Körper bilden einen integralen Organismus. Der Körper ist sehr viel mehr als bloß ein lebenserhaltendes System für das Gehirn, und ein körperloses Gehirn ist ohne Geist. Leider bilden diese Wissenschaftler aber nur einen kleinen Teil der Menschheit.

Doch was hat das alles mit Psychoneuroimmunologie und Gesundheit zu tun? Der Körper-Geist-Dualismus fördert den Glauben, psychische und emotionale Faktoren hätten wenig oder nichts mit Immunität oder Krankheit zu tun. Geist und Körper mögen sich auf die eine oder andere Weise gegenseitig beeinflussen, sind aber im Grunde zwei verschiedene Dinge mit eigenen Gesetzmäßigkeiten. Der Dualismus ist Wasser auf die Mühlen der Skeptiker, die psychologische Komponenten aus der Analyse körperlicher Krankheiten ausgeschlossen wissen wollen. Dualismus und Psychoneuroimmunologie sind vielleicht nicht restlos unvereinbar, aber dicke Freunde sind sie auch nicht.

Die Herrschaft des Dualismus

Warum hält sich die Dichotomie zwischen Geist und Körper so hartnäckig in der westlichen Kultur? Eine fertige Antwort habe ich darauf nicht, aber ein paar Gedanken, die ich im folgenden darlegen möchte.

Zunächst einmal spricht der Dualismus uns vor allem intuitiv stark an. Geist und Körper *scheinen* ja auch zwei Paar Schuhe zu sein, besonders für alle, die nicht wissen, wie das menschliche Gehirn funktioniert. Die Fähigkeiten, die wir dem Geist zuschreiben – Bewußtsein, Gedanken, Gedächtnis, Gefühle und Charakter – scheinen etwas völlig anderes zu sein als die Mechanik des Körpers. Der Körper erinnert an eine Maschine – im Gegensatz zur Seele.

Was sich im Kopf eines Menschen abspielt, ist ein einzigartiges subjektives Erlebnis. Man kann zwar objektiv die elektrischen Hirnströme messen oder die Hormonkonzentration im Blut, aber man erfährt niemals unmittelbar, was im Kopf vor sich geht (das ist wahrscheinlich auch gut so). Der Geist scheint, anders als der Körper oder eine Maschine, einen Sinn oder einen Zweck zu verfolgen. Wenn man sich entscheidet, etwas zu tun, ist es der Geist, der diese Entscheidung trifft. Der Körper tut, was ihm befohlen wird. Wie Geist und Körper aber auch immer geartet sein mögen, wir brauchen unterschiedliche Begriffe, um uns damit auseinanderzusetzen. Das Vokabular der Chemie oder der Neurobiologie nutzt bei der Beschreibung von Gedanken, Gefühlen oder Absichten gar nichts.

Menschen glauben seit langem, daß ihr Bewußtsein sie von Maschinen unterscheidet – und auch von allen anderen Menschen. Die Psyche macht den einzelnen sowohl zu einem Menschen als auch zu einem ganz bestimmten Menschen. Aber das Gehirn ist nichts anderes als eine Art »feuchter Klumpen organischen Computers«. Es ist schwer vorstellbar, daß dieser »Fleischklops« von ähnlichem Gewicht wie eine Sektflasche der Sitz von Bewußtsein, Gefühlen, Individualität und Kreativität sein soll.

Lange bevor Menschen über Maschinen nachgedacht haben, war ihr bewußter Geist das, was sie von den Tieren unterschied. Manche Gelehrte gehen sogar davon aus, dieses tiefsitzende Befürfnis, sich vom »niederen« Tier zu unterscheiden, stütze den Geist-Körper-Dualismus. Für die meisten Menschen ist der Geist auch heute noch viel mehr als nur Gehirn. Der Monismus entspricht vielleicht eher modernen wissenschaftlichen Erkenntnissen, aber er scheint nicht in Einklang mit allgemein herrschenden Auffassungen zu sein.

Eine sehr alte Doktrin, aus der klar der Geist-Körper-Dualismus spricht, besagte, Krankheit werde von den Göttern gesandt, um Menschen für ihre Sünden zu bestrafen. In der *Odyssee* und der *Ilias* gebraucht Homer das Bild der Krankheit als von den Göttern geschickte Strafe. In den alten Kulturen Assyriens und Babylons bezeichnet dasselbe Wort sowohl Krankheit als auch Sünde. Krankheitssymptome galten als körperlicher Ausdruck der zugrundeliegenden moralischen Verfehlungen. Zur Diagnosestellung gehörte daher auch der Versuch, herauszufinden, welcher Verfehlung sich der Betroffene schuldig gemacht hatte. Die Behandlung bestand häufig in Austreibungsriten oder in der Darbringung von Opfern, um die erzürnten Götter wieder zu besänftigen und die Schuld zu sühnen. Vom Standpunkt des Patienten aus gesehen, war die Behandlung durch Heiler, die keine Ahnung vom Körper und seinem Geschehen hatten, sicherlich noch die ungefährlichste Alternative.

Sollten Sie nun denken, die Auffassung von Krankheit als Strafe sei schon vor Jahrhunderten ausgestorben, so kann ich Ihnen versichern, sie lebt und ist wohlauf. Das zeigte sich beispielsweise in den 80er Jahren, als zeitgenössische Vertreter dieser Auffassung predigten, Aids sei die Strafe für das unnatürliche und sündige Verhalten der Opfer. Oder wie es ein leitender britischer Polizeibeamter formulierte: »Wo ich auch gehe und stehe, sehe ich Menschen, die jetzt die Suppe auslöffeln müssen, die sie sich selbst eingebrockt haben.«

Der Monismus steht in scharfem Gegensatz zu vielen Religionen, die die Trennung von Geist und Körper voraussetzen. In der Tat findet sich diese Trennung bei den meisten von ihnen seit Anbeginn der Zivilisation.

Archäologen und Historikern zufolge haben Menschen immer an körperlose Wesen, Seelen, Götter, Geister oder Dämonen geglaubt. Höhlenzeichnungen und Grabstätten lassen vermuten, daß dies sogar schon vor 20 000 Jahren der Fall war. Bei einer uralten medizinischen Behandlung von Geisteskrankheiten wurden dem armen Opfer Löcher in den Schädel gebohrt, um den Dämon herauszulassen. Eine furchterregende Methode, bekannt als Trepanation.

Auf Dualismus beruht auch der Glaube an ein Weiterleben (in irgendeiner Form) nach dem körperlichen Tod. Wer an die Existenz körperloser Geister, an Seelenwanderung oder an ein Leben nach dem Tod glaubt, muß einen dualistischen Standpunkt einnehmen. Wer den Dualismus ablehnt, verzichtet gleichzeitig auf den tröstlichen Gedanken einer Existenz der Seele über den körperlichen Tod hinaus. Wer davon ausgeht, daß die Psyche das Produkt des Gehirns und untrennbar mit diesem verbunden ist, muß auch akzeptieren, daß die Seele zusammen mit dem Körper stirbt. Tod und Verwesung sind äußerlich sichtbare Vorgänge, doch was mit dem *Ich*, der Seele, passiert, darüber wird immer noch spekuliert.

Kein Wunder also, daß der Dualismus die westliche Gedankenwelt bis auf den heutigen Tag beherrscht.

Etwas Geschichte

Zeitweilig beherrschte der Dualismus das hiesige Denken jedoch nicht uneingeschränkt. Elemente des Monismus machten ihm das Terrain streitig. Für die frühen griechischen Philosophen beispielsweise war der Dualismus noch nicht so selbstverständlich. Ambivalente Haltungen finden sich nicht nur in den Schriften Platons und Aristoteles'.

Zu den frühen Philosophen, die man mit Recht monistisch nennen kann, zählen Alkmäon, Epikur und Hippokrates. Sie stellten etablierte Überzeugungen von körperlosen Geistern in Frage und versuchten, die Welt und auch den menschlichen Körper mit Hilfe äußerlich sichtbarer, physikalischer Vorgänge zu erklären. Hippokrates, der etwa 460 vor Christus geboren wurde und dessen Name noch heute im ärztlichen Eid weiterlebt, war der berühmteste Arzt seiner Zeit und erhielt den Beinamen »Vater der Medizin«. Er war bestrebt, die Funktionen und Fehlfunktionen des menschlichen Körpers im wesentlichen mechanistisch zu begründen, anstatt, wie seinerzeit üblich, böse Geister und erzürnte Götter verantwortlich zu machen.

Im Zentrum seiner Medizin stand die Überzeugung, die Gesundheit hinge vom Gleichgewicht der Körpersäfte (Blut, Phlegma, gelber und schwarzer Galle) ab, und Krankheit rühre folglich aus einem Ungleichgewicht dieser Körpersäfte her. Hippokrates lehnte die damalige Auffassung ab, wonach Geister oder übernatürliche Kräfte die Harmonie des Körpers störten. Er war der Ansicht, Krankheiten entstünden durch natürliche Kräfte, die man erforschen und erklären könne. Das gleiche galt für körperliche Reaktionen auf diese Kräfte. Hippokrates ging davon aus, daß der Körper um eine Wiederherstellung des Gleichgewichts bemüht sei und entsprechend reagiere und sich anpasse. In der Natur und nicht bei den Göttern lagen für ihn Ursache und Heilung einer Krankheit.

Obwohl technisch gesehen auf dem Holzweg, war Hippokrates' medizinischer Ansatz revolutionär. Durch die Konzentration auf die körperlichen Vorgänge einer Krankheit anstatt auf ihre angebliche ominöse Ursache konnten er und seine Anhänger beachtliche Fortschritte im Verständnis und bei der Behandlung erzielen. Denn der traditionelle Ansatz, der Krankheiten auf den Zorn der Götter oder böse Geister zurückführte, war weder wissenschaftlich, noch führte er zu praktisch anwendbaren Heilmitteln. Der 341 vor Christus geborene Philosoph Epikur entwickelte Hippokrates' Ideen weiter. Die Grundlagen der Psychoneuroimmunologie um fast 2 000 Jahre vorwegnehmend, war Epikur der Meinung, der Geist stelle eine der adaptiven Kräfte dar, die die Gesundheit des Körpers und seine Reaktion auf Krankheiten beeinflussen.[3]

Die griechische Medizin erreichte ihre Blüte um das zweite Jahrhundert vor Christus. Der etwa um 130 vor Christus geborene griechische Arzt Galen galt in dieser Zeit als der größte Mediziner der westlichen Welt. Er begann seine Karriere als Arzt der Gladiatoren in Pergamon in Kleinasien, ging dann nach Rom und wurde Leibarzt des Kaisers Marc Aurel. Er machte eine Reihe bedeutender medizinischer Entdeckungen, u.a. das Fühlen des Pulses als diagnostisches Mittel. In einigen Dingen irrte er allerdings gewaltig.

In Galens Lehre spiegeln sich die Gedanken Alkmäons, Hippokrates' und Epikurs. Sie alle verfolgten einen rationalen, materialistischen Ansatz bei dem Versuch, Krankheiten zu verstehen und zu behandeln. Für Galen und seine Schüler waren Krankheiten abnorme körperliche Zustände und weder irgendwelche Verirrungen der Seele noch Bestrafung durch eine erzürnte Gottheit. In ihrem materialistischen Ansatz erkannten sie die Existenz der *Psyche* an, wenngleich sie auch in der Praxis wenig beachtet wurde. Ihre Medizin konzentrierte sich fast ausschließlich auf die Mechanik des Körpers oder *Soma*. Drehen Sie die Uhr um 2 000 Jahre weiter, und Sie werden feststellen, daß sich in dieser Hinsicht nicht viel verändert hat.

Die erstaunlich modernen Theorien über Geist, Körper und Krankheit des frühen Griechenland haben sich nicht bis ins Heute gehalten. Sie wurden schon bald von kirchlichen Doktrinen und einer Rückkehr zum Dualismus verdrängt. Nicht lange nach Galen begann der Niedergang der griechisch-römischen Kultur, und Europa versank im intellektuellen Abgrund des finsteren Mittelalters. Während der folgenden Jahrhunderte wurden Wissenschaft und Philosophie der westlichen Welt von religiösen Dogmen geknebelt. Die Medizin sank auf Steinzeitniveau.[4]

Die frühen christlichen Gelehrten steuerten einen Kurs zwischen den medizinischen Theorien der alten Assyrer und Babylonier (die Krankheit als göttliche Strafe ansahen) und der materialistischen Schule der griechischen Gelehrten Hippokrates und Galen (für die Krankheiten körperliche Ursachen hatten). Den ersten Christen galt Sünde nicht als unmittelbare Ursache einer Erkrankung, konnte wohl aber mittelbar dazu führen.

Im Mittelalter war die Einstellung zu Krankheit wieder ganz vom Dualismus beherrscht. Die Gelehrten dieser Zeit rezipierten die griechischen Schriften so, daß sie in das christliche Gedankengebäude paßten und Glaube und Vernunft einander nicht ausschlossen.[5] Die menschliche Seele galt als unsterblich, immateriell und gottgegeben, also als etwas völlig anderes als der materielle menschliche Körper. Galens medizinische Schriften wurden in die christianisierte Version der griechischen Philosophie integriert und waren durch die folgenden Jahrhunderte oberste Richtschnur in allen medizinischen Fragen. Hauptmerkmale aller Gelehrsamkeit stellten der absolute Gehorsam gegenüber den herrschenden Mächten und der kirchlichen Doktrin und eine vordringliche Beschäftigung mit obskuren und irrelevanten Fragen dar. Man diskutierte darüber, wie viele Engel auf einem Stecknadelkopf stehen könnten.

Der Glaube an die uneingeschränkte Gültigkeit der christianisierten griechischen Medizin hielt bis ins 15. und 16. Jahrhundert an. Erst in der Renaissance begannen Gelehrte, sich über die geheiligten Doktrinen hinwegzusetzen, und bis zum 17. Jahrhundert entwickelte sich erneut ein rationaler, wissenschaftlicher Ansatz in der Medizin. Galens Lehre über Blut und Herz erwies sich als völlig unhaltbar, nachdem der britische Arzt William Harvey (1578-1657) herausfand, wie Blut im Körper zirkuliert.

Paradoxerweise konnte der Dualismus seine Dominanz in der westlichen Gedankenwelt im 17. Jahrhundert festigen und seine Vorherrschaft für die nächsten 300 Jahre sichern. Das ist im wesentlichen auf einen Mann zurückzuführen: René Descartes.

René Descartes und die Trennung
von Körper und Geist

René Descartes, Philosoph und Mathematiker im Frankreich des 17. Jahrhunderts, hat wahrscheinlich mehr als jeder andere zur Stärkung des Dualismus in der westlichen Welt beigetragen. Die enge Verbindung zwischen Descartes und dem Dualismus wird im Begriff des Cartesianischen Dualismus deutlich.

Mit ihm wurde der Glaube an einen Geist als immaterielle Einheit im Gegensatz zum materiellen Körper fester Bestandteil der westlichen Kultur, obwohl auch damals eine inoffizielle Medizin existierte, bei der der Seele soviel Aufmerksamkeit geschenkt wurde wie dem Körper.

Nach der Philosophie Descartes' ist die Seele kein körperlicher Gegenstand, den man an irgendeiner Stelle lokalisieren kann. Es handelt sich vielmehr um eine unphysikalische Einheit, die dem Menschen von Gott eingepflanzt wurde. Der Geist bzw. *res cogitans* (denkendes Ding) ist für alle bewußten Gedanken verantwortlich, und bewußte Gedanken galten als die Essenz der menschlichen Existenz. *Cogito, ergo sum* – »Ich denke, also bin ich.« Bewußtes Denken unterschied den Menschen von allen anderen Lebewesen. (Descartes war unerbittlich in seiner Überzeugung, Tiere hätten keine Seele und glichen bloßen Maschinen. Dieses Credo wurde später im 17. und 18. Jahrhundert bei zahlreichen Vivisektionen benutzt, die barbarischen Experimente zu rechtfertigen.)

Descartes zufolge ist der Geist kein Produkt des Gehirns oder irgendeiner anderen körperlichen Struktur. Er brauche weder Platz noch eine materielle Basis. Außerdem könne er unabhängig vom Körper existieren und diesen beim Tod verlassen. Descartes' Philosophie stimmte also mit der kirchlichen Doktrin überein.

Die Tatsache, daß sich Geist und Körper unentwegt gegenseitig beeinflussen, war für seine Theorie ein großes Problem. Wie konnte ein immaterieller Geist sich auf einen ganz anders gearteten materiellen Körper auswirken? Dieses Dilemma aufzulösen ist Descartes nie wirklich gelungen. Er benannte jedoch eine präzise Stelle, an der ein Austausch zwischen Geist und Körper möglich sei: die Epiphyse. (Einer der weitverbreiteten Irrtümer über Descartes ist, daß er hier den Sitz der Seele vermutete. Da war der Mann entschieden scharfsinniger.)

Indem er der Welt eine Philosophie präsentierte, die religiösen Glauben mit wissenschaftlicher Vernunft vereinte, gab Descartes dem Dualismus eine solche Form und Kraft, daß er auch noch die nächsten 300 Jahre überdauerte. Es war dieser dualistische Ansatz, der schließlich zur Vernachlässigung der Seele durch die moderne Medizin führte und die tiefsitzende Skepsis gegenüber der Rolle psychischer und emotionaler Faktoren bei Krankheiten begründete. Diese dualistische Trennung erzeugte ein Vakuum in der Medizin, das mit alternativen Heilmethoden gefüllt wird. Und sie stützt die Ansicht, wonach eine Krankheit entweder physisch (also real und ohne Schuld des Betroffenen) oder psychisch (nicht real und implizit aus persönlicher Schwäche des Patienten selbst entstanden) ist.

Descartes' dualistisches Erbe hat die Wissenschaftler und Philosophen darin bestärkt, Emotionen außer acht zu lassen und der Ratio, der reinen Vernunft, den Vorzug zu geben. Erst jetzt beginnen Neurowissenschaftler zu begreifen, daß Emotionen wesentliche Bestandteile des Bewußtseins und lebenswichtig für das seelische Gleichgewicht sind. Die cartesianische Vorstellung von einer immateriellen Ratio, die nichts mit Gefühlen zu schaffen hat, entspricht nicht der wahren Natur des menschlichen Organismus. Wir können das Leben weder nur durch Vernunft noch nur durch Gefühle meistern. Wir brauchen beides. Berühmte Neurobiologen wie Robert Damasio und Gerald Edelman haben überzeugende Argumente geliefert, warum der Geist vom gesamten Körper abhängt und nicht nur vom Gehirn. Sie haben die Emotionen erfolgreich aus dem Abseits, wohin man sie gedrängt hatte, zurückgeholt.

Bei aller Kritik wäre es falsch, Descartes als einen philosophischen Unhold zu sehen, der das Erscheinen der Psychoneuroimmunologie auf der wissenschaftlichen Bildfläche um Jahrhunderte verzögerte. Sein enormer Beitrag zum Fortschritt der Wissenschaften und der Medizin wiegt sein dualistisches Faible bei weitem auf. Um zu verstehen, was er geleistet hat, muß man sich den geschichtlichen Zusammenhang vor Augen halten.

Descartes war ein Skeptiker, der nach rationalen Erklärungen für die Geheimnisse der Welt suchte. Dabei stieß er auf Wahrheiten, die im gefährlichen Widerspruch zu kirchlichen Dogmen standen. Er analysierte den menschlichen Körper mit Methoden, wie sie ein Ingenieur zur Analyse eines mechanischen Gegenstandes benutzt. So wandte er das gesamte mathematische und physikalische Instrumentarium auf die Funktionen lebender Organismen an. Indem er diesem wissenschaftlichen Ansatz einen philosophischen Rahmen verlieh, gelang es ihm, die starren Dogmen zu stützen, die mehr als 1 000 Jahre lang die Weiterentwicklung westlicher Kultur und Wissenschaft behindert hatten. Er vertrieb die alten Vorstellungen von Lebenskräften, Geistern und Seelen und lenkte die Aufmerksamkeit auf physikalische Realitäten der Lebewesen.

Er steckte das vormals ausufernde Terrain der unsterblichen Seele neu ab und begrenzte es auf ein Minimum: die bewußten Funktionen und die Vernunft. Den Rest, einschließlich Wahrnehmung und Gefühlen, erklärte er zu Bestandteilen des Körpers. Für Platon, Aristoteles und die meisten anderen Denker des westlichen Kulturkreises vor Descartes befand sich die Essenz des Lebens immer in der

Seele. Für Descartes ging das Leben vom Körper aus und nur das Bewußtsein von der Seele. Gefühle ließen sich durch organische Vorgänge im Körper erklären. Solche Ansichten waren revolutionär.

Im 17. Jahrhundert wurde ein derartiger wissenschaftlicher Ansatz als Bedrohung des geltenden Glaubens und damit auch der Macht der Kirche aufgefaßt. Wir können uns glücklich schätzen, in eine Welt geboren zu sein, wo die meisten von uns ihre Meinung frei äußern und geltende Regeln in Frage stellen dürfen. Wir sollten nicht vergessen, daß Descartes in einer erheblich weniger toleranten Zeit lebte.

Als er 1596 geboren wurde, war Shakespeare als Schriftsteller gerade im Kommen, Galileo erfand das Thermometer, und das allererste Wasserklosett wurde installiert. Gerade 50 Jahre waren vergangen, seitdem der Astronom Kopernikus die revolutionäre Theorie vorgelegt hatte, die Erde sei nicht der feste Mittelpunkt des Universums.

In Europa mußte jeder, der die Wahrheit kirchlicher Dogmen anzweifelte, mit Folter oder Tod durch die Inquisition rechnen. Als Descartes vier Jahre alt war, wurde der italienische Philosoph und Wissenschaftler Giordano Bruno in Rom verbrannt, weil er zu behaupten wagte, die Erde drehe sich um die eigene Achse und um die Sonne. 1633, Descartes war 37 Jahre alt, hörte er, wie der große italienische Wissenschaftler Galileo durch die Inquisition unter Androhung von Folter zum Widerruf seiner wissenschaftlichen Thesen gezwungen worden war. Giordano Brunos und Galileos großes Verbrechen bestand darin, daß sie mit Kopernikus darin übereinstimmten, daß die Erde nicht der Mittelpunkt des Universums sei. Aus Angst um seine eigene Sicherheit zog Descartes daraufhin die Veröffentlichung eines seiner prokopernikanischen Bücher zurück.

Descartes' Schriften berührten die Grenzen des Erlaubten und waren so kühn, wie die Zeit es gestattete. Wie Kopernikus, Bruno und Galileo, war auch Descartes davon überzeugt, daß die kirchliche Doktrin von der Erde als Mittelpunkt des Universums falsch sei. Astronomisch konnte bewiesen werden, daß sich die Erde täglich einmal um sich selbst und einmal jährlich um die Sonne drehte. Doch das wollte die Kirche nicht hören, wie Bruno und Galileo am eigenen Leibe erfahren mußten. Descartes Überzeugung, der menschliche Körper funktioniere wie eine komplizierte Maschine, war ebenfalls sehr riskant.

Er wußte, wie die Inquisition mit Galileo verfahren war. Er selbst wollte nur in Frieden leben, ohne die Aufmerksamkeit des Feindes auf sich oder seine Schriften zu lenken. So blieb Descartes sein ganzes Leben lang Katholik und war so klug, sein Schicksal nicht herauszufordern. Seine Philosophie bewahrte immer die der Kirche wichtige Vorstellung von der unsterblichen, gottgegebenen Seele. Dennoch schätzte ihn die Kirche nicht und verdammte 1663 seine Werke.

Wen wundert es da, daß Descartes seine theologisch riskanteren Schriften sorgfältig verklausulierte, was ihm den Beinamen »der Philosoph mit der Maske« einbrachte. Seine Grabinschrift sagt alles: *Bene qui latuit, bene vixit* (»Wer sich gut versteckt, lebt gut«). Ich will damit keinesfalls andeuten, daß Descartes insgeheim Agnostiker war. Im Gegenteil, die Existenz eines wohlwollenden Gottes war ein zentraler Punkt seines philosophischen Systems. Einige seiner Schriften bewegten sich jedoch hart am Rande der kirchlichen Toleranz, und dessen war sich Descartes wahrscheinlich mehr als die meisten anderen bewußt.

Vor Descartes war die westliche Medizin sozusagen scheintot. Orthodoxen Überzeugungen zufolge war der menschliche Körper ein geheiligtes Objekt und daher außerhalb wissenschaftlicher Reichweite. Trotz der späteren negativen Auswirkungen war Descartes' dualistische Trennung von Körper und Geist ein Segen für die Medizin. Nach einem Jahrtausend intellektueller Stagnation half der Cartesianische Dualismus den Wissenschaftlern, die Erforschung des

Körpers wiederaufzunehmen und damit den Beginn der wissenschaftlichen Medizin einzuläuten. Die Obduktion einer Leiche wurde nicht länger als Verbrechen an der Seele betrachtet, und Experimente zur Erweiterung des medizinischen Wissens waren nun zulässig. Descartes lockerte den Griff der kirchlichen Dogmen, in dem sich die Wissenschaften befanden. Der Preis dafür, einschließlich der Vernachlässigung der Psyche in der modernen Wissenschaft, war sicherlich nicht zu hoch.

Descartes' Vermächtnis

Obwohl hauptsächlich für seine mathematischen und philosophischen Werke berühmt, interessierte sich Descartes sein Leben lang auch sehr für die Medizin, was seinen Schriften deutlich anzumerken ist. In seinen *Meditationen* beschreibt er, wie er als kränkliches Kind selbst die Macht des Geistes erlebte, als er eine schwere Krankheit überstand:

> »Ich glaube, daß meine ständige Neigung, die Dinge aus einem Blickwinkel zu betrachten, der sie möglichst angenehm erscheinen läßt, und mir zu versichern, daß meine Zufriedenheit hauptsächlich von mir abhängt, der Grund dafür ist, daß diese Indisposition, die zur mir kam, als ob sie zu mir gehöre, nach und nach verschwunden ist.«

Mehr als nur ein Anflug der kleinen Pollyanna steckt in dieser Äußerung. Descartes hatte eindeutig die Vorzüge des positiven Denkens entdeckt.

Ironie des Schicksals, denn es scheint, als habe Streß zum Tod des großen Dualisten geführt. Im September 1649 verließ Descartes Holland, wo er akademische Schlammschlachten geschlagen hatte, um ein ruhigeres Leben als persönlicher Berater Königin Kristinas in Schweden zu führen. Leider kam er jedoch vom intellektuellen Regen in die psychische Traufe.

Das Leben am schwedischen Hof war von nervenaufreibenden wissenschaftlichen Streitereien zwar weit entfernt, in manch anderer Hinsicht aber war es erheblich härter. Nach einem deprimierenden Winter voll leerer höfischer Eitelkeit nahm Descartes seine Arbeit als Berater schließlich im Januar 1650 auf. Bedauerlicherweise war Königin Kristina davon überzeugt, ihr Intellekt befinde sich morgens um 5.00 Uhr in einer Hochleistungsphase.[6] So kam es, daß Descartes sie zu dieser unchristlichen Zeit in Philosophie unterrichten mußte. Wie viele berühmte Gelehrte, liebte er hingegen einen gemächlichen Lebensstil. Er stand nicht gern früh auf und hatte vorher oft bis zum späten Vormittag im Bett gelegen und nachgedacht. Sogar schon als Schuljunge hatte er eine besondere Erlaubnis erhalten, spät aufzustehen.

Die Unbequemlichkeit und der Streß dieser erzwungenen Veränderung seiner Gewohnheiten sowie die eiskalten Wintermorgende in Stockholm waren zuviel für ihn. Innerhalb eines Monats nach Aufnahme seiner neuen Tätigkeit, kurz vor seinem 54. Geburtstag, wurde er krank und starb – wahrscheinlich an einer Lungenentzündung.[7]

Descartes' letzte Worte tragen eine entschieden dualistische Note: *Ça mon âme, il faut partir* (»So, meine Seele, nun mußt du gehen«).

---

1   Es gibt zahllose Variationen des Themas Dualismus versus Monismus. Beides sind eigenständige philosophische Schulen, die eine Vielzahl komplexer Ansichten umfassen. Strenge Dualisten wie Wittgenstein und Leibniz waren davon überzeugt, Körper und Geist seien zwei völlig unabhängige Einheiten. Weniger strenge Dualisten teilten diese Auffassung zwar prinzipiell, glaubten aber an wichtige Wechselwirkungen zwischen beiden. Platon, Augustinus und Thomas von Aquin waren der Auffassung, der Geist steuere und kontrolliere den Körper, sei aber aus ganz anderem Stoff.

2   Strenge Monisten wie Berkeley, Hegel, oder Teilhard de Chardin gehen davon aus, jegliche körperliche Erfahrung entspringe dem Geist und sei daher im Geist selbst anzusiedeln. Von Bischof Berkeley stammt der berühmte Ausspruch, daß Gegenstände ihre Existenz erst über die Wahrnehmung durch den Geist gewinnen, worauf Samuel Johnson die ebenso berühmte Antwort gab: »Ich widerlege das folgendermaßen« – und trat gegen einen großen Stein. Es gibt aber auch Monisten, die von einer rein materiellen Welt ausgehen und den Geist als Bestandteil des Körpers auffassen. Epikur, Hobbes und Diderot betrachteten den Geist als im wesentlichen körperliches Phänomen. Im 17. Jahrhundert war vor allem der niederländische Philosoph Spinoza ein entschiedener Gegner des Dualismus. Die streng materialistische und reduktionistische Auslegung des Monismus erreichte mit dem Behaviorismus und der experimentellen Psychologie nach J. B. Watson und B. F. Skinner Mitte des 20. Jahrhunderts ihren Höhepunkt. Indem sie nur äußerlich sichtbares Verhalten gelten ließen, leugneten die Behavioristen die Existenz des Geistes.

3   Die monistischen Ansichten Hippokrates' und Epikurs wurden durchaus nicht von allen Denkern ihrer Zeit geteilt. Platon verteidigte in seinen frühen Werken einen überwiegend dualistischen Standpunkt, indem er argumentierte, Körper und Geist seien zwar voneinander abhängig, aber dennoch voneinander getrennt. In jedem von uns existiere eine unsterbliche und immaterielle Seele, die den Körper beseele, aber nicht eins mit ihm sei. In seinen späteren Dialogen zeigten sich eher monistische Züge, wenn er die Seele als Eigenschaft des Körpers beschreibt. Platons Schüler Aristoteles läßt sich auch nicht eindeutig dem Dualismus zuordnen. In seinem Werk *Über die Seele* erläutert er, die Seele sei das organisierende Element in einem Lebewesen, das den Körper mit Leben und Sinn erfülle. Bei Aristoteles kann die *Psyche* nicht vom Körper (oder *Soma*) getrennt werden, genausowenig wie man die Fähigkeit des Sehens vom Auge trennen kann. In anderer Hinsicht blieb Aristoteles jedoch ein Dualist. Seiner Ansicht nach waren bewußte Gedanken völlig unabhängig vom Körper. Nach Platon oder Aristoteles wohnt die Seele wohl im Körper, ist aber selbst nicht körperlich.

4   Um dem Vorwurf des Eurozentrismus zu entgehen, sei hier erwähnt, daß sich die Wissenschaften und die Mathematik in der arabischen Welt weiterentwickelten.

5   Der Theologe und Philosoph Thomas von Aquin (1225-74) widmete einen großen Teil seines Lebens den aristotelischen Schriften

und ihrer Adaption an die christliche Lehre. Für ihn existierte die menschliche Seele getrennt vom Körper, war von Gott gegeben und unsterblich.

6   Königin Kristina (1626-1689) war eine faszinierende Gestalt – sehr intelligent und Berichten zufolge auch sehr schön. Sie veröffentlichte ihrerseits einige Werke zu Philosophie und Ethik und förderte Kunst und Wissenschaft. Die Monarchin war bisexuell veranlagt und weigerte sich zu heiraten. 1654 dankte sie ab, konvertierte zum Katholizismus und wurde schließlich Atheistin.

7   Descartes war nicht der einzige Gelehrte, dessen Besuch an Königin Kristinas Hof tödliche Folgen hatte. Der niederländische Philosoph, Rechtsanwalt und Theologe Hugo Grotius besuchte Kristina und erkrankte ebenfalls an einer Atemwegsinfektion. Er starb 1645 auf seiner Rückreise nach Holland.

12

DURCH EINE ANDERE BRILLE SEHEN

»Für einen Biologen besteht die Alternative
zum Denken in Begriffen der Evolution darin,
überhaupt nicht zu denken.«

P. und J. Medawar, *The Life Science* (1977)

Lassen sich die zahllosen Verbindungen zwischen Gehirn,
Verhalten, Immunität und Krankheit auch durch eine andere Brille sehen? Die modernen medizinischen Wissenschaften waren bisher sehr effektiv in der Analyse der Mechanik
des menschlichen Körpers. Den Fragen, warum unser Körper so konzipiert ist oder warum bestimmte Menschen für
bestimmte Krankheiten anfällig sind, haben sie sehr viel weniger Beachtung geschenkt. Biologen dagegen sind an solche Überlegungen gewöhnt.

Die Schulmedizin beschäftigt sich überwiegend mit der
Funktionsweise des Körpers, um Störungen besser verstehen und behandeln zu können. Hier untersuchen Wissenschaftler die genetischen, biochemischen und physiologischen Mechanismen auf die gleiche Art und Weise wie ein
Ingenieur, der eine Maschine reparieren will, ihre Zahnrä-
der und ihr Getriebe. Das ist durchaus vernünftig und hat
sich als sehr effektiv in der Suche nach Lösungen für medizinische Probleme erwiesen. Damit allein ist es aber nicht
getan. Oft kann es nützlich sein, sich alte Probleme unter einem anderen, einem neuen Blickwinkel anzusehen.

Im letzten Kapitel möchte ich zwei neue Betrachtungsweisen vorstellen – die biologischen Perspektiven von Entwicklung und Evolution.

Wissenschaftler stellen nicht nur die Frage »Wie funktioniert das?« Eine ebenso wichtige Frage ist: »Wie hat sich das entwickelt?«, wie ist also dieses oder jenes biologische Phänomen oder ein bestimmtes Verhalten im Laufe eines Lebens durch ein Zusammenspiel von Umwelt und Genen entstanden? Wenn Biologen einen ausgewachsenen Organismus erforschen, sind sie sich bewußt, daß er (wie Sie und ich auch) einmal aus einer einzigen Zelle entstanden ist. Und wir sind auch nicht als fertige Erwachsene auf die Welt gekommen. Unser imaginärer Ingenieur würde sich fragen, wie diese »Maschine« zusammengesetzt wurde.

Evolutionärer Ursprung und biologische Funktionen sind weitere Forschungsgebiete. Hier fragt man sich eher, warum die Dinge so sind, wie sie sind, und weniger, wie sie funktionieren oder wie sie entstanden sind.[1] Evolutionsforscher wollen wissen, wie biologische Strukturen und Verhaltensweisen durch den Prozeß der Selektion im Verlauf der Entwicklungsgeschichte einer Art geformt wurden und wie sie dem Organismus beim Überleben und der Erhaltung der Art in ihrem Lebensraum nützen. Unser imaginärer Arzt würde also eher fragen, warum und nicht wie wir krank geworden sind.

Entwicklung

»Des Mannes Vater ist das Kind.«

William Wordsworth, *Der Regenbogen* (1807)

Entwicklungsstudien beschäftigen sich mit so grundlegenden Fragen, wie Gene und Umwelt interagieren, um einen ganz bestimmten Organismus zu produzieren und diesen Organismus im Laufe seines Lebens zu verändern (oder eben nicht zu verändern).[2] Das schließt die Entwicklung einer einzigen Zelle, die nur unter dem Mikroskop sichtbar ist, bis zum erwachsenen Individuum mit ein.

Diese Entwicklung ist ein faszinierender Vorgang. Jeder Mensch beginnt als befruchtete Eizelle mit 46 DNA-Doppelsträngen, auf denen etwa 100 000 Gene sitzen. Jahre später ist er ein einzigartiges Lebewesen mit einem Körper aus über zehn Billionen (10^{13}) hochspezialisierten Zellen. Und jede von ihnen hat den richtigen Platz eingenommen und erledigt ihre eigenen Aufgaben. Deshalb ist jeder Mensch einzigartig. Wir unterscheiden uns in vieler Hinsicht (wofür wir wirklich dankbar sein sollten).

Herauszufinden, wie Gene und Umwelt während der Entwicklung interagieren (das alte Problem von Veranlagung oder Umwelt), ist keine lineare Angelegenheit. Was aus den Erbanlagen, die man von den Eltern mitbekommen hat, wird, hängt von der Umwelt ab, die Auswirkungen der Umwelt auf den einzelnen wiederum von seiner Veranlagung. Denken Sie nur an gesundheitsschädliches Verhalten. Warum rauchen manche oder entwickeln eine ausgeprägte Typ-A-Persönlichkeit, was sie anfälliger für Herz-Kreislauf-Erkrankungen macht? Die Wurzeln individueller Verhaltensunterschiede reichen häufig bis zu den Lebensanfängen zurück und spiegeln sowohl Veranlagung als auch persönliche Erfahrung.

Soziale Zwänge und soziales Lernen haben mit Sicherheit entscheidenden Anteil daran, wie man mit seiner Gesundheit umgeht, ob man beispielsweise raucht oder trinkt. Einerseits ist es eine Frage dessen, was die Eltern oder Freunde tun, also eine Frage der Nachahmung (oder des Protests, wenn man genau das Gegenteil wählt). Was aber Eltern und Freunde tun, ist wiederum von vielen anderen Variablen bestimmt, u.a. von ihrem Bildungsniveau, ihrer sozialen Zugehörigkeit und ihrem Kulturkreis. So steht in Großbritannien das Rauchen bei Teenagern in Zusammenhang mit der sozialen Schicht ihrer Eltern. Mehr als doppelt so viele halbwüchsige Töchter (50 Prozent) ungelernter Arbeiter oder Arbeiter mit geringer Ausbildung rauchen im Vergleich zu 22 Prozent aus mittelständischen Familien. Das soziale Umfeld mit seinen Zwängen ist aber nicht allein entscheidend. Einige Menschen sind stärker suchtgefährdet als andere, ob es sich nun um Alkohol, Nikotin oder Kokain handelt.

In Kapitel 8 haben wir dargelegt, daß wer sehr stark auf Stressoren reagiert, anfälliger für Koronarerkrankungen ist. Schon im Kindesalter ist die biologische Reaktivität unterschiedlich. Säuglinge und junge Tiere reagieren von Geburt an individuell auf ihre Umwelt – einige sowohl physiologisch als auch in ihrem Verhalten sehr stark. Andere sind ruhige Zeitgenossen und schlafen viel, wieder andere sind quengelig oder ständig aktiv. Einige lassen sich leicht ablenken und reagieren freundlich, wenn man sich mit ihnen beschäftigt, andere bleiben eher eigenbrötlerisch für sich. Diese frühen Temperamentsunterschiede verlieren sich selten, so daß mit ziemlicher Sicherheit vorhersehbar ist, wie dieser Mensch (oder dieses Tier) als Erwachsener sein wird.

Eine der einfachsten Möglichkeiten, das Temperament eines Neugeborenen zu prüfen, ist der Fersenbluttest. In vielen Ländern ist es üblich, Neugeborenen eine kleine Blutprobe an der Ferse zu entnehmen und zu untersuchen. Das tut weh, und die Babys schreien. Doch wie sehr und wie lange sie schreien, ist sehr verschieden. Einige schreien kräftig und anhaltend, andere wimmern nur kurz. Kinder, die bereits im Alter von zwei bis drei Tagen stark reagieren, tun dies meist auch in den folgenden Monaten. Wer in seinem Verhalten stark reagiert, reagiert meist auch stark in seiner Physiologie. Das bedeutet hier, die Neugeborenen mit heftiger Verhaltensreaktion auf den Fersenbluttest reagieren auch hormonell entsprechend.

Solche Unterschiede finden sich auch bei Tieren. Ferkel behalten ihr physiologisches und reaktives Verhalten der ersten Lebenstage auch weiterhin bei. Manche zeigen sich neugierig und aktiv, wenn man sie in eine fremde Umgebung setzt, andere dagegen passiv. Diese Eigentümlichkeiten im Verhalten spiegeln sich auch in den hormonellen Reaktionen.

Frühe Unterschiede in der Reaktivität sind deshalb bedeutsam, weil sie sich wahrscheinlich zu einem späteren Zeitpunkt auf Verhalten und Gesundheit auswirken, obwohl man bisher nicht so genau weiß, warum. Wissenschaftler haben beispielsweise herausgefunden, daß Säuglinge, die im Alter von zwei Monaten stark und anhaltend auf eine Spritze reagieren, als Kleinkinder häufiger krank sind. Und einige Langzeitstudien belegen, daß Kinder, die mit einem sehr ausgeprägten Blutdruckanstieg auf Stressoren reagieren, als Erwachsene häufiger Bluthochdruck entwickeln.

Gewisse frühe Erfahrungen können sich auf das Verhalten und die Immunfunktionen langfristig auswirken. In den 60er Jahren führten George Solomon, Seymour Levine und Kollegen Experimente an Ratten durch, die von der Geburt bis zu ihrer Entwöhnung regelmäßig in die Hand genommen wurden. Unterschiede im Immunsystem dieser Tiere gegenüber Artgenossen wurden deutlich. Ihre Antikörperreaktion fiel bei einer Immunisierung im Erwachsenenalter stärker aus. Bei anderen Forschungen entdeckte man, daß sich die Anfälligkeit für bestimmte Krebsformen bei Ratten, die als Jungtiere den verschiedensten Reizen ausgesetzt waren, im Erwachsenenalter veränderte. Ihre frühen Erfahrungen hatten sich auf die Immunfunktionen und die Gesundheit ausgewirkt.

Stabilität und Veränderung spielen gleichermaßen eine Rolle. Man kann sich fragen, ob Feindseligkeit und Aggressivität – die Hauptmerkmale des Koronarerkrankungen fördernden Typ-A-Verhaltens – modifizierbar oder für immer festgelegt sind, wie es die folgenden Worte aus *The Mikado* andeuten:

> »Ich kann meine Ahnenreihe bis zu einem protoplasmischen atomaren Urkügelchen zurückverfolgen. Folglich ist mein Familienstolz schier unvorstellbar. Ich kann nichts dafür, aber ich wurde schon als Spötter geboren.«

Die Tatsache, daß sich viele Aspekte des Verhaltens und der Physiologie bereits im Kindesalter manifestieren und lange Zeit überdauern, besagt nicht, sie seien unveränderlich. Wir haben gesehen, daß sich eine Typ-A-Persönlichkeit noch als Erwachsener verändern läßt – mit großen Vorteilen für die Gesundheit. Ähnlich können Erfahrung und Training die Widerstandskraft gegen Stressoren stärken. Wir müssen uns von der Freudschen Vorstellung lösen, daß die Kindheitserinnerungen uns zwangsläufig irgendwann im Leben einholen, was auch immer wir tun. Wir alle sind zur Veränderung fähig. So auch Hal, der dem entsetzten Falstaff in Shakespeares *Henry IV, Teil 2* verkündet:

> »... glaub nicht, ich sei das Wesen, das ich war.
> Gott weiß es, und die Welt wird es bemerken,
> daß ich mein frühres Selbst hab' abgetan ...«

Mütter und Kinder

Die Mutter-Kind-Beziehung ist für alle Säugetiere überlebenswichtig, auch für Menschen.[3] Ohne Schutz, Nahrung und Wärme würden wir wohl alle kurz nach der Geburt sterben. Und ohne Zuwendung, Anregung und eine gewisse Stabilität blieben unsere geistigen, emotionalen und sozialen Fähigkeiten auf der Strecke.

Die Mutter beeinflußt außerdem das Immunsystem des Kindes. Säuglinge erhalten Antikörper über die Muttermilch, und der enge Kontakt zwischen beiden führt zu einer Übertragung von Bakterien und Antigenen, die das Immunsystem des Kindes stimulieren. Das sind nur zwei von vielen Gründen, warum gestillte Kinder durchschnittlich physisch und psychisch gesünder sind als Flaschenkinder, sowohl im Säuglingsalter als auch später.

Aufgrund der enormen Bedeutung dieser frühen Bindung hinsichtlich der körperlichen und seelischen Entwicklung erstaunt es nicht, daß Störungen für das Kind weitreichende Folgen haben, auch wenn einige möglicherweise erst viel später zutage treten. Mäusejungen, die man in den ersten zwei Lebenswochen täglich für ein paar Stunden von ihrer Mutter trennte, zeigten als erwachsene Tiere gestörte Immunreaktionen. Sie entwickeln bei immunologischen Provokationen weniger Antikörper und haben weniger reaktive Lymphozyten.

In ausführlichen Langzeitstudien haben Christopher Coe und Kollegen von der Universität Wisconsin demonstriert, daß frühe Störungen des Aufzuchtverhaltens bei Affen nicht nur eine anhaltende Wirkung auf das Immunsystem der Jungtiere hatten, sondern auch ihre behaviorale und emotionale Entwicklung beeinträchtigten. Werden Rhesusaffen ohne ihre Mütter aufgezogen, zeigen ihre Immunsysteme im Erwachsenenalter starke Abweichungen, beispielsweise eine geringere Killerzellenaktivität. Bei Affen, die als Jungtiere von ihrer Mutter getrennt wurden, wenn auch nur für ein oder zwei Wochen, wurde noch Jahre später eine stark verringerte Lymphozytenreaktivität nachgewiesen.

Wie zuvor beschrieben, haben Typ-C-Persönlichkeiten ein höheres Krebsrisiko. Es wird vermutet, daß die entsprechenden Verhaltensmerkmale bei einigen auf eine frühe Störung der Eltern-Kind-Beziehung zurückzuführen sind.

Studien zufolge könnte ein Mangel an emotionaler Nähe zu einem oder beiden Elternteilen in früher Kindheit das spätere Krebsrisiko erhöhen. Die Beweise hierfür stehen allerdings auf wackligen Füßen. Krebspatienten berichten häufiger von kühlen, distanzierten Beziehungen zu ihren Eltern als Patienten mit anderen schweren Erkrankungen. Oft ist aber schwer zu sagen, wie objektiv diese Erinnerungen sind. Sie können genausogut durch die momentanen Wahrnehmungen der Patienten verzerrt sein. Dennoch ist vorstellbar, daß sich Kinder mit lieblosen oder instabilen Elternbeziehungen zu Typ-C-Persönlichkeiten entwickeln, die ihre Gefühle unterdrücken, sich stets bemühen, es anderen recht zu machen und somit defensiv auf den Mangel einer sicheren emotionalen Bindung reagieren.

Es ist bewiesen, daß physiologische Reaktionen bei Kindern von der Sicherheit ihrer Beziehung zur Mutter beeinflußt werden. Bereits mit einem Jahr zeigen Kinder große Unterschiede in der Sicherheit ihrer emotionalen Elternbindung. Kinder mit unsicheren Beziehungen erfahren bei einer Trennung von den Eltern weniger Distreß als Kinder mit sicheren. Auch bei äußerlicher Ruhe läßt sich über die Messung der physiologischen eine emotionale Reaktion nachweisen. Kinder mit unsicheren Beziehungen erleben bei Trennung eine ausgeprägte biologische Reaktion, einschließlich höherer Pulsfrequenz und Anstieg des Kortisolspiegels, wobei sie die äußeren Anzeichen jedoch unterdrücken. Doch ob nun mangelhafte Eltern-Kind-Beziehung oder die spätere Typ-C-Persönlichkeit das Krebsrisiko erhöht, muß erst bewiesen werden.

Evolution

»Sie sind in Dir und in mir, sie schufen uns, Körper und Geist, und ihr Fortbestehen ist der letzte Grund unserer Existenz ... Heute tragen sie den Namen Gene, und wir sind ihre Überlebensmaschinen.«

Richard Dawkins, *Das egoistische Gen* (1976)

»Die Medizin schritte viel schneller voran, wenn die Mediziner Darwin genauso zustimmten wie Pasteur.

G. C. Williams und R. M. Nesse
Quarterly Review of Biology (1991)

Die Theorie der Evolution mittels natürlicher Selektion wurde von Charles Darwin entwickelt und der Welt mit der Veröffentlichung von *Die Entstehung der Arten,* einem der biologisch bedeutendsten Bücher überhaupt, im November 1859 vorgestellt. Seitdem bildet die Evolutionstheorie die Grundlage der Lebenswissenschaften.

Versuchen wir ein großes Stück dieser Wissenschaft in eine Nußschale zu quetschen: Lebende Organismen haben sich im Verlauf eines machtvollen und über lange Zeiträume wirkenden Prozesses der natürlichen Auslese entwickelt. Zu diesem Prozeß gehört das Überleben gut replizierbarer Gene, die von einer Generation zu nächsten weitergegeben werden. Ganz praktisch gesehen, bedeutet das, daß sich solche Gene weitervererben, die das Überleben des Organismus in seiner natürlichen Umgebung sichern.

Keiner hat die Faszination der natürlichen Auslese wohl knapper formuliert als der zeitgenössische Meister der Evolution Richard Dawkins, einer der hellsten Köpfe unter den schreibenden Wissenschaftlern:

»Die Welt wimmelt von Organismen, die alles Notwendige besitzen, um Urahnen zu werden.«

Die natürliche Auslese der Evolution folgt keinem Plan und hat kein letztes Ziel. Sie strebt nicht nach Perfektion oder Vielfalt, obwohl Vielfalt oft das Ergebnis ist. Es gibt keine kosmische Hand, die die Evolution auf ein bestimmtes Resultat hinsteuert. Sie wählt Gene nicht deshalb aus, weil man damit gesünder oder glücklicher ist; worauf es ankommt, ist die Fähigkeit des Lebewesens, seine Gene weiterzugeben, auf welche Weise auch immer. Charles Darwin hat es so formuliert: »Perfektion liegt in der Fähigkeit, die Art zu erhalten.« Ein Gen, das seinen Träger depressiv macht oder im Alter sehr krank werden läßt, kann trotzdem immer wieder weitergegeben werden, solange seine Vorteile für den Organismus größer sind als die Nachteile.

Trotz der enormen Bedeutung der Darwinschen Theorie für viele Belange wenden Wissenschaftler sie erst in jüngster Zeit auf medizinische Fragestellungen an. Ihr potentieller Beitrag zur Medizin wird von manchen so hoch eingeschätzt, daß sie bereits eine neue Ära Darwinscher Medizin dämmern sehen.

Zwei herausragende Verfechter der Darwinschen Medizin (oder evolutionären Medizin, wie einige sie lieber bezeichnen) sind George Williams, einer der bekanntesten Evolutionsbiologen, und der Psychiater und Arzt Randolph Nesse. In ihrem faszinierenden Buch *Evolution and Healing* machen sie deutlich, daß die Perspektive der Evolution den medizinischen Wissenschaften zu vielen neuen Einsichten verhelfen kann. Dieser Forschungszweig steckt zwar noch in den Kinderschuhen, kann aber zweifellos unser Krankheitsverständnis sehr vertiefen.

Eine fundamentale, aber selten gestellte Frage lautet, warum die Baupläne für den menschlichen Körper so viele Fehler enthalten und damit krankheitsanfällig machen. Wenn die natürliche Auslese in der Lage ist, ausgeklügelte biologische Mechanismen wie das Immunsystem oder das menschliche Gehirn hervorzubringen, warum werden wir dann immer noch so häufig krank – sorgt sie doch für die nahezu perfekte Anpassung von Organismen an ihre Umwelt? Wie kommt es da, daß immer noch Millionen an Herzerkrankungen, Krebs und Aids sterben oder unter Depressionen, Schizophrenie, Tuberkulose und parasitären Infektionen leiden? George Orwell bemerkt dazu in seinem Essay *Wie die Armen sterben:*

>»Die Leute reden von den Schrecken des Krieges, aber welche Waffe hat der Mensch erfunden, die in bezug auf Grausamkeit auch nur annähernd an eine der gewöhnlichen Erkrankungen herankommt? ›Natürlicher‹ Tod bedeutet beinahe per definitionem etwas Langsames, Stinkendes und Schmerzhaftes.«

Manche Gene machen Menschen anfällig für lebensbedrohliche Krankheiten und werden von einer Generation zur nächsten weitergegeben, obwohl man eigentlich davon ausgehen müßte, sie seien durch natürliche Auslese schon vor Jahrtausenden eliminiert worden. Noch rätselhafter ist, warum wir so konstruiert sind, daß psychischer Streß die Krankheitsanfälligkeit sogar erhöht.

Wir werden uns im folgenden einige mögliche Ursachen näher ansehen. Zunächst entpuppt sich bei genauerem Hinsehen eine ganze Reihe angeblicher Fehler als sinnvoller Verteidigungsmechanismus. Wir bemerken aber nur die Nachteile und übersehen den weniger offensichtlichen biologischen Nutzen.

Bedenken wir, wie fremd und neu unsere heutige Situation vom Standpunkt der Evolution aus ist. Der menschliche Organismus entwickelte sich über Jahrmillionen für eine vorindustrielle Welt. In einem relativ kurzen Zeitraum, evolutionsgeschichtlich nicht mehr als ein Augenblick, wurden wir in den völlig veränderten Lebensraum des Industriezeitalters katapultiert. Körper und Gehirn konnten mit der Entwicklung der Zivilisation in wenigen tausend Jahren nicht Schritt halten. In der menschlichen Biologie und Psyche gibt es folglich Elemente, die nicht in unser heutiges Leben passen.

Ein dritter wichtiger Punkt ist der evolutionäre Rüstungswettlauf mit Bakterien, Viren und anderen Parasiten. Diese Krankheitserreger (oder Pathogene) unterliegen den gleichen Selektionsprozessen wie wir. So wie der menschliche Organismus immer ausgefeiltere Verteidungsstrategien entwickelt, finden auch Krankheitserreger immer neue Wege, diese Blockaden zu umgehen. Und die Spirale setzt sich fort ... Manchmal sind uns die Pathogene sogar einen Schritt voraus, wie derzeit der HIV-Retrovirus.

Die natürliche Selektion beginnt nicht immer wieder von vorn, sobald wir einer neuen Gefahr für die Gesundheit gegenüberstehen. Der menschliche Körper hat sich im Verlauf von Jahrmillionen durch die stete Modifizierung des ursprünglichen Plans entwickelt. Anders als ein Ingenieur, der eine Maschine entwirft, kann die Evolution nicht einfach einen mißlungenen Versuch in den Papierkorb werfen und wieder von neuem anfangen. Sie kann nur das, was ist, verändern. Zudem hat jede biologische Struktur oder Fähigkeit verschiedene Seiten – gute wie schlechte. Die natürliche Auslese strebt nach einem ausgewogenen Kosten-Nutzen-Verhältnis. So bleiben genetisch verankerte Krankheiten möglicherweise deshalb erhalten, weil die betreffenden Gene dem Körper auch einen Nutzen bringen, der den Nachteil überwiegen kann (zumindest unter gewissen Umständen). In einer sich kontinuierlich verändernden Welt kann es keine Perfektion geben. Sehen wir uns nun die evolutionären Ideen aus der Nähe an.

Wann ist ein Fehler eigentlich kein Fehler? Viele medizinische Phänomene werden als rein pathologisch angesehen. Wir registrieren ihre unangenehmen Manifestationen und verschwenden kaum einen Gedanken an ihren möglichen Sinn. Wissenschaftler und Ärzte interessieren sich brennend dafür, *wie* solche Phänomene entstehen, aber nicht, *warum.* Betrachtet man sie vom Standpunkt der Evolution aus, ergeben zumindest einige durchaus einen Sinn.

Ein in Begriffen der Evolution denkender Biologe ist medizinischen Erklärungen gegenüber instinktiv mißtrauisch, weil sie wichtige Aspekte der menschlichen Natur als Fehler darstellen oder als pathologische Störung der normalen Funktionen. Selbstverständlich gibt es die auch, und nicht einmal der radikalste Darwinist würde behaupten, natürliche Selektion führe zur Perfektion. Unter evolutionären Gesichtspunkten sind das, was sich bei Krankheit im Körper abspielt, nicht einfach nur lästige Krankheitssymptome. Meist handelt es sich um biologische Verteidigungsmechanismen, die zu unserem Schutz entstanden sind.

Ein auf Anhieb einleuchtendes Beispiel ist der Husten. Wer eine Atemwegsinfektion hat, hustet unwillkürlich. Dabei wird Schleim entfernt, der sonst die Lunge schädigen und die Infektion im Körper weiterverbreiten könnte. Dieser einfache Mechanismus hat sich mit Sicherheit entwickelt und vererbt, weil unsere hustenden Vorfahren im Vergleich zu nichthustenden überlebt haben. Auch Säugetiere husten, wahrscheinlich aus demselben Grund. Bei einer Atemwegsinfektion ist es also normal und meist auch nützlich zu husten. Die Unterdrückung dieses lästigen Reizes durch Einnahme von Medizin hat daher auch ihre Nachteile.

Fieber ist ein weiteres Beispiel für einen biologischen Verteidigungsmechanismus, der häufig nur als unwillkommene Begleiterscheinung von Krankheiten betrachtet wird.

Der Anstieg der Körpertemperatur ist eine Standardreaktion bei Infektionen mit Bakterien oder Viren und zugleich ein guter Krankheitsindikator. Fieber geht meist mit Veränderungen der Stimmung und des Verhaltens einher, u.a. mit allgemeiner Mattigkeit, Niedergeschlagenheit, Lethargie und Appetitverlust. Man möchte sich nur noch in eine Ecke verkriechen und warten, bis es wieder bessergeht.

Im antiken Griechenland galt Fieber als Anpassungsverhalten des Körpers an eine Infektion. Hippokrates zog den richtigen Schluß (allerdings aus fragwürdigen Überlegungen), daß nämlich leichtes Fieber dem Patienten hilft, eine Infektion zu bekämpfen. Später änderte sich diese Auffassung völlig: Fieber war nur noch unangenehm und also unerwünscht. Arzneien zur Unterdrückung dieses Symptoms wurden daher sehr begrüßt. Gegen Ende des 19. Jahrhunderts war die Gabe von Medikamenten zur Fiebersenkung (Antipyretika) allgemeine Praxis geworden. Wer heute leichtes Fieber hat, greift zu Aspirin® oder Paracetamol, aber die Darwinsche Sichtweise mahnt uns, daß Hippokrates mit seiner Auffassung recht hatte.

Es gibt gute Gründe, unsere Meinung über Fieber zu revidieren. Es ist beim Menschen wie auch bei Wirbeltieren, ob nun Fisch oder Säugetier, eine allgemeine biologische Reaktion auf Infektionen. Tiere sind mit einem speziellen biologischen Mechanismus ausgerüstet, der das Fieber gerade so weit wie nötig nach oben treibt. Dies ist ein relativ aufwendiger Verteidigungsmechanismus, denn bei erhöhter Körpertemperatur wird erheblich mehr Energie verbraucht. Nach der Logik der Evolution muß diesem Aufwand ein entsprechender Nutzen gegenüberstehen. Fieber, Mattigkeit und und die damit einhergehenden Stimmungsveränderungen sind genetisch bedingt. Doch worin liegt ihr biologischer Sinn?

Nach allgemeiner zeitgenössischer Auffassung dient Fieber der Bekämpfung von Infektionen, indem es Viren und

Bakterien das Leben schwermacht. Wie für alle Organismen, gibt es auch für diese Krankheitserreger eine optimale Umgebungstemperatur, in der sie sich am besten entwickeln. Ändert man diese, gedeihen sie nicht mehr.

Das bedeutet, daß die Unterdrückung des Fiebers bei einer Infektion wahrscheinlich mehr schadet als nutzt. In Experimenten konnte gezeigt werden, daß sie die Genesung bei einigen Erkrankungen sogar verzögert. In einem Fall gab man Windpockenkranken entweder Paracetamol zur Fiebersenkung oder ein Placebo. (Um eine Beeinflussung durch das Bewußtsein der Patienten auszuschalten, wurde ihnen nicht gesagt, was sie bekamen.) Patienten, die Paracetamol erhielten, benötigten durchschnittlich einen Tag länger zu ihrer Genesung als solche, die die Infektion nur mit körpereigenen Abwehrkräften bekämpften. Die Behandlung des Fiebers verlängerte also die Krankheitsdauer.

Das gleiche geschieht bei der Einnahme von Aspirin® oder Paracetamol bei Erkältungen. Australische Wissenschaftler der Universität Adelaide infizierten gesunde Freiwillige mit Erkältungsviren und behandelten sie daraufhin mit Standardmedikamenten, um die Begleiterscheinungen zu mindern.[4] Die Tests ergaben, daß Aspirin® und Paracetamol die klinischen Symptome nicht etwa unterdrückten, sondern im Gegenteil noch verstärkten und die Antikörperreaktion der Patienten auf die Infektion abschwächten. Den Freiwilligen, die nur Placebos erhielten, ging es nachweislich besser damit.

Auch hier verdeutlichen die Ergebnisse, warum die Unterdrückung der natürlichen Körperreaktion bei Infektionen ein zweischneidiges Schwert ist. Fiebersenkende Mittel sind sicherlich in vielen Fällen von Nutzen und können bei extrem erhöhter Temperatur das Leben des Patienten retten, aber ihr bedenkenloser Einsatz in harmlosen Erkältungen ist nicht ratsam. Unter bestimmten Umständen könnte es sogar günstiger sein, Arzneimittel zu geben, die das Fieber *erhöhen.*

Auch morgendliche Übelkeit erhält, im Licht der Evolution gesehen, einen neuen Sinn. Galt sie bis vor kurzem noch als offenbar nicht zu vermeidende Begleiterscheinung in Schwangerschaften, so weiß man heute, daß es sich auch hier um einen biologischen Verteidigungsmechanismus von einigem Nutzen handelt.

Der Begriff »morgendliche Übelkeit«[5] bei Schwangeren bezieht sich auf Schwindel, gelegentliches Erbrechen und Geschmacksaversionen, wie sie bei vielen Frauen zu Beginn einer Schwangerschaft auftreten. Gleich Husten oder Fieber, ist dies eine universale Reaktion, die so gut wie alle schwangeren Frauen betrifft, wenn auch in unterschiedlichem Maße. Sie findet sich überall auf der Welt, auch in vorindustriellen Gesellschaften.

In den ersten drei Schwangerschaftsmonaten berichten 55 Prozent der Frauen von gelegentlichem Erbrechen und 75 Prozent von Schwindelgefühlen. Fast alle Frauen entwickeln eine schwach oder stark ausgeprägte Aversion gegen Gerüche oder Geschmacksvarianten, die sie zuvor als angenehm empfanden. Folglich essen sie nur noch eine verringerte Auswahl mild schmeckender Nahrungsmittel. Die weite Verbreitung dieses Phänomens läßt darauf schließen, daß dahinter ein biologischer Sinn steckt, der diese Nachteile aufwiegt. Die Biologin Margie Profet hat hierzu eine detaillierte und gut untermauerte Theorie vorgelegt.

Alle Pflanzen, auch eßbare, enthalten toxische Substanzen. Diese Toxine dienen den Pflanzen zum Schutz davor, gefressen oder von Parasiten befallen zu werden. Das phantastische Aroma, das wir bei frisch gebrühtem Kaffee genießen, entsteht aus mehreren hundert chemischen Substanzen – wovon viele giftig sind. Dagegen haben wir biochemische Prozesse entwickelt, mit deren Hilfe wir die Gifte unschädlich machen – und den Kaffee trotzdem trinken können. Nach Profet soll die morgendliche Übelkeit die werdende Mutter davon abhalten, Gifte zu sich zu nehmen, die zwar nicht ihr, jedoch möglicherweise dem Fötus schaden können. Die Biologin hat zahlreiche Daten gesammelt, die diese Theorie stützen.

Erstens ist bekannt, daß verschiedene Pflanzentoxine, die dem Erwachsenen nichts anhaben können, bei Föten zu schweren Mißbildungen oder sogar zum Abort führen können. Jahrhundertelang verwendete man die Extrakte bestimmter Pflanzen dazu, unerwünschte Schwangerschaften zu beenden.

Zweitens verläuft die Kurve der morgendlichen Übelkeit parallel zur Entwicklung einer größeren Toleranz des Fötus Giften gegenüber. Die Übelkeit tritt meist in der dritten oder vierten Woche nach der Empfängnis auf, erreicht ihren Höhepunkt etwa im dritten Monat und klingt dann ab. Diese Spanne entspricht genau dem Zeitraum des größten Risikos für den Embryo. Seine Organe und Gliedmaßen bilden sich vorwiegend zwischen der dritten und achten Woche. In dieser Zeit reagiert der Embryo am empfindlichsten auf Gifte in der Nahrung der Mutter. Nach vier Monaten ist die größte Gefahr vorüber, das Ungeborene entwickelt einen großen Energiebedarf, um sein Wachstum sicherzustellen. Nun kehrt die Schwangere meist zu ihren normalen Eßgewohnheiten zurück.

Die morgendliche Übelkeit deckt sich zeitlich also exakt mit der vermuteten biologischen Funktion. Sie ist meist durch die Ablehnung von Nahrungsmitteln mit starkem oder bitterem Geschmack gekennzeichnet. Die hormonellen Veränderungen wirken sich auch auf die Sinnesorgane aus und machen die werdende Mutter erheblich geruchs- und geschmackssensibler. Viele der natürlichen Toxine in Nahrungsmitteln haben einen ausgeprägten Geruch bzw. Geschmack. Sie stimmen zum großen Teil mit denen überein, die von schwangeren Frauen abgelehnt werden. Obwohl sich Schwangere in ihren Vorlieben stark unterscheiden, entwickeln die meisten einen Widerwillen gegen scharfe oder bitter schmeckende Speisen und Getränke, wie Kaffee, stark Gewürztes, Kräuter, harte alkoholische Getränke und gegrilltes oder gebratenes Fleisch. Ihr Speisezettel enthält folglich mildere Kost als sonst.

Drittens hat sich herausgestellt, daß Frauen mit starker morgendlicher Übelkeit in den ersten Schwangerschaftswochen wesentlich seltener eine Fehlgeburt erleiden oder mißgebildete Kinder zu Welt bringen als andere mit geringer Übelkeit. Verschiedenen Schätzungen zufolge enden ein bis drei Prozent der Schwangerschaften bei Frauen mit starker Übelkeit mit einem spontanen Abort, verglichen mit vier bis sieben Prozent bei Frauen mit geringer Übelkeit.

Ähnlich wie bei Husten und Fieber läßt Profets Hypothese, es es handele sich bei der morgendlichen Übelkeit um einen Mechanismus zum Schutz des Embryos, Zweifel aufkommen, ob es gut ist, die Symptome mit Medikamenten zu beseitigen. Heute wird die Verschreibung derartiger Mittel sehr viel vorsichtiger gehandhabt als noch vor einigen Jahren. Dies ist aber wohl vor allem auf die durch Thalidomid bedingten Mißbildungen in den 60er Jahren zurückzuführen. Frauen, die das Sedativum und Hypnotikum während der Schwangerschaft eingenommen hatten, gebaren Kinder mit schweren Deformationen an Armen und Beinen oder fehlenden Gliedmaßen. Die unter dem Namen Contergan® bekannt gewordene Katastrophe führte zur sofortigen Rücknahme des Medikamentes vom Markt und zeigt deutlich, wie gefährdet der Embryo wäh-rend der ersten Entwicklungswochen hinsichtlich chemischer Substanzen ist.[6]

Ein weiteres Phänomen, das bislang meist nur als Krankheitssymptom Beachtung fand, ist der Eisenmangel bei manchen Infektionen. Im Durchschnitt hat ein Mensch etwa vier Gramm Eisen in seinem Körper, hauptsächlich in den roten Blutkörperchen. Bei einer Infektion kann dieser Wert auf ein Fünftel zurückgehen. Der Organismus entfernt das Eisen aktiv aus seinem Blutkreislauf und scheidet es über die Leber aus. Wie auch das Fieber, hat dieser Vorgang durchaus einen Sinn. Bakterien brauchen nämlich Eisen für Wachstum und Vermehrung. Der Entzug von Eisen ist also ein effektives Mittel ihrer Bekämpfung. Patienten mit Infektionen zusätzlich Eisen zu geben, um diesen Mangel auszugleichen, ist so, als versorge man die Bakterien mit Rot-Kreuz-Paketen.

Die genannten Beispiele – Husten, Fieber, morgendliche Übelkeit und Eisenmangel – ist gemeinsam, daß sie fälschlicherweise nur als Krankheitssymptome begriffen werden. Dabei handelt es sich auch um Manifestationen von Verteidigungsstrategien des Körpers, die sich mit gutem Grund entwickelt haben und neben den Nachteilen durchaus Vorteile bieten. Wir sollten uns bemühen, diese Vorgänge zu verstehen, bevor wir uns für oder gegen Medikamente zu ihrer Unterdrückung entscheiden. Tolstoi hat das in *Krieg und Frieden* großartig formuliert:

»Unser Körper ist eine Maschine, die das Leben in Gang hält, dafür ist er geschaffen, das ist seine Aufgabe. Lassen Sie das Leben darin seinen eigenen Weg gehen, damit es sich selbst verteidigen kann, es wird das besser können, als wenn Sie es dadurch lähmen, daß Sie den Körper mit Arzneien überfüttern ...«

Krank durch Gene

Viele Krankheiten haben eine genetische Grundlage, das heißt, manche Gene bedingen eine erhöhte Anfälligkeit gegenüber bestimmten Krankheiten. Bei Erbkrankheiten wie Mukoviszidose oder *Chorea hereditana* (Huntington-Chorea) ist die Verbindung zwischen Krankheit und fehlerhaftem Gen offensichtlich und direkt. In einigen Fällen gelang es Wissenschaftlern sogar, die molekularen Mechanismen zu entdecken, die vom defekten Gen bis zu den Krankheitssymptomen führen. Mukoviszidose beispielsweise entsteht, weil ein fehlerhaftes Gen auf Chromosom 7 die Produktion eines Eiweißes verhindert, das wiederum für die normale Funktion der Zellmembranen von wesentlicher Bedeutung ist. Ein an Mukoviszidose erkrankter Mensch bildet dicke Schleimhäute, die seine Bronchien, das Pankreas und die endokrinen Drüsen blockieren und so die Gesundheit allmählich zerstören. In der Mehrzahl der Fälle jedoch liegt der ursächliche und funktionale Zusammenhang zwischen Gen und Erkrankung noch im dunkeln, so auch bei der Vererbung von prädispositiven Faktoren für Koronarerkrankungen und Krebs.

Hier drängt sich nun die Frage auf, warum die Evolution solchen »schlechten« Genen nicht längst die Tür gewiesen hat, denn schließlich können sie zu Krankheit oder Tod führen. Also müßten die Organismen doch ohne sie besser dran sein? – Nicht unbedingt.

Evolutionsbiologen haben verschiedene Wege aufgezeigt, wie Gene, die eine Prädisposition für eine Krankheit bergen, immer weitergegeben werden können. Zunächst vielleicht deshalb, weil sie neben dieser Veranlagung noch andere, für den Organismus nützliche Eigenschaften transportieren. Jedes Gen übt schließlich mehrere Wirkungen auf den Körper aus, einige davon positiv, andere negativ. Das Kosten-Nutzen-Verhältnis für Überleben und Arterhaltung eines Organismus entscheidet letztlich, ob ein Gen bleibt oder nicht. Ist der Nutzen größer als der Schaden, wird das Gen weitergegeben.

Ein klassisches Beispiel hierfür ist das für die Sichelzellenanämie, eine Blutkrankheit, verantwortliche Gen. Die Krankheit tritt auf, wenn ein Mensch das betreffende Gen doppelt empfängt, also von beiden Elternteilen. Häufig wird das Gen aber zumindest von einem Elternteil vererbt, was das Kind zum Krankheitsüberträger macht. Krankheitsüberträger zeigen selbst keine Symptome der Erkrankung, sind aber erheblich widerstandsfähiger gegenüber Malaria als Menschen ohne Sichelzellengen. In tropischen Regionen, wo Malaria häufig vorkommt, ist (oder war) diese Resistenz sicherlich von großem Vorteil. Aufgrund des biologischen Nutzens im entsprechenden Lebensraum vererbte sich das Gen beständig weiter und findet sich daher auch in malariaverseuchten Gebieten weitaus häufiger als anderswo.

Eine allgemeinere Methode für Gene, im Genpool zu verbleiben, besteht darin, daß sich ihre negativen Auswirkungen erst sehr spät im Leben des betreffenden Organismus zeigen, nachdem dieser die Reproduktion längst abgeschlossen hat. Die natürliche Auslese bevorzugt Gene, die das Überleben und die Arterhaltung sichern, und ist deshalb relativ »blind« für die späten Effekte, da diese die Vermehrung nicht betreffen. Der Selektionsdruck ist außerordentlich gering, wenn sich die spürbaren Auswirkungen des defekten Gens erst in mittleren Jahren oder gar im Alter bemerkbar machen.

Vom Standpunkt der Evolution betrachtet, ist es relativ irrelevant, was mit den einzelnen geschieht, nachdem sie sich vermehrt bzw. Kinder großgezogen haben. (Relativ, aber nicht *vollkommen* irrelevant. Es gibt immer noch einen – wenn auch geringen – Selektionsdruck auf die Gene alter Menschen, denn auch sie sind von der Evolution für die Sorge um den Nachwuchs vorgesehen und beeinflussen folglich *dessen* Überleben und Vermehrung.) Das erklärt, warum Erbkrankheiten wie Huntington-Chorea erst ziemlich spät im Leben auftreten. Ein defektes Gen, das den Organismus krank werden und sterben läßt, noch bevor er sich vermehren kann, hat entsprechend keinerlei Chancen, vererbt zu werden.

Wenn das »schlechte« Gen zunächst etwas Gutes im Leben des Organismus bewirkt, sind seine späteren negativen Auswirkungen für die Evolution noch viel unerheblicher. Evolutionsbiologen glauben, viele der Gene, die für degenerative Krankheitsprozesse im Alter verantwortlich sind, verblieben deshalb im Genpool, weil sie ihre Wirkung erst entfalten, wenn die Vermehrung längst abgeschlossen ist. (Wie gesagt, man geht hier von steinzeitlichen Jägern und Sammlern aus, für die 40 ein hohes Alter war.)

Daraus ergibt sich, daß Gene, die Alterskrankheiten wie Alzheimer, Osteoarthritis oder verschiedene Krebsformen verursachen, wahrscheinlich in früheren Lebensphasen irgendwie von Vorteil sind. Ein Eliminieren dieser Gene durch neue Methoden der Gentherapie könnte unvorhergesehene Konsequenzen haben. Evolutionsbiologen raten daher zur Vorsicht beim »Basteln« an unseren genetischen Bauplänen, bis man genau weiß, was man da eigentlich tut.

Zivilisationskrankheiten

Unser Organismus scheint fehlerbehaftet zu sein, weil unsere biologische Natur nicht mehr in den heutigen Lebensraum paßt. Körper und Geist wurden konzipiert, in einer Umwelt zu überleben, in der sich der Mensch über lange Zeit entwickelt hat. Biologen bezeichnen diese Umwelt auch als Lebensraum der evolutionären Anpassung – nur daß er eben mit unseren aktuellen Lebensbedingungen nicht mehr viel gemein hat.

Um Mißverständnissen vorzubeugen, möchte ich folgendes noch einmal wiederholen: Die natürliche Auslese verfolgt keinen Plan und hat kein bestimmtes Ziel. Sie bringt Organismen hervor, die den Anschein erwecken, als habe sie ein sehr gescheiter Ingenieur ausgetüftelt. Doch das ist nicht der Fall. Wir sind so, wie wir sind, weil unsere Vorfahren erfolgreich als Vorfahren waren und unsere Gene sich erfolgreich weitervererben konnten. Wir sind, um Demokrit zu zitieren, »das Ergebnis von Zufall und Notwendigkeit«. Es ist praktisch, von einem Körper kurz und knapp zu sagen, »er wurde entworfen«, aber eben nur kurz praktisch.

Der menschliche Geist und der menschliche Körper sind nicht für ein Leben im Büro oder als Bauer auf dem Feld gemacht. Die Umwelt, für die sie die Evolution über Jahrmillionen entwickelt hat, ist die des steinzeitlichen Jägers und Sammlers. Doch wir selbst haben uns ganz plötzlich und unvermittelt (nach den Maßstäben der Evolution) eine völlig andere Welt geschaffen. Diese Diskrepanz zwischen der Welt, für die wir geschaffen wurden, und der Welt, in der wir leben, verursacht zwangsläufig große Probleme.

Die physischen und sozialen Bedingungen des heutigen Industriezeitalters sind evolutionsgeschichtlich völlig neu. Um zu begreifen, wie neu, muß man sich die enormen Zeiträume vor Augen halten.

Die ersten organischen Lebensformen entstanden vor etwa 4 000 000 000 Jahren in der Ursuppe der Erde. Die ersten Wirbeltiere erschienen vor ca. 500 000 000 Jahren. Die frühesten Hominiden (Affenmenschen) spalteten sich etwa vor 7 000 000 Jahren von den Affen ab und begannen vor 3 bis 4 000 000 Jahren, aufrecht auf zwei Beinen zu gehen. Etwas später, etwa vor 2 500 000 Jahren, begannen sie, die ersten Steinwerkzeuge zu benutzen.

Der *Homo sapiens sapiens*, zu dem die Evolution Sie und mich zählt, erschien sehr viel später auf der Bildfläche. Analysen von DNA-Sequenzen deuten darauf hin, daß die ersten »richtigen« Menschen erst vor 200 000 Jahren auftauchten. Die ältesten menschlichen Fossilien sind gerade einmal 100- bis 150 000 Jahre alt. Die gesamte Menschheitsgeschichte macht nur drei Prozent der Zeit aus, die seit den ersten hominiden Vorfahren auf der Erde vergangen ist.

Und wenn wir nur vom Beginn der Zivilisation an rechnen, schrumpft das Zeitalter der Menschheit auf ein Minimum – auf weniger als 10 000 Jahre und weniger als fünf Prozent unserer Entwicklungsgeschichte. Erste Formen der Landwirtschaft entstanden vor 10 000 Jahren, die ersten Städte vor weniger als 7 000 Jahren, und die erste Schrift entstand vor ca. 6 000 Jahren. Das Rad wurde im Mittleren Osten um 3500 vor Christus erfunden. Jesus von Nazareth kam knapp 100 Generationen vor uns auf die Welt, und das Industriezeitalter ist erst wenige Generationen alt.[7] Die moderne Industriegesellschaft existiert seit weniger als einem 1000stel der Zeit unserer gesamten Entwicklungsgeschichte.

Stellen Sie sich jetzt diese 4 000 000 000 Jahre auf ein Jahr verteilt vor: Die ersten Hominiden erscheinen am Morgen des 31. Dezember, der *Homo sapiens sapiens* gegen 23.30 Uhr und die ersten primitiven Kulturen knapp zwei Minuten vor Neujahr. Durch die Brille der Evolution betrachtet, existiert die ganze menschliche Zivilisation erst den Bruchteil eines Augenblicks.

Genetisch gesehen, gleichen Sie und ich den Menschen zu Anbeginn der Zivilisation. Wissenschaftler sind in der Lage, die genetischen Unterschiede zwischen uns und unseren Jäger- und Sammlervorfahren anhand von Veränderungen in DNA-Sequenzen aufzuschlüsseln. Mit einer durchschnittlichen Geschwindigkeit von einem halben Prozent alle 1 000 000 Jahre führten spontane Mutationen zu Veränderung der DNA in den menschlichen Keimzellen. Das heißt, unser Erbgut hat sich während knapp 10 000 Jahren Zivilisation um etwa 0,005 Prozent verändert, also um ein 20 000stel. Oder wie George Williams und Randolph Nesse es formuliert haben: »Man stelle sich vor, das Kind eines Jägers und Sammlers, das Tausende von Jahren vor der Erfindung des Rades geboren wurde, solle als Erwachsener die biologischen Anforderungen eines Berufs wie Rechtsanwalt oder Buchhalter erfüllen (das arme Ding!).«

Die Evolution hat es versäumt, den Menschen psychisch und biologisch für die Probleme und Versuchungen der modernen Zeit auszurüsten. Viele der sogenannten Zivilisationskrankheiten, wie Herz-Kreislauf-Erkrankungen und Krebs, resultieren teilweise aus dem Mißverhältnis von Biologie und Umwelt.

Soweit Wissenschaftler den bruchstückhaften archäologischen und biologischen Hinweisen entnehmen können, haben Menschen den größten Teil ihrer Entwicklung als Jäger und Sammler verbracht. Sie lebten in kleinen Gruppen zusammen und ernährten sich von den eßbaren Pflanzen der Umgebung und den Tieren, die sie erlegten. Wann und welche Mengen es zu essen gab, unterlag vielen Zufällen und war daher schlecht vorhersehbar. Hochkalorisches Fett und Zucker waren extrem selten und daher wertvoll. Biologisch war es also sinnvoll, wenn Menschen ein starkes Bedürfnis nach fettreichen oder süßen Nahrungsmitteln hatten, so daß sie möglichst viel davon aßen, wann immer sich die Gelegenheit bot.

In Afrikas trockenem Grasland trug das vor 150 000 Jahren sicher zum langfristigen Überleben bei. Für den heutigen Europäer oder Amerikaner, der vor einem überreichen Nahrungsangebot steht, ist das weit weniger segensreich. Bierbäuche, schwellende Hüften, verstopfte Arterien und Darmkrebs legen Zeugnis ab von der Diskrepanz zwischen biologischem Erbe und aktueller Umgebung. Psychische Eigenschaften, mit deren Hilfe Menschen fettigen Hamburgern, Zigaretten, ihrer Trägheit oder schnellen Autos widerstehen könnten, hat die Evolution in der Kürze der Zeit nicht entwickelt. Wir müssen uns bis heute mit bewußten Entscheidungen aufgrund rationaler Kriterien behelfen. Hoffen wir auf das Beste ...

Die physikalische Umgebung ist jedoch nicht das einzige, was sich seit – relativ – kurzem radikal verändert hat, sondern auch das soziale Umfeld. Unsere jagenden und sammelnden Vorfahren lebten wahrscheinlich in stabilen Gruppen mit engen Bindungen zwischen den 30 bis 100 Mitgliedern. Die meisten waren miteinander verwandt und kannten sich gut. Langfristige und gegenseitige soziale Unterstützung in diesem Verband prägte vermutlich lange Zeit die normale Lebenssituation.

Denken Sie nun im Vergleich an die oft isolierte Lebensweise heutiger Großstadtmenschen. Obwohl von Tausenden umgeben, kennen sie kaum jemanden. Wie in Kapitel 6 aufgezeigt, spielt das soziale Umfeld aber für unser körperliches und geistiges Wohlbefinden eine große Rolle.

Krankheit und Mortalität haben sich dank medizinischen Fortschritts und verbesserter Lebensbedingungen stark verändert. In den Industriegesellschaften mit ihren organisierten Gesundheitssystemen und sozialen Netzen stirbt heute nur noch selten jemand an Unterernährung, bakterieller Infektion oder an Parasiten. Hier lagen die großen Bedrohungen für unsere Urahnen, weshalb der menschliche Körper entsprechende Schutzmechanismen entwickelt hat. Solche Schutzmaßnahmen fehlen hingegen für die Folgen von Rauchen, Bewegungsmangel oder übermäßigem Essen.

Das Verlassen des »Lebensraumes der evolutionären Anpassung« kann die Veränderung der Inzidenz einiger Krebsformen erklären. Viele Wissenschaftler gehen davon aus, daß die vergleichsweise hohen Zahlen bei Brust- und Ovarialkarzinomen in den Industrieländern teilweise durch ein verändertes Reproduktionsverhalten bedingt sind. Epidemiologische Daten lassen vermuten, daß Frauen, die keine oder wenige Kinder haben oder erst spät gebären, ein erhöhtes Risiko für Krebs der Reproduktionsorgane (Brust und Uterus) entwickeln. Seit dem Zweiten Weltkrieg wächst die Tendenz, weniger Kinder zu einem relativ späten Zeitpunkt zu bekommen.

Unser Reproduktionsverhalten hat sich also seit den Jägern und Sammlern stark verändert. Ein Blick auf die paar noch existierenden Jäger-und-Sammler-Gesellschaften, beispielsweise die *!Kung San* in Afrika, verdeutlicht dies. Ihre Lebensweise ist der unserer Vorfahren sehr viel näher. Das »natürliche« Reproduktionsverhalten sieht dabei eine Kinderzahl von fünf oder mehr pro Frau vor, wobei sie das erste Kind im Alter von 15 bis 20 bekommt und jedes Kind drei bis vier Jahre lang stillt (in dieser Zeit kommt es zu keiner Ovulation). Ein starkes Abweichen von diesem Muster könnte verborgene biologische Risiken aktivieren, wenngleich es aus vielen anderen Gründen sicherlich wünschenswert ist.

Die Welt dreht sich weiter, und ich will keineswegs proklamieren, wir müßten alle zum steinzeitlichen Lebensstil zurückfinden, wenn wir körperlich und geistig gesund sein wollen. Menschen sind enorm anpassungsfähig und können Wege finden, sich in neue Lebensräume einzufügen, wie bizarr diese auch immer sein mögen.

Wettrüsten der Evolution

Ein anderer Grund, warum es nicht »zum besten in der besten aller möglichen Welten« steht, ist, daß Krankheitserreger dem Menschen im Wettrüsten meist einen Schritt voraus sind.

Wir sind nicht die einzige Spezies, die dem Selektionsdruck ausgesetzt ist. Die verschiedenen Bakterien, Viren, Parasiten und Pilze, die sich am liebsten im Inneren des Körpers häuslich einrichten, unterliegen ihm ebenfalls. Die natürliche Auslese hat uns mit ausgetüftelten Verteidigungsmechanismen, einschließlich des Immunsystems, zum Schutz gegen diese Pathogene versehen. Wären diese Mechanismen nicht so hocheffektiv, säße ich kaum hier, um über sie zu schreiben, und Sie säßen nicht dort, um darüber zu lesen. Doch auch der Feind ist für den Überlebenskampf gerüstet. Die Evolution hat ihn mit Fähigkeiten ausgestattet, die ihm erlauben, die menschlichen Verteidigungslinien geschickt zu umgehen.

Die evolutionäre Beziehung zwischen Wirt (das sind Sie oder ich) und Pathogen (das sind Bakterien, Viren oder Parasiten) zeigt in vieler Hinsicht Parallelen zum Rüstungswettlauf zwischen den Supermächten während des kalten Krieges. Beide Seiten sind in einer schier endlosen Spirale von Abschreckung und Gegenabschreckung, von Angriffs- und Verteidigungswaffen gefangen, was zu immer komplizierteren und kostspieligeren Entwicklungen führt. Eine Seite baut ein neues Radar, womit ankommende Raketen geortet werden, also baut die andere Seite bessere Raketen, die es nicht entdecken kann – und so weiter und so fort, bis hin zum *Krieg der Sterne.*

Vergleichbares geschieht im evolutionären Wettrüsten zwischen Wirt und Pathogen. Beide reagieren auf den Selektionsdruck. Gene, die dem Organismus beim Überleben und der Arterhaltung nützen, werden weitervererbt. In dem Maße, wie der Wirt neue Verteidigungsstrategien gegen das Pathogen entwickelt, entwickelt das Pathogen neue Angriffsstrategien, um durch die Verteidigung nicht vernichtet zu werden. Manchmal liegt der Wirt vorn und manchmal der Krankheitserreger.

Die natürliche Selektion hat Bakterien, Viren und Parasiten mit einer Reihe verblüffender Tricks gegen unsere Verteidigung gestärkt. Der parasitäre Mikoorganismus, der die Afrikanische Schlafkrankheit überträgt (*Trypanosomiasis*) verändert fortwährend seine biochemische Gestalt, so daß unser Immunsystem nicht in der Lage ist, ihn mittels Antikörpern zu zerstören. Diese Erreger, Streptokokken genannt, haben einen biochemischen Mantel, der sie wie menschliche Zellen aussehen läßt und es dem Immunsystem erschwert, sie als Antigene zu erkennen. Solche immunologische Mimikry kann große Probleme bereiten, denn sie verleitet das Immunsystem dazu, körpereigene Zellen anzugreifen. So führt eine Streptokokkeninfektion gelegentlich zu rheumatischem Fieber, einer Autoimmunerkrankung, die Herz und Gelenke stark schädigt. Ein anderer Trick der Pathogene besteht darin, sich in den Zellen des Immunsystems zu verstecken. Das Aidsvirus HIV verwendet ihn und ist damit für das Immunsystem so gut wie nicht auffindbar.

Wir müssen damit rechnen, in diesem Wettrüsten zu verlieren. Bakterien und Viren sind Menschen gegenüber im Vorteil, weil sie winzig klein sind, in zahllosen Arten vorkommen und sich rasend schnell vermehren. Wie penibel man auch immer mit der Körperhygiene ist, es gibt mehr Bakterien im Körper des einzelnen als Menschen auf diesem Planeten. Und die Bakterien vermehren sich 100 000mal schneller als irgend jemand das beim besten Willen könnte. Beim Menschen dauert es 20, 30 Jahre, bis eine neue Generation herangewachsen ist – Bakterien schaffen dies in 30 Minuten. Wenn die Bedingungen stimmen, können sie an einem einzigen Tag zig Generationen hervorbringen und von genetischen Veränderungen profitieren, für die wir Hunderte von Jahren benötigen würden. Evolution durch natürliche Auslese geschieht hier und jetzt – in Ihrem und meinem Körper.

Der HIV-Retrovirus ist bei diesem Spiel besonders geschickt; er kann seine genetische Struktur etwa 1 000 000mal schneller verändern als der Mensch. In dieser enormen Geschwindigkeit liegt die größte Herausforderung für das menschliche Immunsystem und für die Wissenschaft bei ihrer Suche nach einem möglichen Impfstoff. Noch bevor der Schwachpunkt des Virus entdeckt werden kann, hat er ihn schon verändert.

Eine der besorgniserregendsten Folgen des Selektionsdrucks auf Bakterien ist die Entwicklung neuartiger Stämme, die gegen Antibiotika resistent sind. Aufgrund des weitverbreiteten Einsatzes von Antibiotika seit dem Zweiten Weltkrieg haben viele Bakterien effektive Verteidigungsstrategien entwickelt. Bakterien, die zufällig Gene hatten, welche sie gegen Antibiotika immun machten, wuchsen und gediehen und gaben diese Erbinformation an nachfolgende Generationen weiter, während andere nichtresistente Arten ausgelöscht wurden.

Der Selektionsdruck wurde hinsichtlich der Resistenz noch durch einen übermäßigen und wahllosen Einsatz von Antibiotika verstärkt. Ihre routinemäßige Zugabe ins Tierfutter hat zwar den landwirtschaftlichen Ertrag gesteigert, aber andererseits die Entstehung resistenter Bakterienstämme von Salmonellen beschleunigt, die heute auch für den Menschen eine Gefahr darstellen. Zudem können Bakterien Gene auch unabhängig vom Vermehrungsvorgang verändern. Ein einzelnes Bakterium ist in der Lage, ein Resistenzgen an seine unmittelbaren Nachbarzellen weiterzugeben und so sehr schnell eine Resistenz herbeizuführen. Man weiß, daß resistente Bakterienstämme nichtresistente derselben Spezies innerhalb weniger Wochen ersetzen können. Noch vor 50 Jahren gab es keine penizillinresistenten Staphylokokkenstämme (diese Bakterien sind häufig die Ursache postoperativer Infektionen). Heute sind nahezu alle Stämme dieser Bakterienart nicht nur gegen Penizillin resistent, sondern auch gegen einige andere Antibiotika. Genauso verhält es sich mit Mitteln zur Malariabekämpfung. Der natürliche Selektionsdruck hat zu resistenten Stämmen der Protozoen (des Malariaerregers) geführt – und ein Malariamedikament nach dem anderen ist wirkungslos geworden.

Die Funktion des Unangenehmen

Die Beziehungen zwischen Psyche und Körper, die wir in diesem Buch untersucht haben, stellen nach wie vor eine große Herausforderung für Evolutionstheoretiker dar. Die Darwinschen Thesen sollten der Psychoneuroimmunologie einen neuen Sinn geben können.

Eine scheinbar einfache Frage ist, warum (im Gegensatz zu wie) uns psychische und emotionale Faktoren krank machen. Welchen Anpassungswert haben die ausgeklügelten neuralen und chemischen Vorgänge, über die psychischer Streß die Immunfunktionen herabsetzt und Menschen krankheitsanfälliger macht? Und warum verbringen viele Menschen einen Großteil ihres Lebens überempfindlich, deprimiert oder reizbar?

Evolution durch natürliche Selektion ist, wie gesagt, hauptsächlich am Erhalt der Gene und der Spezies interessiert. Sie kümmert sich nicht um Zufriedenheit und Wohlbefinden oder doch nur soweit, wie es das Überleben und die Vermehrung der Organismen erfordern. Für die Selektion sind menschliches Glück oder lebenslange Gesundheit unwichtig. Gene können sich weitervererben, selbst wenn sie Krankheiten, Depressionen etc. auslösen. Voraussetzung ist nur, daß sie dem Organismus anderweitig von Nutzen sind oder zumindest seine Vermehrung nicht beeinträchtigen.

Wenn man einen Moment darüber nachdenkt, entdeckt man auch gute Seiten an so unangenehmen Empfindungen wie Schmerz, Übelkeit, Angst, Nervosität, Traurigkeit. Sie alle haben eine lebenswichtige biologische Funktion: uns vor Schaden zu bewahren. Wer keinen Schmerz fühlt, hat ein hohes Verletzungsrisiko und könnte aufgrund dieser Verletzungen vorzeitig sterben. Physischer Schmerz zwingt dazu, Gefahren zu meiden, und hilft so, zu überleben. Schmerz ist unangenehm, aber er funktioniert. Und das ist alles, worauf es der natürlichen Selektion ankommt. Der griechische Philosoph Epikur schrieb vor 2 000 Jahren, die Erfahrung von körperlichem Schmerz lehre uns, ähnlichen Situationen künftig aus dem Wege zu gehen.

Vergleichbares gilt für unangenehme Emotionen wie Angst oder Traurigkeit. Vor allem Angst hält Menschen davon ab, sich in Gefahr zu begeben. Auf der anderen Seite verstärkt sie die Anstrengungen in entsprechenden Situationen. Vorsichtige oder ängstliche Tiere überleben jedoch länger als andere, die gelassen der Dinge harren, die da kommen. Eine solche Maus wird leicht zum Leckerbissen für die Katze, während ihr ängstlicher Cousin wahrscheinlich noch die nächsten Tage oder auch seine Nachkommen erlebt.

Selbst Niedergeschlagenheit, die jeden hin und wieder befällt, hat ihren biologischen Zweck – als eine universelle Reaktion auf Mißerfolge und Verluste. Eine theoretische Erklärung wäre, die Natur brenne dem Betreffenden so auf drastische Art ins Gedächtnis, daß er sich falsch verhalten hat. Wer traurig ist, wird kaum unbeirrt in seinem Tun fortfahren. Aufzugeben und einen anderen Weg zu suchen ist wahrscheinlich die erfolgversprechendere Alternative.

Für einen Evolutionsbiologen stellen negative Empfindungen wie Angst oder Traurigkeit also keinesfalls durch irgendwelche psychischen Defekte hervorgerufene pathologische Anomalien dar. Er sieht in ihnen, wie in der Übelkeit, eher etwas grobe Schutzmechanismen zur menschlichen Sicherheit. Die biologische Fähigkeit zu derartigen Empfindungen ist absolut normal und – im Sinne der natürlichen Selektion – durchaus nützlich. Solange es dem Überleben und der Vermehrung dient, wird die Evolution uns nicht auf diese Fähigkeit verzichten lassen.

Dieser dramatischen Logik folgend, sind George Williams und Randolph Nesse der Meinung, manche Menschen litten eher unter zuwenig Angst als unter zuviel. Auch ein Übermaß an Ruhe und Zufriedenheit hat seine Risiken. Es ist durchaus möglich, daß gerade die unverschämt gelassenen Menschen, die sich scheinbar nie um irgend etwas Sorgen machen und die wir alle so beneiden, dies irgendwann mit einem hohen Preis bezahlen. Vielleicht landen sie in einer Unfallklinik oder im Leichenschauhaus oder geraten in eine persönliche Krise. Vielleicht ist das die Achillesferse der Typ-B-Persönlichkeit. Ich wüßte es wirklich gern.

Mortalitätsstatistiken zeigen, daß die Angst vor den wesentlichen Gefahren unseres Industriezeitalters bei weitem nicht so groß ist, wie sie sein sollte. Autofahren und Rauchen gehören zu den riskantesten Unternehmungen im Leben, und doch gehen viele erstaunlich gedankenlos damit um.

Interessant sind auch die Spekulationen über mögliche Nachteile heute sehr gebräuchlicher Antidepressiva, wie beispielsweise *Fluoxetin* (alias *Prozac*). Die Unterdrückung unangenehmer Gefühlslagen, wie sie jeder irgendwann erlebt, macht das Leben erträglicher. Sicherlich gibt es aber einen Grund für die Existenz dieser Empfindungen, ähnlich wie für Husten, Fieber oder morgendliche Übelkeit. Wird bei einer Person mit viraler Infektion das Fieber gesenkt, kann dies die Genesung verzögern. Die Unterdrückung negativer Empfindungen dürfte auch ihre Nachteile haben.

Eine Welt, in der auf chemischem Wege alles Unglück, alle Aggressionen und alle negativen Gefühle beseitigt wurden, beschreibt Aldous Huxley ebenso anschaulich wie abschreckend in seinem Roman *Schöne neue Welt*, die »632 nach Ford« angesiedelt ist. Die apodiktische Weltordnung wird durch umfassende genetische Programme und Pawlowsche Konditionierung aufrechterhalten, womit jedes Individuum seiner ihm vorbestimmten Funktion nahtlos angepaßt wird. Glück und Zufriedenheit werden durch großzügige Dosen der psychotropen Droge *Soma* erzeugt.

Soma sorgt dafür, daß jeder gutmütig, zufrieden und frei von jeglichen eigenen Gedanken ist. Beim geringsten Anflug von Unzufriedenheit wird immer derselbe Rat gegeben:

»Wissen Sie, was Sie brauchen? Tabletten. Alle Vorzüge des Christentums und des Alkohols, ohne die Nachteile ... Ein Kubikzentimeter vertreibt zehn Miesepeter.«

Nur eine Person, der Wilde, hat erkennbar menschliche Züge in Huxleys Schreckensvision, und er nimmt das Recht für sich in Anspruch, unglücklich zu sein.

Doch zurück zur aktuellen Realität, wo Evolutionsbiologen die Meinung vertreten, es sei nur natürlich, sich unglücklich zu fühlen, und in Antidepressiva Teufelswerk sehen. Doch was ist, wenn solche Gefühle außer Kontrolle geraten und zu einem ernsten gesundheitlichen Problem werden? Schwere Depressionen ruinieren das Leben vieler, und Angstzustände machen es anderen unmöglich, ein normales Leben zu führen. In den meisten Industriegesellschaften leiden zwei bis drei Prozent der Menschen irgendwann einmal an schweren depressiven Verstimmungen. Tausende werden dadurch jedes Jahr in den Selbstmord getrieben – bei jungen Erwachsenen inzwischen die zweithäufigste Todesursache. Nur noch Verkehrsunfälle fordern in dieser Altersgruppe mehr Opfer.

Allein die Universalität von Depressionen bzw. die Fähigkeit dazu legen den Schluß nahe, daß sie integraler Bestandteil des menschlichen Lebens sind. Doch warum hat uns die Evolution damit ausgestattet? Welchen Nutzen hat dieses Konzept?

Manche Formen klinischer Depressionen haben eine genetische Basis. Die Gene aber, die eine solche Prädisposition bewirken, könnten noch andere, und zwar positive Auswirkungen haben, welche die negativen Eigenschaften kompensieren. Eine Theorie lautet, daß die Gene, die einerseits anfällig für Depressionen machen (Kosten), andererseits intellektuelle Kreativität (Nutzen) schaffen. Je nach den Lebensumständen kann der Vorteil, kreativ zu sein und damit Lösungen für neuartige Probleme zu finden, den Nachteil, trübsinnig zu sein, durchaus aufwiegen. Aufgrund dieses kompensatorischen Nutzens vererben sich die Gene weiter. Bis heute fehlen überzeugende Beweise für diese Theorie, aber sie paßt zum dem allgemeinen Eindruck, daß kreative Menschen – Künstler, Schriftsteller, Wissenschaftler und Musiker – stärker unter Depressionen leiden.

Wenn diese Theorie zu weit hergeholt erscheint, können Evolutionsbiologen noch eine andere zur Erklärung menschlicher Depressionsneigung anbieten: Stellen Sie sich vor, Sie wären ein Ingenieur, der eine Alarmanlage entwickelt, ob nun eine Einbruchssicherung, ein Rauchmelder oder auch ein Raketenfrühwarnsystem. Eine grundlegende Frage dabei ist, wie empfindlich das System sein soll. Ist die Empfindlichkeit zu hoch, wird es zu zahllosen Fehlalarmen kommen, weil das System auf irrelevante Störungen reagiert. Ihre so konstruierte Einbruchssicherung wird durch jeden Luftzug und jede Fliege ausgelöst. Setzen Sie die Empfindlichkeit zu sehr herab, können ernste Bedrohungen unbemerkt bleiben. Diese Einbruchssicherung wird nicht mit Fehlalarmen nerven, aber ihren eigentlichen Zweck möglicherweise nicht erfüllen, also nicht auf einen Eindringling reagieren.

Die optimale Empfindlichkeit für einen Schutzmechanismus ist also eine Frage der Balance zwischen Fehlalarm und fehlender Reaktion auf eine echte Bedrohung. Im allgemeinen entscheidet man sich bei einem Rauchmelder oder einer Einbruchssicherung für hohe Sensibilität, was hin und wieder zu nervendem Fehlalarm führt, aber andererseits sicherstellt, daß kein Einbrecher Ihr Hab und Gut stiehlt oder Sie in Ihrem Bett geröstet werden, während Ihr Haus von Ihnen unbemerkt in Flammen aufgeht.

Mit unserer emotionalen Sensibilität verhält es sich analog. Ist man ohne Grund voller Angst oder deprimiert – erlebt also einen emotionalen Fehlalarm –, so ist das zwar unangenehm, aber eine mangelnde Reaktion könnte sich bei einer echten Ursache als gefährlich oder gar tödlich erweisen. Vom nüchternen Standpunkt der Evolution aus ist es also besser, emotionalen Fehlalarm in Kauf zu nehmen, als in eine lebensbedrohliche Situation zu geraten, nur weil man nicht ängstlich oder unzufrieden genug war. Gelegentlich wird dieser Schutzmechanismus jedoch so überempfindlich, daß sich Angstzustände und Phobien als psychologische Äquivalente zu physischen Autoimmunerkrankungen und durch einen übereifrigen Schutzmechanismus bedingte pathologische Zustände entwickeln – sozusagen ein mentales Eigentor.

Warum macht Streß krank?

Wir kommen jetzt zu einem noch heikleren Rätsel der Evolution. Warum hat die natürliche Selektion den Menschen mit biologischen und psychischen Mechanismen ausgestattet, die seine Krankheitsanfälligkeit erhöhen und manchmal zum vorzeitigen Tod führen? Teilt uns die Natur durch den Tod vielleicht einfach mit, wir sollten besser einen Gang zurückschalten, wie ein unbekannter Witzbold es einmal formulierte?

Die bei Streß im Körper ablaufenden Prozesse sind überwiegend positiv. Sie versetzen den Menschen in die Lage, Bedrohungen zu bewältigen oder Anforderungen zu erfüllen. Er atmet schneller, sieht schärfer, pumpt mehr Energie zu den Muskeln und so weiter und so fort. Kurz anhaltende Stressoren verbessern sogar bestimmte Immunfunktionen. Andererseits enthält die Streßreaktion Aspekte, die der Anpassung an eventuelle Anforderungen auf den ersten Blick nicht dienlich erscheinen. Warum beispielsweise regt lang anhaltender Streß die Nebennieren zur Ausschüttung von glukokortikoiden Hormonen an, welche u.a. die Immunfunktionen drosseln und damit die Krankheitsanfälligkeit erhöhen?

Die klassische Erklärung bewertet die mit Streß einhergehende Herabsetzung der Immunfunktionen lediglich als
eine unglückselige Begleiterscheinung biologisch nützlicher
Vorgänge ohne eigenen Zweck oder adaptive Funktion. Diese Erklärung ist jedoch äußerst unbefriedigend. Wie wir gesehen haben, werden streßbedingte Veränderungen im Immunsystem über komplexe chemische und neurale Prozesse
gesteuert, die sich anscheinend speziell zu diesem Zweck
entwickelt haben.

Bevor man die Immunsuppression als bloßen pathologi-
schen Defekt verwirft, sollte zunächst untersucht werden, ob
sie nicht doch ihren eigenen biologischen Sinn erfüllt. Vielleicht hat sich auch die streßbedingte Immunsuppression
aus einem ganz bestimmten Grund entwickelt, so wie Husten, Fieber oder morgendliche Übelkeit. Worin aber könnte ihr Vorteil liegen?

Erneut hilft der Vergleich mit einem Rauchmelder. Das
Immunsystem funktioniert wie jedes andere Alarmsystem,
weshalb sich auch hier das Problem einer möglichst optimalen Balance zwischen Hyper- und Hyposensibilität stellt.
Das rechte Maß zu finden ist schwierig und gelingt dem Immunsystem nicht immer. Wo es nicht adäquat auf Viren,
Bakterien oder Krebszellen reagiert, kann eine todbringen-
de Krankheit entstehen. Reagiert es hingegen zu heftig oder
auch wahllos, kommt es möglicherweise zu einer Autoimmunerkrankung. So weit, so gut.

Viele Stressoren bewirken zunächst eine Steigerung der
Immunabwehr, was angesichts einer physischen Gefahr
durchaus sinnvoll ist, wie uns schon der gesunde Menschenverstand sagt. Hält der Stressor jedoch länger an, muß
das auf Touren gebrachte Immunsystem wieder »herunter-
gefahren« werden, um einer Autoimmunreaktion vorzubeugen. In diesem immunologischen Balanceakt spielen die
immunsupprimierenden glukokortikoiden Hormone (wie
Kortisol) eine wichtige Rolle. Sie verhindern eine Überre-

aktion des Immunsystems und einen möglichen Angriff auf körpereigene Zellen, sollen also ein immunologisches Eigentor abwenden.

Die ganze Angelegenheit ist aber offensichtlich noch etwas komplizierter. Es kann sich eigentlich nicht nur um einen Kontrollmechanismus für das Immunsystem handeln, da lang anhaltender Streß die Immunfunktionen *unter* den normalen Wert sinken läßt. Ein Großteil der Forschungen auf diesem Gebiet hat sich auf die immunsupprimierenden Auswirkungen konzentriert. Welcher Vorteil verbindet sich mit ihnen? Einer Theorie zufolge verändern manche Viren die Oberflächenstruktur ihrer Wirtszellen, so daß diese fremd erscheinen. Greift das Immunsystem des Wirtes nun diese »fremden« Zellen massiv an, können auch unveränderte Zellen dabei vernichtet werden. Das Ergebnis: eine Autoimmunstörung. Der beste Weg, dies zu vermeiden, könnte die Unterdrückung der Immunfunktionen sein.

Eine alternative Erklärung beruht auf der bereits zuvor erwähnten Evolutionstheorie, die auch bei Zivilisationskrankheiten herangezogen wird und derzufolge ein Mißverhältnis zwischen der genetischen Konstruktion und den heutigen Lebensumständen des Menschen herrscht. Streßbedingte Immunsuppression ist möglicherweise ein weiteres Beispiel für eine an sich adaptive Funktion, die sich unter den modernen Existenzbedingungen als ungeeignet erweist.

Nach dieser Theorie wurde also auch der biologische Mechanismus zur Dämpfung der Immunfunktionen bei Streß für eine andere Welt geschaffen als die, in der wir heute leben; vielleicht für kurzfristige Streßsituationen, wie das plötzliche Auftauchen eines Säbelzahntigers (wahrscheinlich aber eher für den keulenschwingenden Schläger des Clans vom Tal nebenan) und nicht, um mit Dauerstreß, dem Markenzeichen des 20. Jahrhunderts, fertig zu werden.

Diese Theorie ist plausibel und sicherlich einleuchtender als die Behauptung, Immunsuppression sei lediglich ein unbeabsichtigter Nebeneffekt anderer biologischer Vorgänge. Aber auch sie ist nicht hieb- und stichfest, geht sie doch davon aus, daß unsere Vorfahren Streß niemals über einen längeren Zeitraum ausgesetzt waren und nicht unter seinen langfristigen Auswirkungen zu leiden hatten. Diese Annahme ist fragwürdig. Zwar waren die Streßsituationen in der Steinzeit wahrscheinlich tatsächlich kürzer: entweder man flüchtete, kämpfte oder starb. Doch was ist mit Streß, der von anderen Personen ausgeht? Wie wir gesehen haben, können sich soziale Beziehungen massiv auf Immunfunktionen und Gesundheit auswirken. Unsere Vorfahren lebten in kleinen Gruppen mit engen Beziehungen, was mit Sicherheit reichlich Gelegenheit für anhaltenden, unausweichlichen sozialen Streß bot. Wenn wir andere in Gruppen lebende Primaten zum Vergleich heranziehen, waren unsere Ahnen oft nicht zimperlich im Umgang miteinander. Wer einmal Rhesusaffen oder Schimpansen in freier Wildbahn beobachtet hat, kann dies bestätigen.

Ich glaube nicht, daß anhaltender psychischer Streß einzig und allein ein Phänomen der Neuzeit ist. Wir werden es vermutlich nie genau wissen, und es wird wohl nie einen endgültigen Beweis geben (selbst wenn jemand die Paläopsychoneuroimmunologie begründet). Wenn also, wie ich annehme, auch die Jäger und Sammler unter chronischem Streß und damit einhergehender Immunsuppression litten, dann ist ein großes Rätsel der Evolution – die Frage nach dem Warum – nach wie vor ungelöst.

Darwins Krankheit

Kein Buch zum Thema Krankheit und Evolution wäre komplett ohne ein oder zwei Anmerkungen zu Darwins Krankheit. Der Biologe, der das Weltverständnis veränderte wie kaum ein anderer, war selbst fast sein ganzes Leben lang krank.

Von Anfang 30 bis zu seinem Tod mit 73 Jahren litt er an einer chronischen Krankheit, die ihn schließlich zum Invaliden machte. In seiner Jugend war Darwin von blühender Gesundheit, das Muster eines athletischen, sportlichen und robusten jungen Mannes. Während des Studiums in Cambridge verbrachte er den Großteil seiner Zeit im Freien mit Käfersammeln, Schießen und Fuchsjagden.

Doch innerhalb eines Jahres nach seiner berühmten Forschungsreise auf der *Beagle* wurde Darwin krank. Für den Rest seines Lebens litt er unter wiederkehrenden Magenbeschwerden, Blähungen, Übelkeit, Fieber, Herzklopfen, Lethargie, Muskelschwäche, Schmerzen in der Herzgegend, Klingeln in den Ohren, Sehstörungen, Panikattacken, Depressionen und Schlaflosigkeit. Mit 33 Jahren zog sich Charles Darwin nach Down House in Kent zurück, wo er bis zu seinem Tode 1882 wohnte. Sein Sohn, Francis Darwin, schrieb später:

»... es ist ein hervortretender Zug in seinem Leben, daß er für nahezu 40 Jahre nicht einen Tag gekannt hat, da er gesund wie ein gewöhnlicher Mensch gewesen wäre, und daß sein Leben so ein langer Kampf gegen die Mühsal und Anspannung des Krankseins war.«

Was war mit ihm nicht in Ordnung? Die wahre Natur seiner Krankheit ist stets ein Rätsel geblieben. Darwins behandelnde Ärzte wurden nicht schlau daraus, und auch heute noch werden die Ursachen kontrovers diskutiert.

In mancher Hinsicht war die Krankheit selbst gar nicht so sehr von Interesse als vielmehr das, was man (auch Darwin selbst) damit verband. Sie ist ein weiteres Beispiel für den Dualismus von Körper und Geist, der Krankheiten in entweder »geistige« oder »körperliche« einteilt, ganz so, als handele es sich um zwei getrennte Kategorien, die sich gegenseitig ausschließen. Von einigen wenigen löblichen Ausnahmen abgesehen, spalten sich die Meinungen dazu in zwei Lager: das psychische und das physische.

In dem einen hält man Darwins Krankheit für ein neurotisches Leiden, eine Ansicht, die besonders zu seinen Lebzeiten vertreten wurde, da die Symptome zu keiner bekannten organischen Krankheit passen wollten. Darwin konsultierte die bedeutendsten Ärzte seiner Zeit, doch keiner von ihnen fand ausreichende Hinweise für ein organisches Leiden. Widerstrebend gelangte der Biologe zur Überzeugung, ein Hypochonder zu sein – für einen Mann der Wissenschaft ein nur schwer akzeptabler Gedanke. Sein Leiden wurde so für ihn sicherlich noch unerträglicher.

Einer der zahlreichen psychologischen Erklärungen zufolge entstand Darwins Leiden aus einem unbewußten emotionalen Konflikt bezüglich der erwarteten Wirkung seiner Evolutionstheorien auf religiöse Überzeugungen.

Die Entstehung der Arten stand zwar nicht im völligen Widerspruch zur christlichen Doktrin, stützt aber auch keineswegs die Vorstellung von einem Gott als allmächtigem Schöpfer allen Lebens. Das Viktorianische England jedoch war ein Land des festen Glaubens. Darwin selbst hatte sich vom unkritischen Gläubigen zum Zweifler gewandelt, doch mit Ausnahme einiger weniger Intellektueller waren seine Zeitgenossen überwiegend bekennende Christen, auch Darwins geliebte Frau Emma.[8] Als der Biologe sich bewußt wurde, welche Aufregung seine Evolutionstheorien verursachen würden, bekam er es verständlicherweise mit der Angst zu tun. Eine Variante dieser Theorie besagt, Darwin habe durch die Feindseligkeit, mit der sein Werk vielerorts – selbst von manchen Wissenschaftskollegen – aufgenommen wurde, ein emotionales Trauma erlitten.

Auch Freudianer spekulierten über die möglichen psychischen Ursachen der Symptome und vermuteten einen Ödipuskomplex, das heißt, Darwin litte unter dem unbewußten emotionalen Konflikt, sich sexuell zur Mutter hingezogen zu fühlen und seinen einschüchternden Vater zu fürchten. Eine plausiblere Theorie sieht die Ursache seiner Probleme im frühen Verlust der Mutter (sie starb nach einer schweren Krankheit, als Darwin erst acht Jahre alt war). Es gibt Hinweise darauf, daß er sehr lange und schwer unter diesem Verlust gelitten hat, und wir haben zuvor gesehen, daß solche Ereignisse erhebliche psychische und physische Probleme bewirken können.

Im anderen Lager hält man dagegen an der Überzeugung fest, es habe sich um eine handfeste, aber nicht diagnostizierte organische Erkrankung gehandelt. Seit den 60er Jahren dieses Jahrhunderts findet eine Hypothese zunehmend mehr Anhänger, wonach Darwin an der Chagas-Krankheit (auch unter der Bezeichnung Amerikanische Trypanosomiasis bekannt), einer zehrenden Parasiteninfektion ähnlich der Afrikanischen Schlafkrankheit litt. Diese Krankheit wird durch einen Mikroorganismus namens *Trypanosoma cruzi* verursacht und durch den Kot blutsaugender Insekten auf den Menschen übertragen. Man vermutet, daß Darwin sich den Erreger während seiner Forschungsreise auf der *Beagle* eingefangen hatte. Auf der Grundlage seiner eigenen Niederschriften während der Reise haben Wissenschaftler den genauen Zeitpunkt der Infektion bestimmt: 26. März 1835. An diesem Tag vermerkte er, in Argentinien während einer Erkundung an Land von einem großen blutsaugenden Insekt gebissen worden zu sein.

Die Hypothese der Chagas-Krankheit ist sehr einleuchtend. Darwins Symptome stimmten mit dem häufig diffusen Krankheitsbild überein, und während seiner Expedition war er zweifellos der Gefahr einer Infektion ausgesetzt. Nachdem die *Beagle* in südamerikanische Gewässer gelangt war, schlief der Biologe häufig im Freien in Gebieten, wo die seiner Beschreibung entsprechenden Tiere bekanntermaßen vorkommen.

Daß man die Krankheit damals nicht diagnostizieren konnte, erstaunt weiter kaum. Sie findet sich eher in den ländlichen Regionen Südamerikas als in Kent, und der Protozoenparasit wurde erst 27 Jahre nach Darwins Tod als Überträger identifiziert. Selbst heute ist sie nicht leicht festzustellen, und wird häufig für eine geistige Erkrankung gehalten. Zudem verläuft sie äußerst unterschiedlich, und ihre Manifestationen variieren von Fall zu Fall erheblich. Bei manchen Patienten macht sich die allmähliche Zerstörung der Muskel- und Nervenzellen erst Jahre nach der Infektion bemerkbar. Peter Medawar vermutet, daß das pathologische Bild in diesem Fall noch durch die viktorianischen Behandlungsmethoden verschlimmert wurde. »Dank« ärztlicher Bemühungen mußte Darwin vermutlich zusätzlich die Auswirkungen von Vergiftungen durch Quecksilber und Arsen verkraften.

Alle Fragen klärt aber auch diese Hypothese nicht. Denn Darwins Symptome, vor allem Herzklopfen und Magenprobleme, traten bereits 1831 auf – bevor er die *Beagle* betrat oder sonst Gelegenheit hatte, mit dem Parasiten in Berührung zu kommen. Zudem ließen die Symptome während seiner letzten Lebensjahre nach, so daß sich seine Gesundheit sogar wieder besserte. Kritiker der Chagas-Hypothese sind davon überzeugt, daß psychische Faktoren beim Auftreten der Symptome eine entscheidende Rolle spielten. Wie Darwin selbst bemerkte, zeigten sie sich häufig in Streßsituationen, ganz besonders in sozialen.

Zeit seines Lebens kämpfte er mit Ängsten, Depressionen und Furcht vor dem Tod und war überzeugt, eine konstitutionelle Krankheitsneigung zu haben. Mindestens zweimal legten ihn Depressionen über Monate lahm. Er erfuhr zahlreiche persönliche Krisen, mit denen er nur schwer fertig wurde. Der Tod seines Vaters, die häufigen und oft schweren Krankheiten seiner Kinder sowie die zahlreichen Schwangerschaften seiner Frau lösten starke Ängste in ihm aus und stürzten ihn in lang anhaltende Depressionen. Außerdem litt er unter Hautausschlägen, die er selbst als Ekzeme bezeichnete. Da man heute weiß, daß Streß chronische Hautprobleme verursachen kann, ist diese Beobachtung nicht uninteressant.

Der bekannte Psychiater John Bowlby und weitere Kapazitäten auf medizinischem Gebiet vertreten noch eine andere Hypothese, die auch einiges für sich hat und sowohl psychische wie physische Aspekte umfaßt. Sie glauben, Darwins vielfältige Symptome paßten eher zu einer Angstneurose, verbunden mit abnorm rascher Atmung, also Hyperventilation.

Angstneurosen können sich als Panikattacken manifestieren. Die betroffene Person empfindet eine überwältigende, nicht erklärbare Bedrohung. Der Puls rast, das Herz klopft, man zittert und ringt nach Luft. Diese Symptome werden gelegentlich als Anzeichen einer Herzerkrankung mißdeutet, ein Irrtum, dem offenbar auch Darwin und seine Ärzte erlegen sind. Hyperventilation wird häufig mit chronischer Angst assoziiert und kann durch psychischen Streß ausgelöst werden. Hält die Hyperventilation an, kommt es leicht zu einer ganzen Reihe weiterer psychischer und physischer Symptome: Magen-Darm-Beschwerden, Blähungen, Herzklopfen, Übelkeit, Sehstörungen, Müdigkeit, Angst, Schwindel, Kopf- und Brustschmerzen. Man schätzt, daß Hyperventilation bei etwa zehn Prozent aller Fälle in den Krankenhausambulanzen beteiligt ist. Die Symptome der Hyperventilation werden durch eine veränderte Kohlendioxydkonzentration im Blut bewirkt. Geringfügiger Streß führt bei anfälligen Personen unter Umständen zu dramatischen Symptomen. All dies stimmt mit den Beschreibungen von Darwins Erkrankung überein.

Jahrelang hatte Darwin nicht nur mit seiner zehrenden, mysteriösen Krankheit zu kämpfen, sondern auch gegen die Unterstellung, ein Hypochonder, ja ein Simulant zu sein. 1845 schrieb er an seinen Freund Sir Joseph Hooker:

»Sie sind sehr freundlich, wenn Sie sich nach meinem Befinden erkundigen. Ich kann dazu eigentlich nichts sagen, da es immer das gleiche ist, manchmal besser und manchmal schlechter. Ich glaube nicht, daß ich während der letzten drei Jahre einen ganzen Tag, geschweige denn eine ganze Nacht, verbracht habe, ohne daß sich mein Magen in großer Unruhe befand. Es raubt mir alle Kräfte. Ich danke Ihnen für Ihre Freundlichkeit. Viele meiner Freunde, glaube ich, halten mich für einen Hypochonder.«

Diese Unterstellung mußte Darwin als einen Mann, der sein Leben wissenschaftlicher Erkenntnis gewidmet hatte, sehr bekümmern. Wie heutzutage Menschen, die unter chronischer Müdigkeit leiden, wollte Darwin sich selbst und andere von der »Echtheit« seiner Krankheit überzeugen. Vielleicht versuchte er dies, indem er seine Symptome unbewußt verstärkte. Möglicherweise hat ihn auch seine hingebungsvolle Ehefrau Emma dabei noch unterstützt, indem sie stets allzu fürsorglich über ihn wachte, so daß einige Biographen der Ansicht sind, sie habe eine Hypochondrie geradezu gefördert.

Peter Medawar trifft wahrscheinlich den Nagel auf den Kopf, wenn er über Darwins Krankheit schreibt:

»Die Diagnose einer organischen Erkrankung und einer Neurose sind durchaus miteinander vereinbar. Menschen sind meist nicht einfach krank, so wie Katzen oder Mäuse. Fast jede chronische Krankheit geht mit einem Nebel seltsamer Einbildungen, Sorgen und Ängste einher, die sich ohne weiteres körperlich manifestieren können.«

Der Punkt ist, daß Darwins Krankheit weder rein psychisch noch rein physisch war. Es gibt Grund zur Annahme, daß er die Chagas-Krankheit hatte oder ein anderes, nicht diagnostiziertes organisches Leiden. Es gibt aber ebensoviel Grund zu der Vermutung, daß Darwins Geisteszustand entscheidenden Einfluß auf den Verlauf und die Ausprägung der Krankheit nahm und daß seine persönliche Einstellung dazu die Dinge noch weiter komplizierte.

---

1   »Wie funktioniert das?« (die Analyse eines Mechanismus) wird manchmal als die Frage nach der unmittelbaren Ursache bezeichnet und die Frage »Wie hat sich das entwickelt?« (die Analyse des evolutionären Ursprungs und der Anpassungsvorgänge) als die nach der ultimativen Ursache. Weniger hochtrabend formuliert, sind es einfach Wie- und Warum-Fragen.

2   Ein anderer biologischer Begriff für Entwicklung ist Ontogenese. Die Entwicklungsprozesse bis zur vollen Reife eines Organismus sind selbst das Ergebnis natürlicher Selektion. Sie dienen dem Überleben des Organismus und der Erhaltung der Art in ihrer Umwelt. Die Fähigkeit, durch Lernen sein Verhalten zu ändern, ist ein Beispiel für einen Entwicklungsprozeß durch natürliche Selektion.

3   Beim Menschen wäre es vielleicht angebrachter, von einer Beziehung zwischen Versorger und Kind statt Mutter und Kind zu sprechen.

4   Im Experiment wurde dabei eine Doppelblindtechnik benutzt, mit einer willkürlichen Auswahl von Freiwilligen für eine Placebo-Kontrollgruppe. Doppelblind bedeutet, daß weder Wissenschaftler noch Probanden bis zum Ende der Studie informiert waren, was wem verabreicht wurde, um eine unbewußte Beeinflussung zu vermeiden. Willkürlich bedeutet, daß die Freiwilligen wahllos einer der beiden Gruppen zugeordnet wurden, dies wiederum, um eine Beeinflussung zu vermeiden. Und eine Placebo-Kontrollgruppe dient dazu, die Wirkung von Medikamenten mit der von Placebos vergleichen zu können.

5   Morgendliche Übelkeit ist in diesem Zusammenhang etwas irreführend, da Übelkeit und Erbrechen zu allen Tages- und Nachtzei-

ten auftreten können. Schwangere Frauen können eine Abneigung gegen bestimmte Geschmacksvarianten entwickeln, mit oder ohne Schwindel und Erbrechen.

6 Profet hat auch für die wachsende Zahl von Allergien, unter denen in den Industrieländern heute schon jeder vierte leidet, eine evolutionäre Theorie aufgestellt. Danach ist eine Allergie die Notbremse des Körpers gegen giftige Substanzen; sie wird gezogen, wenn alles andere versagt. Damit soll die Substanz so schnell wie möglich aus dem Körper transportiert werden. Daß Allergien eine Schutzfunktion haben, paßt zu der Beobachtung eines etwas verringerten Risikos für bestimmte Krebsformen bei Allergikern. Auch darüber sollte man nachdenken, bevor man allergische Reaktionen mehr oder weniger wahllos mit Medikamenten unterdrückt. Die Auffassung, Allergien seien nichts anderes als überflüssig und lästig, brächten also nur Kosten und keinen Nutzen, könnte sich irgendwann als gravierender Irrtum erweisen.

7 Wahrscheinlich ist die Schätzung dieses Zeitraums in Generationen sogar zu hoch angesetzt, da sie von 20 Jahren pro Generation ausgeht (von der Geburt bis zur Reproduktion), was 100 Generationen seit Jesu Geburt vor 2 000 Jahren entspricht. 80 Generationen mit jeweils 25 Jahren wären wahrscheinlich realistischer.

8 In seiner Autobiographie beschreibt Darwin seine religiösen Ansichten:

> »So beschlich mich in sehr langsamer Weise der Unglaube, bis ich schließlich gänzlich ungläubig wurde … Und in der Tat, ich kann es kaum begreifen, wie jemand, wer es auch sei, wünschen könnte, die christliche Lehre möge wahr sein; denn wenn dem so ist, dann zeigt der einfache Text [des Evangeliums], daß die Ungläubigen, und ich müßte zu ihnen meinen Vater, meinen Bruder und nahezu alle meine Freunde zählen, ewig Strafe verbüßen müssen. Eine abscheuliche Lehre!«

SCHLUSS

Ich hoffe, ich konnte Sie von ein paar einfachen, aber weitreichenden Wahrheiten überzeugen: daß Geist und Körper untrennbar miteinander verbunden sind; daß Streß, Depressionen und andere psychische Faktoren die Anfälligkeit
für viele Krankheiten verändern können, u.a. für bakterielle und virale Infektionen, für Herz-Kreislauf-Erkrankungen
und Krebs; daß die Beziehungen zwischen Geist und Gesundheit sowohl über Verhalten als auch über Gehirn und
Immunsystem gesteuert werden; daß diese Beziehungen in
beide Richtungen funktionieren, also unsere körperliche
Verfassung sich auch auf die geistige auswirkt; daß jegliche
Krankheit sowohl psychische und emotionale Ursachen wie
auch ebensolche Folgen hat; daß nichts Schwaches oder Be-
schämendes daran ist, wenn Gedanken und Gefühle sich in
Krankheiten einmischen; daß soziale Beziehungen eine zentrale Bedeutung für die Gesundheit haben; daß unsere dualistische Auffassung von Geist und Körper als zwei völlig
voneinander getrennten Systemen uns in die Irre führt.

Ich hoffe, Sie glauben (falls Sie das je getan haben) nicht
länger, daß derjenige, der den Einfluß der Psyche auf die
Gesundheit akzeptiert, sich zwangsläufig einer manchmal
doch sehr fragwürdigen sogenannten alternativen Medizin
anvertraut und jegliche Suche nach greifbaren organischen
Störungen aufgibt. Die von mir beschriebenen wissenschaftlichen Forschungsmethoden sind weder alternativ noch un-
seriös.

Sicher sind viele Fragen zu den Verbindungen zwischen Gehirn, Verhalten, Immunität und Gesundheit heute noch offen, aber das sollte nicht weiter erstaunen. Schließlich ist der menschliche Organismus eines der komplexesten und eindrucksvollsten Phänomene der uns bekannten Welt.

BIBLIOGRAPHIE

Selbst wenn Sie nicht beabsichtigen, einen der folgenden Texte zu lesen, kann ein Blick in die Liste interessant sein. Sie sollte zumindest einen Eindruck über die große Menge der Publikationen vermitteln, wobei ich nur einen Bruchteil der wissenschaftlichen Veröffentlichungen zu diesem Thema aufgeführt habe. Ich möchte Ihnen eine repräsentative Auswahl vorstellen und habe dabei den Schwerpunkt auf die neueren Publikationen gelegt.

Um eine zu starke Untergliederung zu vermeiden, habe ich eine verkürzte Form der Literaturangabe gewählt. Wissenschaftliche Publikationen haben meist mehrere Autoren. Wenn Sie nicht zufällig einer davon sind, wird Sie die Aufzählung aller Namen wahrscheinlich nicht interessieren, weshalb ich bei mehr als zwei Autoren immer nur den ersten Autor angegeben habe. Alle übrigen fallen damit unter das anonyme Kürzel et al. Handelt es sich um nur zwei Autoren, werden beide genannt. In vielen Fällen habe ich mir auch erlaubt, den Titel der Veröffentlichung zu kürzen. Die Abkürzung »NK« wird durchgängig für natürliche Killerzellen verwendet. Auch die Titel der Fachzeitschriften erscheinen in verkürzter Form. So wird aus dem *New England Journal of Medicine* dann *N. Eng. J. Med.* und aus *Social Science and Medicine* wird *Soc. Sci. Med.* Der Konvention entsprechend, ist die Nummer des Bandes fett gedruckt, und unmittelbar dahinter folgt die Seite, auf der der Artikel beginnt. *J. Behav. Med.,* **16,** 143 bedeutet also, daß die fragliche Publikation auf Seite 143 im Band 16 des *The Journal of Behavioral Medicine* zu finden ist.

1. GESAMMELTES WISSEN

Angell, M., »Disease as a reflection of the psyche«, *N. Engl. J. Med.,* **312,** 1570 (1985).
Blake, W., *Lieder der Unschuld und Lieder der Erfahrung,* Frankfurt 1975.

Brontë, E., *Stürmische Höhen*, Baden-Baden 1947.

Carmel, S. et al., »Coping with the Gulf War«, *Soc. Sci. Med.*, 37, 1481 (1993).

Dumas, A., *Die Kameliendame*, Dortmund 1986.

Engel, G.L., »The need for a new medical model«, *Science*, 196, 129 (1977).

Hall, J.G., »Emotion and immunity«, *Lancet*, 2, 326 (1985).

Kark, J.D. et al., »Iraqi missile attacks on Israel. The association of mortality with a life-threatening stressor«, *J. Am. Med. Assoc.*, 273, 1208 (1995).

Keynes, W.M., »Medical response to mental stress«, *J. Roy. Soc. Med.*, 87, 536 (1994).

Laclos, C. de, *Gefährliche Liebschaften*, Dortmund 1986.

Lerner, B.H., »Can stress cause disease? Revisiting tuberculosis?«, *Am. Intern. Med.*, 124, 673 (1996).

Moran, M.G., »Psychiatric aspects of tuberculosis«, *Adv. Psychosom. Med.*, 14, 109 (1985).

Phillips, D.P.; Smith, D.G., »Postponement of death until symbolically meaningful occasions«, *J. Am. Med. Assoc.*, 263, 1947 (1990).

Ramchandami, D. et al., »Evolving concepts of psychopathology in inflammatory bowel disease«, *Med. Clin. North Am.*, 78, 1321 (1994).

Sarafino, E.P., *Health Psychology*, Wiley, New York, 2. Aufl. 1994.

Solomon, G.F., »Wither psychoneuroimmunology?«, *Brain Behav. Immun.*, 7, 352 (1993).

Weiss, D.W. et al., »Psychological and immunological parameters in Israelis during Scud missile attacks«, *Behav. Med.*, 22, 5 (1996).

Thomas, W., *Schau heimwärts, Engel*, Berlin 1986.

Das Chronische Müdigkeitssyndrom (CMS)

Bates, D.W. et al., »Clinical laboratory test findings in patients with CFS«, *Arch. Intern. Med.*, 155, 97 (1995).

Edwards, R.H. et al., »Muscle histopathology and physiology in CFS«, *Ciba Found. Symp.*, 173, 102 (1993).

Epstein, K.R., »The chronically fatigued patient«, *Med. Clin. North Am.*, 79, 315 (1995).

Fakuda, K. et al., »CFS«, *Ann. Intern. Med.*, 121, 953 (1994).

Gunn, W.J. et al., »Epidemiology of CFS: The Centers For Disease Control Study«, *Ciba Found. Symp.*, 173, 83 (1993).

Krupp, L.B.; Pollina, D., »Neuroimmune and neuropsychiatric aspects of CFS«, *Adv. Neuroimmunol.*, 6, 155 (1996).

Levy, J.A., »Viral studies of CFS«, *Clin. Infect. Dis.*, 18, S-117 (1994).

Lloyd, A.R. et al., »Immunity and the pathophysiology of CFS«, *Ciba Found. Symp.*, **173**, 176 (1993).

Maclean, G.; Wessely, S., »Professional and popular views of CFS«, *Br. Med. J.*, **308**, 776 (1994).

Mawle, A.C. et al., »Immune response associated with CFS«, *J. Infect. Dis.*, **175**, 136 (1997).

Natelson, B.H. et al., »Brain magnetic resonance imaging in patients with CFS«, *J. Neurol. Sci.*, **120**, 213 (1993).

Richman, J.A. et al., »CFS«, *J. Public Health*, **84**, 282 (1994).

Rowe, P.C. et al., »Is neurally mediated hypotension an unrecognised cause of chronic fatigue?«, *Lancet*, **345**, 623 (1995).

Saisch, S.G. et al., »Hyperventilation and CFS«, *Q. J. Med.*, **87**, 63 (1994).

Schweitzer, R. et al., »Illness behaviour of patients with CFS«, *J. Psychosom. Res.*, **38**, 41 (1994).

Sharpe, M. et al., »Cognitive behaviour therapy for CFS«, *Br. Med. J.*, **312**, 22 (1996).

Shorter, E., »Chronic fatigue in historical perspective«, *Ciba Found. Symp.*, **173**, 6 (1993).

2. SCHATTEN AUF DER SONNE

Allgemein

Cohen, S.; Herbert, T.B., »Health psychology: psychological factors and physical disease«, *Ann. Rev. Psychol.*, **47**, 113 (1996).

Cohen, S.; Williamson, G.M., »Stress and infectious disease in humans«, *Psychol. Bull.*, **109**, 5 (1991).

Shakespeare, W., *Verlohr'ne Liebesmüh*, in: *William Shakespeares Dramatische Werke,* Stuttgart 1885.

Shakespeare, W., *Sämtliche Werke,* Heidelberg, 5. Aufl. 1987.

Shakespeare, W., *Die großen Dramen,* Frankfurt 1981.

Sheridan, J.F. et al., »Psychoneuroimmunology: stress effects on pathogenesis and immunity«, *Clin. Microbiol. Rev.*, **7**, 200 (1994).

Smollet, T., *Humphrey Clinkers Reise,* Zürich 1996.

Totmann, R., *Mind, Stress and Health*, Souvenir Press London 1990.

Tod, Unglück und Voudou

Appels, A.; Otten, F., »Exhaustion as precursor of cardiac death«, *Br. J. Clin. Psychol.*, **31**, 351 (1992).

Binik, Y.M., »Psychosocial predictors of sudden death«, *Soc. Sci. Med.*, **20**, 667 (1985).

Cannon, W., »Voodoo death«, *Psychosom. Med.*, **19**, 183 (1957).

Carmelli, D. et al., »Twenty-seven-year mortality in the Western Collaborative Group Study«, *J. Clin. Epidemiol.*, **44**, 1341 (1991).

Dobson, A.J. et al., »Heart attacks and the Newcastle earthquake«, *Med. J. Austr.*, **155**, 757 (1991).

Engel, G., »Sudden and rapid death during psychological stress«, *Ann. Intern. Med.*, **74**, 771 (1971).

Kamarck, J.; Jennings, J.R., »Biobehavioral factors in sudden cardiac death«, *Psychol. Bull.*, **109**, 326 (1986).

Katsouyanni, K. et al., »Earthquake-related stress and cardiac mortality«, *Int. J. Epidemiol.*, **15**, 326 (1986).

Morse, D.R. et al., »Psychosomatically induced death«, *Stress Med.*, **7**, 213 (1991).

Myers, A.; Dewar, H.A., »Circumstances attending 100 sudden deaths from coronary artery disease«, *Br. Heart. J.*, **37**, 1133 (1975).

Natelson, B.H.; Chang, Q., »Sudden death. A neurocardiologic phenomenon«, *Neurol. Clin.*, **11**, 293 (1993).

Siltanen, P., »Stress, coronary disease, and coronary death«, *Ann. Clin. Res.*, **19**, 96 (1987).

Trichopoulos, D. et al., »Psychological stress and fatal heart attack«, *Lancet*, **1**, 441 (1983).

Ärger, Streit und Krankheit

Boyce, W.T. et al., »Influence of life events and family routines on childhood respiratory tract illness«, *Pediatrics*, **60**, 609 (1977).

Chao, C.C. et al., »Effects of immobilization stress on acute murine toxoplasmosis«, *Brain Behav. Immun.*, **4**, 162 (1990).

Eysenck, H.J., »Personality, stress and cancer«, *Br. J. Med. Psychol.*, **61**, 57 (1988).

Gross, W.B., »Effect of social stress severity on *E. coli* infection«, *Am. J. Vet. Res.*, **45**, 2074 (1984).

Hamilton, D.R., »Immunosuppressive effects of predator induced stress in mice«, *J. Psychosom. Res.*, **18**, 143 (1974).

Jemmott, J.B.; Locke, S.E., »Psychosocial factors and human susceptibility to infectious diseases«, *Psychol. Bull.*, **95**, 78 (1984).

Jonas, B.S. et al., »Are symptoms of anxiety and depression risk factors for hypertension?«, *Arch. Fam. Med.*, **6**, 43 (1997).

Kasl, S.V. et al., »Psychosocial risk factors in the development of infectious mononucleosis«, *Psychosom. Med.*, **41**, 445 (1979).

Kiecolt-Glaser, J.K. et al., »Slowing of wound healing by psychological stress«, *Lancet*, **346**, 1194 (1995).

Meyer, R.J.; Haggerty, R.J., »Streptococcal infections in families«, *Pediatrics*, **29**, 539 (1962).

Rahe, R.H., »Anxiety and physical illness«, *J. Clin. Psychiatry*, **49**, 26 (1988).

Rosengren, A. et al., »Psychological stress and coronary artery disease«, *Am. J. Cardiol.*, **68**, 1171 (1991).

Russek, L.G. et al., »The Harvard Mastery of Stress Study 35-year follow-up«, *Psychosom. Med.*, **52**, 271 (1990).

Somervell, P.D. et al., »Psychological distress as a predictor of mortality«, *Am. J. Epidemiol.*, **130**, 1013 (1989).

Vaillant, G.E., »Effects of mental health on physical health«, *N. Engl. J. Med.*, **301**, 1249 (1979).

Vogt, T. et al., »Mental health status as a predictor of morbidity and mortality«, *Am. J. Public Health*, **84**, 227 (1994).

Lebensereignisse

DeLongis, A. et al., »Relationship of daily hassles, uplifts and major life events to health status«, *Health Psychol.*, **1**, 119 (1982).

Lobel, M. et al., »Prenatal maternal stress and prematurity«, *Health Psychol.*, **11**, 32 (1992).

Pagel, M.D. et al., »Psychosocial influences on new born outcomes«, *Soc. Sci. Med.*, **30**, 597 (1990).

Rabkin, J.G.; Struening, E.L., »Life events, stress, and illness«, *Science*, **194**, 1013 (1976).

Rahe, R.H.; Arthur, R.J., »Life change and illness studies«, *J. Hum. Stress*, **4**, 3 (1978).

Sarason, I.G. et al., »Life events, social support, and illness«, *Psychosom. Med.*, **47**, 156 (1985).

Psyche und Erkältung

Broadbent, D.E. et al., »The prediction of experimental colds in volunteers by psychological factors«, *J. Psychosom. Res.*, **28**, 511 (1984).

Canter, A., »Changes in mood during incubation of acute febrile disease and the effects of pre-exposure psychologic status«, *Psychosom. Med.*, **34**, 424 (1972).

Cohen, S. et al., »Psychological stress and susceptibility to the common cold«, *N. Engl. J. Med.*, **325**, 606 (1991).

Cohen, S. et al., »Negative life events, perceived stress, negative affect, and susceptibility to the common cold«, *J. Pers. Soc. Psychol.*, **64**, 131 (1993).

Evans, P.D. et al., »Minor infection, minor life events and the four day desirability dip«, *J. Psychosom. Res.*, **32**, 533 (1988).

Graham, N.M.H. et al., »Stress and acute respiratory infection«, *Am. J. Epidemiol.*, **124**, 389 (1986).

Stone, A.A. et al., »Cold symptoms following rhinovirus infection and prior stressful life events«, *Behav. Med.*, **18**, 115 (1992).

Totmann, R. et al., »Predicting experimental colds in volunteers from different measures of life stress«, *J. Psychosom. Res.*, **24**, 155 (1980).

3. DIE MASCHINERIE DER PSYCHE – VON INNEN GESEHEN

Allgemein

Adler, N.; Matthews, K., »Health psychology: why do some people get sick and some stay well?«, *Ann. Rev. Psychol.*, **45**, 229 (1994).

Farrar, W.L. et al., »The immune logical brain«, *Immunol. Rev.*, **100**, 361 (1987).

Kiecolt-Glaser, J.K.; Glaser, R., »Psychoneuroimmunology and health consequences«, *Psychosom. Med.*, **57**, 269 (1995).

Kropiunigg, U., »Basics in psychoneuroimmunology«, *Ann. Med.*, **25**, 473 (1993).

Pennisi, E., »Neuroimmunology. Tracing molecules that make the brain-body connection«, *Science*, **275**, 930 (1997).

Reichlin, S., »Neuroendocrine-immune interactions«, *N. Engl. J. Med.*, **329**, 1246 (1993).

Sternberg, E.M. et al., »The stress response and the regulation of inflammatory disease«, *Ann. Intern. Med.*, **117**, 854 (1992).

Die Wahrnehmung von Krankheit

Burnett, F.H., *Der geheime Garten*, Olten 1967.

Green, S.A., *Mind and Body: the Psychology of Physical Illness*, American Psychiatric Press, Washington D.C. 1985.

Kaplan, G.A.; Comacho, T., »Perceived health and mortality«, *Am. J. Epidemiol.*, **117**, 292 (1983).

Mayou, R.; Sharpe, M., »Diagnosis, disease and illness«, *Q. J. Med.*, **88**, 827 (1995).

Mechanic, D., »Social psychologic factors affecting the presentation of bodily complaints«, *N. Engl. J. Med.*, **286**, 1132 (1972).

Sharpe, M. et al., »Why do doctors find some patients difficult to help?« *Q. J. Med.*, **87**, 187 (1994).

Shorter, E., *From Paralysis to Fatigue. A History of Psychosomatic Illness in the Modern Era*, Free Press, New York 1992.
Tolstoi, L.N., *Anna Karenina*, München 1990.

Schlechtes Benehmen

Aggleton, P. et al., »Risk everything? Risk behavior, behavior change, and Aids«, *Science*, **265**, 341 (1994).
Anda, R.F. et al., »Depression and the dynamics of smoking«, *J. Am. Med. Assoc.*, **264**, 1541 (1990).
British Medical Association, *The BMA Guide to Living with Risk*, Penguin, London 1990.
Castro, F.G. et al., »Cigarette smokers do more than just smoke cigarettes«, *Health Psychol.*, **8**, 107 (1989).
Cohen, S.; Lichenstein, E., »Perceived stress, quitting smoking, and smoking relapse«, *Health Psychol.*, **9**, 466 (1990).
Conway, T.L. et al., »Occupational stress and variation in cigarette, coffee, and alcohol consumption«, *J. Health Soc. Behav.*, **22**, 155 (1981).
Fry, S., *Paperweight*, München 1998.
Hardy, T., *Im Dunkeln*, Reinbek bei Hamburg 1990.
Lee, J.M.; Paffenbarger, R.S., »Change in body weight and longevity«, *J. Am. Med. Assoc.*, **268**, 2045 (1992).
Leviton, A.; Allred, E.N., »Correlates of decaffeinated coffee choice«, *Epidemiology*, **5**, 537 (1994).
Lipton, R.I., »Effect of moderate alcohol use on the relationship between stress and depression«, *Am. J. Public Health*, **84**, 1913 (1994).
Malory, Sir T., *Die Geschichte von König Artus und den Rittern seiner Tafelrunde*, Frankfurt a.M. 1977.
Patterson, R.E. et al., »Health lifestyle patterns of US adults«, *Prev. Med.*, **23**, 453 (1994).
Perkins, K.A.; Grobe, J.E., »Increased desire to smoke during acute stress«, *Br. J. Addict.*, **87**, 1037 (1992).
Pohorecky, L.A., »Stress and alcohol interaction«, *Alcohol Clin. Exp. Res.*, **15**, 438 (1991).
Shakespeare, W., *Othello*, Hamburg 1995.
Strecher, V.J. et al., »Do cigarette smokers have unrealistic perceptions of their heart attack, cancer, and stroke risks?« *J. Behav. Med.*, **18**, 45 (1995).

Geist über immunologische Materie

Camus, A., *Die Pest*, Düsseldorf 1967.

Dahlquist, G., »Etiological aspects of insulin-dependent diabetes mellitus«, *Autoimmunity,* **15**, 61 (1993).

Dwyer, J., *The Body at War. The Story of our Immune System,* Dent, London, 2. Aufl. 1993.

Irwin, M. et al., »Partial sleep deprivation reduces NK cell activity in humans«, *Psychosom. Med.,* **56**, 493 (1994).

Rogers, M.P.; Fozdar, M., »Psychoneuroimmunology of autoimmune disorders«, *Adv. Neuroimmunol.,* **6**, 169 (1996).

Roitt, J.M., *Essential Immunology,* Blackwell, Oxford, 8. Aufl. 1994.

Solomon, G.F. et al., »Psychoimmunologic and endorphin function in the aged«, *Ann. NY Acad. Sci.,* **521**, 43 (1988).

Trinchieri, G., »Biology of NK cells«, *Adv. Immunol.,* **47**, 187 (1989).

Weiner, H., »Social and psychobiological factors in autoimmune diseases«, in: R. Ader et al., *Psychoneuroimmunology,* Academic Press, San Diego, 2. Aufl. 1991.

Die Verbindungen zwischen Psyche und Immunität

Besedovsky, H.O.; Del Rey, A., »Physiological implications of the immune-neuro-endocrine network«, in: R. Ader et al., *Psychoneuroimmunology,* Academic Press, San Diego, 2. Aufl. 1991.

Blalock, J.E., »The immune system as a sensory organ«, *I. Immunol.,* **132**, 1067 (1984).

Blalock, J.E., »A molecular basis for bidirectional communication between the immune and neuroendocrine systems«, *Physiol. Rev.,* **69**, 1 (1989).

Carr, D.J.J.; Blalock, J.E., »Neuropeptide hormones and receptors common to the immune and neuroendocrine systems« in: R. Ader et al., *Psychoneuroimmunology,* Academic Press, San Diego, 2. Aufl. 1991.

Felten, D.L. et al., »Noradrenergic and peptidergic innervation of lymphoid tissue«, *J. Immunol.,* **135**, 755s (1985).

Felten, S.Y.; Felten, D.L., »Innervation of lymphoid tissue«, in: R. Ader et al., *Psychoneuroimmunology,* Academic Press, San Diego, 2. Aufl. 1991.

Plaut, M., »Lymphocyte hormone receptors«, *Ann. Rev. Immunol.,* **5**, 621 (1987).

4. GEIST UND IMMUNITÄT

Allgemein

Ader, R. et al., »Psychoneuroimmunology: interactions between the nervous system and immune system«, *Lancet,* **345**, 99 (1995).

Herbert, T.B.; Cohen, S., »Stress and immunity in humans«, *Psychosom. Med.*, **55**, 364 (1993).

Hopkins, G.M., *Gedichte*, Hamburg 1948.

Kiecolt-Glaser, J.K.; Glaser, R., »Stress and immune function in humans«, in: R. Ader et al., *Psychoneuroimmunology*, Academic Press, San Diego, 2. Aufl. 1991.

O'Leary, A., »Stress, emotion, and human immune function«, *Psychol. Bull.*, **108**, 363 (1990).

Stone, A.A.; Bovbjerg, D.H., »Stress and humoral immunity«, *Adv. Neuroimmunol.*, **4**, 49 (1994).

Wie wirkt der Geist auf das Immunsystem?

Trauer

Bartrop, R.W. et al., »Depressed lymphocyte function after bereavement«, *Lancet*, **1**, 834 (1977).

Irwin, M. et al., »Impaired NK cell activity during bereavement«, *Brain Behav. Immun.*, **1**, 98 (1987).

Kaprio, J. et al., »Mortality after bereavement«, *Am. J. Health*, **77**, 283 (1987).

Schleifer, S.J. et al., »Suppression of lymphocyte stimulation following bereavement«, *J. Am. Med. Assoc.*, **250**, 374 (1983).

Zisook, S. et al., »Bereavement, depression, and immune function«, *Psychiatry Res.*, **52**, 1 (1994).

Nukleare Katastrophen

Collins, D.L.; Carvalho, A.B., »Chronic stress from the Goiania ^{137}Cs radiation accident«, *Behav. Med.*, **18**, 149 (1993).

Collins, D.L. et al., »Coping with chronic stress at Three Mile Island«, *Health Psychol.*, **2**, 149 (1983).

Hatch, M.C. et al., »Cancer rates after the Three Mile Island nuclear accident«, *Am. J. Public Health*, **81**, 719 (1991).

Janerich, D.T., »Can stress cause cancer?«, *Am. J. Public Health*, **81**, 687 (1991).

McKinnon, W. et al., »Chronic stress, leukocytes, and humoral response to latent viruses«, *Health Psychol.*, **8**, 389 (1989).

Pool, R., »A stress-cancer link following accident?«, *Nature*, **351**, 429 (1991).

Prüfungen

Dorian, B.J. et al., »Aberrations in lymphocytes during psychological stress«, *Clin. Exp. Immunol.*, **50**, 132 (1982).

Esterling, B.A. et al., »Defensiveness, trait anxiety, and EBV antibody titers in healthy college students«, *Health Psychol.*, **12**, 132 (1993).

Glaser, R. et al., »Stress-related immune suppression«, *Brain Behav. Immun.*, **1**, 7 (1987).

Glaser, R. et al., »Stress-associated modulation of proto-oncogene expression in leukocytes«, *Behav. Neurosci.*, **107**, 525 (1993).

Glaser, R. et al., »Plasma cortisol levels and reactivation of latent EBV in response to exam stress«, *Psychoneuroendocrinol.*, **19**, 765 (1994).

Halvorsen, R.; Vassend, O., »Effects of examination stress on cellular immunity«, *J. Psychosom. Res.*, **31**, 693 (1987).

Jemmott, J.B. et al., »Academic stress, power motivation, and decrease in salivary IgA secretion«, *Lancet*, **1**, 1400 (1983).

Kiecolt-Glaser, J.K. et al., »Modulation of cellular immunity in medical students«, *J. Behav. Med.*, **9**, 5 (1986).

Andere Unannehmlichkeiten

Bachen, E.A. et al., »Lymphocyte and cellular immune response to a brief stressor«, *Psychosom. Med.*, **54**, 673 (1992).

Bonneau, R.H. et al., »Stress-induced effects on cell-mediated response to HSV infection«, *Brain Behav. Immun.*, **5**, 274 (1991).

Endresen, I.M. et al., »Brief uncontrollable stress and psychological parameters influence human IgM and complement C3«, *Behav. Med.*, **17**, 167 (1992).

Esterling, B.A. et al., »Chronic stress, social support, and persistent alterations in NK response«, *Health Psychol.*, **13**, 291 (1994).

Evans, P. et al., »Secretory immunity, mood and life events«, *Br. J. Clin. Psychol.*, **32**, 227 (1993).

Farabollini, F. et al., »Immune and neuroendocrine response to restraint«, *Psychoneuroendocrinol.*, **18**, 175 (1993).

Feng, N. et al., »Effect of restraint stress on humoral immune response to influenza virus infection«, *Brain Behav. Immun.*, **5**, 370 (1991).

Gerritsen, W. et al., »Experimental social fear: immunological, hormonal and autonomic concomitants«, *Psychosom. Med.*, **58**, 273 (1996).

Keller, S.E. et al., »Stress-induced changes in immune function in animals«, in: R. Ader et al., *Psychoneuroimmunology*, Academic Press, San Diego, 2. Aufl. 1991.

Kiecolt-Glaser, J.K. et al., »Spousal caregivers of dementia victims changes in immunity and health«, *Psychosom. Med.*, **53**, 345 (1991).

Kiecolt-Glaser, J.K. et al., »Chronic stress alters immune response to influenza vaccine«, *Proc. Nat. Acad. Sci. USA*, **93**, 3043 (1996).

Knapp, P.H. et al., »Short-term immunologic effects of induced emotion«, *Psychosom. Med.*, **52**, 246 (1990).

Meehan, R. et al., »The role of psychoneuroendocrine factors on spaceflight-induced immunological alterations«, *J. Leukoc. Biol.*, **54**, 236 (1993).

Sheridan, J.F. et al., »Restraint stress differentially affects anti-viral immune response in mice«, *J. Neuroimmunol.*, **31**, 245 (1991).

Snyder, B.K. et al., »Stress and psychosocial factors: effects on cellular immune response«, *J. Behav. Med.*, **16**, 143 (1995).

Stein, M. et al., »Influence of brain and behavior on the immune system«, *Science*, **191**, 435 (1976).

Zorilla, E.P. et al., »Reduced cytokine levels and T-cell function in healthy males: relation to subclinical anxiety«, *Brain Behav. Immun.*, **8**, 293 (1994).

Die Bedeutung dieser Erkenntnisse

Goodkin, K. et al., »Clinical aspects of psychoneuroimmunology«, *Lancet*, **345**, 183 (1995),

Levy, S.M. et al., »Persistently low NK cell activity and plasma beta-endorphin: risk factors for infectious disease«, *Life Sci.*, **48**, 107 (1991).

Murasko, D.M. et al., »Immune reactivity, morbidity, and mortality of elderly humans«, *Aging Immunol. Infect. Dis.*, **2**, 171 (1990).

Wie wirkt das Immunsystem auf den Geist?

Anderson, J.L., »The immune system and major depression«, *Adv. Neuroimmunol.*, **6**, 119 (1996).

Cover, H.; Irwin, M., »Immunity and depression«, *J. Behav. Med.*, **17**, 217 (1994).

Crnic, L.S., »Behavioral consequences of virus infection«, in: R. Ader et al., *Psychoneuroimmunology*, Academic Press, San Diego, 2. Aufl. 1991.

Darko, D.F. et al., »Plasma beta-endorphin and NK cell activity in major depression«, *Psychiatry Res.*, **43**, 111 (1992).

Dostojewskij, F., *Schuld und Sühne,* München 1960.

Herbert, T.B.; Cohen, S., »Depression and immunity«, *Psychol. Bull.*, **113**, 472 (1993).

Husband, A.J., »Role of CNS and behaviour in the immune response«, *Vaccine*, **11**, 805 (1993).

Kronfol, Z. et al., »Depression, cortisol excretion and lymphocyte function«, *Br. J. Psychiatry*, **148**, 70 (1986).

Maes, M., »Evidence for an immune response in major depression«, *Progr. Neuropsychopharmacol. Biol. Psychiatry*, **19**, 11 (1995).

Muller, N. et al., »Cellular immunity, antigens, and family history of psychiatric disorder in endogenous psychoses«, *Psychiatry Res.*, **48**, 201 (1993).

Schiffer, R.B.; Hoffmann, S.A., »Behavioral sequelae of autoimmune disease«, in: R. Ader et al., *Psychoneurimmunology*, Academic Press, San Diego, 2. Aufl. 1991.

Schleifer, S.J. et al., »Major depressive disorder and immunity«, *Arch. Gen. Psychiatry*, **46**, 81 (1989).

Shekelle, R.B. et al., »Depression and the 17-year risk of death from cancer«, *Psychosom. Med.*, **43**, 117 (1981).

Smith, A.P. et al., »Selective effects of minor illness on human performance«, *Br. J. Psychol.*, **78**, 183 (1987).

Stein, M. et al., »Depression, the immune system, and health and llness«, *Arch. Gen. Psychiatry*, **48**, 171 (1991).

Weisse, C.S., »Depression and immunocompetence«, *Psychol. Bull.*, **111**, 475 (1992).

Immunologische Konditionierung

Ader, R.; Cohen, N., »Behaviorally conditioned immunosuppression and murine systemic lupus erythematosus«, *Science*, **215**, 1534 (1982).

Ader, R.; Cohen, N., »Psychoneuroimmunology: conditioning and stress«, *Ann. Rev. Psychol.*, **44**, 53 (1993).

Ader, R. et al., »Conditioned enhancement of antibody production«, *Brain Behav. Immun.*, **7**, 334 (1993).

Bovbjerg, D. et al., »Acquisition and extinction of conditioned suppression of a graft-versus-host response«, *J. Immunol.*, **132**, 111 (1984).

Bovbjerg, D.H. et al., »Anticipatory immune suppression and nausea in women receiving chemotherapy«, *J. Consult. Clin. Psychol.*, **58**, 153 (1990).

Buske-Kirschbaum, A. et al., »Conditioned manipulation of NK cells in humans«, *Biol. Psychol.*, **38**, 143 (1994).

Cohen, N. et al., »Pavlovian conditioning of the immune system«, *Int. Arch. Aller. Immunol.*, **105**, 101 (1994).

Fredrikson, M. et al., »Trait anxiety and anticipatory immune reactions in women receiving chemotherapy«, *Brain Behav. Immun.*, **7**, 79 (1993).

Gee, A.L. et al., »Behaviorally conditioned modulation of NK cell activity«, *Int. J. Neurosci.*, **77**, 139 (1994).

Gorczynski, R.M. et al., »Tumor growth enhancement in mice demonstrating conditioned immunosuppression«, *J. Immunol.*, **134**, 4261 (1985).

Hiramoto, R. et al., »Use of conditioning to probe for CNS pathways that regulate fever and NK activity«, *Int. J. Neurosci.*, **84**, 229 (1996).

Lysle, D.T. et al., »Suppression of adjuvant arthritis by a conditioned aversive stimulus«, *Brain Behav. Immun.*, **6**, 64 (1992).

Smith, G.R.; McDaniels, S.M., »Psychologically mediated effect on the delayed hypersensitivity reaction to tuberculin«, *Psychosom. Med.*, **45**, 65 (1983).

Smith, G.R. et al., »Psychologic modulation of the human immune response to varicella zoster«, *Arch. Intern. Med.*, **145**, 2110 (1985).

Spector, N.H. et al., »Immune enhancement by conditioning of senescent mice«, *Ann. NY Acad. Sci.*, **741**, 283 (1994).

Zalcman, S. et al., »Immunosuppression elicited by stressors and stressor-related odors«, *Brain Behav. Immun.*, **5**, 262 (1991).

Die seltsame Geschichte vom linkshändigen Gehirn

Aggleton, J.P. et al., »Handedness and longevity: archival study of cricketers«, *Br. Med. J.*, **309**, 1681 (1994).

Behan, P.O.; Geschwind, N., »Hemispheric laterality and immunity«, in: R. Guillemin et al., *Neural Modulation of Immunity,* Raven Press, New York 1985.

Coren, S., »Handedness and allergic response«, *Int. J. Neurosci.*, **76**, 231 (1994).

Coren, S.; Halpern, D.F., »Left-handedness: a marker for decreased survival fitness«, *Psychol. Bull.*, **109**, 90 (1991).

Fride, E. et al., »Immune function in mice selected for high or low degrees of behavioral asymmetry«, *Brain Behav. Immun.*, **4**, 129 (1990).

Geschwind, N.; Behan, P., »Left-handedness: association with immune disease, migraine, and developmental learning disorder«, *Proc. Nat. Acad. Sci. USA*, **79**, 5097 (1982).

Hassler, M.; Gupta, D., »Functional brain organisation, handedness and immune vulnerability in musicians«, *Neuropsychologia*, **31**, 655 (1993).

Kang, D.H. et al., »Frontal brain asymmetry and immune function«, *Behav. Neurosci.*, **105**, 860 (1991).

McManus, I.C. et al., »Handedness and autoimmune disease«, *Lancet*, **341**, 891 (1993).

Tønnessen, F.E. et al., »Dyslexia, left-handedness, and immune disorders«, *Arch. Neurol.*, **50**, 411 (1993).

Wittling, W.; Schweiger, E., »Neuroendocrine brain asymmetry and physical complaints«, *Neuropsychologia*, **31**, 591 (1993).

Die »wunderbare« Welt des Herpes

Bonneau, R.H. et al., »Stress-induced modulation of immune response to HSV infection«, *J. Neuroimmunol.*, **42**, 167 (1993).

Corey, L.; Spear, P.G., »Infections with HSV«, *N. Engl. J. Med.*, **314**, 686 (1986).

Dobbs, C.M. et al., »Mechanisms of stress-induced modulation of viral pathogenesis and immunity«, *J. Neuroimmunol.*, **48**, 151 (1993).

Gibson, J.J. et al., »A cross-sectional study of HSV types 1 and 2 in college students«, *J. Infect. Dis.*, **162**, 306 (1990).

Glaser, R.; Kiecolt-Glaser, J.K., »Stress-associated depression in cellular immunity: implications for Aids«, *Brain Behav. Immun.*, **1**, 107 (1987).

Kemeny, M.E. et al., »Psychological and immunological predictors of genital herpes recurrence«, *Psychosom. Med.*, **51**, 195 (1989).

Koff, W.C.; Dunegan, M.A., »Neuroendocrine hormones suppress macrophage-mediated lysis of HSV-infected cells«, *J. Immunol.*, **136**, 705 (1986).

Kusnecov, A.V. et al., »Decreased HSV immunity and enhanced pathogenesis following stressor«, *J. Neuroimmunol.*, **38**, 129 (1992).

Longo, D.; Koehn, K., »Psychosocial factors and recurrent genital herpes«, *Int. J. Psychiatry Med.*, **23**, 99 (1993).

Schmidt, D.D. et al., »Stress as a precipitating factor in recurrent herpes labialis«, *J. Fam. Pract.*, **20**, 359 (1985).

Van der Plate, C. et al., »Genital HSV, stress, and social support«, *Health Psychol.*, **7**, 159 (1988).

5. DER DÄMON STRESS

Allgemein

Die Bibel in der Lutherischen Übersetzung, Stuttgart 1985.

Chrousos, G.P.; Gold, P.W., »The concepts of stress and stress system disorders«, *J. Am. Med. Assoc.*, **267**, 1244 (1992).

Crane, S., »Das rote Tapferkeitsabzeichen«, in: *Meistererzählungen*, Zürich 1985.

File, S.E., »Recent developments in anxiety, stress and depression«, *Pharmacol. Biochem. Behav.*, **54**, 3 (1996).

Larkin, P.; Berger, K.H., *»Mich ruft nur meiner Glocke grober Klang«*, Berlin 1988.

Milton, John, *Epische Gedichte von dem verlohrnen Paradiese,* Stuttgart 1965.

Porter, E., *Pollyanna,* Würzburg 1995.

Sapolsky, R.M., *Why Zebras Don't Get Ulcers: a Guide to Stress, Stress-related Diseases and Coping,* W.H. Freeman, New York 1994.

Shakespeare, W., *Hamlet,* Hamburg 1993.

Shakespeare, W., *Hamlet,* Frankfurt 1981.

Smith, J.C., *Understanding Stress and Coping,* Macmillan, New York 1993.

Solschenizyn, A., *Ein Tag im Leben des Iwan Denissowitsch,* Berlin und Neuwied 1970.

Voltaire, *Candide,* Frankfurt 1972.

Voltaire, *Candide,* Frankfurt 1989.

Was ist Streß?

Cooper, C.L. et al., *Living with Stress,* Penguin, London 1988.

Kamen-Siegel, L. et al., »Explanatory style and cell-mediated immunity«, *Health Psychol.,* **10**, 229 (1991).

Lechin, F. et al., »Stress versus depression«, *Prog. Neuropsychopharmacol. Biol. Psychiat.,* **20**, 899 (1996).

Locke, S.E. et al., »Life change stress, psychiatric symptoms, and NK cell activity«, *Psychosom. Med.,* **46**, 441 (1984).

Malarkey, W.B. et al., »Influence of academic stress in ACTH, cortisol and beta-endorphin«, *Psychoneuroendocrinol.,* **20**, 499 (1995).

Peterson, C. et al., »Pessimistic explanatory style is a risk factor for physical illness«, *J. Pers. Soc. Psychol.,* **55**, 23 (1988).

Ursin, H., »Stress, distress, and immunity«, *Ann. NY Acad. Sci.,* **741**, 204 (1994).

Die Streßbiologie

Axelrod, J.; Reisine, T.D., »Stress hormones«, *Science,* **224**, 452 (1984).

Bellow, S., *Das Geschäft des Lebens,* Köln 1997.

Berk, L.S. et al., »Neuroendocrine and stress hormone changes during laughter«, *Am. J. Med. Sci.,* **298**, 390 (1989).

Cacioppo, J.T., »Social neuroscience autonomic, neuro-endocrine and immune responses to stress«, *Psychophysiol.,* **31**, 113 (1994).

Fehm-Wolsdorf, G. et al., »Auditory reflex thresholds elevated by stress-induced cortisol secretion«, *Psychoneuroendocrinol.,* **18**, 579 (1993).

Henkin, R.I., »The effects of corticosteroids and ACTH on sensory organs«, *Progr. Brain Res.*, **32**, 270 (1970).

Keller, S.E. et al., »Stress-induced suppression of immunity in adrenalectomized rats«, *Science*, **221**, 1301 (1983).

Kiecolt-Glaser, J.K. et al., »Acute psychological stressors and short-term immune changes«, *Psychosom. Med.*, **54**, 680 (1992).

Kirschbaum, C. et al., »Stress-induced elevations of cortisol associated with impaired memory«, *Life Sci.*, **58**, 1475 (1996).

Manuck, S.B. et al., »Prediction of individual differences in cellular immune response«, *Psychol. Sci.*, **2**, 111 (1991).

Marotti, T. et al., »Met-enkephalin modulates stress-induced alterations of immune response«, *Pharmacol. Biochem. Behav.*, **54**, 277 (1996).

Shavit, Y. et al., »Stress, opioid peptides, the immune system, and cancer«, *J. Immunol.*, **135**, 834s (1985).

Terman, G.W. et al., »Intrinsic mechanisms of pain inhibition: activation by stress«, *Science*, **226**, 1270 (1984).

Die Streßqualität

Bodnar, J.C.; Kiecolt-Glaser, J.K. »Caregiver depression after bereavement«, *Psychol. Aging*, **9**, 372 (1994).

Breier, A. et al., »Controllable and uncontrollable stress in humans«, *Am. J. Psychiatry*, **144**, 1419 (1987).

Kafka, F., *Der Prozeß*, in: *Gesammelte Werke*, New York 1965.

Keller, S.E. et al., »Suppression of immunity by stress«, *Science*, **213**, 1397 (1981).

Kort, W.J., »Effect of chronic stress on the immune response«, *Adv. Neuroimmunol.*, **4**, 1 (1994).

Laudenslager, M.L. et al., »Coping and immunosuppression«, *Science*, **221**, 568 (1983).

Monjan, A.A.; Collector, M.I., »Stress-induced modulation of the immune response«, *Science*, **196**, 307 (1977).

Schedlowski, M. et al., »Psychophysiological, neuroendocrine and cellular immune reactions under psychological stress«, *Neuropsychobiol.*, **28**, 87 (1993).

Sgoutas-Emch, S.A. et al., »Effects of an acute psychological stressor on cardiovascular, endocrine and cellular immune response«, *Psychophysiol.*, **31**, 264 (1994).

Sieber, W.J. et al., »Modulation of human NK cell activity by exposure to uncontrollable stress«, *Brain Behav. Immun.*, **6**, 141 (1992).

Suls, J.; Mullen, B., »Life events, perceived control and illness: the role of uncertainty«, *J. Hum. Stress*, **7**, 30 (1981).

Freude am Streß

Dienstbier, R.A., »Arousal and physiological toughness«, *Psychol. Rev.*, **96**, 84 (1989).

Fleming, I., *James Bond und der Mann mit dem goldenen Colt*, Bern und München 1966.

Henning, J. et al., »Biopsychological changes after bungee jumping«, *Neuropsychobiol.*, **29**, 28 (1994).

Hemingway, E., *Fiesta*, in: *Gesammelte Werke*, Reinbek bei Hamburg 1977.

Rauste-von Wright, M. et al., »Psychological characteristics and catecholamine excretion during achievement stress«, *Psychophysiol.*, **18**, 362 (1981).

Ursin, H. et al., *Psychobiology of Stress: a Study of Coping Men*, Academic Press, New York 1978.

Zeier, H. et al., »Effects of work demands on IgA and cortisol in air traffic controllers«, *Biol. Psychol.*, **42**, 413 (1996).

6. ANDERE LEUTE

Allgemein

Berkman, L.F., »The role of social relationships in health promotion«, *Psychsom. Med.*, **57**, 245 (1995).

House, J.S. et al., »Social relationships and health«, *Science*, **241**, 540 (1988).

Morris, W., *Ein Traum von John Ball*, Münster und Ulm 1993.

Seeman, T.E., »Social ties and health«, *Ann. Epidemiol.*, **6**, 442 (1996).

Uchino, B.N. et al., »Social support and physiological processes«, *Psychol. Bull.*, **119**, 488 (1996).

Die Hölle – sind das die anderen? – Beziehungen als Stressoren

Alberts, S.C. et al., »Behavioral and immunological correlates of immigration by an aggressive male into a primate group«, *Horm. Behav.*, **26**, 167 (1992).

Brown, P.C.; Smith, T.W., »Social influence, marriage, and the heart«, *Health Psychol.*, **11**, 88 (1992).

Eaker, E.D. et al., »Spouse behavior and coronary heart disesase in men«, *Am. J. Epidemiol.*, **118**, 23 (1983).

Ewart, C.K. et al., »High blood pressure and marital discord«, *Health Psychol.*, **10**, 155 (1991).

Kiecolt-Glaser, J.K. et al., »Negative behavior during marital conflict and immunological down-regulation«, *Psychosom. Med.*, **55**, 395 (1993).

Malarkey, W.B. et al., »Hostile behavior during marital conflict alters pituitary and adrenal hormones«, *Psychosom. Med.*, **56**, 41 (1994).

Manuck, S.B. et al., »Social instability and atherosclerosis in monkeys«, *Neurosci. Biobehav. Rev.*, **7**, 485 (1983).

Morris, W., *Ein Traum von John Ball*, Münster und Ulm 1993.

Sapolsky, R.M.; Mott, G.E., »Social subordinance in wild baboons is associated with suppressed HDL-C«, *Endocrinology*, **121**, 1605 (1987).

Sartre, J.-P., *Geschlossene Gesellschaft*, Reinbek bei Hamburg 1985.

Stefanski, V.; Ben Eliyahu, S., »Social confrontation and tumor metastasis in rats«, *Physiol. Behav.*, **60**, 277 (1996).

Swan, G.E. et al., »Spouse-pair similarity and husband's coronary heart disease«, *Psychosom. Med.*, **48**, 172 (1986).

Weiss, R.L.; Aved, B.M., »Marital satisfaction and depression as predictors of physical health«, *J. Consult. Clin. Psychol.*, **46**, 1379 (1987).

Ist Einsamkeit die Hölle? –
Die schädlichen Auswirkungen der Isolation

Berkman, L.; Breslow, L., *Health and Ways of Living: Findings from the Alameda County Study*, Oxford Univ. Press, New York 1983.

Berkman, L.F.; Syme, S.L., »Social networks, host resistance, and mortality«, *Am. J. Epidemiol.*, **109**, 186 (1979).

Boswell, J., *Dr. Samuel Johnson*, Zürich, 2. Aufl. 1995.

Brown, G.W.; Harris, T., *Social Origins of Depression*, Tavistock, London 1978.

Bygren, L.O. et al., »Attendance at cultural events as determinant for survival«, *Br. Med. J.*, **313**, 1577 (1996).

Cohen, S.; Syme, S.L. (Hrsg.), *Social Support and Health*, Academic Press, New York 1985.

Collins, N.L. et al., »Social support in pregnancy«, *J. Pers. Soc. Psychol.*, **65**, 1243 (1993).

Eliot, T.S., »Die Cocktailparty«, in: *Die Dramen*, Frankfurt 1966.

Eriksen, W., »The role of social support in the pathogenesis of coronary heart disease«, *Fam. Pract.*, **11**, 201 (1994).

Golding, W., *Äquatortaufe*, München 1983.

Goodwin, J.S. et al., »The effect of marital status on treatment and survival of cancer patients«, *J. Am. Med. Assoc.*, **158**, 3125 (1987).

Gorkin, L. et al., »Psychosocial predictors of mortality«, *Am. J. Cardiol.*, **71**, 263 (1993).

Hanson, B.S. et al., »Social network and social support influence mortality in elderly men«, *Am. J. Epidemiol.*, **130**, 100 (1989).

Hardy, T., *Der Bürgermeister von Casterbridge*, Stuttgart 1985.

Jenkinson, C.M. et al., »Influence of psychosocial factors on survival after myocardial infarction«, *Public Health*, **107**, 305 (1993).

Kaplan, G.A. et al., »Social functioning and overall mortality«, *Epidemiology*, **5**, 495 (1994).

Kennel, J. et al., »Emotional support during labor«, *J. Am. Med. Assoc.*, **265**, 2197 (1991).

Lorenz, K., *Er redete mit dem Vieh, den Vögeln und den Fischen*, München 1995.

Milton, J., *Epische Gedichte vom verlohrnen Paradiese*, Faksimiledruck nach der Bodmerschen Übersetzung von 1742, Stuttgart 1965.

Orth-Gomer, K.; Johnson, J.V., »Social network interaction and mortality«, *J. Chron. Dis.*, **40**, 949 (1987).

Orth-Gomer, K. et al., »Lack of social support and coronary heart disease«, *Psychosom. Med.*, **55**, 37 (1993).

Reynolds, P.; Kaplan, G.A., »Social connections and risk for cancer«, *Behav. Med.*, **16**, 101 (1990).

Russell, B., *Philosophie des Abendlandes*, München 1997.

Solschenizyn, A., *Ein Tag im Leben des Iwan Denissowitsch*, Neuwied 1970.

Sosa, R. et al., »Effect of a supportive companion on perinatal problems«, *N. Engl. J. Med.*, **303**, 597 (1980).

Vogt, T. et al., »Social networks as predictors of heart disease, cancer, stroke and hypertension«, *J. Clin. Epidemiol.*, **45**, 659 (1992).

Wie beeinflussen Beziehungen die Gesundheit?

Baron, R.S. et al., »Social support and immune function among spouses of cancer patients«, *J. Pers. Soc. Psychol.*, **59**, 344 (1990).

Broman, C.L., »Social relationships and health-related behavior«, *J. Behav. Med.*, **16**, 335 (1993).

Cohen, S. et al., »Chronic social stress, affiliation, and immune response in primates«, *Psychol. Sci.*, **3**, 301 (1992).

Friedman, E.M. et al., »Effects of peer separation on lymphocyte responses in juvenile squirrel monkeys«, *Dev. Psychobiol.*, **24**, 159 (1991).

Gerin, W. et al., »Social support in social interaction: a moderator of cardiovascular reactivity«, *Psychosom. Med.*, **54**, 324 (1992).

Gust, D.A. et al., »Effect of a preferred companion in modulating stress in rhesus monkeys«, *Physiol. Behav.,* **55**, 681 (1994).

Jemmott, J.B. et al., »Motivational syndromes associated with NK cell activity«, *J. Behav. Med.,* **13**, 53 (1990).

Kennedy, S. et al., »Immunological consequences of stressors: mediating role of interpersonal relationships«, *Br. J. Med. Psychol.,* **61**, 77 (1988).

Kiecolt-Glaser, J.K. et al., »Cortisol, cellular immunocompetency and loneliness in psychiatric inpatients«, *Psychosom. Med.,* **46**, 15 (1984).

Kiecolt-Glaser, J.K. et al., »Marital quality, marital disruption, and immune function«, *Psychosom. Med.,* **49**, 13 (1987).

Kiecolt-Glaser, J.K. et al., »Marital discord and immunity in males«, *Psychosom. Med.,* **50**, 213 (1988).

McIntosh, W.A. et al., »Life events, social support, and immune response in elderly individuals«, *Int. J. Aging Hum. Dev.,* **37**, 23 (1993).

McNaughton, M.E. et al., »Stress, social support, and immune status in elderly women«, *J. Nerv. Ment. Dis.,* **178**, 460 (1990).

Nerem, R.M. et al., »Social environment as a factor in diet-induced atherosclerosis«, *Science,* **208**, 1475 (1980).

Serpell, J. »Beneficial effects of pet ownership on human health and behaviour«, *J. Roy. Soc. Med.,* **84**, 717 (1991).

Thomas, P.D. et al., »Effect of social support on stress-related changes in cholesterol, uric acid and immune function«, *Am. J. Psychiatry,* **142**, 735 (1985).

Unden, A.L. et al., »Cardiovascular effects of social support in the work place«, *Psychosom. Med.,* **53**, 50 (1991).

7. DER LOHN DER ARBEIT

Allgemein

Bartley, M., »Unemployment and ill health«, *J. Epidemiol. Comm. Health,* **48**, 333 (1994).

Fletcher, B., *Work, Stress, Disease and Life Expectancy,* Wiley, Chichester 1991.

Shortt, S.E., »Is unemployment pathogenic?«, *Int. J. Health Serv.,* **26**, 569 (1996).

Wilson, S.H.; Walker, G.M., »Unemployment and health«, *Public Health,* **107**, 153 (1993).

Die tägliche Tretmühle

Fenwick, R.; Tausig, M., »The macroeconomic context of job stress«, *J. Health Soc. Behav.,* **35**, 266 (1994).

Frimerman, A. et al., »Changes in hemostatic function and occupational stress«, *Am. J. Cardiol.,* **79**, 72 (1997).

Haan, M.N., »Job strain and ischaemic heart disease«, *Ann. Clin. Res.,* **20**, 143 (1988).

Karasek, R.A. et al., »Job characteristics in relation to myocardial infarction«, *Am. J. Public Health,* **78**, 910 (1988).

Marmot, M.G. et al., »Employment grade and coronary heart disease in civil servants«, *J. Epidemiol. Comm. Health,* **32**, 244 (1978).

Miller, A., *Tod eines Handlungsreisenden,* Frankfurt 1995.

Pelletier, K.; Lutz, R., »Healthy people, healthy business«, *Am. J. Health. Prom.,* **2**, 5 (1988).

Schnall, P.L. et al., »Job strain, workplace blood pressure and left ventricular mass index«, *J. Am. Med. Assoc.,* **263**, 1929 (1990).

Siegrist, J. et al., »Low status control, high effort at work and ischemic heart disease«, *Soc. Sci. Med.,* **31**, 1127 (1990).

Steptoe, A. et al., »Control over work pace, job strain and cardiovascular responses«, *J. Hypertens.,* **11**, 751 (1993).

Die Geißel der Arbeitslosigkeit

Arnetz, B.B. et al., »Immune function in unemployed women«, *Psychosom. Med.,* **49**, 3 (1987).

Beale, N.; Nethercott, S., »The nature of unemployment morbidity«, *J. Roy. Coll. Gen. Pract.,* **38**, 200 (1988).

Burton, P. et al., »Increasing suicide rates among young men in England and Wales«, *Br. Med. J. ,* **300**, 1695 (1990).

Catalano, R., »The health effects of economic insecurity«, *Am. J. Public Health,* **81**, 1148 (1991).

Crombie, J.K., »Can changes in unemployment rates explain recent changes in suicide rates?«, *Int. J. Epidemiol.,* **19**, 412 (1990).

Eales, M.J., »Depression and anxiety in unemployed men«, *Psychol. Med.,* **18**, 935 (1988).

Ferrie, J.E. et al., »Health effects of anticipation of job change and nonemployment«, *Br. Med. J.,* **311**, 1264 (1995).

Hammarstrom, A., »Health consequences of youth unemployment«, *Public Health,* **108**, 403 (1994).

Martikainen, P., »Unemployment and mortality«, *Br. Med. J.,* **301**, 407 (1990).

Morris, J.K. et al., »Non-employment and changes in smoking, drinking and body weight«, *Br. Med. J.*, **304**, 536 (1992).

Moser, K.A. et al., »Unemployment and mortality«, *Br. Med. J.*, **294**, 86 (1987).

Smith, R., »›I'm just not right‹: the physical health of the unemployed«, *Br. Med. J.*, **291**, 1627 (1985).

Smith, R., »›We got on each other's nerves‹: unemployment and the family«, *Br. Med. J.*, **291**, 1707 (1985).

Townsend, P. et al., *Inequalities in Health*, Penguin, London 1992.

Winefield, A.H. et al., »The psychological impact of unemployment and unsatisfactory employment«, *Br. J. Psychol.*, **82**, 473 (1991).

Yuen, P.; Balarajan, R., »Unemployment and consultation with the general practitioner«, *Br. Med. J.*, **298**, 1212 (1989).

8. HERZKRANK

Allgemein

Booth-Kewley, S.; Friedman, H.S., »Psychological predictors of heart disease«, *Psychol. Bull.*, **101**, 343 (1987).

Evans, P.D., »Type A behaviour and coronary heart disease«, *Br. J. Psychol.*, **81**, 147 (1990).

Greenwood, D.C. et al., »Coronary heart disease: role of psychosocial stress and social support«, *J. Public Health Med.*, **18**, 221 (1996).

Johnston, D.W., »The current status of the coronary prone behaviour pattern«, *J. Roy. Soc. Med.*, **86**, 4o6 (1993).

Die Psyche bei plötzlichem Herztod und Herzerkrankungen

Boltwood, M.D. et al., »Anger predicts coronary artery vasomotor response to mental stress«, *Am. J. Cardiol.*, **72**, 1361 (1993).

Burg, M.M. et al., »Psychological factors in stress-induced silent left ventricular dysfunction«, *J. Am. Coll. Cardiol.*, **22**, 440 (1993).

Gottdiener, J.S. et al., »Induction of silent myocardial ischemia with mental stress«, *J. Am. Coll. Cardiol.*, **24**, 1645 (1994).

Grignani, G. et al., »Platelet activation by emotional stress«, *Circulation*, **83**, II 128 (1991).

Hartel, G., »Psychological factors in cardiac arrhythmias«, *Ann. Clin. Res.*, **19**, 104 (1987).

LaVeau, P.J. et al., »Transient left ventricular dysfunction during mental stress«, *Am. Heart J.*, **118**, 1 (1989).

Orwell, G., *Erledigt in Paris und London*, Zürich 1978.

Rozanski, A. et al., »Mental stress and the induction of silent myocardial ischemia«, *N. Engl. J. Med.*, **318**, 1005 (1988).

Samuels, M.A., »Neurally induced cardiac damage«, *Neurol. Clin.*, **11**, 273 (1993).

Shakespeare, W., *König Lear*, München 1997.

Sloan, R.P. et al., »Effect of mental stress on cardiac autonomic control«, *Biol. Psychol.*, **37**, 89 (1994).

Tavazzi, L. et al., »Acute pulmonary edema provoked by psychologic stress«, *Cardiology*, **74**, 229 (1987).

Williams, J.K. et al., »Psychosocial factors impair vascular responses of coronary arteries«, *Circulation*, **84**, 2146 (1991).

Williams, R.B.; Littman, A.B., »Psychosocial factors: role in cardiac risk and treatment strategies«, *Cardiol. Clin.*, **14**, 97 (1996).

Yeung, A.C. et al., »Effect of atherosclerosis on the vasomotor response of coronary arteries to mental stress«, *N. Engl. J. Med.*, **325**, 1551 (1991).

Koronare Herzerkrankungen und Persönlichkeit

Adams, S.H., »Role of hostility in women's health«, *Health Psychol.*, **13**, 488 (1994).

Bennett, P.; Carroll, D., »Stress management approaches to the prevention of coronary heart disease«, *Br. J. Clin. Psychol.*, **29**, 1 (1990).

Cartwright, L.K. et al., »What leads to good health in midlife women physicians?« *Psychosom. Med.*, **57**, 284 (1995).

Dembroski, T.M. et al., »Components of Type A, hostility and Anger-in: relationships to angiographic findings«, *Psychosom. Med.*, **47**, 219 (1985).

Friedman, M.; Rosenman, R.H., *Type A Behavior and Your Heart*, Knopf, New York 1974.

Friedman, M. et al., »Alteration of Type A behavior and its effects on cardiac recurrences«, *Am. Heart J.*, **112**, 653 (1986).

Friedman, M. et al., »Effect of Type A behavioral counseling on silent myocardial ischemia«, *Am. Heart J.*, **132**, 933 (1996).

Gill, J.T. et al., »Reduction of Type A behavior in healthy middle-aged American officers«, *Am. Heart J.*, **110**, 503 (1985).

Hardy, J.D.; Smith, T.W., »Cynical hostility and vulnerability to disease«, *Health Psychol.*, **7**, 447 (1988).

Houston, B.K. et al., »Behavioral clusters and coronary heart disease risk«, *Psychosom. Med.*, **54**, 447 (1992).

Johnston, D.W., »Can and should type A behaviour be changed?«, *Postgrad. Med. J.*, **62**, 785 (1986).

Julius, M. et al., »Anger-coping types, blood pressure, and all-cause mortality«, *Am. J. Epidemiol.*, **124**, 220 (1986).

Markovitz, J.H. et al., »Psychological predictors of hypertension«, *J. Am. Med. Assoc.*, **270**, 2439 (1993).

Matthews, K.A., »Coronary heart disease and Type A behaviors«, *Psychol. Bull.*, **104**, 373 (1988).

O'Brien, W.H.; VanEgeren, L., »Perceived susceptibility to heart disease and preventive health behavior«, *Behav. Med.*, **17**, 159 (1991).

Roskies, E. et al., »The Montreal Type A intervention project«, *Health Psychol.*, **5**, 45 (1986).

Shakespeare, W., *Der Widerspenstigen Zähmung*, Stuttgart 1972.

Siegler, I.C. et al., »Hostility during late adolescence predicts coronary risk factors at mid-life«, *Am. J. Epidemiol.*, **136**, 146 (1992).

Smith, T.W., »Hostility and health«, *Health Psychol.*, **11**, 139 (1992).

Suarez, E.C. et al., »Cardiovascular and emotional responses in women: the role of hostility and harassment«, *Health Psychol.*, **12**, 459 (1993).

Suls, J.; Sanders, G.S., »Type A behavior as a general risk factor for physical disorder«, *J. Behav. Med.*, **11**, 201 (1988).

Yakubovich, I.S. et al., »Type A behavior pattern and health status after 22 years of follow-up«, *Am. J. Epidemiol.*, **128**, 579 (1988).

Wie funktioniert das?

Benschop, R.J. et al., »Relationships between cardiovascular and immunological changes in stress«, *Psychol. Med.*, **25**, 323 (1995).

Evans, P.D.; Moran, P., »Cardiovascular unwinding, type A behaviour pattern and locus of control«, *Br. J. Med. Psychol.*, **60**, 261 (1987).

Ewart, C.K.; Kolodner, K.B., »Predicting ambulatory blood pressure during school«, *Psychophysiol.*, **30**, 30 (1993).

Fricchione, G.L. et al., »Neuroimmunologic implications in coronary artery disease«, *Adv. Neuroimmunol.*, **6**, 131 (1996).

Harbin, T.J., »Type A behavior and physiological responsivity«, *Psychophysiol.*, **26**, 110 (1989).

Herbert, T.B. et al., »Cardiovascular reactivity and immune response to an acute psychological stressor«, *Psychosom. Med.*, **56**, 337 (1994).

Krantz, D.S. et al., »Type A behavior and coronary bypass surgery«, *Psychosom. Med.*, **44**, 273 (1982).

Matthews, K.A. et al., »Cardiovascular reactivity to stress predicts future blood pressure«, *Hypertension*, **22**, 479 (1993).

Swan, G.E. et al., »Cardiovascular reactivity as a predictor of relapse in smokers«, *Health Psychol.*, **12**, 451 (1993).

Vitaliano, P.P. et al., »Psychological factors associated with cardiovascular reactivity«, *Psychosom. Med.*, **55**, 164 (1993).

Williams, R.B. et al., »Type A behavior and elevated physiological and neuroendocrine responses to cognitive tasks«, *Science*, **218**, 483 (1982).

9. DER GEIST DES KREBSES

Allgemein

Blake, W., *Die Vermählung von Himmel und Hölle*, München 1976.

Burgess, C., »Stress and cancer«, *Cancer Surv.*, **6**, 403 (1987).

Fife, A. et al., »Psychoneuroimmunology and cancer«, *Adv. Neuroimmunol.*, **6**, 179 (1996).

Sabbioni, M.E.E., »Psychoneuroimmunological issues in psycho-oncology«, *Cancer Invest.*, **11**, 440 (1993).

Spiegel, D., »Psychosocial intervention in cancer«, *J. Nat. Cancer Inst.*, **85**, 1198 (1993).

Psyche und Krebs

Chen, C.C. et al., »Adverse life events and breast cancer«, *Br. Med. J.*, **311**, 1527 (1995).

Cooper, C.L.; Faragher, E.B., »Psychosocial stress and breast cancer«, *Psychol. Med.*, **23**, 653 (1993).

Flach, J.; Seachrist, L., »Mind-body meld may boost immunity«, *J. Nat. Cancer Inst.*, **86**, 256 (1994).

Fox, B.H., »Depressive symptoms and risk of cancer«, *J. Am. Med. Assoc.*, **262**, 1231 (1989).

Hilakivi-Clarke, L. et al., »Psychosocial factors in breast cancer«, *Breast Cancer Res. Treat.*, **29**, 141 (1994).

Horne, R.L.; Picard, R.S., »Psychosocial risk factors for lung cancer«, *Psychosom. Med.*, **41**, 503 (1979).

Kune, G.A. et al., »Personality as a risk factor in large bowel cancer«, *Psychol. Med.*, **21**, 29 (1991).

Persky, V.W. et al., »Personality and risk of cancer«, *Psychosom. Med.*, **49**, 435 (1987).

Riley, V., »Psychoneuroendocrine influences on immunocompetence and neoplasia«, *Science*, **212**, 1100 (1981).

Shaffer, J. et al., »Family attitudes in youth as a possible precursor of cancer«, *J. Behav. Med.*, **5**, 143 (1982).

Sklar, L.S.; Anisman, H., »Stress and coping factors influence tumor growth«, *Science*, **205**, 513 (1979).

Visintainer, M.A. et al., »Tumor rejection in rats after inescapable or escapable shock«, *Science*, **216**, 437 (1982).

Gibt es eine Krebspersönlichkeit?

Chaucer, G., *Canterbury-Erzählungen*, München 1996.

Dickinson, E., *Dichtungen*, Mainz 1995.

Eysenck, H.J., »Psychosocial factors, cancer, and ischaemic heart disease«, *Br. Med. J.*, **305**, 457 (1992).

Fox, C.M. et al., »Loneliness, emotional repression, marital quality, and life events in breast cancer«, *J. Comm. Health*, **19**, 467 (1994).

Gross, J., »Emotional expression in cancer onset and progression«, *Soc. Sci. Med.*, **28**, 1239 (1989).

Jasmin, C. et al., »Evidence for a link between psychological factors and breast cancer«, *Ann. Oncol.*, **1**, 22 (1990).

Quander-Blaznik, J., »Personality as a predictor of lung cancer«, *Pers. Indiv. Diff.*, **12**, 125 (1991).

Shaffer, J.W. et al., »Personality traits in youth and subsequent cancer«, *Behav. Med.*, **10**, 441 (1987).

Temoshok, L., »Personality, coping style, emotion and cancer«, *Cancer Surv.*, **6**, 545 (1987).

Temoshok, L.; Dreher, H., *The Type C Connection*, Random House, New York 1992.

Wirsching, M. et al., »Psychological identification of breast cancer patients before biopsy«, *J. Psychosom. Res.*, **26**, 1 (1982).

Der Einfluß der Psyche auf das Überleben

Andrykowski, M.A. et al., »Psychosocial factors predictive of survival after bone marrow transplantation«, *Psychosom. Med.*, **56**, 432 (1994).

Fallowfield, L., »Psychosocial interventions in cancer«, *Br. Med. J.*, **311**, 1316 (1995).

Fawzy, F.I. et al., »Psychosocial interventions in cancer care«, *Arch. Gen. Psychiatry*, **52**, 100 (1995).

Greer, S. et al., »Psychological response to breast cancer and 15-year outcome«, *Lancet*, **335**, 49 (1990).

Hislop, T.G. et al., »Psychosocial factors in breast cancer«, *J. Chronic Dis.*, **40**, 729 (1987).

Meyer, T.J.; Mark, M.M., »Effects of psychosocial interventions with cancer patients«, *Health Psychol.*, **14**, 101 (1995).

Pettingale, K.W. et al., »Mental attitudes to cancer: an additional prognostic factor«, *Lancet,* **1**, 750 (1985).

Ramirez, A.J. et al., »Stress and relapse of breast cancer«, *Br. Med. J.,* **298**, 291 (1989).

Spiegel, D. et al., »Effect of psychosocial treatment on survival of patients with metastatic breast cancer«, *Lancet,* **2**, 888 (1989).

Spiegel, D., »Psychosocial aspects of breast cancer treatment«, *Semin. Oncol.,* **24** (S1), 36 (1997).

Stavraky, K.M. et al., »The effect of psychosocial factors on lung cancer mortality«, *J. Clin. Epidemiol.,* **41**, 75 (1988).

Thomas, D., *Und dem Tod soll kein Reich mehr bleiben,* Berlin 1984.

Der Hilfsmechanismus der Seele

Andersen, B.L., »Surviving cancer«, *Cancer,* **74**, 1484 (1994).

Ayres, A. et al., »Influence of mood and adjustment on compliance with chemotherapy«, *J. Psychosom. Res.,* **38**, 393 (1994).

Ben-Eliyahu, S. et al., »Stress increases metastatic spread of a mammary tumor in rats«, *Brain Behav. Immun.,* **5**, 193 (1991).

Bovbjerg, D.H.; Valdimarsdottir, H., »Familial cancer, emotional distress, and low natural cytotoxic activity in healthy women«, *Ann. Oncol.,* **4**, 745 (1993).

Chaitchik, S.; Kreitler, S., »Induced versus spontaneous attendance of breast-screening tests«, *J. Cancer Educ.,* **6**, 43 (1991).

Glaser, R. et al., »Effects of stress on an important DNA repair mechanism«, *Health Psychol.,* **4**, 403 (1985).

Harris, J.R. et al., »Breast cancer«, *N. Engl. J. Med.,* **327**, 319 (1992).

Keinan, G. et al., »Predicting women's delay in seeking medical care after discovery of a lump in the breast«, *J. Behav. Med.,* **17**, 177 (1991).

Kiecolt-Glaser, J.K. et al., »Distress and DNA repair in human lymphocytes«, *J. Behav. Med.,* **8**, 311 (1985).

Kreitler, S. et al., »The psychological profile of women attending breast-screening tests«, *Soc. Sci. Med.,* **31**, 1177 (1990).

Levy, S. et al., »Correlation of stress with sustained depression of NK cell activity and prognosis in breast cancer«, *J. Clin. Oncol.,* **5**, 348 (1987).

Petitto, J.M. et al., »Genetic differences in social behavior: relation to NK function and tumor development«, *Neuropsychopharmacol.,* **8**, 35 (1993).

Romero, L. et al., »Possible mechanism by which stress accelerates growth of virally-derived tumors«, *Proc. Nat. Acad. Sci. USA,* **89**, 11084 (1992).

10. ZUVIEL DES GUTEN

Allgemein

Ader, R., »On the clinical relevance of psychoneuroimmunology«, *Clin. Immunol. Immunopathol.*, **64**, 6 (1992).

Buckman, R.; Sabbagh, K., *Magic or Medicine?*, Macmillan, London 1993.

Hall, N.R.S.; O'Grady, M.P., »Psychosocial interventions and immune function«, in: R. Ader et al., *Psychoneuroimmunology*, Academic Press, San Diego, 2. Aufl. 1991.

Entspannen Sie sich!

Burnette, M.M. et al., »Control of genital herpes recurrences using progressive muscle relaxation«, *Behav. Ther.*, **22**, 237 (1991).

Decker, T.W. et al., »Relaxation therapy as an adjunct in radiation oncology«, *J. Clin. Psychol.*, **48**, 388 (1992).

Green, M.L. et al., »Daily relaxation modifies immunoglobulins and symptom severity«, *Biofeedback Self-Regul.*, **13**, 187 (1988).

Hobbes, T., *Leviathan*, Hamburg 1996.

Jasnoski, M.L.; Kugler, J., »Relaxation, imagery, and neuroimmunomodulation«, *Ann. NY Acad. Sci.*, **496**, 722 (1987).

Jerome, K.J., *Drei Mann in einem Boot*, München 1993.

Kiecolt-Glaser, J.K. et al., »Psychosocial enhancement of immunocompetence in a geriatric population«, *Health Psychol.*, **4**, 25 (1985).

McGrady, A. et al., »The effects of biofeedback-assisted relaxation on immunity, cortisol., and white blood cell count«, *J. Behav. Med.*, **15**, 343 (1992).

Morse, D.R. et al., »Stress-induced sudden cardiac death: can it be prevented?«, *Stress Medicine*, **8**, 35 (1992).

Van Rood, Y. et al., »The effects of stress and relaxation on the immune response«, *J. Behav. Med.*, **16**, 163 (1992).

Bewegung, Bewegung!

Blumenthal, J.A. et al., »Aerobic exercise reduces responses to mental stress«, *Am. J. Cardiol.*, **65**, 93 (1990).

Brahmi, Z. et al., »The effect of acute exercise on NK cell activity«, *J. Clin. Immunol.*, **5**, 321 (1985).

Crews, D.J.; Landers, D.M., »Aerobic fitness and reactivity to psychosocial stressors«, *Med. Sci. Sports Exerc.*, **19**, 114 (1987).

Eaton, C.B. et al., »Physical activity predicts long-term coronary heart disease and all-cause mortalities«, *Arch. Fam. Med.*, **4**, 323 (1995).

Farmer, M.E. et al., »Physical activity and depressive symptoms«, *Am. J. Epidemiol.*, **128**, 1340 (1988).

Gerhardsson, M. et al., »Sedentary jobs and colon cancer«, *Am. J. Epidemiol.*, **123**, 775 (1986).

Grossarth-Maticek, R. et al., »Sport activity and personality in preventing cancer and coronary heart disease«, *Percept. Mot. Skills*, **71**, 199 (1990).

Hoffman-Goetz, L., »Exercise, natural immunity, and tumor metastasis«, *Med. Sci. Sports Exerc.*, **26**, 157 (1994).

Lee, J.M. et al., »Exercise intensity and longevity in men«, *J. Am. Med. Assoc.*, **273**, 1179 (1995).

Mackinnon, L.T., »Exercise immunology«, *Med. Sci. Sports Exerc.*, **26**, 191 (1994).

Nieman, D.C., »Exercise, infection, and immunity«, *Int. J. Sports Med.*, **15**, S131 (1994).

Pedersen, B.K.; Bruunsgaard, H., »How physical exercise influences the establishment of infection«, *Sports Med.*, **19**, 393 (1995).

Roth, D.L.; Holmes, D.S., »Influence of physical fitness on the impact of stressful life events«, *Psychosom. Med.*, **47**, 164 (1985).

Shephard, R.J.; Shek, P.N., »Exercise, aging and immune function«, *Int. J. Sports Med.*, **16**, 1 (1995).

Simon, H.B., »Exercise and human immune function«, in: R. Ader et al., *Psychoneuroimmunology*, Academic Press, San Diego, 2. Aufl. 1991.

Psychoneuroimmunologie und Aids

Antoni, M.H. et al., »Stress management buffers distress and immunologic changes following notification of HIV-1 seropositivity«, *J. Consult. Clin. Psychol.*, **59**, 906 (1991).

Cohen, S.I., »Voodoo death, the stress response, and Aids«, *Adv. Biochem. Psychopharmacol.*, **44**, 95 (1988).

Evans, D.L. et al., »Stress-associated reductions of cytotoxic T lymphocytes and NK cells in asymptomatic HIV infection«, *Am. J. Psychiatry*, **152**, 543 (1995).

Goodkin, K. et al., »Psychoneuroimmunology and HIV-1 infection revisited«, *Arch. Gen. Psychiatry*, **51**, 246 (1994).

Hardy, T., *Der verdorrte Arm*, in: *Meistererzählungen*, Zürich 1988.

Hassan, N.F.; Douglas, S.D., »Stress-related neuroimmunomodulation in HIV-1 infection«, *Clin. Immunol. Immunopathol.*, **54**, 220 (1990).

Jewett, J.F.; Hecht, F.M., »Preventive health care for adults with HIV infection«, *J. Am. Med. Assoc.*, **269**, 1144 (1993).

Kemeny, M.E., »Psychoneuroimmunology of HIV infection«, *Psychiat. Clin. North Am.*, **17**, 55 (1994).

Kessler, R.C. et al., »Stressful life events and symptom onset in HIV-1 infection«, *Am. J. Psychiatry*, **148**, 733 (1991).

Nott, K.H. et al., »Psychology, immunology, and HIV«, *Psychoneuroendocrinol.*, **20**, 451 (1995).

Patterson, T.L. et al., »Stress and depressive symptoms predict immune change among HIV-positive men«, *Psychiatry*, **58**, 299 (1995).

Perry, S. et al., »Lymphocyte subsets and psychosocial variables among adults with HIV«, *Arch. Gen. Psychiatry*, **49**, 396 (1992).

Solomon, G.F. et al., »Psychoneuroimmunologic aspects of HIV«, in: R. Ader et al., *Psychoneuroimmunology*, Academic Press, San Diego, 2. Aufl. 1991.

Temoshok, L.R., »HIV/Aids, psychoneuroimmunology and beyond«, *Adv. Neuroimmunol.*, **3**, 141 (1993).

Tschechow, A., *Der Kirschgarten*, in: *Dramen*, München 1969.

Einbildung, Wunderheilungen und andere exotische Erscheinungen

Baider, L. et al., »Progressive muscle relaxation and guided imagery in cancer patients«, *Gen. Hosp. Psychiatry*, **16**, 340 (1994).

Burton, R., *Anatomie der Melancholie*, Mainz 1995.

Dowling, St. J., »Lourdes cures and their medical assessment«, *J. Roy. Soc. Med.*, **77**, 634 (1984).

Gruber, B.L. et al., »Immunological responses of breast cancer patients to behavioral interventions«, *Biofeedback Self-Regul.*, **18**, 1 (1993).

Hall, H. et al., »Changes in neutrophil adherence following imagery«, *Int. J. Neurosci.*, **85**, 185 (1996).

Lutgendorf, S.K. et al., »Cognitive coping strategies predict EBV-anti-body titre following stressor disclosure«, *J. Psychosom. Res.*, **38**, 63 (1994).

Pennebaker, J.W. et al., »Disclosure of traumas and immune function«, *J. Consult. Clin. Psychol.*, **56**, 239 (1988).

Petrie, K.J. et al., »Disclosure of trauma and immune response to hepatitis B vaccination«, *J. Consult. Clin. Psychol.*, **63**, 787 (1995).

Rider, M.S.; Achterberg, J., »Effect of music-assisted imagery on neutrophils and lymphocytes«, *Biofeedback Self-Regul.*, **14**, 247 (1989).

Siegel, B.S., *Peace, Love and Healing. Body-Mind Communication and the Path to Self-Healing*, Harper & Row, New York 1989.

Simonton, O.C. et al., *Getting Well Again: a Step-By-Step Self-Help Guide to Overcoming Cancer*, Tarcher, Los Angeles 1978.

Zachariae, R. et al., »Effect of relaxation and guided imagery on cellular immune function«, *Psychother. Psychosom.*, **54**, 32 (1990).

Tod oder Heilung?

Bacon, F., *Essays*, Stuttgart 1993.
Grossarth-Maticek, R.; Eysenck, H.J., »Prophylactic effects of psychoanalysis«, *J. Behav. Ther. Exp. Psychiatry*, **21**, 91 (1990).
Horowitz, M.J. et al., »The stressful impact of news of risk for premature heart disease«, *Psychosom. Med.*, **45**, 31 (1983).
Rostrup, M.; Ekeberg, O., »Awareness of high blood pressure influences on psychological and sympathetic responses«, *J. Psychosom. Res.*, **36**, 117 (1992).
Stoate, H.G., »Can health screening damage your health?«, *J. Roy. Coll. Gen. Pract.*, **39**, 193 (1989).

11. »DER GEIST IN DER MASCHINE« UND SEIN EXORZISMUS

Black, S., *Mind and Body*, William Kimber, London 1969.
Blake, W., D*ie Vermählung von Himmel und Hölle*, München 1972.
Bunge, M., *The Mind-Body Problem*, Pergamon Press, Oxford 1980.
Carter, R.B., *Descartes' Medical Philosophy*, Johns Hopkins Univ. Press, Baltimore 1983.
Cottingham, J., *Descartes*, Blackwell, Oxford 1986.
Damasio, A.R., *Descartes' Error,* Grosset/Putnam, New York 1994.
Descartes, R., *»Meditationen«,* in: *Philosophische Schriften,* Hamburg 1996.
Edelman, G.M., *Bright Air, Brilliant Fire*, Basic Books, New York 1992.
Entralgo, P.L., *Mind and Body,* Harvill Press, London 1955.
Humphrey, N., *A History of the Mind*, Chatto & Windus, London 1992.
Ostenfeld, E., *Ancient Greek Psychology and the Modern Mind-Body Debate*, Århus Univ. Press, Aarhus 1987.
Wilson, M.D., *Descartes*, Routledge & Kegan Paul, London 1978.

12. DURCH EINE ANDERE BRILLE SEHEN

Allgemein

Nesse, R.M.; Williams, G.C., *Evolution and Healing. The New Science of Darwinian Medicine*, Weidenfeld & Nicolson, London 1995.

Entwicklung

Ackerman, S.H. et al., »Premature maternal separation and lymphocyte function«, *Brain Behav. Immun.*, **2**, 161 (1988).

Boyce, W.T. et al., »Temperament and the psychobiology of childhood stress«, *Pediatrics,* **90**, 483 (1992).

Brunner, E. et al., »Childhood social circumstances and plasma fibrinogen«, *Lancet,* **347**, 1008 (1996).

Coe, C.L. et al., »Early rearing conditions alter immune responses in the developing infant primate«, *Pediatrics,* **90**, 505 (1992).

De Jonge, F.H. et al., »Developmental aspects of social stress in pigs«, *Physiol. Behav.*, **60**, 389 (1996).

Gehde, E.; Baltrusch, H.J.F., »Early experience and development of cancer in later life«, *Int. J. Neurosci.*, **51**, 257 (1990).

Hessing, M.J. et al., »Individual behavioral and physiological strategies in pigs«, *Physiol. Behav.*, **55**, 39 (1994).

Hoersten, S. von et al., »Effect of early experience on behavior and immune response«, *Physiol. Behav.*, **54**, 931 (1993).

Jemerin, J.M.; Boyce, W.T., »Psychobiological differences in childhood stress response«, *J. Dev. Behav. Pediatr.,* **11**, 140 (1990).

Lau, R.R. et al., »Development and change of young adults' preventive health beliefs and behavior«, *J. Health Soc. Behav.*, **31**, 240 (1990).

Laudenslager, M. et al., »Behavioral and immunological consequences of brief mother-infant separation«, *Dev. Psychobiol.*, **23**, 247 (1990).

Lewis, M., »Individual differences in response to stress«, *Pediatrics,* **90**, 487 (1992).

Lubach, G.R. et al., »Effects of early rearing environment on immune responses of infant rhesus monkeys«, *Brain Behav. Immun.,* **9**, 31 (1995).

Musante, L. et al., »Consistency of children's hemodynamic responses to laboratory stressors«, *Int. J. Psychophysiol.,* **17**, 65 (1994).

O'Grady, M.P.; Hall, N.R.S., »Long-term effects of neuroendocrine-immune interactions during early development«, in: R. Ader et al., *Psychoneuroimmunology,* Academic Press, San Diego, 2. Aufl. 1991.

Sallis, J.F. et al., »Blood pressure reactivity in children«, *J. Psychosom. Res.,* **32**, 1 (1988).

Wordsworth, W., »Der Regenbogen«, in: *William Wordsworth und Samuel Coleridge,* Heidelberg 1959.

Evolution

Dawkins, R., *Das egoistische Gen,* Heidelberg, Berlin und Oxford 1994.

Dawkins, R., *River out of Eden,* Weidenfeld & Nicolson, London 1995.

Doran, T.F. et al., »Acetaminophen: more harm than good for chicken pox?« *J. Pediatr.*, **114**, 1045 (1989).

Goldsmith, M.F., »Ancestors may provide clinical answers«, *J. Am. Med. Assoc.*, **269**, 1477 (1993).

Graham, N.M. et al., »Adverse effects of aspirin, acetaminophen and ibuprofen in rhinovirus-infected volunteers«, *J. Infect. Dis.*, **162**, 1277 (1990).

Huxley, A., *Schöne neue Welt*, Frankfurt 1974.

Leakey, R., *The Origin of Humankind*, Weidenfeld & Nicolson, London 1994.

Munck, A.; Guyre, P.M., »Glucocorticoids and immune function«, in: R. Ader et al., *Psychoneuroimmunology*, Academic Press, San Diego, 2. Aufl. 1991.

Orwell, G., »Wie die Armen sterben«, in: *Das George Orwell Lesebuch*, Zürich 1981.

Ottaviani, E.; Franceschi, C., »Neuroimmunology of stress from invertebrates to man«, *Prog. Neurobiol.*, **48**, 421 (1996).

Profet, M., »The function of allergy: immunological defense against toxins«, *Q. Rev. Biol.*, **66**, 23 (1991).

Profet, M., »Pregnancy sickness as adaptation«, in: J.H. Barkow et al., *The Adapted Mind*, Oxford Univ. Press, New York 1992.

Tolstoi, L.N., *Krieg und Frieden*, München 1953.

Williams, G.C.; Nesse, R.M., »The dawn of Darwinian medicine«, *Q. Rev. Biol.*, **66**, 1 (1991).

Darwins Krankheit

Bernstein, R.E., »Darwin's illness: Chagas' disease resurgens«, *J. Roy. Soc. Med.*, **77**, 608 (1984).

Bowlby, J., *Charles Darwin*, Hutchinson, London 1990.

Darwin, F., *Charles Darwin: Erinnerung an die Entwicklung meines Geistes und Charakters*, Leipzig 1952.

REGISTER

461

Hilflosigkeit, erlernte 201
Hippokrates 28, 153, 201,
    365-368, 391
HIV-Retrovirus 36, 84, 133,
    155, 343, 345, 389, 406
Hodenkrebs 322
Hoffnungslosigkeit 307, 313,
    316, 346
Homer 364
Homo sapiens sapiens 400f.
Homosexualität 152
Hooker, Sir Joseph 422
Hormone 107f., 110f., 150,
    183ff., 189, 271, 288, 324,
    413f.
    als chemische Botenstoffe
    108f.
Hsieh, Chung-cheng 336
Humor 172, 186
Humphry Clinkers Reise
    (Smollett) 44
Huntington-Chorea 396, 398
Husten 54, 340, 390, 393,
    395f., 410, 414
Huxley, Aldous 358, 410f.
Hyperaktivität 149
Hypertonie 264
Hyperventilation 37, 421
Hypnose 160, 331, 344
Hypochondrie 38, 71ff., 79f.,
    137, 139, 226, 229, 255,
    418, 422
Hypothalamus-Hypophysen-
    Nebennieren-System 110,
    112f., 183ff., 187, 189, 194,
    199, 204, 206, 213, 216, 234

Ilias (Homer) 364
Illinois-Universität 216, 304
Im Dunkeln (Hardy) 92
Immundefekte 112, 116, 144,
    150f., 334
Immunfunktion 104, 107, 118,
    120, 122, 124-130, 135f., 141-
    144, 152, 159, 162, 170, 173,
    187, 193-196, 200, 204, 212f.,
    215, 227, 232-235, 320, 326,
    334, 337, 339f., 343ff.,
    349f., 382, 408, 413-416
Immunität 10, 95, 98f., 103,
    107, 110, 126, 128f., 134,
    143, 148, 150, 160, 187f.,
    232, 293, 320, 324, 330,
    343, 358, 362, 378, 426
Immunoglobuline 98, 125,
    129
Immunologie 95, 140, 356f.
    und Fersenbluttest 381
Immunologische Konditionie-
    rung 116, 140-149
Immunologische Mimikry 405
Immunsuppression 98, 103,
    142, 144ff., 325, 414ff.
Immunsystem 22f., 28, 37,
    39, 53, 68, 79, 87, 94-113,
    116ff., 120, 124f., 127-134,
    136, 140f., 143-146, 149f.,
    153f., 159f., 184f., 188-191,
    193, 195, 215, 217, 235
    255f., 288, 293, 305, 320,
    324f., 333, 337, 343, 345f.
    349, 357f., 382, 384, 388,
    404ff., 414f., 425

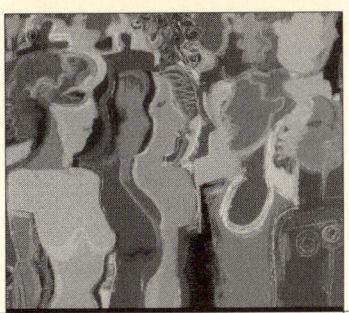

Robin Baker
KRIEG DER SPERMIEN
Weshalb wir lieben und leiden, uns verbinden,
trennen und betrügen

»Am Anfang war der Seitensprung«, sagt Robin Baker und
enthüllt die vielen geheimen Mittel und listigen Strategien,
die unsere Körper im Laufe der Evolution herausgebildet
haben, um sich – häufig gegen unseren bewußten Willen –
erfolgreich fortzupflanzen. Er stellt auf unterhaltsame Weise
die biologischen Grundlagen unseres Liebeslebens dar und
zeigt, was beim Sex wirklich los ist. Ein schonungsloser Blick
auf unser Sexualverhalten, der aufklärt, provoziert und amü-
siert – *»... eine faszinierende Bettlektüre«* (Cosmopolitan).

*»Baker hat ein faszinierendes, unterhaltsames Buch geschrieben, das
provoziert und aufklärt. Als ungewohnter Blick auf unser Sexualverhalten ist diese verblüffende Mischung aus Science und Fiction überaus
empfehlenswert.«*

Die Welt

ISBN 3-404-60465-2

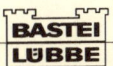

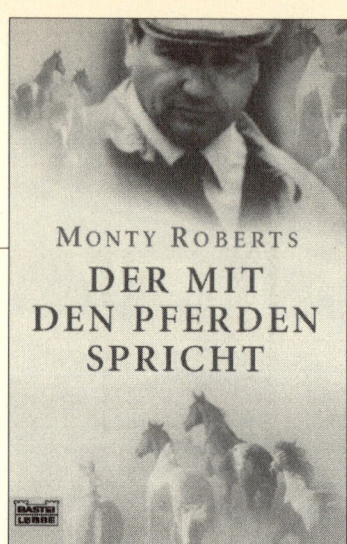

MONTY ROBERTS
DER MIT
DEN PFERDEN
SPRICHT

Dies ist die faszinierende Lebensgeschichte des Mannes, der die Sprache der Pferde beherrscht und mit seinem Körper ausdrückt. Monty Roberts ist der wahre »horse whisperer«, der echte Pferdeflüsterer.

Seit frühester Jugend arbeitet er mit Pferden. Seine dabei entwickelte Trainingsmethode ist revolutionierend: Sie ist ein ständiger Dialog, ein geduldiges, respektvolles Eingehen auf den Partner Pferd.

Der Erfolg bestätigt Monty Roberts. Seine Arbeitsweise kennt keine Verlierer und ist der überzeugende Beweis, daß zwischen Mensch und Natur ein gewaltfreier, friedlicher Dialog möglich ist.

»Der 62 Jahre alte Kalifornier hat den Umgang mit Pferden revolutioniert. Er hat vorgemacht, daß jedes Pferd bereit ist, mit Menschen zusammenzuarbeiten, wenn sie dessen Sprache verstehen und auf Gewalt verzichten.«

Süddeutsche Zeitung

ISBN 3-404-60466-0

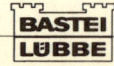

BASTEI
LÜBBE

Archimedes · John Bardeen · William Bayliss · Claude Bernard · Ha
Bethe · Alfred Binet · Franz Boas · Niels Bohr · Ludwig Boltzmann · M
Born · Tycho Brahe · Louis Victor de Broglie · Conte de Buffon · Noa
Chomsky · Francis Crick · Marie Curie · John Dalton · Charles Darwi
Max Delbrück · Paul Dirac · Theodosius Dobzhansky · Arthur Eddingt
· Paul Ehrlich · Albert Einstein · Gertrude Belle Elion · Euklid · Leonha

JOHN SIMMONS
WHO IS WHO
DER WISSENSCHAFTEN
VON ARCHIMEDES BIS HAWKING, VON GAUSS BIS LORENZ

Euler · Michael Faraday · Enrico Fermi · Richard Feynman · Emil Fisc
Alexander Fleming · Sigmund Freud · Galileo Galilei · Francis Galton
Carl Gauß · Murray Gell-Mann · Sheldon Glashow · Ernst Haecke
Albrecht von Haller · William Harvey · Stephen Hawking · Wern
Heisenberg · Hermann von Helmholtz · William Herschel · Freder
Gowland Hopkins · Edwin Hubble · Christiaan Huygens · August Keku
Johannes Kepler · Alfred Kinsey · Gustav Kirchhoff · Robert Koch
Nikolaus Kopernikus · Emile Kraepelin · Jean-Baptiste Lamarck · K
Landsteiner · Pierre Simon de Laplace · Max von Laue · Antoine Laur
Lavoisier · Anton van Leeuwenhoek · Claude Lévi-Strauss · Willard Lib
Justus Liebig · Carl Linnaeus · Konrad Lorenz · Lukrez · Charles Lyel
Trofim Lysenko · Marcello Malpighi · Lynn Margulis · James Cl
Maxwell · Ernst Mayr · Gregor Mendel · Dmitri Mendelejew · Thom
Hunt Morgan · John von Neumann · Isaac Newton · Heike Kamerlin
Onnes · J. Robert Oppenheimer · Louis Pasteur · Linus Pauling · Je
Piaget · Max Planck · Ernest Rutherford · Jonas Salk · Frederick Sang
Erwin Schrödinger · Hans Selye · Charles Sherrington · Geo
Gaylord Simpson · B. F. Skinner · Edward Teller · Joseph
Thomson · Andreas Vesalius · Rudolf Virchow · Jan
Watson · Alfred Wegener · Edward O. Wilson · Wilhe

Von Archimedes bis Hawking und von Gauß bis Lorenz –
das WHO IS WHO der 100 einflußreichsten Wissenschaftler aller Zeiten ist ein einzigartiges Nachschlagewerk
und Lesevergnügen. John Simmons stellt in diesem Buch
die Wissenschaftler vor, deren Einfluß auf unsere Welt, wie
wir sie heute kennen, überall zu spüren und nicht mehr
wegzudenken ist. Sie formulierten die Bewegungsgesetze,
entdeckten das Prinzip der Elektrizität und die Relativi-
tätstheorien. Sie zerlegten chemische Substanzen in ihre
Elemente und fanden sie in der Sonne, im Mond und im
Mittelpunkt der Erde wieder. Sie entwickelten die Evolutionstheorie und erhellten das Wesen der emotionalen und
kulturellen Entwicklung des Menschen u.v.m.
Die Kurzmonographien geben Einblick in das Leben und
die wichtigsten Ideen und Erkenntnisse von 100 wissenschaftlichen Genies, die ihre Zeit prägten.

ISBN 3-404-60467-9

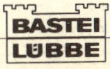

BASTEI
LÜBBE

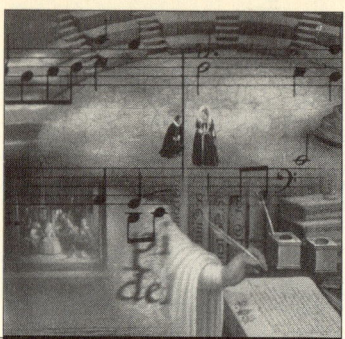

Kurt Langbein / Rike Fochler

Einfach Genial

Die 7 Arten der Intelligenz

Der IQ als Meßlatte für Intelligenz und Erfolg hat unser Jahrhundert geprägt. Doch die moderne Wissenschaft weiß längst, daß menschliche Intelligenz weit mehr ist – ein schillerndes Phänomen mit vielen Facetten: Neben der kognitiven gibt es auch eine sprachliche, musikalische, körperliche, räumliche, soziale und emotionale Intelligenz.

Die Begabungen könnten allerdings wesentlich besser entfaltet werden, wenn unser Bildungssystem es zuließe. Die Autoren begleiten »Wunderkinder« durch den Alltag und gehen auf die Suche nach den Wurzeln der Intelligenz: Sind es die Gene, ist es die Umwelt oder der Aufbau des Gehirns, was spielt sich bei intelligenten Höchstleistungen im Gehirn ab? Wie sollen Eltern und Lehrer mit dem Phänomen Hochbegabung umgehen?

Psychologen, Neurologen und Hormonforscher geben Einblick in den aktuellen Forschungsstand und zeichnen ein faszinierendes Bild vom Wesen der Intelligenz.

Fazit des Buches: In jedem von uns steckt ein großes geniales Potential – es kommt nur darauf an, wie es geweckt und in die Tat umgesetzt wird.

»Genie ist machbar. Wissenschaftler enträtseln die Super-Intelligenz.«
Die Woche

ISBN 3-404-60469-5
(Erscheinungstermin September 1999)

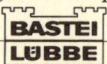